U0338885

常见儿科疾病鉴别诊断与临床治疗

主编 刘世会 战 薇 李 哲 王 倩
刘 霞 沈 丹 侯素香

黑龙江科学技术出版社
HEILONGJIANG SCIENCE AND TECHNOLOGY PRESS

图书在版编目（CIP）数据

常见儿科疾病鉴别诊断与临床治疗 / 刘世会等主编
. -- 哈尔滨：黑龙江科学技术出版社，2024.1
ISBN 978-7-5719-2223-8

Ⅰ．①常… Ⅱ．①刘… Ⅲ．①小儿疾病－诊疗 Ⅳ．
①R72

中国国家版本馆CIP数据核字（2024）第034453号

常见儿科疾病鉴别诊断与临床治疗
CHANGJIAN ERKE JIBING JIANBIE ZHENDUAN YU LINCHUANG ZHILIAO

主　　编	刘世会　战　薇　李　哲　王　倩　刘　霞　沈　丹　侯素香
责任编辑	陈兆红
封面设计	宗　宁
出　　版	黑龙江科学技术出版社
	地址：哈尔滨市南岗区公安街70-2号　　邮编：150007
	电话：（0451）53642106　传真：（0451）53642143
	网址：www.lkcbs.cn
发　　行	全国新华书店
印　　刷	山东麦德森文化传媒有限公司
开　　本	787 mm×1092 mm　1/16
印　　张	22.25
字　　数	563千字
版　　次	2024年1月第1版
印　　次	2024年1月第1次印刷
书　　号	ISBN 978-7-5719-2223-8
定　　价	198.00元

编委会

　　小儿阶段是人生的基础,健康活泼、朝气蓬勃的小儿不仅给家庭生活增添乐趣,也是家庭、国家的幸福与希望。因此,儿科医师的责任重大,这要求临床儿科医师做到工作态度严谨,并不断地在临床实践中积累经验。

　　现代医学和生命科学的快速发展使越来越多的理论和技术广泛应用于儿科临床;疾病、患儿和社会对儿科医师的要求越来越高。随着新医疗技术和新药物的不断涌现,儿科医师对于知识更新的要求就更加迫切。因此,工作在儿科第一线的医务工作者,特别是基层的儿科医师迫切地需要一本资料全、内容新而又简明扼要的儿科书籍。为了满足广大儿科临床医务工作者的需求,我们撰写了本书。

　　本书内容涵盖儿科疾病常用检查技术、儿童呼吸系统疾病、儿童消化系统疾病、儿童内分泌系统疾病、儿童神经系统疾病等,对儿科常见病、多发病的诊断与治疗做了较为系统的阐述。本书论述严谨,结构合理,条理清晰,内容丰富,不仅能为儿科诊疗提供翔实的理论知识,还能为当前的儿科诊疗技术与临床实践相关理论的深入研究提供借鉴。本书可为儿科医师诊治疾病提供帮助,也可供患儿家长在求医问药时参考。

　　由于每种疾病的临床表现千变万化,存在较大个体差异,使用本书时切忌生搬硬套,应视具体病情而定,用药剂量仅供参考。

　　儿科常见病诊治涉及面广,其理论和实践不断发展和变化。由于我们水平和经验有限,书中不妥之处在所难免,敬请读者指正。

《常见儿科疾病鉴别诊断与临床治疗》编委会

2023 年 9 月

CONTENTS ●●●●●●●●●●●●●●●●● 目 录

1

第一章

儿科疾病常用检查技术

第一节　脑电图检查

一、脑电图的基本成分

EEG 是 2 个记录电极间脑细胞群综合电位差的描记,这些电位差描记成连续的正弦样波形。作为一个正弦波就具有波幅、周期和相位的改变,其纵坐标上的变化反映其波幅(电压)的高度,横坐标上的变化反映其电位活动的时间长短(周期),而电位活动间的时间关系称之为位相。周期、波幅、位相及波形等组成了脑电图的基本成分。

(一)周期和频率

周期和频率是对脑波同一特征的两种不同描述方式。周期是指一个波从开始到终止的时间,单位为 ms。频率为 1 秒内相同周期的脑波重复出现的次数,单位为 Hz 或周期/秒(c/s)。在实际工作中更常用频率作为分析单位。频率的测量是从每一个脑波的波谷至下一个波谷或从波峰至下一个波峰。当一个脑波的前后起点不在一个水平线上时,如下降支的垂直高度不及上升支垂直高度的 1/2,则作为一个波测量,否则算作两个波。用标准纸速(30 mm/s)描记在纸上的 EEG 可使用专用的 EEG 尺测量频率,数字化 EEG 可使用分析软件中的测量工具测量。在分析频率比较快的波时,用增加记录纸速(60 mm/s)的方式使波形展宽,便于准确测量。但对大多数背景脑波不需要逐一进行精确测量。当数个波连续出现者称之为活动,当同一频率的脑波重复出现持续 1 秒或 1 秒以上称之为节律,持续 1~5 秒为短程节律,持续 5 秒以上为长程节律。

临床 EEG 分析的脑波频率范围主要集中于 0.3~70.0 Hz。除深昏迷或接近临终状态外,超低频率的成分在临床很少有意义。通常脑电波以 Walther 分类法较为通用,国际上统一用希腊字母命名,将脑波频率分为 α、β、δ、θ 4 个主要频带,其中 α 和 β 频带又称快波频段,δ 和 θ 频带又称慢波频段。每一频带的范围见表 1-1。

(二)波幅

波幅也称电压,是以微伏(μV)为单位(1 μV$=10^{-6}$V)测定任意两个电极之间的电位差,此电压的高度经放大器定标电压测定,可通过脑波的高度(mm)确定电压值。一般确定标准状态下 1 mm$=$10 μV。从皮层表面记录到的脑电活动为 500~1 500 μV,但经过软脑膜、脑脊液、硬脑膜、颅骨、皮下组织及头皮的层层衰减,从头皮记录到的电位仅为数十至数百微伏(成人一般为 $10\sim50~\mu V$)。脑波的波幅变化受到年龄、个体差异、时间、状态、导联组合方式等多种因素影响,通常沿用的成人波幅分级标准并不适用于小儿 EEG。正常学龄前和学龄期儿童 EEG 的枕区波幅常可达 $75\sim150~\mu V$,甚至可超过 $150~\mu V$;睡眠期 θ 和 δ 频段的慢波可超过 $300~\mu V$,有时异常放电可达 $400\sim1~000~\mu V$。如果按照成人的标准衡量,小儿正常和异常脑波普遍在高-极高波幅范围内,则失去了分级的意义。故有学者认为,小儿脑电图的波幅总体上比成人高出一个级别,分级标准应不同于成人(表 1-2)。

表 1-1　脑波频率的分类

名词	频率范围(Hz)	名词	频率范围(Hz)
α 频带	$8\sim13$	β 频带	$14\sim25$
α_1	$8\sim10$	β_1	$14\sim20$
α_2	$11\sim13$	β_2	$21\sim25$
δ 频带	$0.3\sim3.5$	θ 频带	$4\sim7$
γ 频带	>26(无上限)		

表 1-2　脑波波幅的分级

分类	低波幅	中等波幅	高波幅	极高波幅
成人	<25	$25\sim75$	$75\sim150$	>150
小儿	<50	$50\sim150$	$150\sim300$	>300

(三)位相

位相是指同一部位在同一导联中所导出的脑波,于前后不同时间里的波的位置,或两个不同部位同一时间里所导出的脑波的位置关系,即时间关系,又称时相。就一个脑波当以基线为标准时,波峰朝上的称负相波(阴性波),波峰朝下的称正相波(阳性波)。在同一时间点两个不同部位的脑波位相一致,即位相差等于零时为同位相信号,否则为非同位相信号。有 90 度位相差时两波相差 1/4 个周期,180 度位相差时则出现位相倒置。至于位相倒置,在双极描记时是脑电波电位起源的标志,具有定位的意义。

位相除与脑电的波形有关外,还取决于输入到放大器的那一端。如将同一记录电极的信号分别输入两个放大器导联的 G_1 和 G_2 两端,由于电路原理,所记录的电位方向相反,则出现位相倒置的图形。由于参考导联时记录电极总是进入 G_1,参考导联总是进入 G_2,所以一般无法判断位相倒置。只有在两个双极导联,且有一个公共的记录电极分别进入两个放大器导联的 G_1 和 G_2 两端,才能判断位相倒置。

通常在两侧半球相应部位的脑波是同位相的。同侧半球两个相邻的部位也基本上是同位相的或仅有很小的位相差。同侧前头部和后头部(额和枕)可以有 90 度的位相差。顶颞区左右部位也可存在位相差。在有脑局部病变时,异常棘、尖波或 δ 波的位相倒置可作为定位的参考,但如病变范围特别大或位于深部白质,对皮层有广泛影响,或病灶位于中线区时,难以根据位相定位。快波频带的 α 波或 β 波位相倒置没有意义。

(四)波形

常见脑电波形有正弦样波、弓形波、双相波、三相波、多相波、棘波、尖波、复合波、重叠波、多形性波等。任何一种形状的脑波正常与否取决于其出现的年龄、状态、出现部位及出现方式等多种要素的综合。

1.正弦样波

正常脑波的基本形态类似正弦形,波峰和波谷都比较圆钝,负相和正相成分大致相当。正常的 α、δ、θ 波均为正弦样波。

2.弓形波

弓形波又称梳状节律,波形一端圆钝而另一端尖锐,如同弓形,分为弓背向下形(如 Mu 节律)和弓背向上形(如 14 Hz 和 6 Hz 正相棘波)。某些正常人,特别是儿童的 α 节律或睡眠纺锤也可呈弓形波,弓背可向上也可向下。

3.带切迹的波

有些脑波的波峰形成一个小的凹陷,但深度没有达到该脑波高度的 1/2,形成带切迹的波形。少数 α 节律带有切迹,称为双峰形 α 节律。有些枕区 4～5 Hz 的 θ 节律带切迹,同时具有 α 节律的性质,称为慢 α 波变异型。颞区带切迹的 θ 节律过去称为精神运动变异型。

4.双相波

脑波沿基线上下各有一次偏转,形成正-负或负-正双相,波形可为尖波或慢波。

5.三相波

脑波沿基线上下有 3 次偏转,形成负-正-负三相尖波或尖慢复合波图形。

6.多相波

脑波沿基线有多次偏转,形成多位相的波群,通常为多棘波或多棘慢复合波。

7.棘波

棘波与尖波相似,计算机分析显示在棘波的上升支之前通常有一个小的正相尖波成分,下降支降至基线以下后逐渐回到基线水平,棘波时限在 70 mm 以内,因而波峰显得比尖波更锐利。

8.尖波

尖波波峰尖而波底宽,上升支陡峭,下降支稍缓,常下降至基线以下而后逐渐回至基线。尖波时限在 70～200 mm,新生儿及婴幼儿可达 300～500 mm 甚至更宽,多数为负相,也可为正相。

9.复合波

复合波由 2 个或 2 个以上波组成,如棘慢复合波、尖慢复合波或多棘慢复合波等。以棘慢复合波为例,棘波可在慢波之前,亦可在其后,或重叠于慢波之上。但从棘慢复合波产生的病理生理学机制来说,总是棘(尖)波与其后的慢波构成一个复合波。

10.重叠波

重叠波又称复形慢波,是在较慢的波上重叠波幅较低,频率较快的波。

11.多形性波

多为 δ 频段的慢波,波形畸变不规则,上升支和下降支极不对称,常有不规则的切迹或重叠波。

(五)脑波的分布方式

某种脑波的空间分布特征是分析判断脑电图的一个重要指标。脑波的分布形式及其定义如下。

1.广泛性

脑电活动出现在双侧半球的各个脑区,左右半球相应区域频率及波幅基本对称,但前、后脑区的波幅可有差别。可用于描述背景活动或阵发性活动。

2.弥漫性

与广泛性相似,但波形、波幅和/或频率有不固定、非持续性的不对称及不同步现象。通常用于背景活动的描述。

3.一侧性

仅用于描述一侧半球的特殊脑电活动,如一侧半球的慢波、棘慢复合波或低电压活动等。背景活动的一侧性改变应属于不对称。

4.局灶性

局限在某一局部的特殊脑电活动,可仅涉及一个电极记录部位,也可累及相邻的几个电极记录部位。局灶性电活动可随时间而扩散至不同范围。如棘慢复合波恒定出现在 O_1 导联,但有时也同时出现在相邻的 P_3、T_5 导联。

5.多灶性

在 2 个或 2 个以上不相邻的部位且不在同一时间出现的特殊脑波。有些作者采用更严格的定义,即在不同时间出现的 3 个或 3 个以上且分别位于不同半球的脑波,如 FP_1、C_3 和 T_6 分别独立出现的棘慢复合波。

6.游走性

某一特征的脑波活动从一个部位逐渐移行至同侧半球或对侧半球的另一个部位,一般可见到该波形的活动在一个部位逐渐减弱的同时,在另一个部位逐渐出现,2 个部位之间常有一定的衔接过程,或在时间上非常接近,但频率不一定一致。例如,发作期尖波活动开始于 C_4 导联,并逐渐向前头部游走,至发作后期 C_4 放电消失,而主要表现为 FP_1 和 F_3 导联的放电。此外,如某一特征的脑波有时在两个相邻的部位同时出现,有时不固定地出现在其中的一个部位,如棘慢复合波有时同时出现在 T_3 和 O_1 导联,有时仅见于 T_3 或仅见于 O_1 导联,也可认为是在 2 个部位之间游走,常见于儿童良性 Rolandic 癫痫。

7.对称性

大脑两半球各对应区域脑电活动的波形、频率和波幅大致相同为对称,反之为不对称。不对称包括背景活动不对称或某些特殊波形的不对称,也包括广泛性不对称或某一局部的左右不对称。

(六)脑波的出现方式

脑波的出现方式是相对于背景活动而言。背景活动是指在脑电记录中普遍而连续出现的占优势数量的脑电活动,可以由正常波或异常波组成。同一个体不同状态(如清醒和睡眠)的背景活动明显不同,一般以清醒放松闭眼状态下的背景作为基本背景活动。在背景活动的基础上,可出现一些在波幅、波形、频率或节律等方面明显不同于背景活动特征的脑波。

1.活动

活动泛指任何一种连续出现的占优势的脑波,在 EEG 描述中广泛应用,但没有非常严格的定义。如以快波为主的 EEG 可以称之为快活动 EEG,以慢波占优势的 EEG 称之为慢活动 EEG。但成年人以 α 波占优势时很少称之为 α 活动 EEG。此外,任何一种突出于背景活动的脑波连续数个发放都可统称为活动,如阵发性 θ 活动、尖波活动等。

2.节律

节律指频率和波形大致恒定的脑波连续出现，但波幅可有变化。对节律性活动的持续时间长度或连续出现的数量并没有也不需要做出刻板的规定。因为如以持续时间作为标准，1 秒内 α 节律可连续出现 10 个波，而 600 mm 的 δ 波却不足 2 个，不足以构成节律；若以连续出现的数量作为标准，连续 3～5 个 δ 波可构成明显的 δ 节律，而同样数量的 β 波作为节律显然没有特别的意义。

3.暴发

暴发指一组突出于背景，突然出现，突然终止，并持续一定时间的脑波。暴发波可由各种波形构成，但波幅通常明显高于背景活动。

4.阵发

阵发和暴发的概念相似，为突出于背景活动并持续一段时间的脑波，但出现和终止不太突然。有时作为暴发的同义词，但不用于描述暴发-抑制图形。

5.周期性

周期性指某种突出于背景的脑波或波群以相似的间隔重复出现。可为广泛性、局灶性或一侧性。应注意周期性波群的波形特征和持续时间，以及两组波群之间的间隔时间。

6.散发

散发指单个脑波以不规则的间隔时间，出现在某些相同或不同的导联。

7.偶发

偶发指在一次常规 EEG 记录中仅出现 1～2 次的特殊脑波，或在长程 EEG 监测中每小时出现 1～2 次的特殊波形。

8.一过性

一过性或称短暂性，指某种突出于背景的脑波少量而无规律出现，持续时间短暂。也可用于描述仅出现在新生儿或婴幼儿发育过程某一阶段的特殊波形，如新生儿额区一过性尖波。

9.同步性

2 个或 2 个以上部位乃至两侧半球同时出现的脑波为同步，反之为不同步。同步发放的脑波在前-后头部可有 90°的位相差，或两半球之间存在数十毫秒的时间差。

二、小儿脑电图特点

小儿的脑部功能随年龄的增长而不断完善，脑电活动也不断成熟，因此，我们在判断小儿 EEG 时应注意年龄特点和生理上的变化。小儿 EEG 随年龄的增长而有下列变化：频率由慢变快，由不规则变规则，由不对称变为对称，波幅由低至高，再由高至正常成人型，由不稳定到稳定，对光反应从无反应到有反应，再到正常反应。

(一)小儿 EEG 描记的技术要求

儿科 EEG 描记的技术要求，除了与成人 EEG 描记的最低要求外，还要根据儿科特点进行描记。脑电图仪对于儿科描记最好选择 16 支描笔以上，有良好的接地线，尽可能按国际脑电图和临床神经生理联盟或中国脑电图学会建议仪器要求放置 21 个电极，需置接地电极，常规描记时敏感度放在 7～10 μV/mm，若幼儿脑电活动的电压较高时，可适当调整敏感度为 10～20 μV/mm。走纸速度用 30 mm/s 或 15 mm/s，基本描记至少应包括基本操作非常满意的 20 分钟，而 HV 和光刺激不应包括在 20 分钟内，描记中应有睁眼、闭眼状态，HV 至少 3 分钟，至少要有 4 个导联描记,如有可能尽量做睡眠描记,目前越来越多的资料表明在困倦和入睡后可增加更多的信息,癫痫和疑似癫痫患儿更是如此。

根据儿科 EEG 描记特点,特说明如下。

(1)小儿好动,描记中要随时警惕电极移位并监测电极电阻,最好使用银-氯化银盘状电极,中心有一小孔,用来灌注导电糊以减少电阻,尽量不使用针电极。

(2)按国际 10～20 系统放置 21 个电极,导程设置同成人,对确有困难的小儿,可适当减少电极数目,但至少要包括额前(FP_1,FP_2),额(F_3,F_4),中央(C_3,C_4),顶(P_3,P_4),颞(T_3,T_4),枕(O_1,O_2)等 12 个头皮电极;无关电极放在耳垂(A_1,A_2)或乳突处(M_1,M_2)描记时电极阻抗最好在 5 kΩ 以下,并特别注意电极之间的阻抗匹配,即电阻差不能过大。

(3)力求描记下每一位患儿的睁眼、闭眼状态下的清醒记录,特别应有长时间的闭眼描记,才能了解脑电背景活动,同时对癫痫患儿只有在闭眼状态下描记才能暴露更多的痫样放电,必要时技术员可用手被动地闭合患儿双眼,睡眠记录(自然睡眠和药物睡眠)可诱发更多的信息,同时应记录清醒、思睡、浅睡和唤醒中 EEG,并在图纸上标明觉醒、睡眠状态及行为变化。

(4)对光敏感性或肌阵挛癫痫患儿可进行闪光刺激诱发。6 个月以后小儿对闪光刺激有枕区光驱动反应,年龄越幼,对低频率闪光刺激越敏感,5 岁以下对 8 次/秒闪光敏感,5 岁后对 8～20 Hz 有更好反应。

对于新生儿及 3 个月以下婴儿的 EEG 描记应注意:①新生儿和婴儿的受孕龄是正确判断其EEG 的基本依据,做 EEG 前应分别记下描记时的胎龄和孕龄(胎龄加生后周龄)。②最好使用16 支或更多记录笔的脑电图仪,其中 2～4 支用于其他生理参数记录,以帮助判断记录中觉醒-睡眠状态。③描记中应随时记录婴儿的一切行为活动,以区分觉醒-睡眠时相。觉醒时婴儿睁眼或啼哭,伴有肢体或躯体运动,闭眼时间不超过 1 分钟,动态睡眠期相当于年长儿的快速眼动相(rapid eye movement,REM)表现为长时间闭眼,眼球时常有快速运动,呼吸不规则,可见皱眉、微笑、吸吮及肢体动作,静态睡眠相当于年长儿的非快速眼动相(non-rapid eye movement,NREM),患儿安静睡眠,呼吸规则、无明显肢体动作和眼球运动。④安放电极,有人主张仍按国际 10～20 系统安置电极,另有意见为应当减少电极,尤其未成熟儿,减少后电极至少包括 FP_1、FP_2、C_3、C_4、T_3、T_4、O_1、O_2、A_1A_2/M_1M_2。若因头皮输液、血肿等原因被迫偏移电极位置,应同时调整对侧电极使两侧位置对称。因此,为了让新生儿 EEG 检查对临床意义具有指导性,应根据新生儿特点描记,至少有一个完整觉醒-睡眠周期。

(二)不同年龄段小儿 EEG 特点

为正确判断小儿 EEG,必须熟悉小儿脑波的年龄特征和成熟化变化。

1.1～3 个月婴儿 EEG

足月后头 3 个月是人类 EEG 从围生期向婴儿图形转变的关键年龄期,背景活动全部转为连续性活动,清醒与动态睡眠时相主要为对称的,4.0～7.5 Hz 中低幅连续性 θ 波节律,其间混有散在的 δ 波,而静态睡眠仍以 δ 波为主的混合波背景活动。δ 刷状波,一过性正常棘波和尖波分别于 44 周 CA 和 48 周 CA 前完全消失。足月后第 2 个月开始,部分婴儿出现睡眠纺锤波,足月第 3 个月时,100% 婴儿睡眠记录中应出现纺锤波,若经一个睡眠周期描记不出现时应随访其可能与脑部弥漫性脑病有关。睡眠记录中,若突然听、触觉刺激可引起脑电波幅抑制,或背景节律改变,或在顶区出现顶尖波,若缺乏此种反应者提示 EEG 发育延迟,或脑的器质性病变。

2.3～12 个月婴儿 EEG

背景活动清醒时睁眼记录以 δ 和 θ 似乎等量混合的慢波活动,闭眼记录则以 θ 波为主。生后 3～4 个月在枕区出现特征的成熟性变化,枕区优势节律形成,3～4 个月为 4 Hz θ 节律,5 个月时为 5 Hz θ 节律,12 个月时为 6～7 Hz θ 节律,θ 节律的波幅一般在 50～100 μV。睡眠分期基本成熟,半岁后思睡期可出现特征性 3～5 Hz 同步性高波幅节律活动,中央、顶区明显,称为催眠节律,但 3 岁后减少,6 岁后已属少见。此期已可出现 REM 和 NREM,其 NREM 睡眠的特征图形是先后出现顶尖波、睡眠纺锤波和 K 综合波,而 REM 期主要表现为 δ、θ 的混合性慢波节律。

3.12～36 个月幼儿 EEG

背景活动于清醒闭眼记录中枕区优势节律明显,2 岁时为 6～7 Hz 节律性活动,2～3 岁时为 7～8 Hz 节律性活动,3 岁多于枕区出现 8 Hz α 波活动。但此阶段个体之间频率变化范围比较大,可在 5～10 Hz 波动。此期还有散在 δ 波分布于枕区,思睡期可见 4～6 Hz 高波幅 θ 波活动,睡眠中顶尖波进一步发育,波幅较成人高,时限短,导致高而尖外形,同时可见梳形纺锤波。

4.3～5 岁学龄前期 EEG

背景活动于清醒闭眼记录中以 8～9 Hz α 波构成主要背景节律,但 α 波调幅发育不良、波幅较高,可达 100 μV 以上,枕顶区常有 2～4 Hz 慢波插入,这种枕区慢活动睁眼记录中减少,过度换气中更明显,9～10 岁间发生率最高,13 岁后急剧减少。思睡和觉醒期仍易见高波幅 θ 活动暴发,过度换气中有明显 θ 波或 δ 波慢活动,甚至呈 3 Hz 慢波暴发活动,莫把 β、α 波重叠其上误当棘-慢波或尖-慢波。

5.6～14 岁学龄期儿童 EEG

背景活动于清醒闭眼记录中枕区可见 8～13 Hz α 节律,调幅发育良好,6 岁可见 8～9 Hz α 节律。7 岁为 9 Hz α 节律,α 波幅最高,10～14 岁达 10～12 Hz,12 岁时其枕部 α 节律已成人化,枕区 α 节律中的后慢波于 12 岁以后明显减少。思睡期和觉醒期的慢波暴发,于 7 岁后明显减少,但少数持续到 11 岁,仍属正常。当慢波暴发消失思睡波形与成人相似,为低波幅慢波与快波的混合节律,过度换气时慢波暴发仍十分常见。

总之,小儿脑电波节律是逐渐的连续的不等速的,随年龄增长而增快,总的趋势呈斜线上升与 α 指数成正比,与 θ、δ 指数成反比,但有明显的个体差异,有的个体在 1～2 岁时可于两枕区见 8.0～8.5 Hz α 波活动,且 α 指数可达 50% 以上,相当于 5 岁正常儿童 EEG,有时在 8 岁时出现 8.5 Hz α 节律,枕区 α 指数仅占 50% 与 θ 指数相仿,相当于 3 岁时 EEG。一般来说 3 岁时两枕区出现 8 Hz α 波活动,6 岁时两枕区出现 8～9 Hz α 节律,12 岁时枕区 α 节律成人化,α 调幅随着年龄增长而增多,α 波阵发随着年龄增长而减少,二者成为衡量小儿大脑发育程度的又一重要标志。

(三)小儿睡眠 EEG

小儿进入睡眠后,EEG 变化可与清醒时记录不同,精神异常或不合作小儿由于难以清醒时描记,常在睡眠状态下进行,有些患儿 EEG 异常只有在睡眠时显示或变得明显,因此熟悉小儿睡眠 EEG 变化及其临床应用非常重要。

1.睡眠诱发方法

可有自然睡眠诱发和药物睡眠诱发。

(1)自然睡眠:让患儿睡在安静的检查室床上,或由其母抱在身上慢慢入睡,最好在检查前一天少睡,使其检查时困倦,易诱发成功。

(2)药物睡眠:首选 10% 水合氯醛口服或灌肠,1 岁用 1 mL,最多 10 mL;还可用司可巴比妥(速可眠),1~3 岁用 25~50 mg 灌肠,3~12 岁用 50~75 mg 口服。

为了提高阳性率,应记录清醒-睡眠周期 EEG,特别是浅睡眠期更易出现异常波,为正确判断睡眠分期,宜采用多导生理描记仪,除描记 EEG 外,还同时记录心电图、呼吸波、眼动图、肌电图等。为了让睡眠诱发成功,应让被检查者于检查前晚迟一些睡眠,次日早上早起床,使检查时容易入睡。

2.睡眠分期

正常人睡眠可分为两个时相:NREM 和 REM,由 NREM 开始,最后进入 REM。

NREM 表现为无眼球快速运动,仅有眼球缓慢运动,无肢体运动、肌电存在、呼吸及心率规则,按其睡眠深度又可分为:①思睡期。被试者处于嗜睡状态,脑电波幅普遍下降,频率稍减慢,α 波数量减少呈间歇出现,有时可见高幅 θ 波阵发活动。②浅睡期。早期出现 β 波和中幅 θ 波混合,有时呈高幅 θ 波阵发,背景主要为 θ 波活动,见于两侧顶部,中央区出现双侧同步的 3~8 Hz 高幅的特征性顶尖波,可以单个出现,也可以成串出现。③中睡期。除了顶尖波外,还可出现短程 13~15 Hz 的纺锤波,纺锤波开始出现于中央区,以后扩展到额区及顶区,通常左右对称。④深睡期。背景 θ 波逐渐减少,取而代之的为 1~3 Hz δ 波逐渐增多,以额、中央区明显,纺锤波更扩散,频率减慢至 10~12 Hz 数量减少,顶尖波的周期变宽,后期纺锤波消失,各联均呈不规则高幅 δ 波,以颞、顶区占优势。

REM 期处于相当深的睡眠,但双眼球有 60~70 Hz 急速之协同运动,呼吸不规则,脉搏血压有波动,肌电消失,此期 EEG 显示低幅 β 波、θ 波、间歇性 α 波,呈去同步化状态,反映大脑皮质处于紧张活动状态,此可能与产生梦境的原因有关,经调查约有 80% 的人说在此期做梦。受试者入睡后 1.0~1.5 小时 NREM 进入 REM 持续 10~30 分钟,完成一个睡眠周期,总共为时 1.5~2.0 小时,接着进入第二个睡眠周期的 NREM。

3.小儿正常睡眠 EEG

正常小儿睡眠脑电波与清醒时变化一样,也有其发育过程,足月新生儿 EEG 已能区别静态睡眠和动态睡眠,前者相当于 NREM,后者相当于 REM,而且新生儿入睡时首先多出现 REM,然后进入 NREM,到 1 岁末才转为由 NREM 入睡,然后转入 REM。新生儿已有 REM 与 NREM 睡眠分型变化,可于动态睡眠时见到高幅 δ 波阵发的交替现象,于静态睡眠时 δ 波阵发交替更明显,波幅趋高,这是新生儿睡眠时正常时相变化,睡眠后期脑波发育特点叙述如下。

(1)思睡期:>2 个月婴儿思睡期 EEG 可出现阵发性高幅 2~6 Hz 慢活动,以 6 个月至 2 岁最明显,10 岁后 EEG 消失变为成人一样抑制波型。

(2)浅睡期:顶尖波的出现是在生后 3~6 个月,3 岁时波幅最高,多为三相波或多相波,4~5 岁后逐渐变得不明显,12~13 岁时转变为负相顶尖波。

(3)中睡期:纺锤波出现是此期睡眠特点,一般出现于生后 8~12 周,并逐渐变得明显,6~7 个月波幅达最高值,此后稍下降,2~3 岁波幅又上升。

(4)深睡期:各年龄变化不一,多为高幅 δ 波活动。

(5)REM 期:脑波相差无几,为低波幅型,但在总睡眠时间中所占比例不同,新生儿 REM 占 50% 左右,此后随年龄增长,逐渐减少,1 岁后仅占 25%。

(6)激醒反应:指在睡眠各期给一定强度刺激时 EEG 呈现反应,在新生儿无此反应,生后

2 个月开始出现高幅 2～4 Hz 活动至 1～3 岁时最明显,12 岁时出现类似成人的 K 复合波,由上看出小儿睡眠 EEG 发育至成人化,在 12～13 岁。

4.睡眠 EEG 在儿科临床应用

(1)癫痫:在小儿癫痫诱发试验中,睡眠诱发价值最大,且安全方便,已广泛应用于临床,特别是精神运动性发作,夜间发作性癫痫等,可提高癫痫波出现率,比常规描记要高出 20％～30％。睡眠诱发试验机理在于:睡眠时由于中脑网状结构中上行性激活系统功能低下,同时大脑皮质对皮层下及边缘系统失去了控制,易造成皮层下及边缘系统异常释放,自然睡眠效果优于药物睡眠,但水合氯醛诱导睡眠效果也很好,且患儿易入睡,睡眠描记时应从清醒开始描记,然后思睡、浅睡、中睡、深睡等,特别是在思睡、浅睡期时最易诱发癫痫波。

(2)脑器质性疾病:如脑肿瘤、脑血管病、斯德奇-韦伯综合征等,可观察睡眠脑波是否出现,有无不对称,尤其清醒描记不合作小儿,因伪迹多,局灶性变化被掩盖或不明显,而睡眠描记可克服此缺点,使局灶性病变显露。

(3)小儿睡眠障碍性疾病:基于小儿睡眠觉醒功能未发育成熟,易出现多种睡眠障碍,必须通过睡眠描记与颞叶癫痫各种表现相区别。①梦游症、夜惊、噩梦可发生于睡眠 NREM 3、4 期或 REM,未见典型痫样放电,地西泮治疗有效;②发作性睡病表现为不可抗拒的发作性睡眠,发作皆在 REM,苯丙胺、哌甲酯治疗有效,EEG 清醒大多正常,但有明显入睡倾向,而入睡一开始即可进入 REM 相,而不是正常人进入睡眠后 1.0～1.5 小时才由 NREM 进入 REM 相,可作为诊断的客观指征。

(四)新生儿 EEG

新生儿大脑处于迅速发展阶段,其正常 EEG 不仅与受孕龄(conceptional age,CA)有关,而且与新生儿的状态有关。新生儿疾病时有特殊性 EEG 图形。

1.新生儿 EEG 的操作和识别特点

(1)新生儿 EEG 描记要记录一个觉醒-睡眠周期,不仅观察 EEG 的异常放电,更应了解整个睡眠-觉醒周期的背景活动。

(2)描记前先用去污膏轻擦头皮,以减少头皮电阻,应用小盘状电极,使用火棉胶固定,其电极安排同国际 10～20 系统安置法。

(3)为显示与记录持续变化着的极化频率与表面电位的振幅,需要放大,同时记录心率、呼吸运动、眼肌和肌电图等。

(4)新生儿 EEG 描记的走纸速度最好用 15 mm/s,因为此速度易于比较新生儿 EEG 的对称和同步性。

(5)记录过程中应密切观察新生儿的状态、行为,给以记录,以便确定描记时新生儿所处的时相,便于判断 EEG 正常与否。早产儿自孕龄 26～31 周 EEG 随着孕龄增长而不断成熟,不同孕龄有不同 EEG 特点。EEG 的成熟不受早产与否影响,一个健康 32 周的早产儿生后 8 周时 EEG 和一个 40 周出生的足月儿相同。28～31 周 CA,清醒与睡眠均以明显不连续图形,即在低平甚至无脑波平坦背景中间断地暴发 4～6 Hz θ 波与≥50 μV δ 波混合活动,EEG 上无法区分出动态睡眠和静态睡眠;31～36 周 CA,已可区分清醒与不同睡眠时相,可见交替性图形或连续性背景活动,后者为 1～2 Hz δ 波与间有 θ、α 波的连续性背景活动;37～40 周 CA 新生儿已可区别清醒、动态睡眠和静态睡眠状态,清醒安静时与动态睡眠 EEG 相似,主要背景活动为 1～3 Hz δ 波和 4～5 Hz θ 波混合性节律,在此混合性节律基础上有稍多 α 波和 β 波,振幅为 15～60 μV,为弥漫性连续性波形。而在静态睡眠和动态睡眠时可见 $2\sim3$ Hz 中高幅 δ 波暴发。静态睡眠状态时此交替现象较动态睡眠状态明显,且 δ 波幅也较动态睡眠时高,足月儿 2 个月后交替现象可逐渐被持续性慢波取代,并出现睡眠纺锤波。

2.新生儿异常 EEG

可分三大类:①EEG 背景活动异常;②发作性 EEG 异常;③EEG 状态结构和成熟性异常。

(1)新生儿 EEG 背景活动异常:这是判断预后的最好指标。①等电位型:振幅 <5 μV,对刺激无反应,见于颅内出血,严重细菌性脑膜炎,单纯疱疹脑炎和严重先天性脑畸形(如无脑畸形)。②暴发抑制型:脑电活动少,持续数秒,间断出现同步或不同步暴发性电活动,有不规则慢波,间有尖波或棘波,或单一较高幅的 δ 波,持续 $0.5\sim10.0$ 秒,此型常见于弥漫性脑细胞坏死。③低电位型:脑电活动电压在清醒或动态睡眠时为 $5\sim15$ μV,静态睡眠时为 $10\sim25$ μV,此型可伴有发作性异常,一时性低电压可发生于发作后,各种中毒时,代谢性紊乱或应用抗痉药物后,$1\sim2$ 周后如仍为持续性低电压 EEG,则预后不良。④弥漫性波型:表现为弥漫性 δ 波伴有少量 θ 波节律,缺乏觉醒睡眠周期,见于颅内出血和严重窒息。如弥漫性波型持续 2 周以上者病死率高,存活者伴有明显神经系统后遗症。⑤两半球振幅不对称:恒定的两半球之间的电压不对称,电压差别大于 50%,并在不同状态出现,此型常见于大脑半球内结构异常,如脑实质内出血、脑穿通畸形、颅内肿瘤和先天畸形。⑥阳性中央尖波(PRS):孕龄 33 周后早产儿 EEG 有 PRS 者约有 80%有颅内出血,有报告 26 例死于脑室内出血的早产儿有 PRS,54%PRS 也发生在足月儿伴有脑积水、窒息和脑膜炎等。

(2)发作性异常:EEG 对新生儿惊厥的诊断,疗效的判断和预后估计很有用,特别在鉴别易与惊厥混淆的呼吸暂停,颤抖和正常行为方面更有意义。①局部病灶型:局灶性高电压的尖波或脑波,常见于中央区,可扩散到临近区域或另一半球相应区,放电频率为 $5\sim10$ Hz,常为单一节律突然发生,终止时频率减慢。此型与临床上局灶性发作密切相关。但局灶性发作并不意味着脑部局灶性病变,常见于低钙血症或蛛网膜下腔出血。②局部假性 β、α-θ-δ 发作型,开始时有较多的频率 $\geqslant12$ Hz,或开始时为 8 Hz,临床表现为微小惊厥型,强直性惊厥可见 δ 样节律;单纯性惊厥性呼吸暂停发作可表现为 α 或 β 样节律。此型见于明显的中枢神经系统损害,窒息后或脑发育障碍。③多灶型伴有背景异常,其特点为两个或两个以上放电灶同时出现,其频率可快可慢,可经常变化,持续时间不长,在发作期间 EEG 背景通常是异常或低振幅,临床上常见于微小惊厥型和多灶性阵挛型。④低振幅基础上低频率放电:在持续广泛的低振幅基础上,可见波幅很低(50 μV)的尖波以很低的频率(每 $0.5\sim2.0$ 秒 1 次)反复出现,可局部分布,也可多灶性,此型常与严重脑损害有关,如窒息、低血压、单纯疱疹脑炎或严重性细菌性脑膜炎。⑤临床惊厥而无 EEG 放电,其可能属于中脑或脑干放电。

(3)状态结构和 EEG 成熟指标异常,异常如下。

睡眠周期结构异常:①缺乏周期性结构,见于各种昏迷新生儿和严重窒息儿;②动态睡眠和静态睡眠的时间比例,非常明显低于正常,或早期新生儿睡眠型持续到生后 $4\sim12$ 周,不随周龄的增长而正常地进化,则为异常;③睡眠周期和成熟异常,足月新生儿生后 7 天内为交替节律,生后 4 周转为持续性慢波型,如生后 $7\sim8$ 周仍为交替型则提示脑发育迟缓。

成熟障碍型:正常的足月新生儿和早产儿的 EEG 随孕龄增长而进化。如有足月新生儿 EEG 表现为早产儿 EEG 即为成熟障碍,可分为一过性,通过 EEG 随访显示明显进步至新生儿期获得适于孕龄的 EEG;持续性,EEG 不随孕龄增加而改善。

3.新生儿缺氧缺血性脑病(HIE)

为围生期新生儿最常见的中枢神经系统病变,由各种原因造成缺氧缺血引起的脑损害,窒息缺氧终致脑水肿,脑细胞变性坏死和颅内出血,CT 和 B 超检查可显示 HIE 的结构改变,但在 HIE 早期,仅有脑功能的异常,CT 和 B 超检查不一定有变化,而 EEG 可反映疾病时的脑功能障碍改变,在 HIE 早期诊断及预后判定中起一定的作用,而脑电功率谱比 EEG 更具形象化、直观化、定量化地反映脑功能改变,可为临床提供更有价值的信息。

1976 年,Sornal 等人提出 HIE 分度和 EEG 改变,认为轻度 HIE 的清醒 EEG 为正常,中度 HIE 初期 EEG 为低幅持续性 δ 波重叠,后期呈周期性暴发,重度 HIE 后期为平坦 EEG,但至今 HIE 分类与 EEG 关系还缺乏统一认识,鉴于新生儿 EEG 特点,应将 HIE 的 EEG 异常分为背景异常,发作性异常及状态结构和 EEG 成熟指标异常,并重视异常出现时间及持续时间,新生儿 HIE 的主要改变如下。

(1)背景波异常:背景波异常的部位较广泛,多为双侧性或一侧性,仅少数为局限性,新生儿脑电波的背景活动可较好地反映脑损伤的程度,因而背景波异常是 HIE 预后判定的决定因素之一,其背景波异常变化是多种多样:变异性缺失,持续性低幅背景波活动,一般不低于 40 μV 的混合性节律,不随睡眠时相的变化而变化;低电压,任何状态下电压都小于 10～15 μV;电静息现象;暴发性抑制:两侧不对称,其波幅相差 50% 以上;弥漫性慢波化;单一性节律性活动;阳性中央尖波等;其中以低电压、电静息现象、暴发抑制为多见,且以后两者的预后最为恶劣。

(2)发作性 EEG 异常:以痫样放电为主,主要表现为尖波、尖慢波及棘慢波阵发,亦有节律性快波、节律性慢波、高波幅慢波,局限性单一节律放电等,但发作性异常往往无扩散现象,这与新生儿大脑神经元的突触及髓鞘发育不成熟有关。EEG 有发作性异常时的背景活动,可以正常,亦可异常,若背景活动正常,大部分预后良好,而发作间期及刚发作后 EEG 背景波的意义远比发作性异常更重要。此外,新生儿发作性 EEG 异常与临床上惊厥表现不相一致,有人观察了 50 例 HIE 患儿的临床表现和 EEG 改变关系,发现 EEG 显示尖波者 26 例,而临床伴有惊厥的患儿仅 19 例;另有 5 例临床有惊厥发作,而 EEG 上无痫样放电,故推测在严重的缺氧缺血性脑损害时惊厥性放电可能也被抑制。

(3)状态结构和 EEG 成熟异常:新生儿缺氧缺血性脑病时,新生儿的觉醒与睡眠时相改变消失甚至倒错,特别动态睡眠与静态睡眠中的交替现象可能消失,或表现为 EEG 成熟明显落后于同孕龄新生儿 2 周以上,这些都可为 HIE 脑电图改变的重要方面。

(4)HIE 的脑部病理改变:一般 1～5 天为极期,脑细胞的病理生理和生化改变也最明显,患儿常在此期间出现 HIE 的症状和体征,以后则逐渐恢复,或部分脑细胞软化、坏死,进入后遗症期,故生后 1～5 天是发现 HIE 脑电图的有利时机,亦有人提出生后 1 周内的 EEG 对预后最有价值,Sarnat 指出窒息儿生后 1 周内做 2 次 EEG,若生后第 6 天时仍异常,则要每隔3～4 天随访 EEG 直至正常,或直到生后 2 周仍无显著好转为止,EEG 随访次数越多,预后判断越精确。

(5)HIE 时脑电功率谱:通过对新生的动物缺氧的研究,发现随着缺氧程度不同,脑电功率亦有相应改变,轻度低氧血症时,大日龄动物 δ 波功率增加,中度低氧血症时,小日龄动物 δ 频率功率下降,重度低氧血症时 θ 功率下降,极重度低氧血症时,δ、θ 功率均降低。通过研究正常新生儿的脑电功率发现,在总功率中,δ 功率占绝对优势,θ 功率次之,α 功率又次之,同时发现正常新生儿静态睡眠的脑电功率值比清醒及动态睡眠时高,且具有极显著差异,而动态睡眠与清醒之间无显著差异。而在窒息新生儿中,不论重度窒息还是轻度窒息新生儿脑电功率值在清醒与静态睡眠时绝对功率值低，且时相改变，消失或倒错。同时随访发现，窒息儿生后 6～12 个月的丹佛儿童发育筛查试验（DDST）的可疑及异常较正常新生儿明显增高，当窒息儿不同时相的脑电功率改变，消失或倒错时，DDST 通过率低，应强调指出，在脑电地形图检查中，应描记新生儿觉醒-睡眠周期的全过程，记录时应仔细认真去除伪迹，着重分析其绝对功率值及直方图改变，同时做 EEG 描记，经过不断总结，方能为临床提供有用资料。

三、小儿中枢神经系统感染脑电图特点

脑电图对中枢神经系统感染和炎症不能提供病因学诊断。在缺乏临床和病源学证据的前提下，不能单纯根据 EEG 的非特异性异常做出临床诊断。但 EEG 改变的范围和严重程度可反映中枢病变的范围和脑损伤的程度。系列的 EEG 检查有助于评价病变过程和预后。

（一）中枢神经系统细菌及真菌感染

中枢神经系统细菌感染包括细菌性脑膜炎、结核性脑膜炎、脑脓肿等。EEG 多表现为不同程度的慢波异常，这主要取决于感染累及的部位及严重程度。

1.细菌性脑膜炎或急性化脓性脑膜炎

EEG 表现为中-重度弥漫性慢波。儿童化脓性脑膜炎的慢波活动常常更严重，在后头部更突出。病变累及局部皮层时可能伴有癫痫发作，EEG 可见阵发性癫痫样放电。脑膜炎双球菌脑膜炎的 EEG 恢复较快，一般在治疗后 1～2 周恢复正常，其他类型化脓性脑膜炎的 EEG 恢复过程常需要数周或数月时间。

无并发症的细菌性脑膜炎 EEG 可完全恢复正常。如 EEG 异常持续存在或进行性恶化，常提示有脑实质损伤或伴发脑脓肿、脑积水等并发症。炎症累及脑实质时（脑膜脑炎）可见广泛性和局灶性慢波活动，局灶性异常与神经功能损伤区可一致或不完全一致，癫痫样放电比单纯脑膜炎多见。

2.结核性脑膜炎

EEG 的异常程度取决于炎症累及的部位。感染位于颅底时 EEG 可在正常范围或仅有轻度非特异性异常。如病变累及半球，可见中-重度弥漫性慢波，严重程度与皮层受累情况、病变进展速度、意识水平及是否存在全身性病变有关。

3.脑脓肿

病因可为局部或全身性细菌感染。病变急性期时 EEG 为弥漫性慢波，类似脑膜脑炎改变。广泛性慢波活动常常掩盖局部异常改变。随着病程进展，局灶性慢波活动逐渐明显，可见脓肿部位有局灶性多形性 δ 波，一般比脑肿瘤的慢波频率更慢，常为小于 2 Hz 的慢 δ 波，且慢波范围比脑肿瘤更弥漫，可能是由于周围水肿所致。也可见局部电压降低。脓肿位于半球表面时局部性异常改变更加突出。如为多发性脓肿，可见多灶性异常，也可见广泛或游走性的慢波节律暴发。偶见局灶性或一侧性周期性尖波或慢波发放，特别是在局部病变快速进展时。脓肿位于幕上时 90%～95% 有 EEG 异常改变，70% 可定位。幕下脓肿慢波活动不明显，或为双侧同步或游走性的间断慢波节律。有时大脑半球或小脑的脓肿可引起单一节律的 δ 波暴发，在一侧或双侧额极最突出。

慢性脑脓肿的 EEG 改变类似慢性占位性病变，可见局灶性慢波活动、背景不对称、背景电压降低等改变。如合并脑室内压力增高，可出现弥漫性的间断节律性慢波活动。

脑脓肿急性期很少有癫痫样放电，但之后 75% 有癫痫发作。如在脑脓肿后 1～5 年 EEG 有

多量癫痫样放电者,以后发生癫痫的可能性很大。癫痫样放电在脓肿周围区域最多见。偶可见周期性一侧性癫痫样放电(PLED)。

4.隐球菌脑膜炎

隐球菌脑膜炎是由新型隐球菌感染引起的亚急性或慢性脑膜炎,易发生在免疫功能低下者,可侵犯脑膜和脑实质,引起脑脓肿、肉芽肿或囊肿改变,以颅底软脑膜感染最重。临床表现为颅内压增高、头痛、发热、恶心、呕吐、运动障碍、抽搐、昏迷,最后可死于呼吸衰竭或脑疝。EEG 可见弥散性慢波活动。

5.毛霉菌病

临床少见,主要侵犯血管,特别是中小动脉,引起血栓形成,导致相应供血区脑组织缺血梗死,也可引起化脓出血。临床有发热、头痛、呕吐、抽搐等症状。EEG 为弥漫性非特异性异常,可合并局灶性异常如局部电压降低、多形性慢波等。也可见局灶性癫痫样放电,伴或不伴癫痫发作。

(二)中枢神经系统病毒感染

临床可见多种中枢神经系统病毒感染,但由于脑脊液改变缺乏特异性,病原体分离困难,多数只是临床诊断,缺乏病原学诊断依据。EEG 对多数病毒性脑炎或脑膜炎不能提供诊断依据,主要是评价脑功能损伤的程度,仅对少数情况如单纯疱疹病毒脑炎具有高度诊断提示意义。

病毒性脑炎 EEG 急性期均有明显异常,多为弥漫性高波幅慢波,节律或非节律性 δ 波。当白质受累时慢波活动更突出,常出现高波幅无节律的多形性 δ 波。慢波活动的加重常伴有意识障碍,表明损伤严重。部分患者有局灶性、多灶性癫痫样放电,并可合并癫痫发作。一般来说,麻疹、风疹、天花等非亲神经病毒比腮腺炎等亲神经病毒更容易侵犯白质,导致白质脑炎,伴更严重的脑电图异常。疫苗接种后脑炎也可有类似的慢波异常。有些儿童麻疹、腮腺炎、风疹、水痘等病毒感染后虽然没有中枢神经系统受累的表现,脑电图也可出现慢波异常,常表现为后头部的一过性慢波活动。

(1)肠道病毒性脑炎:包括柯萨奇病毒感染和 ECHO 及 EV71 病毒感染,主要影响婴幼儿。EEG 可有不同程度的弥漫性慢波,癫痫样放电少见,偶有一过性惊厥发作,临床多呈良性过程。轮状病毒感染引起的婴幼儿秋季腹泻可合并轻微脑炎,临床表现为短时间内簇发的无热惊厥发作,多为局灶起源的部分性发作,但发作期间 EEG 正常,无明显异常放电,背景活动也无慢波化异常,预后良好。

(2)单纯疱疹病毒脑炎(herpes simplex virus encephalitis,HSV):由 HSV-I 型疱疹病毒引起的严重的中枢神经系统感染,可侵犯一侧或双侧半球,颞区受累更突出。病理可见脑实质坏死、出血等改变,临床过程严重。EEG 以周期性复合波或周期性一侧性癫痫性放电(PLED)为特征。系列 EEG 记录有特殊的诊断和鉴别诊断价值。一些报道认为如 EEG 正常可排除 HSV 脑炎的诊断。其他类型的局灶性脑炎常引起局灶性慢波和棘波,但很少引起周期性复合波或PLED。

成人和儿童 HSV 脑炎可见许多类型的异常,包括局灶性或弥漫性慢波、局灶性癫痫样放电发作图形、局灶性背景活动衰减和 PLED 等。病变早期可见背景活动解体,出现局灶性或一侧性多形性 δ 波,颞区或额-颞区更明显。以后间断出现局灶性或一侧性的复合性慢波和尖波,并很快演变为周期性复合波或 PLED。临床上,对急性发热伴快速进展的神经系统异常的患者,EEG 出现一侧或双侧的周期性复合波高度提示为 HSV 脑炎。

PLED 常出现在神经系统症状出现后的第 2～12 天,偶可延至 24～30 天出现。EEG 特征为 100～500 μV 的尖形慢波或多形性棘波,间隔 1.5～3 秒周期性出现,也可有更快或更慢的周期。PLED 可为一侧性、双侧性、左右半球相互独立,或两侧的复合波有固定的时间关系。双侧 PLED 提示有双侧病变。PLED 常比脑 CT 异常出现更早,但不比 MRI 更早。在 PLED 的同时,可有局灶性或一侧性的电发作,包括节律性的尖波、棘波、多棘波或慢波暴发,出现在病变一侧半球,伴或不伴临床发作。电发作时周期性复合波可有一过性消退。严重的脑组织结构破坏是产生 PLED 的基础。PLED 是否伴有死亡率的增加各家研究结果不一致。

存活病例随着病情恢复,周期性复合波逐渐消失,代之以局灶性或一侧性慢波,或局部坏死囊变区为低电压。病变区域常有持续慢波活动和局灶性或多灶性癫痫样电活动。EEG 的改善常落后于临床的恢复。致死性病例 EEG 逐渐恶化,电压进行性降低,发展为在低电压背景上的低波幅周期性慢波,间隔时间逐渐延长和不规则,最终发展为电静息。

婴儿 HSV 脑炎的 EEG 也有周期性发放的特点,可为局灶性、多灶性或游走性,可间断阵发出现或持续发放,不被其他部位的局灶性癫痫样放电打断。HSV-1 型疱疹病毒感染引起的新生儿脑炎也伴有周期性图形。周期性放电并不局限在颞区,常为多灶性。每个部位的放电有各自的形态和间隔时间。也常见局灶性棘波和癫痫发作。

(3)其他:狂犬病时 EEG 背景可见抑制或高度去同步化,或非特异性慢波异常。慢波常在顶区最突出。狂犬病疫苗接种后也可出现一过性弥漫性慢波活动。脊髓灰质炎很少有 EEG 异常。如出现慢波性异常,表明有临床上的脑内受累。无菌性脑膜炎 EEG 可正常或轻度慢波异常,多在 1～2 周恢复。EEG 所见与临床严重程度、病变过程及预后无明显相关性。传染性单核细胞增多症可发展为脑膜脑炎。EEG 为轻-中度弥散性慢波异常,弥散性慢波与病损区不一定完全一致。偶有局灶性癫痫样放电。有个例报道本病出现周期性复合波合并癫痫发作。

(三)中枢神经系统慢感染

中枢神经系统慢感染包括传统病毒和非传统慢病毒引起的慢性感染,特点是潜伏期长,在起病之前,病原体和宿主之间相互作用的时间长达一至数年。病变主要侵犯中枢神经系统,通常表现为慢性或亚急性进行性脑病,并最终导致死亡。

1.可传播性朊病毒病

可传播性朊病毒病或称朊病毒相关疾病,包括克-亚病、Gerstmann-Scheinker 综合征和致死性家族性失眠症等。虽然没有证据表明 EEG 检查会传播朊病毒,但为安全起见,对接触过患者的电极等物品应进行严格消毒或销毁。

(1)克-亚病(Creutzfeldt-Jakob disease,CJD):又称可传播性海绵样脑病(transmissible spongiform encephalopathies,TSE),为中枢神经系统弥漫性病变,主要在中年以上发病。临床特征为进行性痴呆、运动障碍和肌阵挛。EEG 特征性的周期性图形具有诊断意义。CJD 病变最初的 EEG 改变为背景活动解体,进行性慢波活动增多,多为广泛性慢波异常,但也有限局性或一侧性慢波。随着病情进展,出现双相或三相性慢波,开始为散发间断出现,可不对称或在某一局部突出,以后逐渐变为双侧广泛同步的周期性三相波或尖波、时限在 200～400 mm,以 0.5～1 秒的间隔重复出现。多数患者在起病后 12 周左右发展为这种具有特征性的周期性图形。周期性波时常伴有肌阵挛,但二者并不完全同步,表明肌阵挛兼有皮层和皮层下起源。在睡眠期和病程晚期肌阵挛减少或消失,而周期性波持续存在。在周期性波未完全建立时,提高患者警觉状态或从睡眠中唤醒可显示出周期性波;在周期性波已建立后,节律性的闪光、声音或体感刺激可改变周期性波的节律。强烈的声刺激可抑制周期性波。地西泮或巴比妥类药物可消除周期性波和肌阵挛。随着病情加重,周期的间隔变长,尖波的波幅降低,发展为在电静息背景上的间断尖波或慢波暴发,并最终变为持续的电静息。周期性三相波对 CJD 诊断的特异性为 67%,敏感性为 86%。如多次复查 EEG,90% 的 CJD 可记录到周期性复合波。CJD 偶可快速进展,EEG 在 1~3 周发展为周期性波。系列 EEG 检查有助于确诊。少数 CJD 没有典型的周期性波。

国内报道 1 例 CJD 的 24 小时 EEG 监测显示广泛同步的周期性尖慢复合波,多呈三相波或四相波,以 0.7~1.7 秒的间隔周期性出现,额、中央区显著。周期性波为间歇性出现,持续十几秒至几十秒,间歇期为平坦电位或中-高波幅的 δ 及 θ 慢波。偶可见暴发性高波幅棘慢复合波或暴发-抑制图形。周期性三相波发放时患者处于去大脑皮质状态,伴四肢频繁肌阵挛抽动。

本病的 Heidenhain 变异型 EEG 主要为枕区受累,常表现为后头部的慢波和周期性复合波,早期可为一侧性,以后均发展为双侧性。可在整个病程中始终位于后头部,或广泛性异常但以后头部突出。

(2)新型变异型 CJD(new variant CJD,vCJD):即所谓"疯牛病",20 世纪 90 年代在英国和欧洲报道,发病年龄较早,最初的症状常为行为改变、共济失调和外周感觉神经障碍。EEG 仅显示非特异性弥漫性慢波,没有典型的周期性改变。

(3)Gerstmann-Scheinker 综合征(GSS):为家族性缓慢进展性病变,特征为小脑共济失调、构音障碍、腱反射减弱和痴呆。一般没有肌阵挛抽动,也没有周期性图形。EEG 主要为非特异性弥漫性慢波。

(4)致死性家族性失眠症:临床特征为进行性失眠,警觉性减低,注意缺陷、自主神经功能紊乱(心动过速、出汗、高血压等)、局灶性运动异常和认知下降等。主要病理改变位于丘脑。EEG 没有正常睡眠图形,清醒期 EEG 显示弥漫性慢波,没有周期性特征。

2.亚急性硬化性全脑炎

亚急性硬化性全脑炎(subacute sclerosing panencep-halitis,SSPE)是麻疹慢病毒引起的亚急性或慢性脑炎,病变累及双侧大脑皮质和白质,脑干也可受累。儿童及青少年期起病,临床病程分为四期:Ⅰ期为人格改变和智力倒退;Ⅱ期进行性智力倒退伴惊厥、肌阵挛和共济失调;Ⅲ期呈强直状态,反射亢进;Ⅳ期呈去皮层状态。无有效治疗。近年由于广泛开展麻疹疫苗的预防接种,发病率已明显下降。本病 EEG 为特征性的周期性复合波,具有诊断意义。

病程初期背景活动解体,弥漫性、局灶性或一侧性慢波活动增多,可有不对称。以后发展为多形性 δ 波,间断出现额区为主的单一节律慢波活动。可见各种波形的局灶性或广泛性癫痫样放电。随着病情进展,正常睡眠周期消失,表现为低波幅快波伴或不伴睡眠纺锤,与高波幅慢波交替出现。后期纺锤波、顶尖波、K-综合波等睡眠波形均消失。

周期性复合波可出现在病程的任何阶段。多见于中期(Ⅱ-Ⅲ期),典型为 300~1 500 μV 的高波幅多形性慢波、尖慢复合波持续 0.5~2 秒,间隔 4~15 秒周期性发放,偶见间隔 1~5 分钟的长周期。最初周期性复合波的间隔不规律,以后逐渐变得规律。随着病情进展,间隔可有改变。周期性复合波之后仍有一过性电压下降。早期外界刺激偶可诱发复合波发放。一旦周期性建立,则不再受外界刺激的影响。药物对周期性复合波也没有明显影响。周期性复合波可伴有肌阵挛抽动,偶可伴瞬间运动抑制。睡眠中肌阵挛消失而周期性复合波依然持续。安定类药物可消除肌阵挛抽动,但不改变周期性波。晚期背景活动逐渐衰减,周期性放电消失。

3.进行性风疹性全脑炎

进行性风疹性全脑炎见于先天风疹感染的患儿,可在 10～20 岁出现进行性神经精神倒退和惊厥发作。EEG 表现为广泛性慢波,伴间断高波幅慢波暴发。少数可出现周期性复合波,周期间隔 5～8 秒,伴有肌阵挛抽动,与亚急性硬化性全脑炎相似。

4.获得性免疫缺陷综合征

获得性免疫缺陷综合征(acquired immuno deficiency syndrome,AIDS)是由人类免疫缺陷病毒(human immunodeficiency virus,HIV)感染的疾病。HIV 是亲神经病毒,可同时累及免疫系统和神经系统。临床 1/3 的 AIDS 患者有神经系统异常,尸检几乎所有患者都有神经系统受累。最常见的中枢神经系统症状为亚急性和慢波 HIV 脑炎伴痴呆,也称为 HIV 脑病或 HIV 痴呆综合征。

在只有血清 HIV 阳性者中,EEG 异常率为 25%。出现临床症状时 67% 有脑电图异常。病变累及中枢神经系统时可见 α 波减少、电压减低、局灶性或广泛性慢波、不对称、阵发性异常和/或癫痫样放电等各种异常。这些改变可能是 HIV 原发感染的结果,也可能是各种机会性感染、肿瘤(原发中枢神经系统淋巴瘤、Kaposi 肉瘤)、脑血管并发症和/或广泛全身性病变所致。癫痫发作在 HIV 感染人群中不超过 5%,可出现在病变的任何阶段,但多见于病变的进展期。有报道在 HIV 痴呆综合征患者可有低波幅慢波活动,并见三相波伴肌阵挛抽动,随着病情进展,EEG 电压进一步降低直至消失。此外有个例报道伴有活动性肌阵挛的患者,通过抽动锁定的逆向平均技术证实为皮层起源的肌阵挛。

获得性免疫缺陷综合征可合并亚急性麻疹性脑炎。症状出现在麻疹感染后 1～10 个月。EEG 可见癫痫样放电,但无 SSPE 的周期样图形。

(四)先天性中枢神经系统感染

先天性中枢神经系统感染又称为宫内感染或胚胎脑病,是指胚胎早期病原体感染引起的中枢神经系统病变。主要致病的病原体:T——弓形虫病毒(toxoplasmosis);O——其他(others),包括水痘病毒、腺病毒、HIV 等;R——风疹病毒(rubella virus);C——巨细胞病毒(cytomegalovirus);H——疱疹病毒(herps simplex virus)。以上统称为 TORCH 感染。这些病原体所致的宫内感染主要影响神经系统。导致先天畸形、智力落后、癫痫发作等多种问题;也可造成其他系统的异常。其中以风疹病毒和巨细胞病毒所引起的胚胎脑病最多见也最严重。

胚胎脑病可见各种 EEG 异常,包括弥散性慢波异常、局灶性或广泛性癫痫样放电等。先天性风疹性脑炎常伴有癫痫发作和先天畸形。出生后 1 个月内即可出现 EEG 异常,包括高波幅慢波和一过性尖波。伴有先天性白内障和最终死亡的患儿 EEG 异常率最高。听力损伤者异常率较低。巨细胞病毒感染可见高度失律或暴发-抑制,临床伴有痉挛发作。

(五)中枢神经系统寄生虫感染

很多寄生虫感染可侵犯中枢神经系统,造成占位、炎症反应、坏死或阻塞脑室系统。EEG 多表现为局灶性或弥漫性慢波,并可见癫痫样放电或合并癫痫发作。

1.囊虫病

我国最常见的脑内寄生虫感染,可为单发、多发甚至弥漫全脑。单发的囊虫病 EEG 可正常,或有局灶性癫痫样放电和局灶性慢波。多发性囊虫病可见多灶性、一侧性或广泛性 EEG 异常。在抗囊虫治疗时,因强烈的免疫反应导致囊泡周围水肿,可引起临床症状和 EEG 异常加重。

2.弓形虫感染

中枢神经系统的弓形虫感染可引起脑实质出血、坏死、脑膜脑炎、室管膜炎、脑积水等改变。EEG可见局灶性、一侧性或广泛性慢波异常,并可有癫痫样放电及癫痫发作。婴儿感染者EEG可出现高度失律伴婴儿痉挛发作。成人弓形虫感染多为免疫低下时的机会性感染,如未累及中枢神经系统,EEG可无明显异常。

3.棘球蚴病

可在脑内形成大的囊腔,EEG可见局部多形性 δ 波,也可出现一侧性或广泛性慢波。癫痫样放电少见。

4.脑型疟疾

主要病理过程为脑水肿和白质散在出血,可引起EEG广泛性慢波异常。少数可遗留癫痫发作,EEG可见癫痫样放电。

(六)中枢神经系统螺旋体感染

1.神经梅毒

EEG改变主要取决于病变的类型、侵犯部位、严重程度、病程、进展速度和年龄。如病变累及中枢神经系统、合并脑膜血管梅毒、麻痹性痴呆,或有视神经萎缩者,EEG常有背景活动变慢,单一节律的 θ 活动或 δ 波暴发。慢波性异常多为弥漫性,前头部最突出。可有限局性慢波或癫痫样波,特别是在脑膜血管梅毒者。EEG恶化与智力减退平行。青年人比老年人的EEG异常更明显。治疗后随着临床情况改善,EEG也出现好转。但有时尽管EEG已恢复正常,临床仍有神经精神后遗症。

婴儿先天性梅毒可见EEG弥漫性慢波,可不对称,并有局灶性或多灶性癫痫样波或出现高度失律图形。临床可有各种形式的癫痫发作。

2.莱姆病

病原体是伯氏疏螺旋体,传播媒介为蜱类。临床症状类似急性脑膜炎或脑膜脑炎,常有发热、头痛、抽搐等。EEG异常在40%以上,但缺乏特异性,与一般中枢神经系统感染相似,以不同程度的弥漫性慢波异常为主,也可有限局性慢波异常。可出现广泛或局灶性棘波、尖波等癫痫样放电,常伴有惊厥发作。EEG表现与临床病情的进展和恢复过程大体平行。

(刘世会)

第二节 心电图检查

小儿正处于人体的生长发育阶段,不仅身高体重在增长,体内各个脏器功能也在逐步发育成熟。尤其是其心血管系统发生了从胎儿期适应胎儿循环需要到出生后适应成人循环需要的演变,其心脏结构也以右心室占优势逐渐演变为左心室占优势。小儿期的这些变化构成小儿心电图与成人心电图明显不同,年龄越小,差别越大。

小儿正处于人体的生长发育阶段,不仅身高体重在增长,体内各个脏器功能也在逐步发育成熟。尤其是其心血管系统发生了从胎儿期适应胎儿循环需要到出生后适应成人循环需要的演变,其心脏结构也以右心室占优势逐渐演变为左心室占优势。小儿期的这些变化构成小儿心电图与成人心电图明显不同,年龄越小,差别越大。

一、小儿心脏解剖和电生理特点

(1)小儿交感神经占优势,心率较成人快。年龄越小,交感神经优势越明显,心率也越快,6岁以后,接近成人标准。

(2)小儿心脏较小,激动传导途径短,传导速度快,心电图各波、各间期时间较成人短。

(3)小儿皮肤薄,油脂少,导电性好,尤其是胸壁薄,肺扩张不全,心脏接近前胸壁,与胸壁接触面积大(婴幼儿膈肌位置高,心脏呈横位,与胸壁接触面积更大),故其心电图各波振幅高,尤其胸导联QRS波群振幅较成人增高,不能按成人标准诊断心室高电压或心室肥大。

(4)小儿右心室占优势,年龄越小越明显。胎儿期肺循环关闭,右心室搏出的血通过开放的动脉导管输入体循环,左心室接收来自卵圆孔开放入左心房的血也向体循环输送,右心室压力大于肺动脉及体循环压力,右心室负荷重,左、右心室壁厚度之比接近1:1(成人为2.6:1)。这种血流动力学的特点要延续至出生后6个月,以后才逐渐变化,至7岁才接近成人状态,至15岁才达成人水平。心电图表现电轴右偏,右胸导联R波电压增高(生理性右心室肥厚)。年龄越小,这种右心室优势的心电图改变也越明显。

二、小儿心电图特点

(一)P波

1.窦性P波频率(窦性P波诊断同成人)

<1岁:100~140次/分(>140次/分为窦性心动过速;<100次/分为窦性心动过缓)。

1~3岁:90~130次/分(>130次/分为窦性心动过速;<90次/分为窦性心动过缓)。

4~6岁:80~120次/分(>120次/分为窦性心动过速;<80次/分为窦性心动过缓)。

>6岁:60~100次/分(>100次/分为窦性心动过速;<60次/分为窦性心动过缓)。

2.P波时间和P波振幅

P波时间:婴儿≤0.08秒,儿童≤0.09秒(婴儿>0.09秒,儿童>0.10秒为P波增宽)。

P波振幅:新生儿可达0.2~0.3 mV,新生儿后≤0.25 mV(>0.25 mV为P波增高)

(二)P-R间期

小儿P-R间期随年龄增长而延长,随心率加快而缩短,其正常范围最高限度值见表1-3。如超过正常高限,即为P-R间期延长。患儿在完全安静时做心电图,判断P-R间期延长也可用以下标准:新生儿>0.13秒,婴儿>0.14秒,幼儿>0.16秒,学龄前及学龄儿>0.18秒,青春期>0.20秒。

表1-3　小儿正常P-R间期最高限度(s)

年龄	心率(次/分)					
	<70	70~90	91~110	111~130	131~150	>150
<1.5	0.16	0.15	0.145	0.135	0.125	
~6	0.17	0.165	0.155	0.145	0.135	
~13	0.18	0.17	0.16	0.15	0.14	
~17	0.19	0.18	0.17	0.16	0.15	

（三）QRS 波群

1.心电轴

新生儿至儿童心电轴以右偏为主,如左偏多有病理意义。一般认为异常心电轴的判断标准:新生儿<+60°,1~3个月<+20°,3个月至14岁<0°为电轴左偏;1~3个月>+140°,3个月至14岁>+120°为电轴右偏。各年龄组心电轴正常范围见表1-4。

表 1-4 小儿心电轴正常值范围(°)

年龄		最小值	最大值	95%上下限	平均值
出生至1天		+94	+224	77~195	+136
1~7天		+96	+207	81~197	+139
7天至1个月		+30	+212	65~188	+127
1~3个月		−30	+156	26~126	+75
3~6个月		−15	+265	−19~149	+65
6~12个月		+2	+214	7~136	+71
1~2岁		+29	+95	30~100	+65
2~3岁		−43	+87	7~110	+59
3~5岁		+15	+151	14~110	+62
5~7岁		−15	+104	15~108	+62
7~10岁		−22	+115	23~108	+65
10~12岁		−22	+229	11~114	+63
12~14岁	男	−7	+125	13	+63
	女	+7	+229	8~121	+65

2.QRS 波群时间

正常 QRS 波群时间:新生儿约 0.06 秒,10 岁以下≤0.08 秒,10 岁以上≤0.09 秒。完全性束支传导阻滞时 QRS 波群时限的判断:小儿>0.10 秒(婴儿>0.08 秒)。

3.Q 波

婴幼儿(尤其 3 个月以内婴儿)Ⅱ、Ⅲ、aVF 导联 Q 波出现率较高且较深,随年龄增长 Ⅰ、aVL、V_5、V_6 导联 Q 波增多,右胸导联 Q 波偶见。异常 Q 波判断:Q 波时限>0.03 秒,Q 波振幅大于同导联 R 波的 1/4。

4.R 波与 S 波

小儿 R 波与 S 波振幅较成人高。由于右心室占优势,R_{aVR}>0.5 mV,R_{V1}>1.0 mV,R/S_{V1}>1多见。随着年龄增长 aVR 及右胸导联 R 波逐渐降低,S 波逐渐加深;左胸导联 R 波随着年龄增长逐渐增高,S 波则逐渐变浅。

小儿左心室肥大 QRS 波群电压判别标准:$R_Ⅰ+S_Ⅲ$>3.0 mV,$R_Ⅱ+R_Ⅲ$>4.5 mV,$R_Ⅰ$、$R_Ⅱ$、R_{aVL}均>2.0 mV,R_{aVF}>2.5 mV,R_{V5}>3.5 mV(3 岁以内>3.0 mV),$R_{V5}+S_{V1}$>5.0 mV(3 岁以内>4.0 mV)。

小儿右心室肥大 QRS 波群电压判别标准:R/Q_{aVR}>1,R_{V1}>2.0 mV,S_{V5}>0.9 mV(3 岁以内>1.5 mV),R/S_{V1}>正常上限(1 岁以内>5,1~3 岁>2.5,3~5 岁>2,5~12 岁>1.5,12~16 岁>1),R/S_{V5}<1(6 个月以内≤1 为正常)。

正常小儿右胸导联可出现 rsR′、Rsr′ 及 r R′等，一般 QRS 波群不增宽，称为室上嵴型。其 R′或 r′波为室上嵴处的肺动脉圆锥延迟除极所致，为正常变异，不可一律诊断为不完全性右束支阻滞。不完全性右束支阻滞的判断标准：V_1 导联呈 rsR′型且 R′>S，并有 V_5 导联 S 波粗顿。

(四)ST 段

ST 段抬高：肢导联≤0.1 mV，胸导联≤0.2 mV。

ST 段压低：肢导联≤0.5 mV，胸导联≤0.1 mV，多为 J 点下移。

(五)T 波

小儿 T 波变异较大，与成人相比具有显著年龄特征。出生 7 天内，T Ⅰ、T Ⅱ可倒置、双相或平坦，T_{aVR} 双相或平坦，T_{V1}～T_{V3} 直立或双相，而 T_{V5}、T_{V6} 倒置或双相。7 天～7 岁 T_{V1}～T_{V3} 倒置或双相，T_{V5}、T_{V6} 直立。7 岁以后，T_{V1}～T_{V3} 渐恢复直立。若 T_{V1}～T_{V3} 长期倒置，称"童稚型 T 波"。

(六)Q-T 间期

新生儿期 Q-T 间期有一过性缩短，以后随年龄增长而延长，随心率增快而缩短，详见表 1-5。年龄与心率对 Q-T 间期的影响主要反映在 QRS 波群时间、ST 段时间和 T 波时间内。

表 1-5　小儿 Q-T 间期正常值范围(s)

年龄	心率(次/分)					
	<70	70～90	91～110	111～130	131～150	>150
出生至 1 天		0.29	0.23～0.39	0.26～0.34	0.24～0.28	0.21～0.24
1～7 天			0.26～0.30	0.24～0.30	0.23～0.34	0.24～0.26
7 天至 1 个月			0.28	0.23～0.27	0.22～0.28	0.21～0.24
1～3 个月				0.26～0.30	0.23～0.30	0.24～0.28
3～6 个月			0.27～0.34	0.25～0.32	0.22～0.36	0.24～0.27
6～12 个月			0.26～0.34	0.23～0.31	0.23～0.28	0.21
1～3 岁		0.28～0.33	0.26～0.32	0.24～0.30		0.22
3～5 岁		0.28～0.36	0.28～0.34	0.27～0.32		
5～8 岁	0.34	0.30～0.38	0.29～0.36	0.30～0.32		
8～12 岁	0.37～0.38	0.31～0.36	0.30～0.36	0.30～0.32		
12～16 岁	0.34～0.40	0.34～0.40	0.31～0.35	0.26		

三、小儿心律失常心电图

小儿心脏传导系统处于发育过程中，小儿尤其是新生儿心律失常的表现与成人有一定差异。其差异主要表现在以下几个方面。

(1)新生儿期窦房结发育不完善，新生儿尤其是早产儿窦性节律极不稳定。

(2)新生儿出生后，粗大、边缘不清的胎儿型房室结和房室束发生退行性变和再吸收，2 岁左右演变成体积变小，边缘清楚的成人型房室结和房室束，在此演变过程中，房室交界区可出现自律性增高和由不对称传导形成的折返激动，故新生儿和婴儿易发生期前收缩和室上性心动过速。

(3)胎儿期心房肌与心室肌相互连接，出生后由纤维组织将其分开，只留下房室结-希浦系统与之连接，婴儿期常残留房室间的旁路连接，引起旁路传导或折返激动，出现心室预激和室上性心动过速。

（4）在胎儿发育过程中，如受某些因素影响，使起源不同的房室结和希氏束不能连接，则可发生先天性房室传导阻滞。

上述原因引发的小儿心律失常，可随着小儿年龄的增长而消失。小儿心律失常心电图表现形式、分析方法与成人相似。

（刘世会）

第二章

儿童呼吸系统疾病

第一节 急性毛细支气管炎

急性毛细支气管炎是2岁以下婴幼儿特有的一种呼吸道感染性疾病,尤其以6个月内的婴儿最为多见,是此年龄最常见的一种严重的急性下呼吸道感染,以呼吸急促、三凹征和喘鸣为主要临床表现。本病主要为病毒感染,50%以上为呼吸道合胞病毒(RSV),其他副流感病毒、腺毒亦可引起,RSV是本病流行时唯一的病原。寒冷季节发病率较高,多为散发性,也可成为流行性。发病率男女相似,但男婴重症较多。早产儿、慢性肺疾病及先天性心脏病患儿为高危人群。

一、诊断

(一)表现

1.症状

(1)2岁以内婴幼儿,急性发病。

(2)上呼吸道感染后2~3天出现持续性干咳和发作性喘憋,咳嗽和喘憋同时发生,症状轻重不等。

(3)无热、低热、中度发热,少见高热。

2.体征

(1)呼吸浅快,60~80次/分,甚至100次/分以上;脉搏快而细,常达160~200次/分。

(2)鼻翼明显,有三凹征;重症面色苍白或发绀。

(3)胸廓饱满呈桶状胸,叩诊过清音,听诊呼气相呼吸音延长,呼气性喘鸣。毛细支气管梗阻严重时,呼吸音明显减低或消失,喘憋稍缓解时,可闻及弥漫性中、细湿啰音。

(4)因肺气肿的存在,肝脾被推向下方,肋缘下可触及,合并心力衰竭时肝脏可进行性增大。

(5)因不显性失水量增加和液体摄入量不足,部分患儿可出现脱水症状。

(二)辅助检查

1.胸部X线检查

胸部X线检查可见不同程度的梗阻性肺气肿(肺野清晰,透亮度增加),约1/3的患儿有肺纹理增粗及散在的小点片状实变影(肺不张或肺泡炎症)。

2.病原学检查

取鼻咽部洗液做病毒分离检查,呼吸道病毒抗原的特异性快速诊断,呼吸道合胞病毒感染的血清学诊断,都可对临床诊断提供有力佐证。

二、鉴别诊断

患儿年龄偏小,在发病初期即出现明显的发作性喘憋,体检及X线检查在初期即出现明显肺气肿,故与其他急性肺炎较易区别。但本病还需与以下疾病鉴别。

(一)婴幼儿哮喘

婴儿的第一次感染性喘息发作,多数是毛细支气管炎。当毛细支气管炎喘憋严重时,毛细支气管接近于完全梗阻,呼吸音明显降低,此时湿啰音也不易听到,不应误认为是婴幼儿哮喘发作。如有反复多次喘息发作,亲属有变态反应史,则有婴幼儿哮喘的可能。婴幼儿哮喘一般不发热,表现为突发突止的喘憋,可闻及大量哮鸣音,对支气管扩张药及皮下注射小剂量肾上腺素效果明显。

(二)喘息性支气管炎

喘息性支气管炎发病年龄多见于1～3岁幼儿,常继发于上感之后,多为低至中等度发热,肺部可闻及较多不固定的中等湿啰音、喘鸣音。病情多不重,呼吸困难、缺氧不明显。

(三)粟粒性肺结核

粟粒性肺结核有时呈发作性喘憋,发绀明显,多无啰音。有结核接触史或家庭病史,结核中毒症状,PPD试验阳性,可与急性毛细支气管炎鉴别。

(四)可发生喘憋的其他疾病

其他疾病如百日咳、充血性心力衰竭、心内膜弹力纤维增生症、吸入异物等。

(1)因肺脏过度充气,肝脏被推向下方,可在肋缘下触及,且患儿的心率与呼吸频率均较快,应与充血性心力衰竭鉴别。

(2)急性毛细支气管炎一般多以上呼吸道感染症状开始,此点可与充血性心力衰竭、心内膜弹力纤维增生症、吸入异物等鉴别。

(3)百日咳为百日咳鲍特杆菌引起的急性呼吸道传染病,人群对百日咳普遍易感。目前我国百日咳疫苗为计划免疫接种,发病率明显下降。百日咳典型表现为阵发性、痉挛性咳嗽,痉咳后伴1次深长吸气,发出特殊的高调鸡鸣样吸气性吼声,俗称"回勾"。咳嗽一般持续2～6周。发病早期外周血白细胞计数增高,以淋巴细胞为主。采用鼻咽拭子法培养阳性率较高,第1周可达90%。百日咳发生喘憋时需与急性毛细支气管炎鉴别,典型的痉咳、鸡鸣样吸气性吼声、白细胞计数增高以淋巴细胞为主、细菌培养百日咳鲍特杆菌阳性可鉴别。

三、治疗

该病最危险的时期是咳嗽及呼吸困难发生后的48～72小时,主要死因是过长的呼吸暂停、严重的失代偿性呼吸性酸中毒、严重脱水。病死率为1%～3%。

(一)对症治疗

吸氧、补液、湿化气道、镇静、控制喘憋。

(二)抗生素

考虑有继发细菌感染时,应想到金黄色葡萄球菌、大肠埃希菌或其他院内感染病菌的可能。

对继发细菌感染的重症患儿,应根据细菌培养结果选用敏感抗生素。

(三)并发症的治疗

及时发现和处理代谢性酸中毒、呼吸性酸中毒、心力衰竭及呼吸衰竭。并发心力衰竭时应及时采用快速洋地黄药物,如毛花苷C。对疑似心力衰竭的患儿,也可及早试用洋地黄药物观察病情变化。

(1)监测心电图、呼吸和血氧饱和度,通过监测及时发现低氧血症、呼吸暂停及呼吸衰竭的发生。一般吸入氧气浓度在40%以上即可纠正大多数低氧血症。当患儿出现吸气时呼吸音消失,严重三凹征,吸入氧气浓度在40%仍有发绀,对刺激反应减弱或消失,血二氧化碳分压升高,应考虑做辅助通气治疗。病情较重的小婴儿可有代谢性酸中毒,需做血气分析。约1/10的患者有呼吸性酸中毒。

(2)毛细支气管炎患儿因缺氧、烦躁而导致呼吸、心跳增快,需特别注意观察肝脏有无在短期内进行性增大,从而判断有无心力衰竭的发生。小婴儿和有先天性心脏病的患儿发生心力衰竭的机会较多。

(3)过度换气及液体摄入量不足的患儿要考虑脱水的可能。观察患儿哭时有无眼泪,皮肤及口唇黏膜是否干燥,皮肤弹性及尿量多少等,以判断脱水程度。

(四)抗病毒治疗

利巴韦林、中药双黄连。

1.利巴韦林

常用剂量为每天10～15 mg/kg,分3～4次。利巴韦林是1972年首次合成的核苷类广谱抗病毒药,最初的研究认为它在体外有抗RSV作用,但进一步的试验却未能得到证实。目前美国儿科协会不再推荐常规应用这种药物,但强调对某些高危、病情严重患儿可以用利巴韦林治疗。

2.中药双黄连

北京儿童医院采用双盲随机对照方法的研究表明,双黄连雾化吸入治疗RSV引起的下呼吸道感染是安全有效的方法。

(五)呼吸道合胞病毒(RSV)特异治疗

1.静脉用呼吸道合胞病毒免疫球蛋白(RSV-IVIG)

在治疗RSV感染时,RSV-IVIG有两种用法:①一次性静脉滴注RSV-IVIG 1 500 mg/kg;②吸入疗法,只在住院第1天给予RSV-IVIG制剂吸入,共2次,每次50 mg/kg,约20分钟,间隔30～60分钟。两种用法均能有效改善临床症状,明显降低鼻咽分泌物中的病毒含量。

2.RSV单克隆抗体

用法为每月肌内注射1次,每次15 mg/kg,用于整个RSV感染季节,在RSV感染开始的季节提前应用效果更佳。

(六)支气管扩张药及肾上腺糖皮质激素

1.支气管扩张药

过去认为支气管扩张药对毛细支气管炎无效,目前多数学者认为,用β受体兴奋药治疗毛细支气管炎有一定的效果。综合多个研究表明,肾上腺素为支气管扩张药中的首选药。

2.肾上腺糖皮质激素

长期以来对糖皮质激素治疗急性毛细支气管炎的争议仍然存在,目前尚无定论。但有研究表明,糖皮质激素对毛细支气管炎的复发有一定的抑制作用。

四、疗效分析

(一)病程

一般为 5～15 天。恰当的治疗可缩短病程。

(二)病情加重

如果经过合理治疗病情无明显缓解,应考虑以下方面:①有无并发症出现,如合并心力衰竭者病程可延长;②有无先天性免疫缺陷或使用免疫抑制剂;③小婴儿是否输液过多,加重喘憋症状。

五、预后

预后大多良好。婴儿期患毛细支气管炎的患儿易于在病后半年内反复咳喘,随访 2～7 年有 20%～50% 发生哮喘。其危险因素为过敏体质、哮喘家族史、先天小气道等。

(刘　霞)

第二节　反复呼吸道感染

一、定义和诊断标准

呼吸道感染是儿童尤其婴幼儿最常见的疾病,据统计发展中国家每年每个儿童患 4.2～8.7 次的呼吸道感染,其中多数是上呼吸道感染,肺炎的发生率则为每年每 100 个儿童 10 次。反复呼吸道感染是指一年内发生呼吸道感染次数过于频繁,超过一定范围。根据反复感染的部位可分为反复上呼吸道感染和反复下呼吸道感染(支气管炎和肺炎),对于反复上呼吸道感染或反复支气管炎国外文献未见有明确的定义或标准,反复肺炎国内外较为一致的标准是 1 年内患 2 次或 2 次以上肺炎,或在任一时间框架内患 3 次或 3 次以上肺炎,每次肺炎的诊断需要有胸部 X 线的证据。我国儿科学会呼吸学组于 1987 年制订了反复呼吸道感染的诊断标准,并于 2007 年进行了修订,如表 2-1。

表 2-1　反复呼吸道感染判断条件

年龄(岁)	反复上呼吸道感染(次/年)	反复下呼吸道感染(次/年)	
		反复气管支气管炎	反复肺炎
0～2	7	3	2
3～5	6	2	2
6～14	5	2	2

注:①两次感染间隔时间至少 7 天以上。②若上呼吸道感染次数不够,可以将上、下呼吸道感染次数相加,反之则不能。但若反复感染是以下呼吸道为主,则应定义为反复下呼吸道感染。③确定次数须连续观察 1 年。④反复肺炎指 1 年内反复患肺炎≥2 次,肺炎须由肺部体征和影像学证实,两次肺炎诊断期间肺炎体征和影像学改变应完全消失。

二、病因和基础疾病

小儿反复呼吸道感染病因复杂,除了与小儿时期本身的呼吸系统解剖生理特点及免疫功能尚不成熟有关外,微量元素和维生素缺乏、环境因素、慢性上气道病灶等也是反复上呼吸道感染常见原因。对于反复下呼吸道感染尤其是反复肺炎患儿,多数存在基础疾病,我们对北京儿童医院 106 例反复肺炎患儿回顾性分析发现其中88.7％存在基础病变,先天性或获得性呼吸系统解剖异常是最常见的原因,其次为呼吸道吸入、先天性心脏病、哮喘、免疫缺陷病和原发纤毛不动综合征等。

(一)小儿呼吸系统解剖生理特点

小儿鼻腔短,后鼻道狭窄,没有鼻毛,对空气中吸入的尘埃及微生物过滤作用差,同时鼻黏膜嫩弱又富于血管,极易受到损伤或感染,鼻道狭窄经常引起鼻塞而张口呼吸。鼻窦黏膜与鼻腔黏膜相连续,鼻窦口相对比较大,鼻炎常累及鼻窦。小儿鼻咽部较狭小,喉狭窄而且垂直,其周围的淋巴组织发育不完善,防御功能较弱。婴幼儿的气管、支气管较狭小,软骨柔软,缺乏弹力组织,支撑作用薄弱,黏膜血管丰富,纤毛运动较差,清除能力薄弱,易引起感染,并引起充血、水肿、分泌物增加,易导致呼吸道阻塞。小儿肺的弹力纤维发育较差,血管丰富,间质发育旺盛,肺泡数量较少,造成肺含血量丰富而含气量相对较少,故易感染,并易引起间质性炎症或肺不张等。同时,小儿胸廓较短,前后径相对较大呈桶状,肋骨呈水平位,膈肌位置较高,使心脏呈横位,胸腔较小而肺相对较大,呼吸肌发育不完善,呼吸时胸廓活动范围小,肺不能充分地扩张、通气和换气,易因缺氧和 CO_2 潴留而出现面色青紫。以上特点容易引起小儿呼吸道感染,分泌物容易堵塞且感染容易扩散。

(二)小儿反复呼吸道感染的基础病变

1.免疫功能低下或免疫缺陷病

小儿免疫系统在出生时发育尚未完善,随着年龄增长逐渐达到成人水平,故小儿特别是婴幼儿处于生理性免疫低下状态,是易患呼吸道感染的重要因素。新生儿外周血 T 细胞数量已达成人水平,其中 CD4 细胞数较多,但 CD4 辅助功能较低且具有较高的抑制活性,一般 6 个月时 CD4 的辅助功能趋于正常。与细胞免疫相比,体液免疫的发育较为迟缓,新生儿 B 细胞能分化为产生 IgM 的浆细胞,但不能分化为产生 IgG 和 IgA 的浆细胞,有效的 IgG 类抗体应答需在生后 3 个月后才出现,2 岁时分泌 IgG 的 B 细胞才达成人水平,而分泌 IgA 的 B 细胞 5 岁时才达成人水平。婴儿自身产生的 IgG 从 3 个月开始增多,1 岁时达成人的 60％,6～7 岁时接近成人水平。IgG 有 IgG1、IgG2、IgG3 和 IgG4 四个亚类,在正常成人血清中比率为 70％、20％、6％和 4％,其中 IgG1、IgG3 为针对蛋白质抗原的主要抗体,而 IgG2、IgG4 为抗多糖抗原的重要抗体成分,IgG1 在 5～6 岁,IgG3 在 10 岁左右,IgG2 和 IgG4 在 14 岁达成人水平。新生儿 IgA 量极微,1 岁时仅为成人的 20％,12 岁达成人水平。另外,婴儿期非特异免疫如吞噬细胞功能不足,铁蛋白、溶菌酶、干扰素、补体等的数量和活性不足。

除了小儿时期本身特异性和非特异性免疫功能较差外,许多研究表明反复呼吸道感染患儿(复感儿)与健康对照组相比多存在细胞免疫、体液免疫或补体某种程度的降低,尤其是细胞免疫功能异常在小儿反复呼吸道感染中起重要作用,复感儿外周血 CD3$^+$ 细胞、CD4$^+$ 细胞百分率及 CD4$^+$/CD8$^+$ 比值降低,这种异常标志着辅助性 T 细胞功能相对不足,不利于对病毒等细胞内微生物的清除,也不利于抗体产生,因只有在抗原和辅助性 T 细胞信号的协同作用下,B 细胞才得以进入增殖周期。在 B 细胞应答过程中，辅助性 T 细胞(Th)除提供膜接触信号外，还分泌多种细胞因子,影响 B 细胞的分化和应答特征。活化的 Th_1 细胞可通过分泌白细胞介素 2(IL-2),使 B 细胞分化为以分泌 IgG 抗体为主的浆细胞;而活化的 Th_2 细胞则通过分泌白细胞介素 4(IL-4),使 B 细胞分化为以分泌 IgE 抗体为主的浆细胞。活化的抑制性 T 细胞(Ts)可通过分泌白细胞介素 10(IL-10)而抑制 B 细胞应答,就功能分类而言,CD8 T 细胞属于抑制性 T 细胞。反复呼吸道感染患儿 CD8 细胞百分率相对升高必然会对体液免疫反应产生不利影响,有报道复感儿对肺炎链球菌多糖抗原产生抗体的能力不足。分泌型 IgA(SIgA)是呼吸道的第一道免疫屏障,能抑制细菌在气道上皮的黏附及定植,直接刺激杀伤细胞的活性,可特异性或非特异性地防御呼吸道细菌及病毒的侵袭,因此对反复呼吸道感染患儿注意 SIgA 的检测。IgM 在早期感染中发挥重要的免疫防御作用,且 IgM 是通过激活补体来杀死微生物的。补体系统活化后可通过溶解细胞、细菌和病毒发挥抗感染免疫作用,补体成分降低或缺陷时,机体的吞噬和杀菌作用明显减弱。

呼吸系统是免疫缺陷病最易累及的器官,因此需要特别注意部分反复呼吸道感染患儿不是免疫功能低下或紊乱,而是存在各种类型的原发免疫缺陷病,最常见的是 B 淋巴细胞功能异常导致体液免疫缺陷病,如 X 连锁无丙种球蛋白血症(XLA),常见变异型免疫缺陷病(CVID)、IgG 亚类缺乏症和选择性 IgA 缺乏症等。106 例反复肺炎患儿发现 6 例原发免疫缺陷病,其中 5 例为体液免疫缺陷病,年龄均在 8 岁以上,反复肺炎病程在 2～9 年,均在 2 岁后发病,表现为间断发热、咳嗽和咳痰,肝脾大 3 例,胸部 X 线合并支气管扩张 3 例,诊断根据血清免疫球蛋白的检查,2 例常见变异性免疫缺陷病反复检查血 IgG、IgM 和 IgA 测不出或明显降低。1 例 X 链锁无丙种球蛋白血症为 11 岁男孩,2 岁起每年肺炎 4～5 次,其兄 3 岁时死于多发性骨结核;查体扁桃体未发育,多次测血 IgG、IgM 和 IgA 含量极低,外周血 B 淋巴细胞明显减少,细胞免疫功能正常。1 例选择性 IgA 缺乏和 1 例 IgG 亚类缺陷年龄分别为 10 岁和 15 岁,经检测免疫球蛋白和 IgG 亚类诊断,这例 IgG 亚类缺陷患儿反复发热、咳嗽 6 年半,每年患肺炎住院 7～8 次。查体:双肺可闻及大量中等水泡音,杵状指(趾)。免疫功能检查 IgG 略低于正常低限,IgG2,IgG4 未测出。肺 CT 提示两下肺广泛支气管扩张。慢性肉芽肿病是一种原发吞噬细胞功能缺陷病,由于遗传缺陷导致吞噬细胞杀菌能力低下,临床表现婴幼儿期反复细菌或真菌感染(以肺炎为主)及感染部位肉芽肿形成,四唑氮蓝(NBT)试验可协助诊断,近年来我们发现多例反复肺炎和曲霉菌肺炎患儿存在吞噬细胞功能缺陷。

继发性免疫缺陷多考虑恶性肿瘤、免疫抑制剂治疗和营养不良,目前 HIV 感染已成为获得性免疫缺陷的常见原因,2 例艾滋病患儿年龄分别为 4 岁和 6 岁,病程分别为 3 月和 2 年,均表现间断发热、咳嗽,1 例伴腹泻和营养不良,2 例均有输血史,X 线表现为两肺间质性肺炎,经查血清 HIV 抗体阳性确诊。

2.先天气道和肺发育畸形

气道发育异常包括喉气管支气管软化、气管性支气管、支气管狭窄和支气管扩张,其中以喉气管支气管软化症最为常见,软化可发生于局部或整个气道,气道内径正常,但由于缺乏足够的软骨支撑这些患儿在呼气时气道发生内陷,气道阻力增加,气道分泌物排出不畅,易于感染,41 例反复肺炎患儿中 16 例经纤维支气管镜诊断为气管支气管软化症,其中 1 例 2 岁男孩,1 年内患"肺炎"5 次,纤支镜检查提示左总支气管软化症。气管性支气管是指气管内额外的或异常的支气管分支,通常来自气管右侧壁,这种异常损害了右上肺叶分泌物的排出或造成气管的严重狭窄。先天性支气管狭窄导致的肺部感染可发生于主干支气管或中叶支气管,而肺炎和肺不张后的支气管扩张发生于受累支气管狭窄部位的远端。

支气管扩张是先天或获得性损害。获得性支气管扩张多是由于肺的严重细菌感染后导致的局部气道损害,麻疹病毒、腺病毒、百日咳杆菌、结核分枝杆菌是最常见的病原,近年发现支原体感染也是支气管扩张的常见病原。支气管扩张分为柱状和囊状扩张,早期柱状扩张损害仅涉及弹性和气道肌肉支撑组织,积极治疗可部分或完全恢复;晚期囊状扩张损害涉及气道软骨,这时支气管形成圆形的盲囊,不再与肺泡组织交流。抗菌药物不能渗入到扩张区域的脓汁和潴留的黏液中,囊状支气管扩张属于不可逆性,易形成反复或持续的肺部感染。

肺发育异常包括左或右肺发育不良、肺隔离症、肺囊肿和先天性囊性腺瘤畸形均可引起反复肺炎。肺隔离症是一块囊实性成分组成的非功能性肺组织团块异常连接到正常肺,其血供来自主动脉而不是肺血管,通常表现为学龄儿童反复肺炎。支气管源性肺囊肿常位于气管周围或隆突下,囊肿被覆纤毛柱状上皮、平滑肌、黏液腺和软骨,感染可发生于囊肿本身或被囊肿压迫的周围肺。很多患者在婴儿期表现呼吸困难,这些患儿肺炎的发生往往是邻近正常肺蔓延而来,而一旦感染发生,由于与正常的支气管树缺乏连接使感染难于清除。先天性囊性腺瘤畸形约80%出生前的经超声诊断,表现为生后不久出现的呼吸窘迫,一小部分表现为由于支气管压迫和分泌物清除障碍引起的反复肺炎。

3.原发纤毛不动综合征

本病是由于纤毛先天结构异常导致纤毛运动不良,气道黏液纤毛清除功能障碍,表现反复呼吸道感染和支气管扩张,可同时合并鼻窦炎、中耳炎。部分病例有右位心或内脏转位称为Kartagener综合征。

4.囊性纤维化

囊性纤维化属遗传性疾病,遗传缺陷引起跨膜传导调节蛋白功能障碍,气道和外分泌腺液体及电解质转运失衡,呼吸道分泌稠厚的黏液并清除障碍,在儿童典型表现为反复肺炎、慢性鼻窦炎、脂肪痢和生长落后。囊性纤维化是欧洲和美洲白人儿童反复肺炎的常见原因,在我国则很少见。

5.先天性心脏病

先天性心脏病的患儿易患反复肺炎有几个原因:心脏扩大的血管或房室压迫气管,引起支气管阻塞和肺段分泌物的排出受损,导致肺不张和继发感染;左向右分流和肺血流增加增加了反复呼吸道感染的易感性,其机制尚不清楚;长期肺水肿伴肺静脉充血使小气道直径变小,肺泡通气减少和分泌物排出减少易于继发感染等。

(三)反复呼吸道感染的原因

1.反复呼吸道吸入

许多原因可以造成反复呼吸道吸入,可能是由于结构或功能的原因不能保护气道,或由于不能把口腔分泌物(食物、液体和口腔分泌物)传送到胃,或由于不能防止胃内容物反流。肺浸润的部位取决于吸入发生时患儿的体位,立位时多发生于中叶或肺底,而仰卧位时则易累及上叶。

吞咽功能障碍可由中枢神经系统疾病、神经肌肉疾病或环咽部的解剖异常引起。闭合性脑损伤或缺氧性脑损伤形成的完全性中枢神经系统功能障碍经常发生口咽分泌物控制不良,通常伴有严重的智能落后和脑性瘫痪。慢性反复发作的癫痫也可导致反复吸入发生。外伤、肿瘤、血管炎、神经变性等引起的脑神经损伤或功能障碍也与吞咽功能受损有关。某些婴儿吞咽反射成熟延迟可引起环咽肌肉不协调导致反复吸入。神经肌肉疾病如肌营养不良可以有吞咽功能异常，气道保护反射如咳嗽呕吐反射减弱或缺乏，易于反复的微量吸入和感染。上气道的先天性或获得性的解剖损害（如腭裂、喉裂和黏膜下裂）引起吸入与吞咽反射不协调、气道清除能力下降和喂养困难有关。

食管阻塞或动力障碍也可引起呼吸道反复的微量吸入，血管环是外源性的食管阻塞最常见的原因，经肺增强 CT 和血管重建可确诊。其他较少见原因有肠源性的重复畸形、纵隔囊肿、畸胎瘤、心包囊肿、淋巴瘤和神经母细胞瘤等。食管异物是内源性食管阻塞的最常见原因，最重要的主诉是吞咽困难、吞咽痛和口腔分泌物潴留，部分患儿表现为反复喘鸣和胸部感染。食管蹼和食管狭窄也可引起食管内容物的吸入，表现为反复下呼吸道感染。

气管食管瘘与修复前和修复后的食管运动障碍有关，多数的气管食管瘘在出生后不久诊断，但小的 H 型的瘘可引起慢性吸入导致儿童期反复下呼吸道感染。许多儿童在气管食管瘘修复后仍有吸入是由于残留的问题如食管狭窄、食管动力障碍、胃食管反流和气管食管软化持续存在。胃食管反流的儿童可表现出慢性反应性气道疾病或反复肺炎。

2.支气管腔内阻塞或腔外压迫

（1）腔内阻塞：异物吸入是儿科患者腔内气道阻塞最常见的原因。常发生于 6 个月～3 岁，窒息史或异物吸入史仅见于 40% 的患者，肺炎可发生于异物吸入数天或数周，延迟诊断或异物长期滞留于气道是肺炎反复或持续的原因。例如，1 例 2 岁女孩，临床表现反复发热、咳嗽 4 个月，家长否认异物吸入史，外院反复诊断左下肺炎。查体左肺背部可闻及管状呼吸音及细湿啰音，杵状指（趾）。胸片可见左肺广泛蜂窝肺改变，右肺大叶气肿，纤维支气管镜检查为左下异物（瓜子壳）。造成腔内阻塞的其他原因有支气管结核、支气管腺瘤和支气管内脂肪瘤等。

（2）腔外压迫：肿大的淋巴结是腔外气道压迫最常见的原因。感染发生是由于管外压迫导致局部气道狭窄引起黏液纤毛清除下降，气道分泌物在气道远端至阻塞部位的潴留，这些分泌物充当了感染的根源，同时反复抗生素治疗可引起耐药病原菌的感染。

气道压迫最常见原因是结核分枝杆菌感染引起的淋巴结肿大，肿大淋巴结可以发生在支气管旁、隆突下和肺门周围区域。在某些地区真菌感染如组织胞浆菌病或球孢子菌病也可引起气道压迫和继发细菌性肺炎。

非感染原因引起的肺淋巴结肿大也可导致外源性气道压迫。结节病可引起淋巴组织慢性非干酪性肉芽肿样损害，往往涉及纵隔淋巴结。纵隔的恶性疾病如淋巴瘤偶然引起腔外气道压迫，但以反复肺炎为主要表现并不常见。

心脏和大血管的先天异常也可导致大气道的管外压迫，压迫导致气道狭窄或引起局部的支气管软化，感染的部位取决于血管压迫的区域。这些异常包括双主动脉弓、由右主动脉弓组成的血管环、左锁骨下动脉来源异常、动脉韧带、无名动脉压迫和肺动脉索，其中最常见的是双主动脉弓包围气管和食管，症状通常始于婴儿早期，除了感染并发症外，可能包括喘息、咳嗽和吞咽困难。肺动脉索为一实体，左肺动脉缺如，供应左肺的异常血管来自右肺动脉，这一血管压迫了右支气管。

3.支气管哮喘

支气管肺炎是哮喘的一个常见并发症，同时也有部分反复肺炎患儿实际上是未诊断的哮喘，这在临床并不少见。造成哮喘误诊为肺炎的原因是部分哮喘患儿急性发作时，临床表现不典型，如以咳嗽为主要表现，无明显的喘息症状，由于黏液栓阻塞胸部 X 线表现为肺不张，也有部分原因是对哮喘的认识不够。

4.营养不良、微量元素及维生素缺乏

营养不良能引起广泛免疫功能损伤,由于蛋白质合成减少,胸腺、淋巴结萎缩,各种免疫激活剂缺乏,免疫功能全面降低,尤其是细胞免疫异常,营养不良引起免疫功能低下容易导致感染;反复感染又可引起营养吸收障碍而加重营养不良,造成恶性循环。

钙剂能增强气管、支气管纤毛运动,使呼吸道清除功能增强,同时又可提高肺巨噬细胞的吞噬能力,加强呼吸道防御功能。因此血钙降低必然会影响机体免疫状态导致机体抵抗力下降,以及易致呼吸道感染。当患维生素 D 缺乏性佝偻病时,患儿可出现肋骨串珠样改变、赫氏沟、肋骨外翻、鸡胸等骨骼的改变,能使胸廓的生理活动受到限制而影响小儿呼吸,并加重呼吸肌的负担。

微量元素锌、铁缺乏可影响机体的免疫功能与反复呼吸道感染有关。锌对免疫系统的发育和免疫功能的正常会产生一定的影响。锌参与体内 40 多种酶的合成,并与 200 多种酶的活性有关。缺锌可引起体内相关酶的活性下降,导致核酸、蛋白、糖、脂肪等多种代谢障碍。同时缺锌可使机体的免疫器官(胸腺、脾脏)和全身淋巴器官重量减轻、甚至萎缩,致使 T 细胞功能下降,体液免疫功能受损而削弱机体免疫力,导致反复呼吸道感染。

铁是人体中最丰富的微量元素,婴幼儿正处在生长发育的黄金时期,对铁的需要相对增多,若体内储蓄铁减少,不及时补充,可导致铁缺乏。铁也与多种酶的活性有关,如过氧化氢酶、过氧化物酶、单氨氧化酶等。缺铁时这些酶的活性降低,影响机体的代谢过程及肝内 DNA 的合成,儿茶酚胺的代谢受抑制,并且铁能直接影响淋巴组织的发育和对感染的抵抗力。缺铁性贫血或铁缺乏症儿童的特异性免疫功能(包括细胞和体液免疫功能)和非特异性免疫功能均有一定程度的损害,故易发生反复呼吸道感染。有研究表明反复呼吸道感染患儿急性期血清铁水平明显低于正常,感染发生频率与血清铁下降程度有关,补充铁剂后感染次数明显减少,再感染症状也明显减轻。

铅暴露对儿童及青少年健康可产生多方面危害,除了对神经系统、精神记忆功能、智商及行为能力等方面的影响外,铅暴露对幼儿免疫系统功能也有影响,且随着血铅水平的增高,这种影响越显著;有研究表明铅能抑制某些免疫细胞的生长和分化,削弱机体的抵抗力,使机体对细菌、病毒感染的易感性增加;血铅含量与血 IgA、IgG 水平存在较明显的负相关,因此血铅升高也是反复呼吸道感染的一个原因。

维生素 A 对维持呼吸道上皮细胞的分化及保持上皮细胞的完整性具有重要的作用。正常水平的维生素 A 对维持小儿的免疫功能具有重要的作用。而当维生素 A 缺乏时,呼吸道黏膜上皮细胞的生长和组织修复发生障碍,带纤毛的柱状上皮细胞纤毛消失,上皮细胞出现角化、脱落阻塞气道管腔,而且腺体细胞功能丧失,分泌减少,呼吸道局部的防御功能下降。此时病毒和细菌等微生物易于侵入造成感染。有研究表明反复呼吸道感染患儿血维生素 A 的水平降低,且降低水平与疾病严重程度呈正相关,回升情况与疾病的恢复水平平行,补充维生素 A 可降低呼吸道感染的发生率。

5.环境因素

环境的变化与呼吸道的防卫有密切关系,尤其是小儿对较大的气候变化的调节能力较差,在北方多见于冬春时,南方多见于夏秋两季气温波动较大时。当白天与夜间温差加大、气温多变、忽冷忽热时,小儿机体内环境不稳定,对外界适应力差,很易患呼吸道感染。此外空气污染程度与小儿的呼吸道感染密切相关,居住在城镇比在农村儿童发病率高,与城镇内汽车尾气、工业污水、废气等对空气污染有关,家庭内化纤地毯、室内装修、油漆和被动吸烟等,有害气体吸入呼吸道,直接破坏支气管黏膜的纤毛上皮,降低呼吸道黏膜抵抗力,易患呼吸道感染。居住人口密集,人员流动多,空气流动差,也会增加发病率。

家庭中有呼吸系统病患者、入托幼机构、家里饲养宠物也是易患反复呼吸道感染的环境因素,原因是这些情况下儿童易受生活环境中病原体的传染、变应原刺激,以及脱离家庭进入陌生的环境(托儿所)发生心理、生理、免疫方面的改变和缺少了家里父母的悉心照顾。

6.上呼吸道慢性病灶

小儿上呼吸道感染如治疗不及时,可形成慢性病灶如慢性扁桃体炎、鼻炎和鼻窦炎,细菌长期处于隐伏状态,一旦受凉、过劳或抵抗力下降时,就会引起反复发病。小儿鼻窦炎症状表现不典型,常因鼻涕倒流入咽以致流涕症状不明显,而以咳嗽为主要症状。脓性分泌物流入咽部或吸入支气管导致咽炎、腺样体炎、支气管炎等疾病。因此慢性扁桃体炎,慢性鼻-鼻窦炎和过敏性鼻炎是部分患儿反复呼吸道感染的原因。

三、诊断思路

对于反复呼吸道感染患儿首先是根据我国儿科呼吸组制订的标准确定诊断,然后区分该患儿是反复上呼吸道感染,还是反复下呼吸道感染(支气管炎,肺炎),或者是二者皆有。

对于反复上呼吸道感染患儿,多与免疫功能不成熟或低下、护理不当、入托幼机构的起始阶段、环境因素(居室污染和被动吸烟)、营养因素(微量元素缺乏,营养不良)有关,部分儿童与慢性病灶有关,如慢性扁桃体炎、慢性鼻窦炎和过敏性鼻炎等,进一步检查包括血常规、微量元素和免疫功能检查,摄鼻窦片,请五官科会诊等。

对于反复支气管炎的学前儿童,多由于反复上呼吸道感染治疗不当,使病情向下蔓延,少数有潜在基础疾病,如先天性喉气管支气管软化症,伴有反复喘息的患儿尤其应与婴幼儿哮喘、支气管异物相鉴别。反复支气管炎的学龄儿童,多与反复上呼吸道感染治疗不当、鼻咽部慢性病灶、咳嗽变应性哮喘和免疫功能低下引起一些病原体反复感染有关;进一步的检查包括血常规、免疫功能、变应原筛查、病原学检查(咽培养,支原体抗体等)、肺功能、五官科检查(纤维喉镜),必要时行支气管镜检查。

反复肺炎患儿多数存在基础疾病,应进行详细检查,首先根据胸部 X 线平片表现区分是反复或持续的单一部位肺炎还是多部位肺炎,在此基础上结合病史和体征选择必要的辅助检查。对于反复单一部位的肺炎,诊断第一步应进行支气管镜检查,对于支气管异物可达到诊断和治疗目的。也可发现其他的腔内阻塞如结核性肉芽肿、支气管腺瘤或某些支气管先天异常如支气管软化、狭窄,开口异常或变异。如果支气管镜正常或不能显示,胸部 CT 增强和气管血管重建可以明确腔外压迫造成支气管阻塞(纵隔肿物、淋巴结或血管环),支气管扩张和支气管镜不能发现的远端支气管腔阻塞,以及先天性肺发育异常如肺发育不良、肺隔离症、先天性肺囊肿和先天囊腺瘤样畸形等。

对于反复或持续的多部位的肺炎,如果患儿为婴幼儿,以呛奶、溢奶或呕吐为主要表现,考虑呼吸道吸入为反复肺炎的基础原因,应进行消化道造影、24 小时食管 pH 检测。心脏彩超检查可以排除有无先天性心脏病。免疫功能检查除了常规的 CD 系列和 Ig 系列外,应进行 IgG 亚类、SIgA、补体及 NBT 试验检查。年长儿自幼反复肺炎伴慢性鼻窦炎或中耳炎,应考虑免疫缺陷病、原发纤毛不动综合征或囊性纤维化,进行免疫功能检查、纤毛活检电镜超微结构检查或汗液试验。反复肺炎伴右肺中叶不张,应考虑哮喘,进行变应原筛查、气道可逆性试验或支气管激发试验有助于诊断。反复间质性肺炎有输血史应考虑 HIV 感染,进行血 HIV 抗体检测。反复肺炎伴贫血应怀疑特发性肺含铁血黄素沉着症,应进行胃液或支气管肺泡灌洗液含铁血黄素细胞检查。

四、鉴别诊断

(一)支气管哮喘

哮喘常因呼吸道感染诱发,因此常被误诊为反复支气管炎或肺炎。鉴别主要是哮喘往往有家族史、患儿多为特应性体质如易患湿疹、过敏性鼻炎,肺部可多次闻及喘鸣音,变应原筛查阳性,肺功能检查可协助诊断。

(二)特发性肺含铁血黄素沉着症

急性出血等易误诊为反复肺炎,特点为反复发作的小量咯血,往往为痰中带血,同时伴有小细胞低色素性贫血,咯血和贫血不成比例,胸片双肺浸润病灶短期内消失。慢性反复发作后胸片呈网点状或粟粒状阴影,易误诊为粟粒型肺结核。

(三)闭塞性毛细支气管炎并(或)机化性肺炎

闭塞性毛细支气管炎(BO)、闭塞性毛细支气管炎并机化性肺炎(BOOP)多为特发性,感染、有毒气体或化学物质吸入等也可诱发,临床表现为反复咳嗽、喘息、肺部听诊可闻及喘鸣音和固定的中小水泡音。肺功能提示严重阻塞和限制性通气障碍。肺片和高分辨 CT 表现为过度充气,细支气管阻塞及支气管扩张。BOOP 并发肺实变,有时呈游走性。

(四)肺结核

小儿肺结核临床多以咳嗽和发热为主要表现,如纵隔淋巴结明显肿大可压迫气管、支气管出现喘息症状,易于误诊为反复肺炎和肺不张。鉴别主要通过结核接触史、卡介苗接种史和结核菌素试验,以及肺 CT 上有无纵隔和肺门淋巴结肿大等。

五、治疗

小儿反复呼吸道感染病因复杂,因此积极寻找病因,进行针对性的病因治疗是这类患儿的基本的治疗原则。

(一)免疫调节治疗

当免疫功能检查发现患儿存在免疫功能低下时,可使用免疫调节剂进行免疫调节治疗。所谓免疫调节剂泛指调节、增强和恢复机体免疫功能的药物。此类药物能激活一种或多种免疫活性细胞,增强机体的非特异性和特异性免疫功能,包括增强淋巴细胞对抗原的免疫应答能力,提高机体内 IgA、IgG 水平,从而使患儿低下的免疫功能好转或恢复正常,以达到减少呼吸道感染的次数。目前常用的免疫调节剂有以下几种,在临床中可以根据经验和患儿具体情况选用。

1.细菌提取物

(1)必思添:含有两个从克雷伯肺炎杆菌中提取的糖蛋白,能增强巨噬细胞的趋化作用和使白细胞介素-1(IL-1)分泌增加,从而提高特异性和非特异性细胞免疫及体液免疫,增加 T、B 淋巴细胞活性,提高 NK 细胞、多核细胞、单核细胞的吞噬功能。用法为每月服用 8 天,停 22 天,第 1 个月为 1 mg,2 次/天;第 2、3 个月为 1 mg,1 次/天,空腹口服,连续 3 个月为 1 疗程。这种疗法是通过反复刺激机体免疫系统,使淋巴细胞活化,并产生免疫回忆反应,达到增强免疫功能的作用。

(2)泛福舒:自8种呼吸道常见致病菌(流感嗜血杆菌、肺炎链球菌、肺炎和臭鼻克雷伯杆菌、金黄色葡萄球菌、化脓性和绿色链球菌、脑膜炎奈瑟菌)提取,具有特异和非特异免疫刺激作用,能提高反复呼吸道感染患儿T淋巴细胞反应性及抗病毒活性,能激活黏膜源性淋巴细胞,刺激补体和细胞活素生成及促进气管黏膜分泌分泌型免疫球蛋白。实验表明,口服泛福舒后能提高IgA在小鼠血清中的浓度及肠、肺中的分泌。用法为每天早晨空腹口服1粒胶囊(3.5 mg/cap),连服10天,停20天,3个月为1个疗程。

(3)兰菌净为呼吸道常见的6种致病菌(肺炎链球菌、流感嗜血杆菌b型、卡他布兰汉姆菌、金黄色葡萄球菌、A组化脓性链球菌和肺炎克雷伯杆菌)经特殊处理而制成的含有细菌溶解物和核糖体提取物的混悬液,抗原可透过口腔黏膜,进入白细胞丰富的黏膜下层,通过刺激巨噬细胞,释放淋巴因子,激活T淋巴细胞和促进B淋巴细胞成熟,并向浆细胞转化产生IgA。研究证实,舌下滴入兰菌净可提高唾液分泌型IgA(SIgA)水平,尤适用于婴幼儿RRI。用法为将药液滴于舌下或唇与牙龈之间,<10岁7滴/次,早晚各1次,直至用完1瓶(18 mL),≥10岁15滴/次,早晚各1次,直至用完2瓶(36 mL)。用完上述剂量后停药2周,不限年龄再用1瓶。

(4)卡介苗是减毒的卡介苗及其膜成分的提取物,能调节体内细胞免疫、体液免疫、刺激单核-吞噬细胞系统,激活单核-巨噬细胞功能,增强NK细胞活性,诱生白细胞介素、干扰素来增强机体抗病毒能力,可用于RRI治疗。2～3次/周,0.5 mL/次(0.5 mg/支),肌内注射,3个月为1个疗程。

2.生物制剂

(1)丙种球蛋白(IVIG):其成分95%为IgG及微量IgA、IgM。IgG除能防止某些细菌(金葡菌、白喉杆菌、链球菌)感染外,对呼吸道合胞病毒(RSV)、腺病毒(ADV)、埃可病毒引起的感染也有效。IVIG的生物功能主要是识别、清除抗原和参与免疫反应的调节。用于替代治疗性连锁低丙种球蛋白血症或IgG亚类缺陷症,血清IgG<2.5 g/L者,常用剂量为0.2～0.4 g/(kg·次),1次/月,静脉滴注。也可短期应用于继发性免疫缺陷患儿,补充多种抗体,防治感染或控制已发生的感染。但选择性IgA缺乏者禁用。另外需注意掌握适应证,避免滥用。

(2)干扰素(IFN):能诱导靶器官的细胞转录出翻译抑制蛋白(TIP)-mRNA蛋白,它能指导合成TIP,TIP与核蛋白体结合使病毒的mRNA与宿主细胞核蛋白体的结合受到抑制,因而妨碍病毒蛋白、病毒核酸及复制病毒所需要的酶合成,使病毒的繁殖受到抑制。其还具有明显的免疫调节活性及增强巨噬细胞功能。1次/天,10万～50万单位/次,肌内注射,3～5天为1个疗程。也可用干扰素雾化吸入防治呼吸道感染。

(3)转移因子是从健康人白细胞、脾、扁桃体提取的小分子肽类物质,作用机制可能是诱导原有无活性的淋巴细胞合成细胞膜上的特异性受体,使之成为活性淋巴细胞,这种致敏淋巴细胞遇到相应抗原后能识别自己,排斥异己而引起一系列细胞反应,致敏的小淋巴细胞变为淋巴母细胞,并进一步增殖、分裂,并释放出多种免疫活性介质,以提高和触发机体的免疫防御功能,改善机体免疫状态。用法为1～2次/周,2 mL/次,肌内注射或皮下注射,3个月为1个疗程。转移因子口服液含有多种免疫调节因子,与注射制剂有相似作用,且无明显不良反应,更易被患儿接受。

(4)胸腺肽:从动物(小牛或猪)或人胚胸腺提取纯化而得。它可使由骨髓产生的干细胞转变成T淋巴细胞,诱导T淋巴细胞分化发育,使之成为效应T细胞,也能调节T细胞各亚群的平衡,并对白细胞介素、干扰素、集落刺激因子等生物合成起调节作用,从而增强人体细胞免疫功能,用于原发或继发细胞免疫缺陷病的辅助治疗。

(5)分泌型 IgA(SIgA):对侵入黏膜中的多种微生物有局部防御作用,当不足时,可补充 SIgA 制剂。临床应用的 SIgA 制剂如乳清液,为人乳初乳所制成,富含 SIgA。SIgA 可防止细菌、病毒吸附,繁殖,对侵入黏膜中的细菌、病毒、真菌、毒素等具有抗侵袭的局部防御作用。每次 5 mL,2 次/天口服,连服 2～3 周。

3.其他免疫调节剂

(1)西咪替丁:H_2 受体阻断剂,近年发现其有抗病毒及免疫增强作用。15～20 mg/(kg·d),分 2～3 次口服,每 2 周连服 5 天,3 个月为 1 个疗程。

(2)左旋咪唑:小分子免疫调节剂,可激活免疫活性细胞,促进 T 细胞有丝分裂,长期服用可使 IgA 分泌增加,增强网状内皮系统的吞噬能力,因此能预防 RRI。2～3 mg/(kg·d),分 1～2 次口服,每周连服 2～3 天,3 个月为 1 个疗程。

(3)卡慢舒:又名羧甲基淀粉,可使胸腺增大,胸腺细胞增多,选择性刺激 T 细胞,提高细胞免疫功能,增加血清 IgG、IgA 浓度。3 岁以下 5 mL/次,3～6 岁 10 mL/次,7 岁以上 15 mL/次,口服,3 次/天,3 个月为 1 个疗程。

(4)匹多莫德:一种人工合成的高纯度二肽,能促进非特异性和特异性免疫反应,可作用于免疫反应的不同阶段,在快反应期,它可刺激非特异性自然免疫,增强自然杀伤细胞的细胞毒作用,增强多形性中性粒细胞和巨噬细胞的趋化作用、吞噬作用及杀伤作用;在免疫反应中期,它可调节细胞免疫,促进白介素-2 和 γ-干扰素的产生;诱导 T 淋巴细胞母细胞化,调节 TH/TS 的比例使之正常化;在慢反应期,可调节体液免疫,刺激 B 淋巴细胞增殖和抗体产生。该药本身不具有抗菌活性,但与抗生素治疗相结合,可有效地改善感染的症状和体征,缩短住院日,因此该药不仅可用于预防感染,也可用于急性感染发作的控制。

4.中药制剂

黄芪是一种常用的扶正中药,具有增强机体和非特异免疫功能的作用,能使脾脏重量及其细胞数量增加,促进抗体生成,增加 NK 细胞活性和单核细胞吞噬功能。其他常用的中成药有玉屏风散(生黄芪、白术、防风等)、黄芪防风散(生黄芪、生牡蛎、山药、白术、陈皮、防风)、健脾粉(黄芪、党参、茯苓、白术、甘草)等。

(二)补充微量元素和各种维生素

铁、锌、钙及维生素 A、B 族维生素、维生素 C、维生素 D 等,可促进体内各种酶及蛋白的合成,促进淋巴组织发育,维持体内正常营养状态和生理功能,增强机体的抗病能力。

(三)去除环境因素

合理饮食;避免被动吸烟及异味刺激,保持室内空气新鲜,适当安排户外活动及身体锻炼;治疗慢性鼻窦炎和过敏性鼻炎,手术治疗先天性肺囊性病和先心病等。

(四)接种疫苗

根据儿童自身情况及流行病学调查病原菌流行情况及时接种疫苗。

(五)合理使用抗病毒药及抗菌药物

应严格掌握各种抗菌和抗病毒药的适应证、应用剂量和方法,防止产生耐药性或混合感染。避免滥用激素导致患儿免疫功能下降继发新的感染。

(六)对症处理

根据不同年龄和病情,正确选择应用祛痰、平喘、镇咳药物,雾化治疗、肺部体位引流和肺部物理治疗等。

(刘　霞)

第三节　支气管哮喘

支气管哮喘是一种以嗜酸性粒细胞、肥大细胞、T细胞等多种炎性细胞及细胞组分共同参与的气道慢性炎症性疾病,患者气道具有对各种激发因子刺激的高反应性。临床以反复发作性喘息、呼吸困难、胸闷或咳嗽为特点。本病常在夜间和/或清晨发作或加剧,多数患者可自行缓解或治疗后缓解。

一、病因

(一)遗传因素

遗传过敏体质(特异反应性体质,Atopy-特应质)对本病的形成关系很大,多数患儿有婴儿湿疹、过敏性鼻炎和/或食物(药物)过敏史。本病多数属于多基因遗传病,遗传度70%～80%,家族成员中气道的高反应性普遍存在,双亲均有遗传基因者哮喘患病率明显增高。国内报道约20%的哮喘患儿家族中有哮喘患者。

(二)环境因素

1.感染

最常见的是呼吸道感染。其中主要是病毒感染,如呼吸道合胞病毒、腺病毒、副流感病毒等,此外支原体、衣原体及细菌感染都可引起。

2.吸入变应原

吸入变应原如灰尘、花粉、尘螨、烟雾、真菌、宠物、蟑螂等。

3.食入变应原

食入变应原主要是摄入异类蛋白质如牛奶、鸡蛋、鱼、虾等。

4.气候变化

气温突然下降或气压降低,刺激呼吸道,可激发哮喘。

5.运动

运动性哮喘多见于学龄儿童,运动后突然发病,持续时间较短。病因尚未完全明了。

6.情绪因素

情绪过于激动,如大笑、大哭引起深吸气,过度吸入冷而干燥的空气可激发哮喘。另外情绪紧张时也可通过神经因素激发哮喘。

7.药物

如阿司匹林可诱发儿童哮喘。

二、发病机制

20世纪70年代和80年代初的"痉挛学说",认为支气管平滑肌痉挛导致气道狭窄是引起哮喘的唯一原因,因而治疗的宗旨是解除支气管痉挛。20世纪80年代和90年代初的"炎症学说",认为哮喘发作的重要机制是炎性细胞浸润,炎性介质引起黏膜水肿,腺体分泌亢进,气道阻塞。因此,在治疗时除强调解除支气管平滑肌痉挛外,还要针对气道的变应性炎症,应用抗炎药物。这是对发病机制认识的一个重大进展。变应原进入机体可引发两种类型的哮喘反应。

(一)速发型哮喘反应(immediate asthmatic reaction,IAR)

进入机体的抗原与肥大细胞膜上的特异性IgE抗体结合,而后激活肥大细胞内的一系列酶促反应,释放多种介质,引起支气管平滑肌痉挛而发病。患儿接触抗原后10分钟内产生反应,10~30分钟达高峰,1~3小时变应原被机体清除,自行缓解,往往表现为突发突止。

(二)迟发型哮喘反应(late asthmatic reaction,LAR)

变应原进入机体后引起变应性炎症,嗜酸粒细胞、中性粒细胞、巨噬细胞等浸润,炎性介质释放,一方面使支气管黏膜上皮细胞受损、脱落,神经末梢暴露,另一方面使肺部的微血管通透性增加、黏液分泌增加,阻塞气道,使呼吸道狭窄,导致哮喘发作。患儿在接触抗原后一般3小时发病,数小时达高峰。24小时后变应原才能被清除。

此外,无论轻患者或是急性发作的患者,其气道反应性均高,都可有炎症存在,而且这种炎症在急性发作期和无症状的缓解期均存在。

三、临床表现

起病可急可缓。婴幼儿常有1~2天的上呼吸道感染表现,年长儿起病较急。发作时患儿主要表现为严重的呼气性呼吸困难,严重时端坐呼吸,患儿焦躁不安,大汗淋漓,可出现发绀。肺部检查可有肺气肿的体征,两肺满布哮鸣音(有时不用听诊器即可听到),呼吸音减低。部分患儿可闻及不同程度的湿啰音,且多在发作好转时出现。

根据年龄及临床特点分为婴幼儿哮喘、儿童哮喘和咳嗽变异性哮喘。

哮喘持续发作超过24小时,经合理使用拟交感神经药物和茶碱类药物,呼吸困难不能缓解者,称为哮喘持续状态。但需要指出,小儿的哮喘持续状态不应过分强调时间的限制,而应以临床症状持续严重为主要依据。

四、辅助检查

(一)血常规

白细胞数大多正常,若合并细菌感染可增高,嗜酸性粒细胞增高。

(二)血气分析

一般为轻度低氧血症,严重患者伴有二氧化碳潴留。

(三)肺功能检查

呼气峰流速(peak expiratory,PEF)减低,PEF指肺在最大充满状态下,用力呼气时所产生的最大流速;1秒钟最大呼气量降低。

(四)变应原测定

变应原测定可作为发作诱因的参考。

(五)X线检查

在发作期间可见肺气肿及肺纹理增重。

五、诊断

支气管哮喘可通过详细询问病史做出诊断。不同类型的哮喘诊断条件如下。

(一)婴幼儿哮喘

(1)年龄小于3岁,喘憋发作不低于3次。

(2)发作时双肺闻及以呼气相为主的哮鸣音,呼气相延长。

(3)具有特异性体质,如湿疹、过敏性鼻炎等。

(4)父母有哮喘病等过敏史。

(5)除外其他疾病引起的哮喘。

符合(1)、(2)、(5)即可诊断哮喘;如喘息发作2次,并具有(2)、(5)可诊断为疑哮喘或喘息性支气管炎;若同时有(3)和/或(4)者,给予哮喘诊断性治疗。

(二)儿童哮喘

(1)年龄不低于3岁,喘息反复发作。

(2)发作时双肺闻及以呼气相为主的哮鸣音,呼气相延长。

(3)支气管舒张剂有明显疗效。

(4)除外其他可致喘息、胸闷和咳嗽的疾病。

疑似病例可选用1‰肾上腺素皮下注射,0.01 mL/kg,最大量不超过每次0.3 mL,或用沙丁胺醇雾化吸入,15分钟后观察,若肺部哮鸣音明显减少,或FEV上升不低于15%,即为支气管舒张试验阳性,可诊断支气管哮喘。

(三)咳嗽变异性哮喘

各年龄均可发病。

(1)咳嗽持续或反复发作超过1个月,特点为夜间(或清晨)发作性的咳嗽,痰少,运动后加重,临床无感染征象,或经较长时间的抗生素治疗无效。

(2)支气管扩张剂可使咳嗽发作缓解(基本诊断条件)。

(3)有个人或家族过敏史,变应原皮试可阳性(辅助诊断条件)。

(4)气道呈高反应性,支气管舒张试验阳性(辅助诊断条件)。

(5)除外其他原因引起的慢性咳嗽。

六、鉴别诊断

(一)毛细支气管炎

此病多见于1岁以内的婴儿,病原体为呼吸道合胞病毒或副流感病毒,也有呼吸困难和喘鸣现象,但其呼吸困难发生较慢,对支气管扩张剂反应差。

(二)支气管淋巴结核

支气管淋巴结核可引起顽固性咳嗽和哮喘样发作,但阵发性发作的特点不明显,结核菌素试验阳性,X线检查有助于诊断。

(三)支气管异物

患儿会出现哮喘样呼吸困难,但患儿有异物吸入或呛咳史,肺部X线检查有助于诊断,纤维支气管镜检可确诊。

七、治疗

(一)治疗原则

坚持长期、持续、规范、个体化的治疗原则。

1.发作期

快速缓解症状、抗炎、平喘。

2.持续期

长期控制症状、抗炎、降低气道高反应性、避免触发因素、自我保健。

(二)发作期治疗

1.一般治疗

注意休息,去除可能的诱因及致敏物。保持室内环境清洁,适宜的空气湿度和温度,良好的通风换气和日照。

2.平喘治疗

(1)肾上腺素能 β_2 受体激动剂:松弛气道平滑肌,扩张支气管,稳定肥大细胞膜,增加气道的黏液纤毛清除力,改善呼吸肌的收缩力。①沙丁胺醇(舒喘灵,喘乐宁)气雾剂每撤 100 μg。每次 1～2 撤,每天 3～4 次。0.5% 水溶液每次 0.01～0.03 mL/kg,最大量 1 mL,用 2～3 mL 生理盐水稀释后雾化吸入,重症患儿每 4～6 小时一次。片剂每次 0.10～0.15 mg/kg,每天 2～3 次。或小于 5 岁每次 0.5～1.0 mg,5～14 岁每次 2 mg,每天 3 次;②特布他林每片 2.5 mg,1～2 岁每次 1/4～1/3 片,3～5 岁每次 1/3～2/3 片,6～14 岁每次 2/3～1 片,每天 3 次;③其他 β_2 受体激动剂,如丙卡特罗等。

(2)茶碱类:氨茶碱口服每次 4～5 mg/kg,每 6～8 小时一次,严重者可静脉给药,应用时间长者,应监测血药浓度。

(3)抗胆碱类药:可抑制支气管平滑肌的 M 样受体,引起支气管扩张,也能抑制迷走神经反射所致的支气管平滑肌收缩。以 β_2 受体阻滞剂更为有效。可用异丙托溴铵,对心血管系统作用弱,用药后峰值出现在 30～60 分钟,其作用部位以大中气道为主,而 β_2 受体激动剂主要作用于小气道,故两种药物有协同作用。气雾剂每撤 20 μg,每次 1～2 撤,每天 3～4 次。

3.糖皮质激素的应用

糖皮质激素可以抑制特应性炎症反应,减低毛细血管通透性,减少渗出及黏膜水肿,降低气道的高反应性,故在哮喘治疗中的地位受到高度重视。除在严重发作或持续状态时可予短期静脉应用地塞米松或氢化可的松外,多主张吸入治疗。常用的吸入制剂:①丙酸培氯松气雾剂(BDP),每撤 200 μg。②丙酸氟替卡松气雾剂(FP),每撤 125 μg。以上药物根据病情每天 1～3 次,每次 1～2 撤。现认为每天 200～400 μg 是很安全的剂量,重度年长儿可达到 600～800 μg,病情一旦控制,可逐渐减少剂量,疗程要长。③布地奈德气雾剂:每次 100 μg,2～4 次/天。

4.抗过敏治疗

(1)色甘酸钠(sodium cromoglycate,SOG):能稳定肥大细胞膜,抑制释放炎性介质,阻止迟发性变态反应,抑制气道高反应性。气雾剂每撤 2 mg,每次 2 撤,每天 3～4 次。

(2)酮替芬:碱性抗过敏药,抑制炎性介质释放和拮抗介质,改善 β 受体功能。对儿童哮喘疗效较成人好,对已发作的哮喘无即刻止喘作用。每片 1 mg。小儿每次 0.25～0.50 mg,1～5 岁 0.5 mg,5～7 岁 0.5～1.0 mg,7 岁以上 1 mg,每天 2 次。

（3）孟鲁司特钠：适用于 2 岁至 14 岁儿童哮喘的预防和长期治疗，包括预防白天和夜间的哮喘症状，治疗对阿司匹林敏感的哮喘患者及预防运动诱发的支气管收缩。2～5 岁患儿每天一次，每次 4 mg；6～14 岁患儿每天一次，每次 5 mg。

5.哮喘持续状态的治疗

哮喘持续状态是支气管哮喘的危症，需要积极抢救治疗，否则会因呼吸衰竭导致死亡。

（1）一般治疗：保证液体入量。因机体脱水时呼吸道分泌物黏稠，阻塞呼吸道使病情加重。一般补 1/4～1/5 张液即可，补液的量根据病情决定，一般 24 小时液体需要量为 1 000～1 200 mL/m²。如有代谢性酸中毒，应及时纠正，注意保持电解质平衡。如患儿烦躁不安，可适当应用镇静剂，但应避免使用抑制呼吸的镇静剂（如吗啡、哌替啶）。如合并细菌感染，应用抗生素。

（2）吸氧：保证组织细胞不发生严重缺氧。

（3）迅速解除支气管平滑肌痉挛：静脉应用氨茶碱，肾上腺皮质激素，超声雾化吸入，沙丁胺醇。若经上述治疗仍无效，可用异丙肾上腺素静脉滴注，剂量为 0.5 mg 加入 10% 葡萄糖100 mL 中（5 μg/mL），开始以每分钟 0.1 μg/kg 缓慢静点，在心电图及血气监测下，每 15～20 分钟增加 0.1 μg/kg，直到氧分压及通气功能改善，或达 6 μg/(kg·min)，症状减轻后，逐渐减量维持用药 24 小时。如用药过程中心率达到或超过 200 次/分或有心律失常应停药。

（4）机械通气：严重患者应用呼吸机辅助呼吸。

（三）缓解期治疗及预防

（1）增强抵抗力，预防呼吸道感染，可减少哮喘发病的机会。

（2）避免接触变应原。

（3）根据不同情况选用适当的免疫疗法，如转移因子、胸腺肽、脱敏疗法、气管炎菌苗、死卡介苗。

（4）可用丙酸培氯松吸入，每天不超过 400 μg，长期吸入，疗程达 1 年以上；酮替芬用量同前所述，疗程 3 个月；色甘酸钠长期吸入。

总之，哮喘是一种慢性疾病，仅在发作期治疗是不够的，需进行长期的管理，提高对疾病的认识，配合防治、控制哮喘发作、维持长期稳定，提高患者生活质量，这是一个非常复杂的系统工程。

（刘　霞）

第四节　哮喘持续状态

哮喘持续状态是指哮喘发作时出现严重呼吸困难，持续 12～24 小时以上，合理应用拟交感神经药及茶碱类药物仍不见缓解者。其主要病理改变为广泛而持续的气道平滑肌痉挛、黏膜水肿和黏液栓塞，而导致明显的通气功能障碍，如不及时治疗可发展成呼吸衰竭甚至死亡。

一、病因

（一）持续的变应原刺激

变态反应为支气管哮喘的主要原因。具有过敏体质者接触特异性抗原后，体内立即产生特异性反应素抗体(IgE),IgE 与支气管黏膜和黏膜下层的肥大细胞及血液中嗜碱性粒细胞等靶细胞表面的 Fc 段受体结合,即产生致敏作用。当机体再次接触抗原时,抗原即与 IgE 分子的 Fab 段结合,通过一系列反应而激活磷酸二酯酶,水解环磷酸腺苷(cAMP)。由于 cAMP 浓度下降,导致肥大细胞脱颗粒而释放其内的活性物质,如组胺、5-羟色胺、慢反应物质、缓激肽和嗜酸性粒细胞趋化因子等。这些物质可直接或间接通过刺激迷走神经引起支气管平滑肌收缩,组织水肿及分泌增加。当有持续的变应原刺激时,上述过程不断发生,而致哮喘不能被控制或自然缓解。

(二)感染

病毒感染为内源性哮喘的发病原因,有外源性变应原所致的哮喘病儿,亦常因呼吸道感染而诱发哮喘。且在儿科其他感染所致的喘息性疾病如毛细支气管炎、喘息性支气管炎与哮喘关系密切,三者都表现为气道高反应性,有不少病儿以后发展成哮喘。感染因素中以病毒为主,细菌感染无论在哮喘发作还是在支气管哮喘的继发感染中均不占重要地位。有学者通过检测呼吸道合胞病毒(RSV)和副流感病毒感染病儿鼻咽分泌物中的特异性 IgE 发现,感染 RSV 和副流感病毒后发生喘鸣的病儿,其鼻咽分泌物中 IgE 滴度明显高于只患肺炎或上呼吸道感染而无喘鸣者,且前者在 3 个月的观察中 IgE 滴度持续上升。以上结果表明,病毒感染可引起与外源性哮喘类似的 I 型变态反应。病毒感染还可使气道反应性增高,可能通过以下几种途径。

(1)引起支气管黏膜上皮损伤,抗原物质易渗入上皮间隙与致敏的靶细胞结合;同时上皮损伤暴露了气道上皮下的激惹受体或胆碱能受体,当其与刺激物接触时被活化,可引起气道的广泛收缩。

(2)某些病毒能部分抑制 β 受体,还可使循环血中的嗜碱性细胞容易释放组胺和免疫活性介质。

(3)病毒感染可刺激神经末梢受体,引起自主神经功能紊乱,副交感神经兴奋,支气管收缩。

(4)RSV 与抗 RSV 抗体复合物可引起白细胞释放花生四烯酸代谢产物,引起支气管平滑肌收缩。

病毒感染引起哮喘发作原因可能是多方面的,一方面引起炎症反应和气管高反应性,另一方面可引起机体免疫功能紊乱伴 IgE 合成过多。因此当感染持续存在时,哮喘发作常难以控制。

(三)脱水及酸碱平衡失调

哮喘持续状态时,由于张口呼吸、出汗及茶碱类的利尿作用等使体液大量丢失,易造成脱水。失水可致痰黏稠形成痰栓阻塞小支气管,同时脱水状态下,对肾上腺素常呈无反应状态。肺通气障碍造成缺氧及高碳酸血症可致呼吸性酸中毒及代谢性酸中毒,均可使支气管扩张剂失效。因此当哮喘发作合并脱水及酸中毒时常常不易控制。

(四)呼吸道热量或(和)水分的丢失

急性哮喘初发阶段常呈过度通气状态,造成气道局部温度下降及失水,成为对呼吸道的持续刺激,引起支气管反应性收缩,使呼吸困难进一步加重。

(五)其他因素

如精神因素、合并心力衰竭、肾上腺皮质功能不全或长期应用皮质激素而耐药时,发作常不易控制而呈持续状态。

二、诊断要点

哮喘持续状态时临床表现为严重呼吸困难,端坐呼吸,呼吸表浅,呼吸节律变慢,哮鸣音减低甚至消失,发绀,面色苍白,表情惊恐,大汗淋漓。当发作持续时间较长时,病儿可呈极度衰竭状态,发绀严重,持续吸氧不能改善,肢端发冷,脉搏细速,咳嗽无力,不能说话,甚至昏迷。若不及时治疗或治疗不当,则可发生呼吸衰竭或因支气管持续痉挛、痰栓阻塞窒息死亡。

当病儿出现上述表现,并且经合理应用拟交感神经药及茶碱类药物治疗12～24小时仍不缓解,再结合以往反复发作史及过敏史,排除其他可造成呼吸困难的疾病如毛细支气管炎、喘息性支气管炎、气管异物等即可做出哮喘持续状态的诊断。

三、病情判断

虽然近年来对哮喘的治疗有了一系列改进,但病死率并没有下降,在某些国家反而有所上升。原因可能在于对哮喘持续状态患者的严重性认识不足,对哮喘病儿的监测不够,没有对病儿的病情做出明确判断或没有给予进一步的治疗,亦没有充分重视发作间期的预防,以及哮喘急性发作时支气管扩张剂及皮质激素用量不足。重症哮喘持续状态可发生呼吸衰竭、心力衰竭、严重水电解质及酸碱平衡紊乱,易窒息而导致死亡。哮喘持续状态预后不佳,应予充分重视。

四、治疗

(一)吸氧

氧气吸入可改善低氧血症,防止并纠正代谢性酸中毒。一般以4～5 L/min流量为宜,氧浓度以40%为宜,相当于氧流量6～8 L/min,使PaO_2保持在9.3～12.0 kPa(70～90 mmHg),如用面罩将雾化吸入剂与氧气同时吸入,更为理想。

(二)纠正脱水及酸碱平衡失调

脱水及酸中毒常常是造成哮喘持续难以控制的重要原因,因此补液及纠正酸中毒是控制哮喘的有效方法。补液量可根据年龄及失水程度计算。开始以1/3～1/2张含钠液体,最初2小时内给5～10 mL/(kg·h),以后用1/4～1/3张含钠液维持,有尿后补钾。呼吸性酸中毒应该靠加强通气来改善,轻度代谢性酸中毒可通过给氧及补液纠正,只有在明显的代谢性酸中毒时才使用碱性液。计算公式:碱性液用量(mmol)=0.15×体重(kg)×(-BE)(碱缺乏),稀释至等张比碳酸氢钠为1.4%,乳酸钠为1.87%,三羟甲基氨基甲烷(THAM)为3.6%。当应用碳酸氢钠来纠正代谢性酸中毒时,机体内必将产生大量碳酸,加重了呼吸性酸中毒,因此加强通气才是防止和治疗酸中毒的根本措施。从此考虑,碱性液应先选用乳酸钠及THAM,可避免体内产生大量的碳酸。

(三)支气管扩张剂的应用

1.β受体兴奋剂

β受体兴奋剂通过直接兴奋支气管平滑肌上的β受体,而使支气管扩张。可雾化吸入,也可全身用药。

(1)沙丁胺醇(舒喘灵):溶液雾化吸入,沙丁胺醇几乎为纯β_2受体兴奋剂,对心血管不良反应小,雾化吸入为治疗急性哮喘的首选方法,常用的气雾剂因微粒不够细,不易进入气道深处而效果不满意。可将0.5%沙丁胺醇溶液根据年龄按下表2-2剂量加入超声雾化器中,面罩吸入。

如病情严重,开始时每隔1～2小时吸入1次,并注意心率和呼吸情况的监护,好转后6～8小时吸入1次。亦可用克伦特罗雾化吸入,4 mg/100 mL,每次吸入10～15 mL,一般每天2～3次。

表 2-2　不同年龄患者吸入沙丁胺醇雾化浓度的配制

年龄（岁）	0.5％沙丁胺醇（mL）	蒸馏水（mL）
1～4	0.25	1.75
5～8	0.5	1.5
9～12	0.75	1.25

（2）沙丁胺醇静脉注射：应用本药雾化吸入及静脉滴注氨茶碱无效时，可考虑静脉注射沙丁胺醇。学龄儿剂量为 5 μg/（kg·次），病情严重时，亦可将沙丁胺醇 2 mg 加入 10％葡萄糖溶液 250 mL 中静脉滴注，速度为 8 μg/min（即 1 mL/min）左右，静脉滴注 20～30 分钟。严密观察病情，注意心率变化，若病情好转应减慢滴速。6～8 小时后可重复用药，学龄前儿童沙丁胺醇剂量应减半。

（3）异丙肾上腺素：经用茶碱类、皮质激素及其他支气管扩张剂无效时，可考虑异丙肾上腺素静脉滴注。将本药 0.5 mg 加入 10％葡萄糖液 100 mL 中，最初以每分 0.1 μg/kg 的速度缓慢滴注，在心电和血气监护下，可每 10～15 分钟增加 0.1 μg/（kg·min），直至 PaO_2 及通气功能改善，或心率达到 180～200 次/分时停用。症状好转后可维持用药 24 小时。

（4）抗胆碱药：异丙托溴铵与 β_2 受体激动剂联合吸入，可增加后者的疗效，该药主要通过降低迷走神经张力而舒张支气管，哮喘持续状态时与沙丁胺醇溶液混合一起吸入，不大于 2 岁者，125 μg（0.5 mL）/次；2 岁以上者，250 μg（1 mL）/次，其他用法同沙丁胺醇。

（5）硫酸镁：主要通过干扰支气管平滑肌细胞内钙内流起到松弛气道平滑肌的作用，在用上述药物效果不佳时，往往能收到较好疗效。其用法为 0.025 g/kg（即 25％硫酸镁 0.1 mL/kg）加入 10％葡萄糖液 30 mL 内，20～30 分钟内静脉滴注，每天 1～2 次。给药期间应注意呼吸、血压变化，如有过量表现可用 10％葡萄糖酸钙拮抗。

（6）特布他林：每片 2.5 mg，儿童每次 1/4～1/2 片，每天 2 次，亦可用作雾化吸入治疗，对喘息患者取得一定疗效。

2.茶碱

茶碱类扩张支气管平滑肌的作用机制尚未完全明了，过去普遍认为是通过抑制磷酸二酯酶，减少 cAMP 的水解，使细胞内 cAMP 浓度升高，而产生平滑肌松弛作用。近来研究表明，茶碱的作用是多方面的：支气管平滑肌上存在腺苷受体，腺苷受体兴奋可使平滑肌收缩，茶碱类可与腺苷竞争支气管平滑肌上的腺苷受体，使支气管扩张；茶碱还可抑制变态反应中介质的释放并增加 cAMP 与 cAMP 结合蛋白的亲和力，使 cAMP 作用加强；还可刺激肾上腺髓质释放肾上腺素及去甲肾上腺素。茶碱的最适治疗血药浓度为 10～20 μg/mL，血药浓度超过 20 μg/mL 时将随着血药浓度的增加出现各种不良反应。茶碱的有效血药浓度范围窄，因此有条件最好做血药浓度监测。哮喘持续状态时氨茶碱负荷量为 4 岁以下 6 mg/kg，5～10 岁 5.5 mg/kg，10 岁以上 4.5 mg/kg，稀释后在 20 分钟内缓慢静脉注入。如 6 小时内已用过茶碱类药物，应酌情减量（如用 1/3～1/2），然后再以维持量持续静脉点滴，速度为 1～9 岁 1 mg/（kg·h），9 岁以上 0.8 mg/（kg·h）。因茶碱清除率个体差异大，最好有血药浓度监测，以调整剂量，使血药浓度维持在 10～20 μg/mL 之间。

3.其他支气管扩张药

（1）普鲁卡因：曾有报道应用普鲁卡因静脉滴注进行治疗，有效率为 100％。其作用机制尚不明确,可能是通过提高腺苷酸环化酶的活性使细胞内 cAMP 浓度升高或是直接对平滑肌有抑制作用。剂量为 3～5 mg/(kg·次),最大不超过 10 mg/(kg·次),加入 10％葡萄糖液 50～100 mL内静脉滴注,每天 1 次,严重者 6 小时后可重复 1 次。

(2)维生素 K_1:作用机制不明,实验证明有解除平滑肌痉挛的作用。剂量为 2 岁以内每次 2～4 mg,2 岁以上 5～10 mg/次,肌内注射,每天 2～3 次。

(四)肾上腺皮质激素

肾上腺皮质激素无论对慢性哮喘还是哮喘急性发作都有很好的疗效。皮质激素可能通过以下几种途径发挥作用:①通过抗炎及抗过敏作用,降低毛细血管通透性减轻水肿,稳定溶酶体膜和肥大细胞膜,防止释出水解酶及肥大细胞脱颗粒。②增加 β 肾上腺素能受体的活性。在哮喘持续状态时应早期大剂量应用本药,可选用氢化可的松 4～8 mg/(kg·次)或甲泼尼龙 1～2 mg/(kg·次)静脉滴注,每 6 小时 1 次,病情缓解后改口服泼尼松 1～2 mg/(kg·d),症状控制后力争在 1 周内停药,对慢性哮喘尽量在 1～2 月内停药或逐渐用皮质激素吸入剂替代。

(五)机械通气

机械通气的指征:①持续严重的呼吸困难。②呼吸音减低到几乎听不到哮鸣音及呼吸音。③因过度通气和呼吸肌疲劳而使胸廓运动受阻。④意识障碍,烦躁或抑制甚至昏迷。⑤吸入 40％氧后发绀仍无改善。⑥$PaCO_2 \geqslant 8.6$ kPa(65 mmHg)。有学者建议有 3 项或 3 项以上上述指征时用机械呼吸。呼吸器以定容型为好。

机械通气时应注意以下几点:①潮气量应较一般标准偏大而频率偏慢。②改变常规应用的吸/呼比 1∶1.5 为 1∶2 或 1∶3,以保证有较长的呼气时间。③可并用肌肉松弛剂,同时应用支气管扩张剂雾化吸入并经常吸出呼吸道黏液以降低气道的高阻力。有学者报道采用持续气道正压(CPAP)治疗急性哮喘,当 CPAP 为 0.52±0.27 kPa(M±SD)(5.3±2.8 cmH_2O)时患者感觉最为舒适。吸气时间(T_1)减少 8.65％($P<0.01$),T_1 缩短反映了吸气肌工作负荷减少,从而改善了气体交换。急性哮喘应用低至中度的 CPAP 可改善气促症状。

(六)祛痰剂

祛痰剂可清除呼吸道痰液,改善通气,防止发生痰栓阻塞,常用祛痰药有以下几种。

1.乙酰半胱氨酸

乙酰半胱氨酸使痰液中黏蛋白的二硫键断裂,黏蛋白分解,痰液黏稠度下降,易于咳出。常用 10％溶液 1～3 mL 雾化吸入,每天 2～3 次。

2.溴己新

溴己新使痰液中黏多糖纤维分解和断裂,以降低痰液黏稠度,使之易于咳出,剂量为每次 0.2～0.3 mg,3～4 次/天,口服;或用 0.1％溶液 2 mL 雾化吸入,每天 1～2 次。

3.糜蛋白酶

糜蛋白酶使痰液内蛋白分解黏度降低易于咳出,按 5 mg/次,肌内注射,1～2 次/天;或 5 mg/次加生理盐水 10 mL 雾化吸入,1～2 次/天。

(七)镇静剂

一般不主张应用。病儿烦躁不安时可用水合氯醛,在有呼吸监护的情况下可用地西泮,其他镇静剂应禁用。

(八)强心剂

有心力衰竭时可给予洋地黄强心治疗。

(九)抗生素

合并细菌感染时应选用有效抗生素。

(十)中医中药

对重度发作的哮喘持续状态可用人参3～10 g,蛤蚧1对煎服,每天1/2剂,连服1～2天,症状缓解后改用上药研粉,每天服2～5 g。针刺鱼际、关元、气海、足三里、大椎等穴位可解除支气管平滑肌痉挛,降低气道阻力,对改善肺功能有一定疗效。

(十一)呼吸衰竭的治疗

哮喘是否发生呼吸衰竭,可根据动脉血气分析加以判断。急性哮喘时血气改变见表2-3。

表 2-3 哮喘持续状态的血气判断

气道阻塞	PaO₂	PaCO₂	pH
程度	正常为 12.0～13.3 kPa	4.7～6.0 kPa	7.35～7.45
↑	正常	↓	>7.45 呼吸性碱中毒
↑↑	↓	↓↓	>7.45 呼吸性碱中毒
↑↑↑	↓↓	正常	正常
↑↑↑	↓↓↓	↑↑↑	<7.35 呼吸性酸中毒

注:↑表示加重或增高,↓表示降低

如无条件做血气分析,亦可参考 Wood 等提出的哮喘临床评分法做出诊断,见下表 2-4。

表 2-4 Wood 哮喘临床评分法

观察项目	0分	1分	2分
PaO₂(kPa)	9.33～13.3 (吸入空气时)	≤9.33 (吸入空气时)	≤9.33 (吸 40%氧时)
发绀	无	有	有
吸气性呼吸音	正常	变化不等	减低→消失
辅助呼吸肌的使用	无	中等	最大
吸气性喘鸣	无	中等	显著
脑功能	正常	抑制或烦躁	昏迷

当得分不低于 5 分时提示将要发生呼吸衰竭;当得分不低于 7 分或 PaCO₂≥8.6 kPa (64.5 mmHg),则为呼吸衰竭的指征。

(十二)缓解期的治疗

为了进一步减轻症状和预防再次严重发作,长期应用糖皮质激素及维持茶碱的有效血浓度的作用是肯定的,但其不良反应及茶碱类药物较短的半衰期使其临床应用受到限制。应避免接触变应原,并给予脱敏治疗;避免或减少呼吸道感染;应用中医中药治疗等。

1.丙酸培氯松气雾剂(BDA)

丙酸培氯松气雾剂是人工合成的皮质激素,局部作用异常强大而全身作用轻微。有人认为较监测血浓度的氨茶碱疗法更为有效,更安全。由于用药后 7～10 天才能发挥作用,故仅适用于缓解期的治疗。对于长期应用大量皮质激素或对其产生依赖的病儿,吸入本药可减少皮质激素的用量乃至停用。吸入本药的主要不良反应为引起口及咽部真菌感染,同时辅用酮康唑气雾剂可阻止真菌生长。

2.免疫疗法

机制尚不清楚,可能与下列因素有关:①小剂量抗原进入机体后使体内产生相应的抗体(主要为 IgG),从而减少或阻断了抗原与 IgE 结合的机会。②使 IgE 生成受抑制。③使释放介质的细胞反应性减低。应用方法为选择引起临床症状,且皮试呈阳性反应,又无法避免的变应原,按浓度逐渐递增的方法分 10 次经皮下注入体内,每周 1～2 次,直至不引起明显的局部和全身反应的最大浓度为止,然后维持此剂量并逐渐延长用药间隔至 4 周,这样再继续用药 3～5 年,待哮喘症状消失后即可停用。

还有人报道用人脾转移因子 1 mL 或猪脾转移因子 4 mL 皮下注射,每周 1 次,共 9～12 次,有效率为 78%～98%。

3.中医中药治疗

补肾或健脾对预防儿童哮喘有重要作用,脾虚时可采用参苓白术散或六君子汤,肾虚者可给予六味地黄丸或附桂八味丸等。亦可用黄芪浸出液双侧足三里穴位注射疗法,有人观察其有效率为86.4%。

4.长效支气管扩张药

(1)Bambuterol Sandstrom:据报道每天下午 6～7 时按0.27 mg/kg服用一次本药,可明显减少白天及夜间的喘息症状。此药为间羟舒喘宁的双二甲基氨基甲酸酯,吸收后经肝脏水解和氧化为间羟喘舒宁,通过内源性慢释放,可维持持久而稳定的血浓度。

(2)茶碱控释片:此药口服后在肠道内缓慢释放出茶碱,可维持较长时间的有效血浓度,用法为16 mg/(kg·d),分 2 次口服。

(刘　霞)

第五节　急性呼吸衰竭

由于直接或间接原因导致的呼吸功能异常,使肺脏不能满足机体代谢的气体交换需要,造成动脉血氧下降和/或二氧化碳潴留称为呼吸衰竭。呼吸衰竭有着明确的病理生理含义,单靠临床难以确诊,要根据血气分析做诊断。正常人动脉氧分压(PaO_2)为 11.3～14.0 kPa(85～105 mmHg),二氧化碳分压($PaCO_2$)为 4.7～6.0 kPa(35～45 mmHg),pH 为 7.35～7.45。若 PaO_2<10.6 kPa(80 mmHg),$PaCO_2$>6.0 kPa(45 mmHg),可认为呼吸功能不全。如 PaO_2低于 8.0 kPa(60 mmHg),$PaCO_2$ 高于 6.7 kPa(50 mmHg),即可诊断呼吸衰竭。应指出这是成人和儿童的标准,婴幼儿 PaO_2 及 $PaCO_2$ 均较年长儿低,诊断标准也应有所不同。在婴幼儿大致可以 PaO_2<6.7 kPa(50 mmHg),$PaCO_2$>6.0 kPa(45 mmHg)作为诊断呼吸衰竭的标准。在不同类型呼吸衰竭和不同具体情况也不能一概套用上述标准。如低氧血症型呼吸衰竭 $PaCO_2$可不增高,呼吸衰竭患儿吸氧后 PaO_2 可不减低。

小儿呼吸衰竭主要发生在婴幼儿,尤其是新生儿时期。它是新生儿和婴幼儿第一位死亡原因。由于对小儿呼吸生理的深入了解和医疗技术的进步,小儿呼吸衰竭的治疗效果已较过去明显提高,本节重点介绍新生儿和婴幼儿呼吸衰竭有关问题。

一、病因

呼吸衰竭的病因可分三大类,即呼吸道梗阻、肺实质性病变和呼吸泵异常。

(一)呼吸道梗阻

上呼吸道梗阻在婴幼儿多见。喉是上呼吸道的狭部,是发生梗阻的主要部位,可因感染、神经体液因素(喉痉挛)、异物、先天因素(喉软骨软化)引起。下呼吸道梗阻包括哮喘、毛细支气管炎等引起的梗阻。重症肺部感染时的分泌物、病毒性肺炎的坏死物,均可阻塞细支气管,造成下呼吸道梗阻。

(二)肺实质疾病

1.一般肺实质疾病

一般肺实质疾病包括各种肺部感染如肺炎、毛细支气管炎、间质性肺疾病、肺水肿等。

2.新生儿呼吸窘迫综合征(RDS)

RDS 主要由于早产儿肺发育不成熟,肺表面活性物质缺乏引起广泛肺不张所致。

3.急性呼吸窘迫综合征(ARDS)

ARDS 常在严重感染、外伤、大手术或其他严重疾病时出现,以严重肺损伤为特征。两肺间质和肺泡弥散的浸润和水肿为其病理特点。

(三)呼吸泵异常

呼吸泵异常包括从呼吸中枢、脊髓到呼吸肌和胸廓各部位的病变。共同特点是引起通气不足。各种原因引起的脑水肿和颅内高压均可影响呼吸中枢。神经系统的病变可以是软性麻痹,如急性感染性多发性神经根炎,也可以是强直性痉挛,如破伤风。呼吸泵异常还可导致排痰无力,造成呼吸道梗阻、肺不张和感染,使原有的呼吸衰竭加重。胸部手术后引起的呼吸衰竭也常属此类。

二、类型

(一)低氧血症型呼吸衰竭

低氧血症型呼吸衰竭又称Ⅰ型呼吸衰竭或换气障碍型呼吸衰竭,主要因肺实质病变引起。血气主要改变是动脉氧分压下降,这类患儿在疾病早期常伴有过度通气,故动脉 $PaCO_2$ 常降低或正常。若合并呼吸道梗阻因素或疾病后期,$PaCO_2$ 也可增高。由于肺部病变,肺顺应性都下降,换气功能障碍是主要的病理生理改变,通气/血流比例失调是引起血氧下降的主要原因,也大多有不同程度的肺内分流增加。

(二)通气功能衰竭

通气功能衰竭又称Ⅱ型呼吸衰竭。动脉血气改变特点是 $PaCO_2$ 增高,同时 PaO_2 下降,可由肺内原因(呼吸道梗阻,生理无效腔增大)或肺外原因(呼吸中枢、呼吸肌或胸廓异常)引起。基本病理生理改变是肺泡通气量不足。这类病儿若无肺内病变,则主要问题是 CO_2 潴留及呼吸性酸中毒。单纯通气不足所致的低氧血症不会很重,而且治疗较易。因通气不足致动脉氧分压低到危险程度以前,$PaCO_2$ 的增高已足以致命。

三、临床表现

(一)呼吸的表现

因肺部疾病所致呼吸衰竭,常有不同程度呼吸困难、三凹征、鼻煽等。呼吸次数多增快,到晚期可减慢。中枢性呼吸衰竭主要为呼吸节律的改变,严重者可有呼吸暂停。应特别指出,呼吸衰竭患儿呼吸方面表现可不明显,而类似呼吸困难的表现也可由非呼吸方面的原因引起,如严重代谢性酸中毒。单从临床表现难以对呼吸衰竭做出准确诊断。

(二)缺氧与二氧化碳潴留的影响

早期缺氧的重要表现是心率增快,缺氧开始时血压可升高,继则下降。此外,尚可有面色发青或苍白。急性严重缺氧开始时烦躁不安,进一步发展可出现神志不清、惊厥。当 $PaCO_2$ 在 5.3 kPa(40 mmHg)以下时,脑、心、肾等重要器官供氧不足,严重威胁生命。

二氧化碳潴留的常见症状有出汗、烦躁不安、意识障碍等。由于体表毛细血管扩张,可有皮肤潮红、嘴唇暗红、眼结膜充血。早期或轻症心率快,血压升高,严重时血压下降,年长儿可伴有肌肉震颤等,但小婴儿并不多见。二氧化碳潴留的确切诊断要靠血液气体检查。以上临床表现仅供参考,并不经常可见。一般认为 $PaCO_2$ 升高到 10.6 kPa(80 mmHg)左右,临床可有嗜睡或谵妄,重者出现昏迷,其影响意识的程度与 $PaCO_2$ 升高的速度有关。若 $PaCO_2$ 在数天内逐渐增加,则机体有一定的代偿和适应,血 pH 可只稍低或在正常范围,对病儿影响较小。若通气量锐减,$PaCO_2$ 突然增高,则血 pH 可明显下降,当降至 7.20 以下时,严重影响循环功能及细胞代谢,危险性极大。二氧化碳潴留的严重后果与动脉 pH 的下降有重要关系。缺氧和二氧化碳潴留往往同时存在,临床所见常是二者综合的影响。

(三)呼吸衰竭时其他系统的变化

1.神经系统

烦躁不安是缺氧的早期表现,年长儿可有头痛。动脉 pH 下降,CO_2 潴留和低氧血症严重者均可影响意识,甚至昏迷、抽搐,症状轻重与呼吸衰竭发生速度有关。因肺部疾病引起的呼吸衰竭可导致脑水肿,发生中枢性呼吸衰竭。

2.循环系统

早期缺氧心率加快,血压也可升高,严重者血压下降,也可有心律不齐。北医大报告婴幼儿肺炎极期肺动脉压增高,可能与缺氧所致血浆内皮素增加有关。唇和甲床明显发绀是低氧血症的体征,但贫血时可不明显。

3.消化系统

严重呼吸衰竭可出现肠麻痹,个别病例可有消化道溃疡、出血,甚至因肝功能受损,谷丙转氨酶增高。

4.水和电解质平衡

呼吸衰竭时血钾多偏高,血钠改变不大,部分病例可有低钠血症。呼吸衰竭时有些病例有水潴留倾向,有时发生水肿,呼吸衰竭持续数天者,为代偿呼吸性酸中毒,血浆氯多降低。长时间重度缺氧可影响肾功能,严重者少尿或无尿,甚至造成急性肾衰竭。

四、诊断

虽然血气分析是诊断呼吸衰竭的主要手段,但对患儿病情的全面诊断和评价,不能只靠血气,还要根据病史、临床表现和其他检查手段做出全面的诊断分析。

(一)病史

在有众多仪器检查手段的当前,仍应详细了解病史,对呼吸衰竭诊断的重要性在于它仍是其他诊断手段所不能代替的,不但有助于我们了解病情发生的基础,还便于有针对性地治疗。以下是需要注意询问了解的内容。

(1)目前患何种疾病,有无感染或大手术,这都是容易发生 ARDS 的高危因素;有无肺、心、神经系统疾病,这些疾病有可能导致呼吸衰竭;有无代谢疾病,尿毒症或糖尿病酸中毒的呼吸表现可酷似呼吸衰竭,要注意鉴别。

(2)有无突然导致呼吸困难的意外情况,如呕吐误吸或异物吸入,这在婴幼儿尤易发生,是否误服了可抑制呼吸的药物。

(3)有无外伤史,颅脑外伤、胸部外伤均可影响呼吸,有无溺水或呼吸道烧伤。

(4)患儿曾接受何种治疗处理,是否用过抑制呼吸的药物,是否进行了气管插管或气管切开,有无因此导致气胸。

(5)有无发生呼吸困难的既往史,有无哮喘或呼吸道过敏史。

(6)新生儿要注意围产期病史,如母亲用药情况,分娩是否顺利,有无早产,是否有宫内窒息,是否引起呼吸窘迫的先天畸形(如横膈疝、食管闭锁)。

(二)可疑呼吸衰竭的临床表现

呼吸困难和气短的感觉、鼻煽,呼吸费力和吸气时胸骨上、下与肋间凹陷都反映呼吸阻力增大,患儿在竭力维持通气量,但并不都表明已发生呼吸衰竭,而呼吸衰竭患儿也不一定都有上述表现。呼吸衰竭时呼吸频率改变不一,严重者减慢,但在肺炎和 ARDS 早期,可以呼吸增快。胸部起伏情况对判断通气量有参考价值,呼吸衰竭时呼吸多较浅,呼吸音减弱,有经验者从呼吸音大致能粗略估计进气量的多少。

(三)血气分析

婴幼儿时期 PaO_2、$PaCO_2$ 和剩余碱(BE)的数值均较儿童低,不同年龄患儿呼吸衰竭的诊断应根据该年龄组血气正常值判断;忽略婴幼儿与儿童的不同,应用同一标准诊断呼吸衰竭是不妥当的。

通常 $PaCO_2$ 反映通气功能,PaO_2 反映换气功能,若 PaO_2 下降而 $PaCO_2$ 不增高表示为单纯换气障碍;$PaCO_2$ 增高表示通气不足,同时可伴有一定程度 PaO_2 下降,但是否合并有换气障碍,应计算肺泡动脉氧分压差。比较简便的方法是计算 PaO_2 与 $PaCO_2$ 之和,此值小于 14.6 kPa(110 mmHg)(包括吸氧患儿),提示换气功能障碍。

对于通气不足引起的呼吸衰竭,要根据病史和临床区别为中枢性还是外周性。中枢性通气不足常表现为呼吸节律改变或呼吸减弱;外周通气不足,常有呼吸道阻塞,气体分布不均匀或呼吸幅度受限制等因素,大多有呼吸困难。对于换气障碍引起的呼吸衰竭,可根据吸入不同浓度氧后血氧分压的改变,判断换气障碍的性质和程度。吸入低浓度(30%)氧时,因弥散功能障碍引起的 PaO_2 下降可明显改善;因通气/血流比例失调引起者可有一定程度改善;因病理的肺内分流增加引起者,吸氧后 PaO_2 升高不明显。根据吸入高浓度(60%以上)氧后动脉 PaO_2 的改变,可从有关的图中查知肺内分流量的大小。

(四)对呼吸衰竭患儿病情的全面评价

除肺功能外,要结合循环情况和血红蛋白数值对氧运输做出评价。患儿是否缺氧,不能只看 PaO_2,而要看组织氧供应能否满足代谢需要。组织缺氧时乳酸堆积。根据北京儿童医院对肺炎患儿乳酸测定结果,Ⅱ型呼吸衰竭乳酸增高者在婴幼儿占 54.2%,新生儿占 64.2%。临床诊断可参考剩余碱(BE)的改变判断有无组织缺氧。

要在病情演变过程中根据动态观察做出诊断。对呼吸性酸中毒患儿要注意代偿情况,未代偿者血液 pH 下降,对患儿影响大。代偿能力受肾功能、循环情况和液体平衡各方面影响。急性呼吸衰竭的代偿需 5～7 天。因此,若患儿发病已数天,要注意患儿既往呼吸和血气改变,才能对目前病情做出准确判断。如发病 2 天未代偿的急性呼吸衰竭与发病 8 天已代偿的呼吸衰竭合并代谢性酸中毒可有同样的血气改变($PaCO_2$ 增高,BE 正常)。

五、呼吸衰竭病程及预后

急性呼吸衰竭的病程视原发病而定,严重者可于数小时内导致死亡,亦可持续数天到数周,演变成慢性呼吸衰竭。原发病能治愈或自行恢复,现代呼吸衰竭抢救技术能使大多数患儿获救,关键在于防止抢救过程中的一系列并发症和医源性损伤,尤其是呼吸道感染。患儿年龄可影响病程,婴儿呼吸衰竭常在短时间内即可恢复或导致死亡,年长儿通常不致发展到呼吸衰竭地步,一旦发生,则治疗较难,且所需时间常比婴儿长。开始抢救的时间对病程长短也有重要影响,并直接影响预后。错过时机的过晚抢救,会造成被动局面,大大延长治疗时间,甚至造成脑、肾、心等重要生命器官的不可逆损害。

呼吸衰竭的预后与血气和酸碱平衡的改变有密切关系。有研究曾对 28 例血氧分压 <4.7 kPa(36 mmHg)和 202 例 pH<7.2 的危重患儿进行分析。结果表明:危重低氧血症多见于新生儿(52.6%)和婴儿(44.9%),1 岁以上小儿仅占 2.5%。危重低氧血症的病死率高达 41%,危重低氧血症发生后 24 小时内死亡的病例占死亡总人数的 53%,可见其严重威胁患儿生命。

危重酸中毒的总病死率为 51%,其中单纯呼吸性酸中毒为 32%,危重呼吸衰竭患儿常有混合性酸中毒,其病死率高达 84%,危重酸中毒的严重性还表现在从发病到死亡的时间上,血液 pH 越低,病死率越高,存活时间也越短。如以死亡患儿测定 pH 后平均存活时间计,pH 7.100～7.199患儿平均为 31.7 小时,pH 7.000～7.099 者 21.4 小时,pH 6.900～6.999 者 18.5 小时,pH 在 6.900 以下仅 11.2 小时。虽然危重酸中毒有很高的病死率,但 pH 在 7.1 以下的 71 例患儿中仍有 21 例存活,其关键在于能否得到及时合理治疗。

六、治疗

呼吸衰竭治疗的目的在于改善呼吸功能,维持血液气体正常或近于正常,争取时间渡过危机,更好地对原发病进行治疗。近代呼吸衰竭的治疗是建立在对病理生理规律深刻了解的基础上,并利用一系列精密的监测和治疗器械,需要的专业知识涉及呼吸生理、麻醉科、耳鼻喉科、胸内科各方面,其发展日趋专业化,治疗效果也较过去有明显提高。处理急性呼吸衰竭,首先要对病情做出准确判断,根据原发病的病史及体检分析引起呼吸衰竭的原因及程度,对病情做出初步估计,看其主要是通气还是换气障碍(二者处理原则不同),然后决定治疗步骤和方法。要对早期呼吸衰竭进行积极处理,这样常可预防发生严重呼衰,减少并发症。严重濒危者则需进行紧急抢救,不要因等待检查结果而耽误时间。呼吸衰竭的治疗只是原发病综合治疗中的一部分,因此要强调同时进行针对原发病的治疗,有时原发病虽无特效疗法,但可自行恢复,则呼吸衰竭的治疗对患儿预后起决定性作用。

改善血气的对症治疗有重要作用,呼吸功能障碍不同,侧重点亦不同。呼吸道梗阻患者重点在改善通气,帮助 CO_2 排出;ARDS 患者重点在换气功能,须提高血氧水平;而对肺炎患儿则要兼顾两方面,根据不同病例特点区别对待。本节重点讨论呼吸衰竭的一般内科治疗,呼吸急救技术和呼吸衰竭治疗的新方法。

要重视一般内科治疗,包括呼吸管理,应用得当,可使多数早期呼吸功能不全患儿,不致发展到呼吸衰竭。一旦发生呼吸衰竭,须应用呼吸急救技术时,要尽量从各方面减少对患儿的损伤,尽可能选用无创方法,充分发挥患儿自身恢复的能力。通过气管插管应用呼吸机是现代呼吸急救的重要手段,但可带来一系列不良影响。应用呼吸机时为减少肺损伤,近年特别强调"肺保护通气",值得重视。不同病情患儿,选用不同治疗呼吸衰竭的新方法,可解决一些过去不能解决的问题,减少或避免对患儿应用损伤更大的治疗,但临床上多数严重呼吸衰竭患儿,还是主要靠常规呼吸机治疗。

七、一般内科治疗

(一)呼吸管理

1.保持呼吸道通畅

呼吸道通畅对改善通气功能有重要作用。由积痰引起的呼吸道梗阻常是造成或加重呼吸衰竭的重要原因,因此在采用其他治疗方法前首先要清除呼吸道分泌物及其他可能引起呼吸道梗阻的因素,以保持呼吸道通畅。口、鼻、咽部的黏痰可用吸痰管吸出,气管深部黏痰常需配合湿化吸入,翻身拍背,甚至气管插管吸痰。昏迷患儿头部应尽量后仰,以免舌根后倒,阻碍呼吸。容易呕吐的患儿应侧卧,以免发生误吸和窒息。昏迷患儿为使舌根向前,唇齿张开,可用口咽通气道保持呼吸道通畅。要选择合适大小的通气道,以防管道太长堵塞会厌部,还要防止因管道刺激引起呕吐误吸。

2.给氧

(1)给氧对新生儿的作用:给氧可提高动脉氧分压,减少缺氧对机体的不良影响。此外,给氧对新生儿尚有下列作用:①吸入高浓度氧可使动脉导管关闭。②低氧血症时肺血管收缩导致肺动脉高压,给氧后肺动脉压下降,可减轻右心负担。③早产儿周期性呼吸和呼吸暂停可因给氧而减少或消失。④有利于肺表面活性物质的合成。⑤防止核黄疸。⑥防止体温不升。新生儿在 $32\sim34$ ℃环境下氧消耗量最小,低于此温度,为了维持体温,氧消耗量增加,若同时氧供应不足,则氧消耗量难以增加,不能产生足够热量维持体温,因而体温下降,给氧后可避免发生此种改变。

(2)给氧的指征与方法:严重呼吸窘迫患儿决定给氧多无困难,中等严重程度患儿是否需要给氧最好进行血氧分压测定。发绀和呼吸困难都是给氧的临床指征。心率快和烦躁不安是早期缺氧的重要表现,在排除缺氧以外的其他原因后,可作为给氧的指征。由于医用氧含水分很少,不论任何方法给氧,都需对吸入氧进行充分湿化。常用给氧方法:①鼻导管给氧。氧流量儿童 $1\sim2$ L/min,婴幼儿 $0.5\sim1.0$ L/min,新生儿 $0.3\sim0.5$ L/min,吸入氧浓度 $30\%\sim40\%$。②开式口罩给氧。氧流量在儿童 3.5 L/min,婴幼儿 $2\sim4$ L/min,新生儿 $1\sim2$ L/min,氧浓度 $45\%\sim60\%$左右。③氧气头罩。氧浓度可根据需要调节,通常 $3\sim6$ L/min,氧浓度 $40\%\sim50\%$。

(3)持续气道正压给氧:经鼻持续气道正压(CPAP)是 20 世纪 70 年代初开始用于新生儿的一种给氧方法,其特点是设备简单,操作容易,通常对患儿无损伤,效果明显优于普通给氧方法。最初 CPAP 通过气管插管进行,由于新生儿安静时用鼻呼吸,这是在新生儿可用经鼻 CPAP 的基础。经验表明,婴幼儿用经鼻 CPAP 也可取得良好效果。近十年来国外在 CPAP 仪器的改进和临床应用方面都有不少新进展。国内许多单位正规应用 CPAP 都取得满意效果,但还不够普遍,远未发挥 CPAP 应有的作用。①基本原理和作用。CAPA 的主要作用:当肺实变、肺不张、肺泡内液体聚集时,肺泡不能进行气体交换,形成肺内分流。进行 CPAP 时,由于持续气流产生的气道正压,可使病变肺泡保持开放,使减少的功能残气增加,其增加量可达正常值的 1/3~2/3,并减少肺泡内液体渗出,从而使肺内分流得到改善,血氧上升。CPAP 对血气的影响。CPAP 的作用与单纯提高吸入氧浓度的普通给氧方法有本质的不同,它是通过改善换气功能而提高血氧的,而不必使用过高的吸入氧浓度。CPAP 时 PaO_2 的增高与 CPAP 的压力值并非直线关系,而是与肺泡开放压有关,当 CPAP 压力增加到一定程度,大量肺泡开放时,PaO_2 可有明显升高。应用 CPAP 对 $PaCO_2$ 影响与肺部病变性质和压力大小有关,有些气道梗阻患儿由于应用 CPAP 后气道扩张,$PaCO_2$ 可下降;若气道梗阻严重或 CPAP 压力过高,可影响呼气,使 $PaCO_2$ 增高。CPAP 对肺功能影响。应用 CPAP 时由于肺泡扩张,可使肺顺应性增加,呼吸省力,减少呼吸功,由于鼻塞增加气道阻力,也可使呼吸功增加。在正常新生儿 0.1~0.5 kPa(1~5 cmH₂O)的 CPAP 可使声门上吸气和呼气阻力均减低,这是 CPAP 用于治疗上呼吸道梗阻所致呼吸暂停的基础。近年研究还表明,CPAP 有稳定胸壁活动、减少早产儿常见的胸腹呼吸活动不协调的作用,这有利于小婴儿呼吸衰竭的恢复。早期应用 CPAP 的作用:CPAP 早期应用,可及时稳定病情,避免气管插管带来不良影响,还可减少高浓度氧吸入的肺损伤,并减少呼吸机的应用,使感染、气胸等并发症减少。CPAP 还可作为撤离呼吸机时向自主呼吸过度的手段,使患儿较早脱离呼吸机。②应用 CPAP 的适应证。新生儿及婴幼儿肺部疾病、肺炎、肺不张、胎粪吸入综合征、肺水肿等所致低氧血症用普通给氧效果不好者,是应用 CPAP 最主要的适应证。新生儿呼吸窘迫综合征(RDS)是应用 CPAP 最合适的适应证。在 20 世纪 70 年代,由于 CPAP 的应用,使 RDS 病死率有较明显下降,但在危重 RDS 患儿,效果仍不理想,而需应用呼吸机。20 世纪 80 年代后期以来肺表面活性物质气管内滴入是治疗 RDS 的一大进步,肺表面活性物质与经鼻 CPAP 联合早期应用,为在基层医院治疗中等病情的 RDS 提供了有效的新疗法。③仪器装置和用法。用简单的自制装置进行 CPAP 氧疗,虽然也可起一定作用,但效果较差。为取得良好效果,要应用专业的 CPAP 装置。CPAP 氧疗器包括适用于新生儿到儿童的不同型号鼻塞、呼气阀、连接管道、水柱压差计、加温湿化器和支架等部分,应用时需要电源和瓶装氧气,该装置的主要不足是目前缺乏氧浓度控制。鼻塞由硅胶制成,外形乳头样,应用时选择适合鼻孔大小鼻塞,保证鼻孔密封不漏气。加温湿化器可向患儿提供温暖潮湿的吸入气,水柱压差计有利于监测气道压力,同时在压力过高时使气体逸出,起到安全阀作用。应用方法:CPAP 的应用方法简易,但要在理解基本原理和仪器性能基础上再应用,以免发生误差。应用前将管道连接妥当,清除患儿鼻孔分泌物,开启氧气 3~4 L/min,将鼻塞置于鼻孔内。开始时压力可保持在 0.3~0.4 kPa(3~4 cmH₂O),最大可达 0.8 kPa(8 cmH₂O)。原则上用能保持血氧分压至 8.0 kPa(60 mmHg)以上的最低压力。压力大小由氧流量(最大可达 8~10 L/min)和呼气阀开口控制,也与患儿口腔和鼻塞密闭程度有关。④不良影响与并发症。正确应用 CPAP 对患儿大都没有不良影响,发生不良影响主要与持续气道正压有关,压力过大可导致气压伤、气胸,但在经鼻 CPAP 时,由于口腔经常开放,压力不至过高,故很少造成气压伤。由于大量气体进入胃内,在胃肠动力功能不良的小婴儿,易有腹胀(可通过胃管排气),在先天性胃壁肌层不全患儿,曾有胃穿孔的个例报告。由于长期应用鼻塞,可造成鼻前庭溃疡。国外报告在病情危重的早产儿可损伤鼻翼和鼻小柱,严重者坏死,形成狭窄,日后需整形手术。鼻损伤发生率不高,其发生与鼻塞应用时间长短和护理有密切关系。CPAP 可增加气道阻力,从而增加呼吸功,使患儿呼吸费力,可成为导致治疗失败的原因。

(4)氧中毒：长期应用氧气治疗，要注意氧中毒。新生儿尤其是早产儿对高浓度氧特别敏感，吸入氧浓度大于60%，超过24小时肺内即有渗出、充血、水肿等改变，更长时间吸入高浓度氧，用呼吸机进行正压呼吸的患儿，肺部含气量逐渐减少，可出现增生性改变，严重者表现为广泛的间质性纤维化和肺组织破坏，即所谓"支气管肺结构不良"，肺氧中毒直接受吸入氧浓度影响，而与动脉氧分压无直接关系。新生儿，特别是早产儿长时间吸入高浓度氧，导致高于正常的动脉氧分压，主要影响视网膜血管，开始为血管收缩，继则血管内皮损害，引起堵塞，日后发生增生性变化，血管进入玻璃体，引起出血、纤维化，即晶体后纤维增生症，约30%可致盲。早产儿视网膜病与用氧时间长短和出生体重密切相关，吸入氧浓度也是一个重要因素。在小婴儿应用CPAP时氧浓度不应超过60%，过高的吸入氧浓度不宜超过24小时。

3.雾化与湿化吸入

呼吸道干燥时，气管黏膜纤毛清除功能减弱。通过向呼吸道输送适当水分，保持呼吸道正常生理功能，已成为呼吸衰竭综合治疗中必不可少的内容。湿化的方式有加温和雾化两种。加温湿化是利用电热棒将水加热到60℃左右，使吸入气接近体温并含有将近饱和水蒸气的温热、潮湿气体。此法比较适合于生理要求，对患儿不良反应少。应用时要注意水温不可过高，以防呼吸道烧伤。雾化的方法是将水变为直径1～10μm大小的雾粒，以利进入呼吸道深部。通常应用的是以高压气体为动力的喷射式雾化器，可在给氧同时应用。雾化器内还可加入药物，最常用的是支气管扩张剂，进行呼吸道局部治疗。但同时可能增加将感染带入呼吸道深部的机会，故必须注意雾化液的无菌和雾化器的消毒。对呼吸道局部进行以药物治疗为目的的雾化吸入只需短时间间断应用，以湿化呼吸道为目的时持续应用加湿器较好。超声波雾化器雾量大，有较好的促进排痰作用，由于治疗时水雾的刺激，发生咳喘机会较多，不宜长时间应用，每次应用0.5小时，每天数次即可。为了有效地引流黏痰，湿化吸入必须与翻身、拍背、鼓励咳嗽或吸痰密切配合，才能充分发挥作用。

胸部物理治疗包括体位引流、勤翻身、拍击胸背、吸痰等内容。翻身、拍背对防止肺不张，促进肺循环，改善肺功能有重要作用，方法简单而有效，但常被忽视。重症患儿活动少，尤应注意进行，通常3～4小时即应进行一次。湿化呼吸道只有与胸部物理治疗密切配合，才能确实起到保证呼吸道通畅的作用。

（二）控制感染

呼吸道感染常是引起呼吸衰竭的原发病或诱因，也是呼吸衰竭治疗过程中的重要并发症，其治疗成败是决定患儿预后的重要因素。应用呼吸机的患儿，呼吸道感染的病原以革兰阴性杆菌多见。抗生素治疗目前仍是控制呼吸道感染的主要手段。除抗生素治疗外，要采用各种方法增加机体免疫力。近年静脉输注丙种球蛋白取得较好效果。营养支持对机体战胜感染和组织修复都有极重要的作用。此外，还要尽量减少患儿重复受感染的机会，吸痰时工作人员的无菌操作和呼吸机管道的消毒（最好每天进行）必须认真做好，并在条件许可时尽早拔除气管插管。

（三）营养支持

营养支持对呼吸衰竭患儿的预后起重要作用。合理的营养支持有利于肺组织的修复，可增强机体免疫能力，减少呼吸肌疲劳。合理的营养成分还可减少排出CO_2的呼吸负担。首先要争取经口进食保证充足的营养，这对保持消化道正常功能有重要作用。呼吸衰竭患儿可因呼吸困难、腹胀、呕吐、消化功能减弱等原因，减少或不能经口进食，对此需通过静脉补充部分或全部营养。可通过外周静脉输入，必要时可经锁骨下静脉向中央静脉输入。

（四）药物治疗

1.呼吸兴奋剂

呼吸兴奋剂的主要作用是兴奋呼吸中枢,增加通气量,对呼吸中枢抑制引起的呼吸衰竭有一定效果,对呼吸道阻塞,肺实质病变或神经、肌肉病变引起的呼吸衰竭效果不大。在重症或晚期呼吸衰竭,呼吸兴奋剂是在没有进行机械呼吸条件时起辅助作用,因其疗效不确实,在急性呼吸衰竭的现代治疗中已不占重要地位。常用的呼吸兴奋剂有尼可刹米(可拉明)和山梗菜碱(洛贝林),二甲弗林也有较好兴奋呼吸中枢的效果,可以皮下、肌肉或静脉注射,应用时若无效则应停止,不可无限制地加大剂量。多沙普仑为较新的呼吸兴奋剂,大剂量时直接兴奋延髓呼吸中枢与血管运动中枢,安全范围宽,不良反应少,可取代尼可刹米。用于镇静、催眠药中毒,0.5～1.5 mg/kg,静脉滴注,不宜用于新生儿。

2.纠正酸中毒药物的应用

呼吸性酸中毒的纠正,主要应从改善通气功能入手,但当合并代谢性酸中毒,血液 pH 低于7.20 时,应适当应用碱性液纠正酸中毒,常用 5%碳酸氢钠溶液,用量为每次 2～5 mL/kg,必要时可重复 1 次,通常稀释为 1.4%等渗溶液静脉滴注,只在少数情况下才直接应用。需注意碳酸氢钠只在有相当的通气功能时才能发挥其纠正酸中毒的作用,否则输入碳酸氢钠将使 $PaCO_2$ 更高。使用碱性液纠正代谢性酸中毒时计算药物剂量的公式如下:

$$所需碱性液(mmol)＝0.3×BE(mmol)×体重(kg)$$

5%碳酸氢钠溶液 1.68 mL＝1 mmol,要密切结合临床病情掌握用量,而不能完全照公式计算。最好在开始只用计划总量的 1/2 左右,在治疗过程中再根据血液酸碱平衡检查结果随时调整,以免治疗过度。

（五）呼吸肌疲劳的防治

目前儿科临床确诊呼吸肌疲劳还不易做到,难以进行针对性的特异治疗,但要在呼吸衰竭治疗的全程中把减少呼吸肌疲劳的发生和增强呼吸肌的能力作为一项重要工作,为此需注意以下几点。

（1）补充足够营养,以利呼吸肌组织的恢复和能源供应。

（2）注意呼吸肌的休息,也要适当锻炼。应用呼吸机也要尽可能发挥自主呼吸的作用。

（3）改善肺的力学特性(减少气道阻力,增加肺顺应性),减少呼吸功,减轻呼吸肌的负担。

（4）改善循环,让呼吸肌能有充足血液供应能源和养料。

（5）增加呼吸肌收缩能力,目前尚无理想药物能有效治疗呼吸肌疲劳,现有药物效果都不确切。氨茶碱和咖啡因类药物作用于骨骼肌细胞,抑制磷酸二酯酶,从而改变 cAMP 代谢,可使膈肌收缩力加强,预防和治疗膈肌疲劳。

八、建立人工呼吸道

当呼吸衰竭时,若一般内科处理难以维持呼吸道通畅时,就要建立人工呼吸道,这是保证正常气体交换的基本措施。根据病情和需要时间的长短,可有不同选择。共同的适应证:①解除上呼吸道梗阻;②引流下呼吸道分泌物;③咽麻痹或深昏迷时防止误吸;④应用呼吸机。常用的人工呼吸道是气管插管或气管切开;应用人工呼吸道时气管直接与外界交通,对患儿不良影响包括吸入气失去上呼吸道的生理保护作用,易于造成下呼吸道感染,不能有效咳嗽,不能讲话。

(一)气管插管

气管插管操作简单,便于急救时应用,对患儿创伤较气管切开小。但因对咽喉刺激强,清醒患儿不易接受,且吸痰和管理不如气管切开方便。插管后要尽量避免触碰导管,减少对咽喉的刺激。导管管腔易被分泌物堵塞,须注意定时吸痰,保护管腔和呼吸道的通畅。要将气管插管和牙垫固定好,保持插管的正确位置,防止其滑入一侧总支气管(插管常滑入右侧总支气管,使左侧呼吸音减弱或消失)或自气管脱出。气管插管可经口或经鼻进行。经口插管操作较简单,但插管较易活动,进食不便。经鼻插管容易固定,脱管机会少,便于口腔护理,但是插管操作和吸痰不如经口插管方便,插管可压迫鼻腔造成损伤,并将鼻部感染带入下呼吸道。决定插管留置时间主要应考虑的是喉损伤,影响因素包括患者一般状况,插管操作是否轻柔,插管的活动及插管质量。应用刺激性小的聚氯乙烯插管可留置1周左右或更长时间。婴儿喉部软骨细胞成分多而间质少,较柔软,而年长儿则纤维性间质多,喉软骨较硬,故婴儿耐受气管插管时间较长。近年我们对新生儿和婴幼儿呼吸衰竭抢救都是进行气管插管,不做气管切开。年长儿呼吸衰竭的抢救,也可用气管插管代替气管切开,但长时间插管发生永久性喉损伤的严重性不容忽视。对于插管时间,由于病情不同,以及呼吸管理技术水平的差异,很难做出统一的、可允许的插管时限,在年长儿以不超过1~2周为宜。

凡呼吸衰竭病情危重、内科保守治疗无效需进行呼吸机治疗者,气管插管是建立人工呼吸道的首选方法。气管插管材料常用聚氯乙烯(一次性制品),硅橡胶管则可重复应用,过去的橡胶制品因刺激性大已不再用。各年龄选用气管插管大小见表2-5。实际上每个患儿用的号码可略有差别,总的原则是不要管径过大,以免压迫声门,但又不要太细,以防漏气太多。带气囊的气管插管多用于成人,小儿很少应用。经鼻气管插管比经口者略长,其长度大致可按耳屏到鼻孔的2倍计算。为保证气管插管发挥作用和治疗成功,根据多年经验,必须认真、细致地做好日常护理工作,包括呼吸道湿化,吸痰操作轻柔,注意无菌,防止脱管、堵管、插管滑入右侧和喉损伤。

表 2-5　不同年龄患儿气管插管的内径及长度

年龄	气管插管内经(mm)	最短长度(mm)
新生儿	3.0	110
6 月	3.5	120
1 岁半	4.0	130
3 岁	4.5	140
5 岁	5.0	150
6 岁	5.5	160
8 岁	6.0	180
12 岁	6.5	200
16 岁	7.0	210

注:法制号＝3.14(Ⅱ)×气管内径

(二)气管切开

由于成功应用气管插管,气管切开在呼吸急救中的应用较过去减少。与气管插管比较,切开可减少呼吸道解剖无效腔,便于吸痰,可长时间应用,不妨碍经口进食,但是手术创伤较大,肺部感染和气管损伤等并发症机会增多,更不能多次使用。气管切开适应证随年龄和病种不同而异。

小婴儿气管切开并发症较多,且易使病程拖延,目前已很少应用。在儿童可望1～2周内病情有明显好转者,也大多用气管插管。若病情虽有好转,仍需继续用呼吸机治疗时,则应考虑气管切开。病情难以在短时间恢复的神经肌肉系统疾病病儿由于气管切开对保持呼吸道通畅和患儿安全有重要作用,切开不宜过迟,以免贻误治疗时机。严重呼吸衰竭患儿最好在气管插管和加压给氧下进行手术,气管切开后即应用呼吸机辅助呼吸,以确保安全。

目前国内大医院较多应用塑料气管切开套管,进口的塑料套管与套囊合而为一,没有内管,质地较柔软,对患儿较舒适,但要防止痰痂堵管。婴儿应用也有不带套囊的塑料套管,包括内、外管的银制套管已很少用。在年长儿机械通气应用时要外加套囊充气,以防漏气。气管切开的并发症较气管插管明显为多,包括感染、出血、气胸等,气管黏膜可因套管长期压迫而水肿、缺血、坏死。

九、呼吸衰竭治疗新进展

(一)肺表面活性物质(PS)治疗

1.成分、作用、制剂

PS是一个极为复杂的系统,它是肺脏本身维持其正常功能而产生的代谢产物,主要成分是饱和卵磷脂,还有少量蛋白,其主要作用是降低肺泡气液界面表面张力,但其作用远不止于此,其他方面的作用还包括防止肺水肿、保持气道通畅和防御感染等。

PS的应用可以从力学结构改善肺功能,使因PS缺乏而萎陷的肺容易扩张,这比现有的方法用呼吸机使肺在正压下吹张,更接近生理要求,从而减少或缩短呼吸机应用时间及并发症。肺表面活性物质治疗还可阻断因其缺乏引起的恶性循环,提供体内合成的原料,为PS缺乏引起的呼吸衰竭提供了全新的治疗途径。

2.临床应用

RDS早期气管内滴入已成为西方先进国家治疗常规,它能改善氧合,缩短应用呼吸机时间,减少并发症,降低病死率。注入的PS能被肺组织吸收再利用,通常只需给药1～2次,最多3次。给药后由于肺泡扩张,换气功能改善,血氧分压迅速升高,肺的静态顺应性也有所改善,$PaCO_2$下降,胸片肺充气改善是普遍现象;应用呼吸机所需通气压力和吸入氧浓度也因肺部情况好转而下降,使肺损伤机会减少。

由于气道持续正压(CPAP)对RDS肯定的治疗作用,且所需设备简单,已有多篇报告肯定了PS和CPAP联合应用的治疗效果,它可成为减少或不用呼吸机治疗RDS的新方法,这对体重较大,中等病情早期患儿更适用。有对照的研究表明,PS+CPAP与PS+IMV的治疗方法比较,气胸和颅内出血在前者均较少,需治疗时间也较短。

PS在其他疾病所致呼吸衰竭患儿的应用效果不如RDS。肺表面活性物质减少在ARDS或其他肺损伤时的改变是继发的,肺Ⅱ型细胞受损害影响PS的合成与分泌,肺内渗出成分(血浆蛋白、纤维蛋白原等)和炎性产物对PS的抑制也是一个重要原因。

(二)吸入NO

1.临床应用

通常与呼吸机联合应用,目前的趋势是应用偏低的浓度,为10～20 ppm,甚至1～5 ppm也有效。治疗反应与吸入浓度是否平行,文献报告结果不一,重要的是根据具体患者的反应调整浓度。

在呼吸衰竭患儿吸入 NO 改善氧合的效果与患儿肺部情况和呼吸机的应用方法有关。通常在早期应用或致病因素较单一者中,效果较好。ARDS 致病因素复杂,低氧血症不是影响预后的唯一因素,其应用效果较差。但吸入 NO 是否有良好反应可作为判断患儿预后的参考指标。肺的通气情况影响治疗效果。在有病变的肺,用高频通气或肺表面活性剂使肺泡扩张,有利于 NO 的进入,能达到较好治疗效果。在有肺病变时,吸入 NO 可有改善通气作用。因 NO 使肺血管扩张,可改善有通气、无血流肺泡的呼吸功能,使无效腔减少。

2.吸入 NO 的不良影响

吸入 NO 的浓度必须严格控制,因为浓度过高会对患儿造成危害。

(1)高铁血红蛋白增加:NO 吸入后,进入体循环与血红蛋白结合而失活,不再有扩张血管作用,同时形成没有携氧能力的高铁血红蛋白。因此,在 NO 吸入时要注意监测高铁血红蛋白的变化。临床应用的 NO 浓度 20～40 ppm 或更低,高铁血红蛋白的生成通常不会超过 1％～2％。

(2)对肺的毒性:NO 与 O_2 结合生成 NO_2 红色气体,对肺有明显刺激,可产生肺水肿。NO_2 生成速度与吸入 NO 浓度、氧浓度及氧与 NO 接触时间有关,也受呼吸机类型的影响。根据美国职业安全和卫生管理局规定,工作环境中 NO 的安全浓度应＜6 ppm。

(3)其他毒副作用:进入体循环的 NO 与血红蛋白结合产生高铁血红蛋白,或 NO 与氧结合产生 NO_2,对肺有损伤作用,由于应用技术的改进,目前已大都不成问题,但吸入 NO 可延长出血时间。新生儿肺动脉高压(PPHN)吸入 40 ppm,NO 15 分钟,出血时间延长 1 倍(血小板计数与血小板聚集正常),停用 NO 后可于短时间内恢复。长时间吸入 NO 产生脂类过氧化反应及 NO 浓度过高对肺表面活性物质失活的影响值得重视。

十、并发症及其防治

呼吸衰竭的并发症包括呼吸衰竭时对机体各系统正常功能的影响及各种治疗措施(主要是呼吸机治疗)带来的危害,以下列举常见并发症。

(1)呼吸道感染。

(2)肺不张。

(3)呼吸肌与肺损伤。

(4)气管插管及气管切开的并发症。

(5)肺水肿与水潴留。

(6)循环系统并发症。

(7)肾脏和酸碱平衡。

十一、婴幼儿呼吸衰竭

本部分介绍发病最多,有代表性的是重症婴幼儿肺炎呼吸衰竭。肺炎是婴幼儿时期重要的常见病,也是住院患儿最重要的死因;主要死于感染不能控制而导致的呼吸衰竭及其并发症。对婴幼儿肺炎呼吸衰竭病理生理的深入认识和以此为基础的合理治疗,是儿科日常急救中的一项重要工作。

(一)通气功能障碍

肺炎病儿呼吸改变的特点首先是潮气量小,呼吸增快、表浅(与肺顺应性下降有关)。病情发展较重时,潮气量进一步减小。因用力加快呼吸,每分通气量虽高于正常,由于生理无效腔增大,实际肺泡通气量却无增加,仅保持在正常水平或略低;动脉血氧饱和度下降,二氧化碳分压稍有增高。病情危重时,病儿极度衰竭,无力呼吸,呼吸次数反减少,潮气量尚不及正常的1/2,生理无效腔更加增大,通气效果更加低下,结果肺泡通气量大幅度下降(仅为正常的1/4),以致严重缺氧,二氧化碳的排出也严重受阻,动脉血二氧化碳分压明显增高,呈非代偿性呼吸性酸中毒,pH降到危及生命的水平,平均在7.20以下。缺氧与呼吸性酸中毒是重症肺炎的主要死因。在危重肺炎的抢救中,关键是改善通气功能,纠正缺氧和呼吸性酸中毒。

(二)动脉血气检查

婴幼儿肺炎急性期动脉血氧下降程度依肺炎种类而不同,以毛细支气管炎最轻,有广泛实变的肺炎最重,4个月以下小婴儿肺炎由于代偿能力弱、气道狭窄等因素,PaO_2下降较明显。换气功能障碍是引起PaO_2下降最重要的原因,肺内分流引起的缺氧最严重,合并先天性心脏病则PaO_2下降更低。肺炎患儿动脉$PaCO_2$改变与PaO_2并不都一致,$PaCO_2$增加可有肺和中枢两方面原因。

(三)顺应性与肺表面活性物质

肺炎时肺顺应性大多有不同程度下降,病情越重,下降越明显,其原因是多方面的,炎症渗出、水肿、组织破坏均可使弹性阻力增加。另外,炎症破坏肺Ⅱ型细胞,使肺表面活性物质减少和其功能在炎性渗出物中的失活,均可使肺泡气液界面的表面张力增加,降低肺顺应性。我们观察到肺病变的轻重与顺应性及气管吸出物磷脂的改变是一致的,肺病变越重,饱和卵磷脂(肺表面活性物质主要成分)越低,顺应性也越差。顺应性下降是产生肺不张,引起换气障碍和血氧下降,以及肺扩张困难,通气量不足的一个基本原因。肺顺应性明显下降的肺炎患儿提示肺病变严重预后不良。上述改变为这类患儿用肺表面活性物质治疗提供了依据。

(四)两种不同类型的呼吸衰竭

1.呼吸道梗阻为主

这类患儿肺部病变并不一定严重,由于分泌物堵塞和炎症水肿造成细支气管广泛阻塞,呼吸费力导致呼吸肌疲劳,通气量不能满足机体需要。缺氧的同时合并有较重的呼吸性酸中毒,引起脑水肿,较早就出现中枢性呼吸衰竭,主要表现为呼吸节律的改变或暂停,这种类型多见于小婴儿。

2.肺部广泛病变为主

此类患儿虽然也可能合并严重的呼吸道梗阻,但缺氧比二氧化碳潴留更为突出。因这类病儿肺内病变广泛、严重,一旦应用呼吸机,常需要较长时间维持。

以上是较典型的情况,临床常见的是混合型,难以确切区分,但不论何种类型,若得不到及时治疗,不能维持足够通气量将是最终导致死亡的共同原因。

(五)几个有关治疗的问题

1.针对病情特点的治疗原则

近年来重症肺炎患儿的呼吸衰竭,因广泛严重病变引起者已较少见,而主要是呼吸道梗阻、呼吸肌疲劳引起的通气功能障碍,如果及时恰当处理,大多能经一般内科保守治疗解决,少数需做气管插管进行机械呼吸。对后者应掌握"早插快拔"的原则,即气管插管时机的选择不要过于保守(要根据临床全面情况综合判断,而不能只靠血气分析),这样可及时纠正呼吸功能障碍,保存患儿体力,避免严重病情对患儿的进一步危害。由于通气和氧合有了保证,病情会很快好转,而病情改善后又要尽早拔管,这样可最大限度地减少并发症。

2.应用呼吸机特点

由于重症肺炎患儿肺顺应性差,气道阻力大,应用呼吸机的通气压力偏高,通常在 2.0～2.5 kPa(20～25 cmH_2O),不宜超过 3.0 kPa(30 cmH_2O)。为避免肺损伤,潮气量不应过大,为避免气体分布不均匀,机械呼吸频率不宜太快,一般在 25～30 次/分。为发挥自主呼吸能力,开始即可应用间歇强制通气(IMV 或 SIMV),并加用适当的 PEEP,吸入氧的浓度要根据血氧分压调节,宜在 30%～60%。由于呼吸机的应用保证了必要的通气量,不需再用呼吸兴奋剂,如患儿烦躁,自主呼吸与机械呼吸不协调,可适当应用镇静剂(安定、水合氯醛),很少需用肌肉松弛剂。

3.肺水肿

肺炎患儿多数有肺水肿,轻者仅见于间质,难以临床诊断,重者液体渗出至肺泡。肺水肿与炎症和缺氧引起的肺毛细血管渗透性改变有关。肺水肿还可发生于输液过多、气胸复张后或支气管梗阻解除后;胸腔积液短时间大量引流也可发生严重肺水肿。应用快速利尿剂(呋塞米 1 mg/kg,肌内注射或静脉注射),可明显减轻症状。严重肺水肿应及时应用呼吸机进行间歇正压呼吸,并加用 PEEP,以利肺泡内水分回吸收。为防止肺水肿,液体摄入量应偏少,尤其静脉入量不宜多,婴幼儿通常以每天总入量在 60～80 mL/kg 为好。

4.难治的肺炎

目前难治的肺炎主要是那些有严重并发症的肺炎,其治疗重点应针对病情有所不同。合并先天性心脏病的患儿由于肺血多,伴肺动脉高压,心功能差,感染反复不愈,应积极改善心功能,对肺动脉高压可应用酚妥拉明,必要时试用吸入一氧化氮,其根本问题的解决在于手术矫正畸形。合并营养不良的患儿,由于呼吸肌力弱,呼吸肌疲劳更易发生,同时免疫能力低下,影响机体战胜感染,应特别注意营养支持和增强免疫力。严重感染合并脓气胸者在成功的胸腔引流情况下,必要时仍可应用呼吸机,但压力宜偏低或应用高频通气,以利气胸愈合。强有力的抗生素和一般支持疗法必不可少。病变广泛严重,低氧血症难以纠正的可试用肺表面活性物质,也可试用吸入 NO,但这方面尚缺乏足够经验。

(刘　霞)

第六节　肺　炎

肺炎为小儿时期的常见病。引起肺炎的病因是细菌和病毒感染,病毒以呼吸道合胞病毒、腺病毒、流感病毒、副流感病毒为常见,细菌以肺炎链球菌、金黄色葡萄球菌、溶血链球菌、B 型流感杆菌为常见。此外,霉菌、肺炎支原体、原虫、误吸异物及机体变态反应也是引起肺炎的病因。

目前临床上尚无统一的肺炎分类方法,按病理分类可分为大叶性肺炎、支气管肺炎、间质性肺炎;按病原分类分为细菌性、病毒性、霉菌性、肺炎支原体性肺炎等。实际应用中若病原确定,即按确诊的病原分类,不能确定病原时按病理形态分类。对上述两种分类方法诊断的肺炎还可按病程分类,病程在 1～3 个月为迁延性肺炎,3 个月以上为慢性肺炎。

不同病因引起的肺炎,其临床表现的共同点为发热、咳嗽、呼吸急促或呼吸困难、肺部啰音,而其病程、病理特点、病变部位及体征、X 射线检查表现各有特点,现分述如下:

一、支气管肺炎

支气管肺炎是婴幼儿期最常见的肺炎,全年均可发病,以冬春寒冷季节多发,华南地区夏季发病为数亦不少。先天性心脏病、营养不良、佝偻病患儿及居住条件差、缺少户外活动或空气污染较严重地区的小儿均较易发生支气管肺炎。

(一)病因

支气管肺炎的病原微生物为细菌和病毒。细菌感染中大部分为肺炎链球菌感染,其他如金黄色葡萄球菌、溶血性链球菌、流感嗜血杆菌、大肠埃希菌、铜绿假单胞菌亦可致病,但杆菌类较为少见;病毒感染主要为腺病毒、呼吸道合胞病毒、流感病毒、副流感病毒的感染。此外,亦可继发于麻疹、百日咳等急性传染病。

(二)病理

支气管肺炎的病理改变因病原微生物不同可表现为两种类型。

1.细菌性肺炎

细菌性肺炎以肺泡炎症为主要表现。肺泡毛细血管充血,肺泡壁水肿,炎性渗出物中含有中性粒细胞、红细胞、细菌。病变侵袭邻近的肺泡呈小点片状灶性炎症,故又称为小叶性肺炎,此时间质病变往往不明显。

2.病毒性肺炎

病毒性肺炎以支气管壁、细支气管壁及肺泡间隔的炎症和水肿为主,局部可见单核细胞浸润。细支气管上皮细胞坏死,管腔被黏液和脱落的细胞、纤维渗出物堵塞,形成病变部位的肺泡气肿或不张。

上述两类病变可同时存在,见于细菌和病毒混合感染的肺炎。

(三)病理生理

由于病原体产生的毒素为机体所吸收,因而存在全身性毒血症。

(1)肺泡间质炎症使通气和换气功能均受到影响,导致缺氧和二氧化碳潴留。若肺部炎症广泛,机体的代偿功能不能缓解缺氧和二氧化碳潴留,则病情加重,血氧分压及氧饱和度下降,二氧化碳潴留加剧,出现呼吸功能衰竭。

(2)心肌对缺氧敏感,缺氧及病原体毒素两者作用可导致心肌劳损及中毒性心肌炎,使心肌收缩力减弱,又因缺氧、二氧化碳潴留引起肺小动脉收缩、右心排出阻力增加,可导致心力衰竭。

(3)中枢神经系统对缺氧十分敏感,缺氧和二氧化碳潴留致脑血管扩张、血管通透性增高,脑组织水肿、颅内压增高,表现有神态改变和精神症状,重症者可出现中枢性呼吸衰竭。

(4)缺氧可使胃肠道血管通透性增加,病原体毒素又可影响胃肠道功能,出现消化道症状,重症者可有消化道出血。

(5)肺炎早期由于缺氧,反射性地增加通气,可出现呼吸性碱中毒。机体有氧代谢障碍,酸性代谢产物堆积,加之高热,摄入水分和食物不足,均可导致代谢性酸中毒。二氧化碳潴留、血中H^+浓度不断增加,pH降低,产生呼吸性酸中毒。在酸中毒纠正时二氧化碳潴留改善,pH上升,钾离子进入细胞内,血清钾下降,可出现低钾血症。

(四)临床表现

肺炎为全身性疾病,各系统均有症状。病情轻重不一,病初均有急性上呼吸道感染症状。

主要表现为发热、咳嗽、气急。发热多数为不规则型,热程短者数天,长者可持续1~2周;咳嗽频繁,婴幼儿常咳不出痰液,每在吃乳时呛咳,易引起乳汁误吸而加重病情;气急、呼吸频率增加至每分钟 40～60 次以上,鼻翼翕动、呻吟并有三凹征,口唇、鼻唇周围及指、趾端发绀,新生儿常口吐泡沫。肺部听诊早期仅为呼吸音粗糙,继而可闻及中、细湿啰音,哭闹时及吸气末期较为明显。病灶融合、肺实变时出现管状呼吸音。若一侧呼吸音降低伴有叩诊浊音时应考虑胸腔积液。体弱婴儿及新生儿的临床表现不典型,可无发热、咳嗽,早期肺部体征亦不明显,但常有呛乳及呼吸频率增快,鼻唇区轻度发绀。重症患儿可表现呼吸浅速,继而呼吸节律不齐,潮式呼吸或叹息样、抽泣样呼吸,呼吸暂停,发绀加剧等呼吸衰竭的症状。

1.循环系统

轻症出现心率增快,重症者心率增快可达 140～160 次/分,心音低钝,面色苍白且发灰,呼吸困难和发绀加剧。若患儿明显烦躁不安,肝脏短期内进行性增大,上述症状不能以体温升高或肺部病变进展解释,应考虑心功能不全。此外,重症肺炎尚有中毒性心肌炎、心肌损害的表现,或由于微循环障碍引起弥散性血管内凝血(DIC)的症状。

2.中枢神经系统

轻者可表现烦躁不安或精神萎靡,重者由于存在脑水肿及中毒性脑病,可发生痉挛、嗜睡、昏迷,重度缺氧和二氧化碳潴留可导致眼球结膜及视神经盘水肿、呼吸不规则、呼吸暂停等中枢性呼吸衰竭的表现。

3.消化系统

轻者胃纳减退、轻微呕吐和腹泻,重症者出现中毒性肠麻痹、腹胀,听诊肠鸣音消失,伴有消化道出血症状(呕吐咖啡样物并有黑便)。

(五)辅助检查

血白细胞总数及中性粒细胞百分比增高提示细菌性肺炎,病毒性肺炎时白细胞计数大多正常。

1.病原学检查

疑为细菌性肺炎,早期可做血培养,同时吸取鼻咽腔分泌物做细菌培养,若有胸腔积液可做穿刺液培养,这有助于细菌病原体的确定。疑病毒性肺炎可取鼻咽腔洗液做免疫荧光检查、免疫酶检测、病毒分离或双份血清抗体测定以确定病原体。

2.血气分析

对气急显著伴有轻度中毒症状的病儿,均应做血气分析。病程中还需进行监测,有助于及时给予适当处理,并及早发现呼吸衰竭的病儿。肺炎患儿常见的变化为低氧血症、呼吸性酸中毒或混合性酸中毒。

3.X 线检查

X 线检查多见于双肺内带及心膈角区、脊柱两旁小斑片状密度增深影,其边缘模糊,中间密度较深,病灶互相融合成片,其中可见透亮、规则的支气管充气影,伴有广泛或局限性肺气肿。间质改变则表现两肺各叶纤细条状密度增深影,行径僵直,线条可互相交错或呈两条平行而中间透亮影称为双轨征;肺门区可见厚壁透亮的环状影为袖口征,并有间质气肿,在病变区内可见分布不均的小圆形薄壁透亮区。

(六)诊断与鉴别诊断

根据临床表现有发热、咳嗽、气急,体格检查肺部闻及中、细水泡音即可做出诊断,还可根据病程、热程、全身症状及有无心功能不全、呼吸衰竭、神经系统的症状来判别病情轻重,结合X线摄片结果及辅助检查资料初步做出病因诊断。免疫荧光抗体快速诊断法可及时做出腺病毒、呼吸道合胞病毒等病原学诊断。

支气管肺炎应与肺结核及支气管异物相鉴别。肺结核及肺炎临床表现有相似之处,均有发热、咳嗽,粟粒性肺结核患者尚有气促、轻微发绀,但一般起病不如肺炎急,且肺部啰音不明显,X线摄片有结核的特征性表现,结核菌素试验及结核接触史亦有助于鉴别。气道异物患儿有呛咳史,有继发感染或病程迁延时亦可有发热及气促,X线摄片在异物堵塞部位出现肺不张及肺气肿,若有不透光异物影则可明确诊断。此外,尚需与较少见的肺含铁血黄素沉着症等相鉴别。

(七)并发症

以脓胸、脓气胸、心包炎及败血症(包括葡萄球菌脑膜炎、肝脓疡)为多见,常由金黄色葡萄球菌引起,肺炎链球菌、大肠埃希菌亦可引起化脓性并发症。患儿体温持续不降,呼吸急促且伴中毒症状,应摄胸片及作其他相应检查以了解并发症存在情况。

(八)治疗

1.护理

病儿应置于温暖舒适的环境中,室温保持在 20 ℃左右,湿度以 60% 为佳,并保持室内空气流通。做好呼吸道护理,清除鼻腔分泌物、吸出痰液,每天 2 次做超声雾化使痰液稀释便于吸出,以防气道堵塞影响通气。配置营养适当的饮食并补充足够的维生素和液体,经常给患儿翻身、拍背、变换体位或抱起活动以利分泌物排出及炎症吸收。

2.抗生素治疗

根据临床诊断考虑引起肺炎的可能病原体,选择敏感的抗菌药物进行治疗。抗生素主要用于细菌性肺炎或疑为病毒性肺炎但难以排除细菌感染者。根据病情轻重和病儿的年龄决定给药途径,对病情较轻的肺炎链球菌性肺炎和溶血性链球菌性肺炎、病原体未明的肺炎可选用青霉素肌内注射,对年龄小而病情较重的婴幼儿应选用两种抗生素静脉用药。疑为金黄色葡萄球菌感染的患儿选用青霉素 P_{12}、头孢菌素、红霉素,革兰阴性杆菌感染选用第三代头孢菌素或庆大霉素、阿米卡星、氨苄西林,铜绿假单胞菌肺炎选用羧苄西林、阿米卡星或头孢类抗生素,支原体肺炎选用大环内酯类抗生素。一般宜在热降、症状好转、肺炎体征基本消失或 X 线摄片、胸透病变明显好转后 2～7 天才能停药。病毒性肺炎应用抗生素治疗无效,但合并或继发细菌感染需应用抗生素治疗。

3.对症处理

(1)氧疗:无明显气促和发绀的轻症患儿可不予氧疗,但需保持安静。烦躁不安、气促明显伴有口唇发绀的患儿应给予氧气吸入,经鼻导管或面罩、头罩给氧,一般氧浓度不宜超过 40%,氧流量 1～2 L/min。

(2)心力衰竭的治疗:对重症肺炎出现心力衰竭时,除即给吸氧、镇静剂及适当应用利尿剂外,应给快速洋地黄制剂,可选用:①地高辛口服饱和量<2 岁为 0.04～0.05 mg/kg,>2 岁为 0.03～0.04 mg/kg,新生儿、早产儿为 0.02～0.03 mg/kg;静脉注射量为口服量的 2/3～3/4。首次用饱和量的 1/3～1/2 量,余量分 2～3 次给予,每 4～8 小时 1 次。对先天性心脏病及心力衰竭严重者,在末次给药后 12 小时可使用维持量,为饱和量的 1/5～1/4,分 2 次用,每 12 小时 1 次。应用洋地黄制剂时应慎用钙剂。②毛花苷 C(西地兰),剂量为每次 0.01～0.015 mg/kg,加入 10% 葡萄糖液 5～10 mL 中静脉推注,必要时间隔 2～3 小时可重复使用,一般用 1～2 次后改用地高辛静脉饱和量法,24 小时饱和。此外,亦可选用毒毛花苷 K,饱和量 0.007～

0.010 mg/kg,加入 10％葡萄糖溶液 10～20 mL 中缓慢静脉注射。

（3）降温与镇静：对高热患儿应用物理降温，头部冷敷，冰袋或乙醇擦浴。对乙酰氨基酚 10～15 mg/kg 或布洛芬 5～10 mg/kg 口服，亦可用安乃近 5～10 mg/kg 肌内注射或口服，烦躁不安者应用镇静剂，氯丙嗪（冬眠灵）和异丙嗪（非那根）各 0.5～1.0 mg/kg，或用苯巴比妥（鲁米那）5 mg/kg，肌内注射，亦可用地西泮（安定）每次 0.2～0.3 mg/kg（呼吸衰竭者应慎用）。

（4）祛痰平喘：婴幼儿咳嗽及排痰能力较差，除及时清除鼻腔分泌物及吸出痰液外，可用祛痰剂稀释痰液，用沐舒坦口服或乙酰半胱氨酸雾化吸入，亦可选用中药。对咳嗽伴气喘者应用氨茶碱、复方氯喘、爱纳灵等解除支气管痉挛。

（5）对因低钾血症引起腹胀患儿应纠正低钾，必要时可应用胃肠减压。

4.肾上腺皮质激素的应用

一般肺炎不需应用肾上腺皮质激素，尤其疑为金黄色葡萄球菌感染时不应使用，以防止感染播散。重症肺炎、有明显中毒症状或喘憋较甚者，可短期使用，选用地塞米松或氢化可的松，疗程不超过 3～5 天。

5.维持液体和电解质平衡

肺炎病儿应适当补液，按每天 60～80 mL/kg 计算，发热、气促或入液量少的患儿应适当增加入液量，采用生理维持液（1∶4）均匀静脉滴注，适当限制钠盐。肺炎伴腹泻有重度脱水者应按纠正脱水计算量的 3/4 补液，速度宜稍慢。对电解质失衡的患儿亦应适当补充。

6.脑水肿的治疗

纠正缺氧，使用脱水剂减轻脑水肿，减低颅压。可采用 20％甘露醇每次 1.0～1.5 g/kg，每4～6 小时静脉注射，或短程使用地塞米松每天 5～10 mg，一般疗程不超过 3 天。

7.支持治疗

对重症肺炎、营养不良、体弱患儿应用少量血或血浆做支持疗法。

8.物理疗法

病程迁延不愈者使用理疗，帮助炎症吸收。局部使用微波、超短波或红外线照射，每天 1 次，7～10 天为 1 个疗程，或根据肺部炎症部位不同采用不同的体位拍击背部亦有利于痰液引流和分泌物排出。

9.并发症的治疗

并发脓胸及脓气胸时应给予适当抗生素，供给足够的营养，加强支持治疗，胸腔穿刺排脓，脓液多或稠厚时应作闭合引流。并发气胸时应做闭合引流，发生高压气胸情况紧急时可在第二肋间乳线处直接用空针抽出气体以免危及生命。

（九）预后

轻症肺炎经治疗都能较快痊愈。重症肺炎处理及时，大部分患儿可获痊愈。体弱、营养不良、先天性心脏病、麻疹、百日咳等急性传染病合并肺炎或腺病毒及葡萄球菌肺炎者病情往往危重。肺炎病死者大部分为重症肺炎。

（十）预防

首先应加强护理和体格锻炼，增强小儿的体质，防止呼吸道感染，按时进行计划免疫接种，预防呼吸道传染病，均可减少肺炎的发病。

二、腺病毒肺炎

腺病毒肺炎是小儿发病率较高的病毒性肺炎之一,其特点为重症患者多,病程长,部分患儿可留有后遗症。腺病毒上呼吸道感染及肺炎可在集体儿童机构中流行,出生 6 个月～2 岁易发本病,我国北方发病率高于南方,病情亦较南方为重。

(一)病因

病原体为腺病毒,我国流行的腺病毒肺炎多数由 3 型及 7 型引起,但 11、5、9、10、21 型亦有报道。临床上 7 型重于 3 型。

(二)病理

腺病毒肺炎病变广泛,表现为灶性或融合性、坏死性肺浸润和支气管炎,两肺均可有大片实变坏死,以两下叶为主,实变以外的肺组织可有明显气肿。支气管、毛细支气管及肺泡有单核细胞及淋巴细胞浸润,上皮细胞损伤,管壁有坏死、出血,肺泡上皮细胞显著增生,细胞核内有包涵体。

(三)临床表现

潜伏期为 3～8 天,起病急骤,体温在 1～2 天内升高至 39 ℃,呈稽留不规则高热,轻症者7～10 天退热,重者持续 2～3 周。咳嗽频繁,多为干咳;同时出现不同程度的呼吸困难及阵发性喘憋。疾病早期即可呈现面色灰白、精神萎靡、嗜睡,伴有纳呆、恶心、呕吐、腹泻等症状,疾病到第 1～2 周可并发心力衰竭,重症者晚期可出现昏迷及惊厥。

肺部体征常在高热 4～7 天后才出现,病变部位出现湿啰音,有肺实变者出现呼吸音减低,叩诊呈浊音,明显实变期闻及管状呼吸音。肺部体征一般在病程第 3～4 周渐渐减少或消失,重症者至第 4～6 周才消失,少数病例可有胸膜炎表现,出现胸膜摩擦音。

部分病儿皮肤出现淡红色斑丘疹,肝、脾肿大,DIC 时表现皮肤、黏膜、消化道出血症状。

(四)辅助检查

早期胸部 X 线摄片无变化,一般在 2～6 天出现,轻者为肺纹理增粗或斑片状炎症影,重症可见大片状融合影,累及节段或整个肺叶,以两下肺为多见,轻者 3～6 周,重者 4～12 周病变才逐渐消失。部分病儿可留有支气管扩张、肺不张、肺气肿、肺纤维化等后遗症。

周围血象在病变初期白细胞总数大多减少或正常,以淋巴细胞为主,后期有继发感染时白细胞及中性粒细胞可增多。

(五)诊断

主要根据典型的临床表现、抗生素治疗无效、肺部 X 线摄片显示典型病变来诊断。病原学确诊要依据鼻咽洗液病毒检测、双份血清抗体测定,目前采用免疫荧光法及免疫酶技术作快速诊断有助于及时确诊。

(六)治疗

对腺病毒肺炎尚无特效治疗方法,以综合治疗为主。对症治疗、支持疗法有镇静、退热、吸氧、雾化吸入,纠正心力衰竭,维持水、电解质平衡。若发生呼吸衰竭应及早进行气管插管,并使用人工呼吸机。有继发感染时应适当使用抗生素,早期患者可使用利巴韦林。

腺病毒肺炎病死率为 5%～15%,部分患者易遗留迁延性肺炎、肺不张、支气管扩张等后遗症。

三、金黄色葡萄球菌肺炎

金黄色葡萄球菌肺炎是儿科临床常见的细菌性肺炎之一,病情重,易发生并发症。由于耐药菌株的出现,治疗亦较为困难。全年均可发病,以冬春季为多。近年来发病率有下降。

(一)病因与发病机制

病原菌为金黄色葡萄球菌,具有很强的毒力,能产生溶血毒素、血浆凝固酶、去氧核糖核酸分解酶、杀白细胞素。病原菌由人体体表或黏膜进入体内,由于上述毒素和酶的作用,使其不易被杀灭,并随血液循环播散至全身,肺脏极易被累及。尚可有其他迁徙病灶,亦可由呼吸道感染后直接累及肺脏导致肺部炎症。

(二)病理

金黄色葡萄球菌肺炎好发于胸膜下组织,以广泛的出血坏死及多个脓肿形成特点。细支气管及其周围肺泡发生的坏死使气道内气体进入坏死区周围肺间质和肺泡,由于脓性分泌物充塞细支气管,成为活瓣样堵塞,使张力渐增加而形成肺大泡(肺气囊肿)。邻近胸膜的脓肿破裂出现脓胸、气胸或脓气胸。

(三)临床表现

本病多见于婴幼儿,病初有急性上呼吸道感染的症状,或有皮肤化脓性感染。数天后突然高热,呈弛张型,新生儿或体弱婴儿可低热或无热。病情发展迅速,有较明显的中毒症状,面色苍白,烦躁不安或嗜睡,呼吸急促,咳嗽频繁伴气喘,伴有消化道症状如纳呆、腹泻、腹胀,重者可发生惊厥或休克。

患儿发绀、心率增快。肺部体征出现较早,早期有呼吸音减低或散在湿啰音,并发脓胸、脓气胸时表现呼吸音减低,叩诊浊音,语颤减弱。伴有全身感染时因播散的部位不同而出现相应的体征。部分患者皮肤有红色斑丘疹或猩红热样皮疹。

(四)辅助检查

实验室检查白细胞总数及中性粒细胞均增高,部分婴幼儿白细胞总数可偏低,但中性粒细胞百分比仍高。痰液、气管吸出物及脓液细菌培养获得阳性结果,有助于诊断。

X线摄片早期仅为肺纹理增多,一侧或两侧出现大小不等、斑片状密度增深影,边缘模糊。随着病情进展可迅速出现肺大泡、肺脓肿、胸腔积脓、气胸、脓气胸。重者可有纵隔积气、皮下积气、支气管胸膜瘘。病变持续时间较支气管肺炎为长。

(五)诊断与鉴别诊断

根据病史起病急骤、有中毒症状及肺部 X 线检查显示,一般均可做出诊断,脓液培养阳性可确诊病原菌。临床上需与肺炎链球菌、溶血性链球菌及其他革兰阴性杆菌引起的肺部化脓性病变相鉴别,主要依据病情和病程及病原菌培养阳性结果。

(六)治疗

金黄色葡萄球菌肺炎一般的治疗原则与支气管肺炎相同,但由于病情均较重,耐药菌株增多,应选用适当的抗生素积极控制感染并辅以支持疗法。及早、足量使用敏感的抗生素,采用静脉滴注以维持适当的血浓度,选用青霉素 P_{12} 或头孢菌素如头孢唑啉加用氨基糖苷类药物,用药后应观察 3~5 天,无效再改用其他药物。对耐甲氧西林或耐其他药物的菌株(MRSA)宜选用万古霉素。经治疗症状改善者,需在热降、胸片显示病变吸收后再巩固治疗 1~2 周才能停药。

并发脓胸需进行胸腔闭合引流,并发气胸当积气量少者可严密观察,积气量多或发生高压气胸应即进行穿刺排出气体或闭合引流。肺大泡常随病情好转而吸收,一般不需外科治疗。

(七)预后

由于近年来新的抗生素在临床应用,病死率已有所下降,但仍是儿科严重的疾病,体弱儿及新生儿预后较差。

四、衣原体肺炎

衣原体是一类专一细胞内寄生的微生物,能在细胞中繁殖,有独特的发育周期及独特的酶系统,是迄今为止最小的细菌,包括沙眼衣原体、鹦鹉热衣原体、肺炎衣原体和猪衣原体四个种。其中,肺炎衣原体和沙眼衣原体是主要的人类致病源。鹦鹉热衣原体偶可从动物传给人,而猪衣原体仅能使动物致病。衣原体肺炎主要是指由沙眼衣原体和肺炎衣原体引起的肺炎,目前也有鹦鹉热衣原体引起肺炎的报道,但较为少见。

衣原体都能通过细菌滤器,均含有 DNA、RNA 两种核酸,具有细胞壁,含有核糖体,有独特的酶系统,许多抗生素能抑制其繁殖。衣原体的细胞壁结构与其他的革兰阴性杆菌相同,有内膜和外膜,但都缺乏肽聚糖或胞壁酸。衣原体种都有共同抗原成分脂多糖(LPS)和独特的发育周期,包括具有感染性、细胞外无代谢活性的原体(elementary body,EB)和无感染性、细胞内有代谢活性的网状体(reticular body,RB)。具有感染性的原体可通过静电吸引特异性的受体蛋白黏附于宿主易感细胞表面,被宿主细胞通过吞噬作用摄入胞质。宿主细胞膜通过空泡将 EB 包裹,接受环境信号转化为 RB。EB 经摄入 9~12 小时后,即分化为 RB,后者进行二分裂,形成特征性的包涵体,约 36 小时后,RB 又分化为 EB,整个生活周期为 48~72 小时。释放过程可通过细胞溶解或细胞排粒作用或挤出整个包涵体而离开完整的细胞。RB 在营养不足、抗生素抑制等不良条件下并不转化为 EB,从而不易感染细胞,这可能与衣原体感染不易清除有关。这一过程在不同衣原体种间存在着差异,是衣原体长期感染及亚临床感染的生物学基础。

衣原体在人类致病是与免疫相关的病理过程。人类感染衣原体后,诱发机体产生细胞和体液免疫应答,但这些免疫应答的保护作用不强,因此常造成持续感染、隐性感染及反复感染。衣原体在人类致病是与迟发型超敏反应相关的病理过程。有关衣原体感染所造成的免疫病理损伤,现认为至少存在两种情况:①衣原体繁殖的同时合并反复感染,对免疫应答持续刺激,最终表现为迟发型超敏反应(DTH);②衣原体进入一种特殊的持续体(PB),PB 形态变大,其内病原体的应激反应基因表达增加,产生应激反应蛋白,而应激蛋白可参与迟发型超敏反应,且在这些病原体中可持续检测到多种基因组。当应激条件去除,PB 可转换为正常的生长周期,如 EB。现发现宿主细胞感染愈合后,可像正常未感染细胞一样,当给予适当的环境条件,EB 可再度生长。有关这一衣原体感染的隐匿过程,尚待阐明。

(一)沙眼衣原体肺炎

沙眼衣原体(Chlamydia trachomatis,CT)用免疫荧光法可分为 12 个血清型,即 A~K 加 B_6 型,A、B、B_6、C 型称眼型,主要引起沙眼,D~K 型称眼-泌尿生殖型,可引起成人及新生儿包涵体结膜炎(副沙眼)、男性及女性生殖器官炎症、非细菌性膀胱炎、胃肠炎、心肌炎及新生儿肺炎、中耳炎、鼻咽炎和女婴阴道炎。

1.发病机制

所有沙眼衣原体感染均可趋向于持续性、慢性和不显性的形式。CT 主要是人类沙眼和生殖系统感染的病原,偶可引起新生儿、小婴儿和成人免疫抑制者的肺部感染。分娩时胎儿通过

CT 感染的宫颈可出现新生儿包涵体性结膜炎和新生儿肺炎。CT 主要经直接接触感染，使易感的无纤毛立方柱状或移行的上皮细胞(如结膜、后鼻咽部、尿道、子宫内膜和直肠黏膜)发生感染。常引起上皮细胞的淋巴细胞浸润性急性炎症反应。一次感染不能产生防止再感染的免疫力。

2.临床表现

活动性 CT 感染妇女分娩的婴儿有 10%～20% 出现肺炎。出生时 CT 可直接感染鼻咽部，以后下行至肺引起肺炎，也可由感染结膜的 CT 经鼻泪管下行到鼻咽部，再到下呼吸道。大多数 CT 感染表现为轻度上呼吸道症状，而症状类似流行性感冒，而肺炎症状相对较轻，某些患者表现为急性起病伴一过性的肺炎症状和体征，但大多数起病缓慢。上呼吸道症状可自行消退，咳嗽伴下呼吸道症状感染体征可在首发症状后数天或数周出现，使本病有一个双病程的表现。CT 肺炎有非常特征性的表现，常见于 6 个月以内的婴儿，往往发生在 1～3 个月龄，通常在生后 2～4 周发病。但目前已经发现有生后 2 周即发病者。本病常起病隐匿，大多数无发热，起始症状通常是鼻炎，伴鼻腔黏液分泌物和鼻塞。随后发展为断续的咳嗽、也可表现为持续性咳嗽、呼吸急促，听诊可闻及湿啰音，喘息较少见。一些 CT 肺炎病例主要表现为呼吸增快和阵发性单声咳嗽。有时呼吸增快为唯一线索，约半数患儿可有急性包涵体结膜炎，可同时有中耳炎、心肌炎和胸腔积液。

与成熟儿比较，极低出生体重儿的 CT 肺炎更严重，甚至是致死性的，需要长期辅以机械通气，易产生慢性肺部疾病，从免疫力低下的 CT 下呼吸道感染患者体内，可在感染后相当一段时间仍能分离到 CT，现发现毛细支气管炎患者 CT 感染比例较多，CT 是启动抑或加重了毛细支气管炎症状尚待研究。已发现新生儿 CT 感染后，在学龄期发展为哮喘。对婴幼儿 CT 感染 7～8 年再进行肺功能测试，发现大多数表现为阻塞性肺功能异常。CT 与慢性肺部疾病间的关系有待阐明。

3.实验室检查

CT 肺炎患儿外周血的白细胞总数正常或升高，嗜酸性粒细胞计数增多，超过 $400/\mu L$。

CT 感染的诊断为从结膜或鼻咽部等病损部位取材涂片或刮片(取材要带柱状上皮细胞，而不是分泌物)发现 CT 或通过血清学检查确诊。新生儿沙眼衣原体肺炎可同时取眼结膜刮屑物培养和/或涂片直接荧光法检测沙眼衣原体。经吉姆萨染色能确定患者有否特殊的胞质内包涵体，其阳性率分别为：婴儿中可高达 90%，成人包涵体结膜炎为 50%，但在活动性沙眼患者中仅有 10%～30%。对轻症患者做细胞检查无帮助。

早在 20 世纪 60 年代已经开展了 CT 的组织细胞培养，采用组织培养进行病原分离是衣原体感染诊断的金标准。一般都是将传代细胞悬液接种在底部放有玻片的培养瓶中，待细胞长成单层后，将待分离的标本种入。经在 CO_2 温箱中孵育并进行适当干预后再用异硫氰酸荧光素标记的 CT 特异性单克隆抗体进行鉴定。常用来观察细胞内形成特异的包涵体及其数目、CT 感染细胞占细胞总数的百分率或折算成使 50% 的组织细胞出现感染病变的 CT 量(TCID50)等指标。研究发现，因为取材木杆中的可溶性物质可能对细胞培养有毒性作用。用以取样的拭子应该是塑料或金属杆，如果在 24 小时内不可能将标本接种在细胞上，应保存在 4℃ 或置 -70℃ 储存待用。用有抗生素的培养基作为衣原体转运培养基能最大限度地提高衣原体的阳性率和减少其他细菌过度生长。培养 CT 最常用的细胞为用亚胺环己酮处理的 McCoy 或 Hela 细胞。离心法能促进衣原体吸附到细胞上。培养 72 小时后用 CT 种特异性免疫荧光单克隆抗体和姬姆萨或碘染色可查到胞浆内包涵体。

血清抗体水平的测定是目前应用最广泛的诊断衣原体感染的依据。

（1）衣原体微量免疫荧光法（micro-immunofluoresxence，MIF）：衣原体最敏感的血清学检测方法，最常作为回顾性诊断。该试验先用鸡胚或组织细胞培养衣原体，并进一步纯化抗原，将浓缩的抗原悬液加在一块载玻片上，按特定模式用抗原进行微量滴样。将患者的血清进行系列倍比稀释后加在抗原上，然后用间接免疫荧光方法测定每一种衣原体的特异抗原抗体反应。通用的诊断标准：①急性期和恢复期的两次血清抗体滴度相差4倍，或单次血清标本的IgM抗体滴度≥1：16和/或单次血清标本的IgG抗体滴度＞1：512为急性衣原体感染。②IgM滴度＞1：16且1：16＜IgG＜1：512为既往有衣原体感染。③单次或双次血清抗体滴度＜1：16为从未感染过衣原体。

（2）补体结合试验：可检测患者血清中的衣原体补体结合抗体，恢复期血清抗体效价较急性期增高4倍以上有确诊意义。

（3）酶联免疫吸附法（ELISA）：可用于血清中CT抗体的检测，由于衣原体种间有交叉反应，不主张单独应用该方法检测血清标本。

微量免疫荧光法（micro-immunofluoresxence，MIF）检查衣原体类抗体是目前国际上标准的且最常用的衣原体血清学诊断方法，由于可检测出患儿血清中存在的高水平的非母体IgM抗体，尤其适用于新生儿和婴儿沙眼衣原体肺炎的诊断。由于不同的衣原体种间可能存在着血清学交叉反应，血清标本应同时检测三种衣原体的抗体并比较抗体滴度，以滴度最高的作为感染的衣原体种，但是不能广泛采用这种检查法。新生儿肺炎患者IgM增高，而结膜炎患儿则无IgM抗体增高。

分子生物学方法正成为诊断CT感染的主要技术手段之一，采用荧光定量聚合酶链反应技术（real time PCR）和巢式聚合酶链反应技术（nested PCR）是诊断CT感染的新途径，可早期快速、特异地检测出标本中的CT核酸。

4.影像学表现

胸片和肺CT表现为肺气肿伴间质或肺泡浸润影，多为间质浸润和肺过度充气，也可见支气管肺炎或网状、结节样阴影，偶见肺不张（图2-1）。

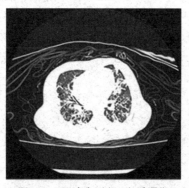

图 2-1 双肺广泛间、实质浸润

5.诊断

根据患儿的年龄、相对特异的临床症状及X线非特异性征象，并有赖于从结膜或鼻咽部等分离到CT或通过血清学检查等实验室手段确定诊断。

6.鉴别诊断

(1)RSV肺炎：多见于婴幼儿，大多数病例伴有中高热，持续4～10天，初期咳嗽、鼻塞，常出现气促、呼吸困难和喘憋，肺部听诊多有细小或粗、中啰音。少数重症病例可并发心力衰竭。胸片多数有小点片状阴影，可有不同程度的肺气肿。

(2)粟粒性肺结核：多见于婴幼儿初染后6个月内，特别是3个月内，起病可急可缓，缓者只有低热和结核中毒症状，多数急性起病，症状以高热和严重中毒症状为主，常无明显的呼吸道症状，肺部缺乏阳性体征，但X线检查变化明显，可见在浓密的网状阴影上密度均匀一致的粟粒结节，婴幼儿病灶周围反应显著及易于融合，点状阴影边缘模糊，大小不一而呈雪花状，病变急剧进展可形成空洞。

(3)白色念珠菌肺炎：多发生在早产儿、新生儿、营养不良儿童、先天性免疫功能缺陷及长期应用抗生素、激素及静脉高营养患者，常表现为低热、咳嗽、气促、发绀、精神萎靡或烦躁不安，胸部体征包括叩诊浊音和听诊呼吸音增强，可有管音和中小水泡音。X线检查有点状阴影、大片实变，少数有胸腔积液和心包积液，同时有口腔鹅口疮，皮肤或消化道等部位的真菌病。可同时与大肠埃希菌、葡萄球菌等共同致病。

7.治疗

治疗药物主要为红霉素，新生儿和婴儿的用量为红霉素每天40 mg/kg，疗程2～3周，或琥乙红霉素每天40～50 mg/kg，分4次口服，连续14天；如果对红霉素不能耐受，度过新生儿期的小婴儿应立即口服磺胺类药物，可用磺胺异噁唑每天100 mg/kg，疗程2～3周。有报道应用阿莫西林、多西环素治疗，疗程1～2周；或有报道用氧氟沙星，疗程1周，但国内目前不主张此类药物用于小儿。

现发现，红霉素疗程太短或剂量太小，常使全身不适、咳嗽等症状持续数天。单用红霉素治疗的失败率是10%～20%，一些婴儿需要第2个疗程的治疗。有研究发现阿奇霉素短疗程20 mg/(kg·d)，每天顿服连续3天与红霉素连续应用14天的疗效是相同的。

此外，要强调呼吸道管理和对症支持治疗也很重要。

由于局部治疗不能消灭鼻咽部的衣原体，不主张对包涵体结膜炎进行局部治疗，这种婴儿仍有发生肺炎或反复发生结膜炎的危险。对CT引起的小婴儿结膜炎或肺炎均可用红霉素治疗10～14天，红霉素用量为每天50 mg/kg，分4次口服。

对确诊为衣原体感染患儿的母亲(及其性伴)也应进行确定诊断和治疗。

8.并发症和后遗症

衣原体能在宿主细胞内长期处于静止状态。因此多数患者无症状，如果未治疗或治疗不恰当，衣原体结膜炎能持续数月，且发生轻的瘢痕形成，但能完全吸收。慢性结膜炎可以单独发生，也可作为赖特尔(Reiter)综合征的一部分，赖特尔(Reiter)综合征包括尿道炎、结膜炎、黏膜病和反应性关节炎。

9.预防

为了防止孕妇产后并发症和胎儿感染应在妊娠后3个月做衣原体感染筛查，以便在分娩前完成治疗。对孕妇CT生殖道感染应进行治疗。产前进行治疗是预防新生儿感染的最佳方法。红霉素对胎儿无毒性，可用于治疗。新生儿出生后，立即涂红霉素眼膏，可有效预防结膜炎。

美国CDC推荐对于CT感染孕妇可阿奇霉素1次1 g或阿莫西林500 mg口服，每天3次连续7天，作为一线用药，也可红霉素250 mg每天4次连续14天，或乙酰红霉素800 mg每天4次连续 14 天是一种可行的治疗手段。

(二)肺炎衣原体肺炎

肺炎衣原体(Chlamydia pneumoniae,CP)仅有一个血清型,称 TWAR 型,是 1986 年从患急性呼吸道疾病的大学生呼吸道中分离到的。目前认为 CP 是一个主要的呼吸道病原,CP 感染与哮喘及冠心病的发生存在着一定的关系。CP 在体内的代谢与 CT 相同,在微生物学特征上与 CT 不同的是,其原体为梨形,原体内没有糖原,主要外膜蛋白上没有种特异抗原。

CP 可感染各年龄组人群,不同地区 CP 感染 CAP 的比例是不同的,在 2%～19%波动,与不同人群和选用的检测方法不同有关。大多数研究选用的是血清学方法,儿童下呼吸道感染率的报道波动在 0～18%,一个对 3～12 岁采用培养方法的 CAP 多中心研究发现的 CP 感染率为 14%,而 MP 感染率是 22%,其中小于 6 岁组 CP 感染率是 15%。大于 6 岁组 CP 感染率是 18%,有 20%的儿童同时存在 CP 和 MP 感染,有报道 CP 感染镰状细胞贫血患者 10%～20%出现急性胸部综合征,10%支气管炎症和 5%～10%儿童出现咽炎。

1.发病机制

CP 广泛存在于自然界,但迄今感染仅见于人类。这种微生物能在外界环境生存 20～30 小时,动物实验证明:要直接植入才能传播,空气飞沫传播不是 CP 有效的传播方式。临床研究报道发现,呼吸道分泌物传播是其主要的感染途径,无症状携带者和长期排菌状态可能促进这种传播。其潜伏期较长,传播比较缓慢,平均潜伏期为 30 天,最长可达 3 个月。感染没有明显的季节性,儿童时期其感染的性别差异不明显。现已发现,在军队、养老院等同一居住环境中出现人与人之间的 CP 传播和 CP 感染暴发流行。在某些家庭内 CP 的暴发流行中,婴幼儿往往首先发病,并占发患者数中的多数,甚至有时感染仅在幼儿间传播。初次感染多见于 5～12 岁小儿,但从抗体检查证明整个青少年期和成人期可以又有新的或反复感染,老年期达到顶峰,其中70%～80%血清为阳性反应。血清学流行病学调查显示学龄儿童抗体阳性率开始增加,青少年达30%～45%,提示存在无症状感染。大约在 15 岁前感染率无性别差异。15 岁以后男性多于女性。流行周期为 6 个月到 2～3 年,有少数地方性流行报道。大概成年期感染多数是再感染,同时可能有多种感染。也有研究发现:多数家庭或集体成员中仅有一人出现 CP 感染,这说明不易发生传播。

在 CP 感染的症状期及无症状期均可由呼吸道检出 CP。已经证明在症状性感染后培养阳性的时间可长达 1 年,无症状性感染时常见抗体反应阳性。尚不清楚症状的存在是否会影响病原的传播。

与 CT 仅侵犯黏膜上皮细胞不同,CP 可感染包括巨噬细胞、外周血细胞、动脉血管壁内皮细胞及平滑肌在内的几种不同的细胞。CP 可在外周血细胞中存活并可通过血液循环及淋巴循环到达全身各部位。CP 感染后,细胞中有关炎细胞因子 IL-1、IL-8、IFN-a 等及黏附因子 ICAM-1 表达增多,并可诱导白细胞向炎症部位趋化,既可有利于炎症反应的局部清除,同时也会造成组织的损伤。

2.临床表现

青少年和年轻成人 CP 感染可以为流行性,也可为散发性,CP 以肺炎最常见。青少年中约 10%的肺炎、5%的支气管炎、5%的鼻窦炎和 1%的喉炎和 CP 感染有关。Saikku 等在菲律宾 318 名 5 岁以下的急性下呼吸道感染患者中,发现 6.4%为急性 CP 感染,3.2%为既往感染。Hammerschlag 等对下呼吸道感染的患者,经培养确定 5 岁以下小儿 CP 感染率为 24%,5～

18 岁为 41%，最小的培养阳性者仅为 14 个月大。CP 感染起病较缓慢，早期多为上呼吸道感染症状，类似流行性感冒，常合并咽喉炎、声音嘶哑和鼻窦炎，无特异性临床表现。1～2 周后上感症状逐渐减轻而咳嗽逐渐加重，并出现下呼吸道感染征象，肺炎患者症状轻到中等，包括发热、不适、头痛、咳嗽，常有咽炎，多数表现为咽痛、发热、咳嗽，以干咳为主，可出现胸痛、头痛、不适和疲劳。听诊可闻及湿啰音并常有喘鸣音。CP 肺炎临床表现相差悬殊，可从无症状到致死性肺炎。儿童和青少年感染大部分为轻型病例，多表现为上呼吸道感染和支气管炎，肺炎患者较少。而成人则肺炎较多，尤其是在已有慢性疾病或 CP（TWAR）重复感染的老年患者。CP 在免疫力低下的人群可引起重症感染，甚至呼吸衰竭。

CP 感染的潜伏期为 15～23 天，再感染的患者呼吸道症状往往较轻，且较少发展为肺炎。与支原体感染一样，CP 感染也可引起肺外的表现，如结节性红斑、甲状腺炎、脑炎和 Gullain-Barre 综合征等。

CP 可激发哮喘患者喘息发作，囊性纤维化患者病情加重，有报道从急性中耳炎患者的渗液中分离出 CP，CP 往往与细菌同时致病。有 2%～5% 的儿童和成人可表现为无症状呼吸道感染，持续 1 年或 1 年以上。

3.实验室检查

诊断 CP 感染的特异性诊断依据组织培养的病原分离和血清学检查。CP 在经亚胺环已酮处理的 HEP-2 和 HL 细胞培养基上生长最佳。标本的最佳取材部位为鼻咽后部，如检查 CT 那样用金属丝从胸腔积液中也分离到该病原。有报道经胰酶和/或乙二胺四乙酸钠（EDTA）处理后的标本 CP 培养的阳性率高。已有从胸腔积液中分离到 CP 的报道。

用荧光抗体染色可能直接查出临床标本中的衣原体，但不是非常敏感和特异。用 EIA 法可检测一些临床标本中的衣原体抗原，因 EIAs 采用的是多克隆抗体或属特异单克隆抗体，可同时检测 CP 和 CT。而微量免疫荧光法（MIF），可使用 CP 单一抗原，而不出现同时检测其他衣原体种。急性 CP 感染的血清学诊断标准为：患者 MIF 法双份血清 IgG 滴度 4 倍或 4 倍以上升高或单份血清 IgG 滴度≥1∶512；和/或 IgM 滴度≥1∶16 或以上，在排除类风湿因子所致的假阳性后可诊断为近期感染；如果 IgG≥1∶16 但≤1∶512 提示曾经感染。这一标准主要根据成人资料而定。肺炎和哮喘患者的 CP 感染研究显示有 50% 测不到 MIF 抗体。不主张单独应用 IgG 进行诊断。IgG 滴度 1∶16 或以上仅提示既往感染。IgA 或其他抗体水平需双份血清进行回顾分析才能进行诊断，不能提示既往持续感染。

MIF 和补体结合试验方法敏感性在各种方法不一致，CDC 建议应严格掌握诊断标准。

由于与培养的结果不一致，不主张血清酶联免疫方法进行 CP 感染诊断，有关 CP 儿童肺炎和哮喘儿童 CP 感染的研究发现，有 50% 儿童培养证实为 CP 感染，而并无血清学抗体发现。而且，单纯应用血清学方法不能进行临床微生物评价。

采用各种聚合酶链反应技术（PCR）如荧光定量 PCR 和 Nested PCR 等可早期快速并特异地进行 CP 感染的诊断，已有不少关于其应用并与培养和血清学方法进行对比的研究，有研究报道以 16SrRNA 特异靶序列为目的基因的荧光定量 PCR 方法诊断 CP 感染具有较好的特异性，操作较为简单，且能将标本中的病原体核酸量化，但目前尚无此 PCR 商品药盒。

4.影像学表现

开始主要表现为单侧肺泡浸润，位于肺段和亚段，可见于两肺的任何部位，下叶及肺的周边部多见。以后可进展为双侧间质和肺泡浸润。胸部 X 线表现多较临床症状重。胸片示肺叶浸润影,并可有胸腔积液。

5.诊断及鉴别诊断

临床表现上不能与 MP 等引起的非典型肺炎区分开来,听诊可发现啰音和喘鸣音,胸部影像常较患儿的临床表现重,可表现为轻度、广泛的或小叶浸润,可出现胸腔积液,可出现白细胞数稍高和核左移,也可无明显的变化。培养是诊断 CP 感染的特异方法,最佳的取材部位是咽后壁标本,也可从痰、咽拭子、支气管灌洗液、胸腔积液等标本中取材进行培养。

CP 感染的表现与 MP 不好区分,CP 肺炎患者常表现为轻到中度的全身症状,如发热、乏力、头痛、咳嗽、持续咽炎,也可出现胸腔积液和肺气肿,重症患者常出现肺气肿。

MP 肺炎:多见于学龄儿童及青少年,婴幼儿也不少见,潜伏期 2～3 周,症状轻重不等,主要特点是持续剧烈咳嗽,婴幼儿可出现喘息,全身中毒症状相对较轻,可伴发多系统、多器官损害,X 线所见远较体征显著,外周血白细胞数大多数正常或增高,血沉增快,血清特异性抗体测定有诊断价值。

6.治疗

其治疗与肺炎支原体肺炎相似,但不同之处在于治疗的时间要长,以防止复发和清除存在于呼吸道的病原体。体外药物敏感试验显示四环素、红霉素及一些新的大环丙酯类(阿奇霉素和克拉红霉素)和喹诺酮类(氧氟沙星)抗生素有活性。对磺胺类耐药。首选治疗为红霉素,新生儿和婴儿的用量为红霉素每天 40 mg/kg,疗程 2～3 周,一般用药 24～48 小时体温下降,症状开始缓解。有报道单纯应用一个疗程,部分病例仍可复发,如果无禁忌,可进行第二疗程治疗。也可采用克拉霉素和阿奇霉素治疗,其中阿奇霉素的疗效要优于克拉霉素,用法为克拉霉素疗程 21 天,阿奇霉素疗程 5 天,也可应用利福平、罗红霉素、多西环素进行治疗。

有研究发现,选用红霉素治疗 2 周,甚至四环素或多西环素治疗 30 天者仍有复发病例。可能需要 2 周以上长期的治疗,初步资料显示 CP 肺炎患儿服用红霉素悬液 40～50 mg/(kg·24 小时),连续 10～14 天,可清除鼻咽部病原的有效率达 80% 以上。克拉霉素每天 10 mg/kg,分 2 次口服,连续 10 天,或阿奇霉素每天 10 mg/kg,口服 1 天,第 2～5 天阿奇霉素每天 5 mg/kg,对肺炎患者的鼻咽部病原的清除率达 80% 以上。

7.预后

CP 感染的复发较为常见,尤其抗生素治疗不充分时,但较少累及呼吸系统以外的器官。

8.预防

CP 肺炎按一般呼吸道感染预防即可。

(三)鹦鹉热衣原体肺炎

病原为鹦鹉热衣原体(Chlamydia psittaci,CPs),CPs 和 CT 沙眼衣原体仅有 10% 的 DNA 同源。可通过 CPs 包涵体不含糖原、包涵体形态和对磺胺类药物的敏感性与 CT 沙眼衣原体相鉴别。CPs 有多个不同的种,可感染大多数的鸟类和包括人在内的哺乳动物,目前认为 CPs 菌株至少有 5 个生物变种,单克隆抗体测定显示鸟生物变种至少有 4 个血清型,其中鹦鹉和火鸡血清型是美国鸟类感染的最重要血清型。

1.发病机制

虽然原先命名为鹦鹉热,实际上所有的鸟类,包括家鸟和野鸟均是 CPs 的天然宿主。对人类威胁最大的是家禽加工厂(特别是火鸡加工厂)、饲养鸽子和笼中宠鸟。近几年在美国通过对家禽喂含四环素的饲料和对进口鸟在检疫期用四环素治疗,这种感染率已经降低。这种病原体可存在于鸟排泄物、血、腹腔脏器和羽毛内。引起人类感染的主要机制大概是由于吸入干的排泄物；吸入粪便气溶胶、粪尘和含病原的动物分泌物是感染的主要途径。作为感染源的鸟类可无症状或表现拒食、羽毛竖立、无精打采和排绿水样便。受染的鸟类可以是无症状或仅有轻微症状，但在感染后仍能排菌数月。易患鹦鹉热的高危人群包括养鸟者、鸟的爱好者、宠物店的工作人员。人类感染常见于长期或密切接触者，但据报道约 20％的鹦鹉热患者无鸟类接触史。但是在家禽饲养场发生鹦鹉热流行时，也有仅接触死家禽、切除死禽内脏者发病。已有报道人类发生反复感染者可持续携带病原体达 10 年之久。

鹦鹉热几乎只是成人的疾病，可能因为小儿接触鸟类或加工厂或在家庭内接触的可能性较少。

病原体吸入呼吸道，经血液循环侵入肝、脾等单核-吞噬细胞系统，在单核吞噬细胞内繁殖后，再血行播散至肺和其他器官。肺内病变常开始于肺门区域，血管周围有炎症反应，并向周围扩散小叶性和间质性肺炎，以肺叶或肺段的下垂部位最为明显，细支气管及支气管上皮引起脱屑和坏死。早期肺泡内充满中性粒细胞及水肿渗出液，不久即被多核细胞所代替，病变部位可产生实变及少量出血，肺实变有淋巴细胞浸润，可出现肺门淋巴结肿大。有时产生胸膜炎症反应。肝脏可出现局部坏死，脾常肿大，心、肾、神经系统及消化道均可受累产生病变。

有猜测存在人与人之间的传播，但尚未证实。

2.临床表现

鹦鹉热既可以是呼吸道感染，也可以是以呼吸系统为主的全身性感染。儿童鹦鹉热的临床表现可从无症状感染到出现肺炎、多脏器感染不等。潜伏期平均为 15 天，一般为 5～21 天，也可长达 4 周。起病多隐匿，病情轻时如流感样，也可突然发病，出现发热、寒战、头痛、出汗和其他许多常见的全身和呼吸道症状，如不适无力、关节痛、肌痛、咯血和咽炎。发热第一周可达 40 ℃以上，伴寒战和相对缓脉，常有乏力，肌肉关节痛，畏光，鼻出血，可出现类似伤寒的玫瑰疹，常于病程 1 周左右出现咳嗽，咳嗽多为干咳，咳少量黏痰或痰中带血等。肺部很少有阳性体征，偶可闻及细湿啰音和胸膜摩擦音，双肺广泛受累者可有呼吸困难和发绀。躯干部皮肤可见一过性玫瑰疹。严重肺炎可发展为谵妄、低氧血症甚至死亡。头痛剧烈，可伴有呕吐，常被疑诊为脑膜炎。

3.实验室检查

白细胞数常不升高或可出现轻度白细胞数升高，同时可有门冬氨酸氨基转移酶（谷丙转氨酶）、碱性磷酸酶和胆红素增高。

有报道 25％鹦鹉热患者存在脑膜炎，其中半数脑脊液蛋白增高（400～1 135 mg/L），未见脑脊液中白细胞数增加。

4.影像学表现

CPs 肺炎胸片常有异常发现，肺部主要表现为不同程度的肺部浸润，如弥漫性支气管肺炎或间质性肺炎，可见由肺门向外周放射的网状或斑片状浸润影，多累及下叶，但无特异性。单侧病变多见，也可双侧受累，肺内病变吸收缓慢，偶见大叶实变或粟粒样结节影及胸膜渗出。可出现胸腔积液。肺内病变吸收缓慢，有报道治疗 7 周后有 50％的患者病灶不能完全吸收。

5.诊断

由于临床表现各异，鹦鹉热的诊断困难。本病与鸟类的接触史非常重要，但 20％的鹦鹉热患者接触史不详，尚无人与人之间传播的证据。出现高热、严重头痛和肌痛症状的肺炎患者，结合患者有鸟接触史等阳性流行病学资料和血清学检查确定诊断。

从胸腔积液和痰中可培养出病原体,CPs 与 CP、CT 的培养条件是相同的,由于其潜在的危险,鹦鹉热衣原体除研究性实验室外一般不能培养。

实验室检查诊断多数是靠特异性补体结合性抗体检测。特异性补体结合试验或微量免疫荧光试验阳性,恢复期(发病第 2～3 周)血清抗体效价比急性期增高 4 倍或单次效价为 1∶32 或以上即可确定诊断。诊断的主要方法是血清补体结合试验,是种特异性的。

补体结合(complement fixation,CF)抗体试验不能区别是 CP 还是 CPs,如小儿抗体效价增高,更多可能是 CP 感染的血清学反应。

CDC 认为鹦鹉热确诊病例需要符合临床疾病过程、鸟类接触病史,采用以下三种方法之一进行确定:呼吸道分泌物病原学培养阳性,相隔 2 周血 CF 抗体 4 倍上升或 MIF 抗体 4 倍以上升高,MIF 单份血清 IgM 抗体滴度大于或等于 16。

可疑病例必须在流行病学上与确诊病例密切相关,或症状出现后单份 CF 或 MIF 抗体在1∶32 以上。

由于 MIF 也用于诊断 CP 感染,用 MIF 检测可能存在与其他衣原体种或细菌感染间的交叉反应,早期针对鹦鹉热采用四环素进行治疗,可减少抗体反应。

6.鉴别诊断

(1)MP 肺炎:多见于学龄儿童及青少年,婴幼儿也不少见,潜伏期 2～3 周,症状轻重不等,主要特点是持续剧烈咳嗽,婴幼儿可出现喘息,全身中毒症状相对较轻,可伴发多系统、多器官损害,X 线所见远较体征显著,外周血白细胞数大多数正常或增高,血沉增快,血清特异性抗体测定有诊断价值。

(2)结核病:小儿多有结核病接触史,起病隐匿或呈现慢性病程,有结核中毒症状,肺部体征相对较少,X 线所见远较体征显著,不同类型结核有不同特征性影像学特点,结核菌素试验阳性、结核菌检查阳性,可较早出现全身结核播散病灶等明确诊断。

(3)真菌感染:不同的真菌感染的临床表现多样,根据患者有无免疫缺陷等基础疾病、长期应用抗生素、激素等病史、肺部影像学特征、病原学组织培养、病理等检查,经试验和诊断性治疗明确诊断。

7.治疗

CPs 对四环素、氯霉素和红霉素敏感,但不主张四环素在 8 岁以下小儿中应用。新生儿和婴儿的用量为红霉素每天 40 mg/kg,疗程 2～3 周。也有采用新型大环内酯类抗生素,应注意鹦鹉热的治疗显效较慢,发热等临床症状一般要在 48～72 小时方可控制,有报道红霉素和四环素这两种抗生素对青少年的用量为每天 2 g,用 7～10 天或热退后继续服用 10 天。复发者可进行第二个疗程,发生呼吸衰竭者,需氧疗和进一步机械呼吸治疗。

多西环素 100 mg 每天 2 次或四环素 500 mg 每天 4 次在体温正常后再继续服用 10～14 天,对危重患者可用多西环素 4.4 mg/(kg·d)每 12 小时口服 1 次,每天最大量是 100 mg。对 9 岁以下不能用四环素的小儿,可选用红霉素 500 mg 每天 4 次口服。由于初次感染往往并不能产生长久的免疫力,有治疗 2 个月后病情仍复发的报道。

8.预后

鹦鹉热患者应予隔离,痰液应进行消毒;应避免接触感染的鹦鹉等鸟类或禽类可预防感染;加强国际进口检疫和玩赏鸟类的管理。未经治疗的死亡率是 15%～20%,若经适当治疗的死亡率可降至 1% 以下,严重感染病例可出现呼吸衰竭,有报道孕妇感染后可出现胎死宫内。

9.预防

病原体对大多数消毒剂、热等敏感,对酸和碱抵抗。严格鸟类管理,应用鸟笼,并避免与病鸟接触;对可疑鸟类分泌物应进行消毒处理,并对可疑鸟隔离观察 30～45 天;对眼部分泌物多、排绿色水样便或体重减轻的鸟类应隔离;避免与其他鸟类接触,不能买卖。接触的人应严格防护,穿隔离衣,并戴 N95 型口罩。

五、支原体肺炎

(一)病因

支原体是细胞外寄生菌,属暗细菌门、柔膜纲、支原体目、支原体科(Ⅰ、Ⅱ)、支原体属(Ⅰ、Ⅱ)。支原体广泛寄居于自然界,迄今已发现支原体有 60 余种,可引起动物、人、植物等感染。支原体的大小介于细菌与病毒之间,是能独立生活的病原微生物中最小者,能通过细菌滤器,需要含胆固醇的特殊培养基,在接种 10 天后才能出现菌落,菌落很小,病原直径为 125～150 nm,与黏液病毒的大小相仿,含 DNA 和 RNA,缺乏细胞壁,呈球状、杆状、丝状等多种形态,革兰染色阴性。目前肯定对人致病的支原体有 3 种,即肺炎支原体(mycoplasma pneumoniae,MP)、解脲支原体及人型支原体。其中肺炎支原体是人类原发性非典型肺炎的病原体。

(二)流行病学

MP 是儿童时期肺炎或其他呼吸道感染的重要病原之一。本病主要通过呼吸道飞沫传染。全年都有散发感染,秋末和冬初为发病高峰季节,每 2～6 年可在世界范围内同时发生流行。MP感染的发病率各地报道差异较大,一般认为 MP 感染所致的肺炎在肺炎总数中所占的比例可因年龄、地区、年份及是否为流行年而有所不同。

(三) 发病机制

直接损害:肺炎支原体缺乏细胞壁,且没有其他与黏附有关的附属物,故其依赖自身的细胞膜与宿主靶细胞膜紧密结合。当肺炎支原体侵入呼吸道后,借滑行运动定位于纤毛毡的隐窝内,以其尖端特殊结构(即顶器)牢固的黏附于呼吸道黏膜上皮细胞的神经氨酸受体上,抵抗黏膜纤毛的清除和吞噬细胞的吞噬。与此同时,MP 会释放有毒代谢产物,如氨、过氧化氢、蛋白酶及神经毒素等,从而造成呼吸道黏膜上皮的破坏,并引起相应部位的病变,这是 MP 的主要致病方式。P1 被认为是肺炎支原体的主要黏附素。

免疫学发病机制:人体感染 MP 后体内先产生 IgM,后产生 IgG、SIgA。由于 MP 膜上的甘油磷脂与宿主细胞有共同抗原成分,感染后可产生相应的自身抗体,形成免疫复合物,如在出现心脏、神经系统等并发症的患者血中,可测到针对心肌、脑组织的抗体。另外,人体感染 MP 后炎性介质、酸性水解酶、中性蛋白水解酶和溶酶体酶、氧化氢等产生增加,导致多系统免疫损伤,出现肺及肺外多器官损害的临床症状。

肺炎支原体多克隆激活 B 淋巴细胞,产生非特异的与支原体无直接关联的抗原和抗体,如冷凝集素的产生。比较而言,肺炎支原体引起的非特异性免疫反应比特异性免疫反应明显。

由于肺炎支原体与宿主细胞有共同抗原成分,可能会被误认为是自身成分而允许寄生,逃避了宿主的免疫监视,不易被吞噬细胞摄取,从而得以长时间寄居。

肺炎支原体肺炎的发病机制尚未完全阐明,目前认为肺炎支原体的直接侵犯和免疫损伤均存在,是二者共同作用的结果,但损害的严重程度及作用时间长短不清。

(四)病理表现

支原体肺炎主要病理表现为间质性肺炎和细支气管炎,有些病例病变累及肺泡。局部黏膜充血、水肿、增厚,细胞膜损伤,上皮细胞纤毛脱落,有淋巴细胞、嗜酸性粒细胞、中性粒细胞、巨噬细胞浸润。

(五)临床表现

潜伏期2~3周,高发年龄为5岁以上,婴幼儿也可感染,目前认为肺炎支原体感染有低龄化趋势。起病一般缓慢,主要症状为发热、咽痛和咳嗽。热度不一,可呈高热、中等度热或低热。咳嗽有特征性,病程早期以干咳为主,呈阵发性,较剧烈,类似百日咳,影响睡眠和活动。后期有痰,黏稠,偶含少量血丝。支原体感染可诱发哮喘发作,一些患儿伴有喘息。若合并中等量以上胸腔积液,或病变广泛尤其以双肺间质性浸润为主时,可出现呼吸困难。婴幼儿的临床表现可不典型,多伴有喘鸣和呼吸困难,病情多较严重,可发生多系统损害。肺部体征少,可有呼吸音减低,病程后期可出现湿性啰音,肺部体征与症状及影像学表现不一致,为支原体肺炎的特征。我们在临床上发现,肺炎支原体可与细菌、病毒混合感染,尤其是与肺炎链球菌、流感嗜血杆菌、EB病毒等混合感染,使病情加重。

(六)影像学表现

胸部X线表现如下。①间质病变为主:局限性或普遍性肺纹理增浓,边界模糊有时伴有网结状阴影或较淡的斑点阴影,或表现单侧或双侧肺门阴影增大,结构模糊,边界不清,可伴有肺门周围斑片阴影(图2-2)。②肺泡浸润为主:病变的大小形态差别较大,以节段性浸润常见,其内可夹杂着小透光区,形如支气管肺炎。也可呈肺段或大叶实变,发生于单叶或多叶,可伴有胸膜积液(图2-3、图2-4)。③混合病变:同时有上两型表现。

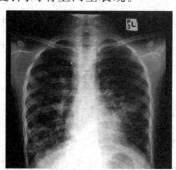

图2-2 支原体肺炎(间质病变为主)
双肺纹理增浓,边界模糊,伴有网结状阴影和左肺门周围片状阴影

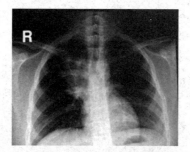

图2-3 支原体肺炎(肺泡浸润为主)
右上肺浸润,其内夹杂着小透光区

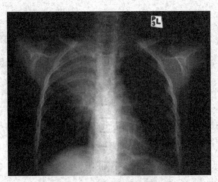

图 2-4　右上肺实变

由于支原体肺炎的组织学特征是急性细支气管炎,胸部 CT 除上述表现外,可见网格线影、小叶中心性结节、树芽征及支气管管壁增厚、管腔扩张(图 2-5)。树芽征表现反映了有扩大的小叶中心的细支气管,它们的管腔为黏液、液体所嵌顿。在 HRCT 上除这些征象外,还可见马赛克灌注、呼气时空气潴留的气道阻塞。

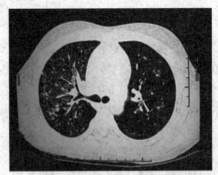

图 2-5　小叶中心性结节、树芽征、支气管管壁增厚、管腔扩张

重症支原体肺炎可发生坏死性肺炎,胸部 CT 强化扫描后可显示坏死性肺炎。影像学完全恢复的时间长短不一,有的肺部病变恢复较慢,病程较长,甚至发生永久性损害。国外文献报道及临床发现,在相当一部分既往有支原体肺炎病史的儿童中,HRCT 上有提示为小气道阻塞的异常表现,包括马赛克灌注、支气管扩张、支气管管壁增厚、血管减少,呼气时空气潴留,病变多累及两叶或两叶以上(图 2-6),即遗留 BO 或单纯支气管扩张征象,其部位与全部急性期时胸片所示的浸润区位置一致,这些异常更可能发生于支原体抗体滴度较高病例。

难治性或重症支原体肺炎:根据我们的病例资料分析,肺炎支原体肺炎的临床表现、病情轻重、治疗反应及胸部 X 线片表现不一。一些病例发病即使早期应用大环内酯类抗生素治疗,体温持续升高,剧烈咳嗽,胸部 X 线片示一个或多个肺叶高密度实变、不张或双肺广泛间质性浸润(图 2-7,图 2-8),常合并中量胸腔积液,支气管镜检查发现支气管内黏稠分泌物壅塞,或伴有坏死黏膜,病程后期亚段支气管部分或完全闭塞,致实变、肺不张难于好转,甚至出现肺坏死,易遗留闭塞性细支气管炎和局限性支气管扩张。双肺间质性改变严重者可发生肺损伤和呼吸窘迫,并可继发间质性肺炎。这些病例为难治性或重症支原体肺炎。

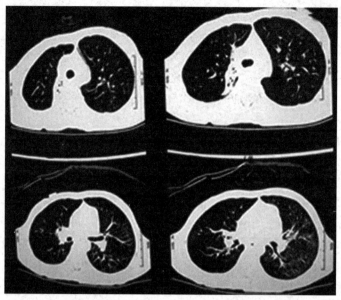

图 2-6　CT 显示马赛克灌注、右肺中叶支气管扩张

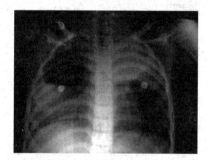

图 2-7　双肺实变

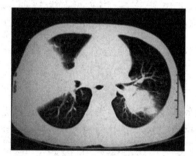

图 2-8　双肺实变

肺外并发症有如下几种。

神经系统疾病：在肺炎支原体感染的肺外并发症中，无论国内国外，报道最多的为神经系统疾病。发生率不明。与肺炎支原体感染相关的神经系统疾病可累及大脑、小脑、脑膜、脑血管、脑干、脑神经、脊髓、神经根、周围神经等，表现为脑膜脑炎、急性播散性脑脊髓膜炎、横断性脊髓炎、无菌性脑膜炎、周围神经炎、吉兰-巴雷综合征、脑梗死、Reye 综合征等。我们在临床发现，肺炎支原体感染引起的脑炎最常见。近期我们收治 1 例肺炎支原体肺炎合并胸腔积液患儿，发生右颈内动脉栓塞，导致右半侧脑组织全部梗死，国外有类似的病例报道。神经系统疾病可发生于肺炎支原体呼吸道感染之前、之中、之后，少数不伴有呼吸道感染而单独发生。多数病例先有呼吸道症状，相隔 1～3 周出现神经系统症状。临床表现因病变部位和程度不同而异，主要表现为发热、惊厥、头痛、呕吐、神志改变、精神症状、脑神经障碍、共济失调、瘫痪、舞蹈-手足徐动等。脑脊液检查多数正常，异常者表现为白细胞数升高、蛋白升高、糖和氯化物正常，类似病毒性脑炎。脑电图可出现异常。CT 和 MRI 多数无明显异常。病情轻重不一，轻者很快缓解，重者可遗留后遗症。

泌尿系统疾病：在与肺炎支原体感染相关的泌尿系统疾病中，最常见的为急性肾小球肾炎综合征,类似链球菌感染后急性肾小球肾炎,表现为血尿、蛋白尿、水肿、少尿、高血压,血清补体可降低。与链球菌感染后急性肾小球肾炎相比,潜伏期一般较短,血尿恢复快。文献认为与肺炎支原体感染相关的肾小球肾炎的发生率有升高趋势,预后与其病理损害有关,病理损害重,肾功能损害也重,病程迁延,最终可进展为终末期肾衰竭。病理类型可多种多样,有膜增生型、系膜增生型、微小病变型等。肺炎支原体感染也可引起 IgA 肾病,小管性-间质性肾炎,少数患者可引起急性肾衰竭。

心血管系统疾病:肺炎支原体感染可引起心肌炎和心包炎,甚至心功能衰竭。常见的表现为心肌酶谱升高、心律失常(如传导阻滞、室性期前收缩等)。肺炎支原体肺炎可合并川崎病或肺炎支原体感染单独引起川崎病,近年来有关肺炎支原体感染与川崎病的关系已引起国内的关注。此外,肺炎支原体肺炎可引起心内膜炎,我们曾收治肺炎支原体肺炎合并心内膜炎的患儿,心内膜出现赘生物。

血液系统:以溶血性贫血多见。另外,也可引起血小板数减少、粒细胞减少、再生障碍性贫血、凝血异常,出现脑、肢体动脉栓塞及 DIC。国外文献有多例报道肺炎支原体感染合并噬血细胞综合征、类传染性单核细胞增多症。由于目前噬血细胞综合征、传染性单核细胞增多症的发病率有增多趋势,除与病毒感染相关外,肺炎支原体感染的致病作用不容忽视。由于肺炎支原体可与 EB 病毒混合感染,当考虑肺炎支原体为传染性单核细胞增多症的病因时,应慎重。

皮肤黏膜表现:皮疹多见,形态多样,有红斑、斑丘疹、水疱、麻疹样或猩红热样丘疹、荨麻疹及紫癜等,但以斑丘疹和疱疹为多见,常发生在发热期和肺炎期,持续 1~2 周。最严重的为 Stevens-Johnson 综合征。

关节和肌肉病变:表现为非特异性肌痛、关节痛、关节炎。非特异性肌痛多为腓肠肌疼痛。有时关节痛明显,关节炎以大中关节多见,可游走。

胃肠道系统:可出现腹痛、腹泻、呕吐、肝损害。肺炎支原体肺炎引起的肝功能损害较常见,经保肝治疗,一般能恢复,目前尚未见肝坏死的报道。也可引起上消化道出血、胰腺炎、脾大。

(七)实验室检查

目前国内外采用的 MP 诊断方法主要包括经典的培养法、血清学抗体检测和核酸检测方法。

MP 的分离培养和鉴定可客观反映 MP 感染的存在,作为传统的检测手段,至今仍是支原体鉴定的金标准。其缺点是费时耗力,由于 MP 对培养条件要求苛刻,生长缓慢,做出判定需 3~4 周。当标本中 MP 数量极少、培养基营养标准不够或操作方法不当时,均会出现假阴性。由于 MP 培养困难、花费时间长,多数实验室诊断均采用血清学方法,如补体结合试验(complement fixation test,CFT 或 CF)、颗粒凝集试验(particle agglutination test,PAT 或 PA)、间接血凝试验(indirect hemagglutination test,IHT)和不同的 ELISA 法等。近年多采用颗粒凝集法(PA)测定 MP 抗体,值得注意其所测得的抗体 90% 为 MP IgM,但也包含了 10% 左右的 MP IgG,PA 法阳性为滴度>1:80。除 MP IgM 外还可检测 MP IgA 抗体,其出现较 IgM 稍晚,但持续时间长、特异性强,测定 MP IgA 可提高 MP 感染诊断的敏感性和特异性。

PCR 的优点在于可检测经过处理用于组织学检测的组织,或已污染不能进行分离培养的组织。只需一份标本,1 天内可完成检测,与血清学方法比较,可检测更早期的感染,并具有高敏感性的优势,检测标本中的支原体无须是活体。已有报道将实时 PCR(real time PCR)技术应用于 MP 感染诊断,该技术将 PCR 的灵敏性和探针杂交的特异性合二为一,是目前公认的准确性和重现性最好的核酸分子技术。Matezou 等应用此方法在痰液中检测 MP,发现 22% MP IgM 阴性的 MP 感染病例。有学者认为如果将实时 PCR 和 EIA 检测 MP IgM 相结合，则在 MP 感染急性期可达到 83％阳性检出率。Daxboeck 等对 29 例 MP 感染致 CAP 患者的血清用实时 PCR 技术与常规 PCR 技术作对比研究显示：所有标本常规 PCR 均阴性，但实时 PCR 检出 15 例 MP 感染（52％阳性率），该研究不仅证明实时 PCR 的敏感性，更对传统观念做了修正，即 MP 感染存在支原体血症。

（八）诊断

血清 IgG 抗体呈 4 倍以上升高或降低，同时 MP 分离阳性者，有绝对诊断意义。血清 IgM 抗体阳性伴 MP 分离阳性者，也可明确 MP 感染诊断。如仅有 4 倍以上抗体改变或下降至原来的 1/4，或 IgM 阳性（滴度持续＞1：160），推测有近期感染，应结合临床表现进行诊断。目前国内在阳性标准上并不统一，这直接影响到对 MP 流行病学的评估和资料间比较。

（九）鉴别诊断

1.细菌性肺炎

重症支原体肺炎患儿影像学表现为大叶实变伴胸腔积液，外周血中性粒细胞数升高，CRP 明显升高，与细菌性肺炎难于鉴别。支原体肺炎的肺泡炎症与间质炎症常混合存在，即在大片实变影周围或对侧有网点状、网结节状阴影，常有小叶间隔增厚、支气管血管束增粗和树芽征等间质性改变，这在细菌性肺炎少见。另外，支原体肺炎的胸腔积液检查常提示白细胞数轻度升高，以淋巴细胞为主。病原学检查如支原体抗体阳性，痰液和胸腔积液细胞培养是可靠的鉴别诊断依据。

2.肺结核

浸润性肺结核见于年长儿，临床表现为发热、咳嗽，肺部体征不多，重者可出现肺部空洞和支气管播散。支气管播散表现为小叶中心结节、树芽征、支气管壁增厚、肺不张等征象。由于浸润性肺结核和支原体肺炎的发病年龄、临床和影像表现相似，二者易混淆。鉴别点：浸润性肺结核出现支气管播散表现病程相对较长，起病缓慢，浸润阴影有空洞形成。支原体肺炎支原体抗体阳性，而浸润性肺结核 PPD 皮试阳性、痰液结核分枝杆菌检查阳性。支原体肺炎经大环内酯类抗生素有效。另外，因支原体肺炎可引起肺门淋巴结肿大，易误诊为原发性肺结核，但原发性肺结核除肺门淋巴结肿大外，往往伴有气管或支气管旁淋巴结肿大，并彼此融合、PPD 皮试阳性。支原体肺炎也可引起双肺类似粟粒样阴影，易误诊为急性血行播散性肺结核，但支原体肺炎粟粒阴影的大小、密度、分布不均匀，肺纹理粗乱、增多或伴网状阴影，重要的鉴别依据仍是 PPD 皮试、支原体抗体检测及对大环内酯类抗生素的治疗反应。

（十）后遗症

国外文献报道，支原体肺炎后可以导致长期的肺部后遗症，如支气管扩张、肺不张、闭塞性细支气管炎（bronchiolitis obliterans，BO）、闭塞性细支气管炎伴机化性肺炎（bronchiolitis obliterans organising pneumonia，BOOP）、单侧透明肺、肺间质性纤维化。

（十一）治疗

小儿 MPP 的治疗与一般肺炎的治疗原则基本相同，宜采用综合治疗措施。包括一般治疗、对症治疗、抗生素、糖皮质激素等。

1.抗生素

大环内酯类抗生素、四环素类抗生素、氟喹诺酮类等，均对支原体有效，但儿童主要使用的是大环内酯类抗生素。

大环内酯类药物中的红霉素仍是治疗 MP 感染的主要药物,红霉素对消除支原体肺炎的症状和体征明显,但消除 MP 效果不理想,不能消除肺炎支原体的寄居。常用剂量为 50 mg/(kg·d),轻者可分次口服,重症可考虑静脉给药,疗程一般主张不少于 2~3 周,停药过早易于复发。红霉素对胃肠道刺激大,并可引起血胆红素及转氨酶升高,以及有耐药株产生的报道。

近年来使用最多的不是红霉素而是阿奇霉素,阿奇霉素在人的细胞内浓度高而在细胞外浓度低。阿奇霉素口服后 2~3 小时达血药峰质量浓度,生物利用率为 37%,具有极好的组织渗透性,组织水平高于血药浓度 50~100 倍,而血药浓度只有细胞内水平的 1/10,服药 24 小时后巨噬细胞内阿奇霉素水平是红霉素的 26 倍,在中性粒细胞内为红霉素的 10 倍。其剂量为 10 mg/(kg·d),1 次/天。

文献中有许多关于治疗 MPP 的疗效观察文章,有学者认为红霉素优于阿奇霉素;有学者认为希舒美(阿奇霉素)可代替红霉素静脉滴注;有学者认为克拉霉素在疗程、依从性、不良反应上均优于阿奇霉素;也有学者认为与红霉素比较,阿奇霉素可作为治疗 MPP 的首选药物,但目前这些观察都不是随机、双盲、对照研究,疗效标准几乎都是临床症状的消失,无病原清除率的研究。

2.肾上腺糖皮质激素的应用

目前认为在支原体肺炎的发病过程中,有支原体介导的免疫损伤参与,因此,对重症 MP 肺炎或肺部病变迁延而出现肺不张、支气管扩张、BO 或有肺外并发症者,可应用肾上腺皮质激素治疗。根据国外文献及临床总结,糖皮质激素在退热、促进肺部实变吸收,减少后遗症方面有一定作用。可根据病情,应用甲泼尼龙、氢化可的松、地塞米松或泼尼松。

3.支气管镜治疗

根据临床观察,支原体肺炎病程中呼吸道分泌物黏稠,支气管镜下见黏稠分泌物阻塞支气管,常合并肺不张。因此,有条件者,可及时进行支气管镜灌洗。

4.肺外并发症的治疗

目前认为并发症的发生与免疫机制有关。因此,除积极治疗肺炎、控制 MP 感染外,可根据病情使用激素,针对不同并发症采用不同的对症处理办法。

(朱　韵)

第七节　急性肺损伤

急性肺损伤(acute lunginjury,ALI)和急性呼吸窘迫综合征(acute respiratory distress syndrome,ARDS)是儿科常见和潜在危害极大的疾病之一。ALI 是 ARDS 的早期阶段,重度的 ALI 即发展为 ARDS。国内最新调查显示,ARDS 患儿的病死率达 60% 以上。只有在疾病早期有效地控制 ALI 的发展进程,才能遏制 ARDS 的产生和发展,提高 ARDS 的存活率。小儿 ALI/ARDS 正成为临床危重医学的研究重点。

自 1988 年 Murray 等拓展了急性呼吸窘迫综合征(ARDS)的定义以来,便针对它的分期(急性/慢性)、基础疾病和急性肺损伤(ALI)的严重程度等三个方面问题,并提出了一个依据胸片上肺浸润的程度、PaO_2/FiO_2 值、维持 PaO_2/FiO_2 所需的 PEEP 水平和肺顺应性等四个方面来评价 Au 程度的评分系统。鉴于 ARDS 的病理特征就是 ALI,所以许多学者提出,为了认识和定义这一连续的病理生理过程,应用 ALI 一词似乎更为合适,因为它在更大范围上涵盖了这一病理过程的全部,同时又感到 ARDS 只是这一过程的最严重的结局,即 ARDS 是 ALI 的一个阶段。故所有 ARDS 患者都有 ALI,但并非所有具有 ALI 的患者都是 ARDS。尽管 ALI 与 ARDS 之间不能完全划等号,但两者都不是特别的病种。基于这一认识,欧美专家经商讨共同为 ALI 下了一个定义:①ALI 是一炎症和通透性增加综合征,其汇集临床、放射和生理的异常,不能用左心房或肺毛细血管高压来解释,但可复合存在;②脓毒综合征、多发性创伤、误吸、原发性肺炎是最多见的原因,其次还有体外循环、输血过多、脂肪栓塞和胰腺炎等;③ALI 和 ARDS 起病急骤,发病持续,其发病常与一种或多种高危因素有关,并以单纯给氧难以纠正的低氧血症和弥漫性双肺浸润为特征;④间质性肺纤维化、结节病等慢性肺疾病不在此列。ALI 这一概念总是与全身炎症反应综合征(SIRS)和 ARDS 联系在一起,认为 ALI 是 SIRS 的继发性损伤,重症 ALI 就是 ARDS。

一、病因及发病机制

引起 ALI 的病因可分为直接和继发两个方面,一个是吸入胃内容物、毒性气体和毒性液体、严重的肺部感染等,可直接造成弥漫性肺泡毛细血管膜(ACM)损伤;另一个是全身炎症反应继发性损伤 ACM。近年来特别强调炎症反应在 ALI 发病中的地位。这一地位虽已确定,但仍有许多问题尚不明了,如诸多细胞因子具有广泛的生物活性,在炎症反应中相互刺激诱生,形成复杂的调控网络。各种原因引起的炎性肺损伤都有大量细胞因子产生,如 TNF、IL-1、IL-6、IL-8、IL-10、IL-12 等,这些细胞因子引起一系列的炎症级链反应,参与肺损伤过程。

肿瘤坏死因子(TNF)是重要的启动因子,TNF 主要由单核细胞、巨噬细胞产生,它可活化中性粒细胞(PMN),使 PMN 黏附并脱颗粒及呼吸暴发,释放氧自由基,趋化并促进 Fb 分裂,刺激 IL-1、IL-6、IL-8、IL-12 及血小板活化因子(PAF)的产生。静脉或腹腔注射内毒素后可产生大量的 TNF,用 TNF 可复制出急性肺损伤模型。单核细胞、PMN 等细胞可产生 IL-1,IL-1 能趋化 PMN,刺激内皮细胞产生 PAF 并表达细胞间黏附分子-1(ICAM-1),促进 Fb 分裂。健康人外周血单核细胞受 LPS 刺激后 IL-1、IL-2 产生明显上升。TNF 还可影响再构建或脱酰基-再酰基来降低棕榈酸和卵磷酸酯的合成,降低磷脂酰胆碱的合成,从而抑制肺泡 Ⅱ 型细胞表面活性物质的合成。

炎症过程中黏附分子起重要作用,黏附分子大致可分为 4 类,即免疫球蛋白超家族、选择素家族、整合素家族和血管附着素家族。PMN 黏附血管壁时,首先是在血管内皮上滚动,这是由内皮细胞表面的 E-选择素、P-选择素和 PMN 表面的 L-选择素之间相互介导产生的并不强的作用,使 PMN 在内皮细胞上难以黏附;在滚动的基础上,PMN 表面的 CD11/CD18 与内皮细胞表面的 ICAM-1 相互作用,加强了 PMN 与血管内皮细胞的黏附作用。ICAM-1 又称 CD54,是免疫球蛋白超家族成员,可出现在活化的 T 细胞、巨噬细胞、血管内皮细胞、胸腺上皮细胞及成纤维细胞等细胞表面,它由 5 个同源区的单链糖蛋白构成,相对分子质量为 90~115 kD,其受体是淋巴细胞功能相关抗原-1(LFA-1),LFA-1 主要表达在淋巴细胞及 PMN。已知 ICAM-1 和 LFA-1 参与淋巴细胞间、白细胞与内皮细胞间、嗜酸性粒细胞与内皮细胞间的黏附。人类 PMN 用金黄色葡萄球菌或 TNF 刺激,经细胞荧光分析法证实,ICAM-1 表达上升。

肺部细胞能产生多种环氧化物和脂氧化物的代谢产物,参与肺损伤的病理过程。患者肺泡灌洗液（BALF）中白三烯（LTB_4）、LTC_4、LTD_4 及血中血栓素（TXB_2）和 6-Keto-$PGF_{1\alpha}$ 增加。LTs 类是强力炎症介质，可明显增加小气道的通透性，LTB_4 可致 PMN 聚集并脱颗粒，还可直接导致肺水肿。TXB_2 能促进血小板与 PMN 在微血管床中聚集，并引起血管收缩。PGI_2 可引起血管扩张，抵抗其他缩血管物质的作用。PAF 由 PMN、内皮细胞、血小板、肥大细胞等产生，是很强的趋化因子，能促进炎性细胞聚集，激活 PMN 释放氧自由基等。

内毒素可刺激内皮细胞产生过量的 NO，NO 可导致内皮细胞损伤和死亡。内毒素、TNF、IL-1 等可诱导 NOs 表达，使 NO 生成过量，导致血管过度扩张，并失去对去甲肾上腺素等缩血等物质的反应。有实验证明 NO 参与了肺损伤过程。

氧自由基亦是重要的炎症介质，PMN、单核细胞、巨噬细胞及嗜酸性粒细胞均能产生氧自由基，并参与肺损伤，它可引起脂质过氧化，形成新的氧自由基；脂质产物丙二醛与蛋白酶发生交链反应，并与毗邻的蛋白质交链，使氨基酸遭到破坏；氧自由基增加 PLA_2 的活性，催化花生四烯酸的合成和释放；激活并释放 PMN 溶酶体酶，以损伤血管内皮细胞，使肺毛细血管通透性增加。

机体存在炎症反应的同时又存在着代偿性抗炎症反应，由单核细胞等炎性细胞产生的 PGE_2 便具有抑制炎症反应的作用。PGE_2 可抑制 Th 细胞分化成 Th_1 细胞而促使其分化成 Th_2 细胞，还能抑制 IL-1、IL-2、TNF 和 IFN 的释放，并诱导单核细胞和 Th_2 细胞产生 IL-4、IL-10、IL-11、IL-13 和 GM-CSF 等抗炎介质。

NO 既参与肺损伤，又具有抗炎作用，能阻止血小板、PMN 黏附于内皮细胞，并能抑制 IL-4、IL-6、IL-8 的释放。

糖皮质激素通过受体能抑制 PMN 的黏附，抑制 TNF、IL-1 的释放及淋巴细胞的凋亡。在细胞内与胞浆受体结合成复合物，进入核内抑制 IFN、白细胞介素类和细胞黏附分子的基因转录。去甲肾上腺素对 LPs 诱导的炎症介质的释放也有抑制作用。IL-1 受体阻滞药、可溶性 TNF-α 受体、超氧化物歧化酶、α_1 蛋白酶抑制剂等的存在，可不同程度地阻断或减轻细胞因子等炎性介质的作用，使炎症反应适度，不致造成严重组织损伤。炎症过程自始至终贯穿着致炎与抗炎这一对基本矛盾。

Fehrenbach 于 1998 年报道了包括板层小体（LBs）在内的肺泡 II 型上皮细胞（AT II）的早期变化。2005 年报道了内毒素（LPS）诱导的急性肺损伤（ALI）时新生幼鼠及成年幼鼠 AT II 细胞超微结构的对比研究。肺表面活性物质系统的系列变化是 ALL/ARDS 的主要发病机制之一。地塞米松可以抑制由 Fas 抗体和 INF-γ 诱导的肺泡上皮细胞的凋亡。

急性肺损伤时以 LBs、细胞核、核仁等连续变化为主要特征的 AT II 细胞超微结构的改变是时间依赖性的。AT II 细胞在 48 小时和 72 小时破坏严重，这可能导致肺表面活性物质合成不足和肺动态平衡的不稳定造成 ALI。地塞米松可能促进 AT II 型上皮细胞的胞吐作用，增加 LBs 数量，使 LBs 重新绕核排列以便增强防御能力，保持肺的动态平衡。

合成和分泌肺表面活性物质的肺泡 II 型上皮细胞是肺泡上皮最重要的组成部分。肺泡 II 型上皮细胞的正常结构和肺表面活性物质合成与代谢的动态平衡是肺正常生理活动所必需的。

Tesfaigzi 和其同事报道在 ALI 早期由 LPS 诱导的肺泡 II 型上皮细胞的凋亡明显增强。由 LPS 所致的肺泡 II 型上皮细胞凋亡的诱导不需要 TNF-α。在 ALI 时，由 LPS 所致的肺泡 I 型上皮细胞的损伤不能靠肺泡 I 型上皮细胞自身再生，肺泡 I 型上皮细胞的恢复依赖于肺泡 II 型上皮细胞的转化。LPS 产生的对肺泡 II 型上皮细胞的损伤是 Au 发展和恢复的关键环节。

二、诊断条件的评价

AU 的诊断条件：①急性起病；②$PaO_2/FiO_2 \leq 40.0$ kPa（300 mmHg）；③正位 X 线胸片显示双肺有弥漫浸润影；④肺动脉楔压 ≤ 2.4 kPa（18 mmHg）或无左心房压力增高的临床证据。该标准主要特点是 ALI 包括过去 ARDS 早期至终末期全部动态连续过程，并未将机械通气和 PEEP 水平纳入诊断标准，这样有利于早期诊断。参考上述标准，诊断肺炎合并 ALI 应有以下条件：①急性肺炎；②病情迅速恶化，或一度好转后又明显加重；③正位 X 线胸片显示，在肺炎的基础上，双肺出现弥漫浸润阴影；④$PaO_2/FiO_2 \leq 40.0$ kPa（300 mmHg）；⑤排除左心衰竭。若将上述标准中的 PaO_2/FiO_2 测值改为 26.7 kPa（200 mmHg），就成为 ARDS 的诊断条件。

诊断条件十分明确，但在实际运用过程中却有许多困惑，如急性起病是指几小时还是指几天；反映肺气体交换功能的 PaO_2/FiO_2 不具有特异性；严重肺炎可因肺微血管通透性增加而造成双肺浸润影，但未必都是 ALI；ARDS 病例中有一部分患者可伴有心功能异常，并使肺动脉楔压 >2.4 kPa（18 mmHg），因而使 ALI 或 ARDS 被排除而出现假阴性。上述情况提示，符合上述标准未必一定是 ALI，可见"标准"带有一定局限性或机械性，应用"标准"最重要的还是要结合临床进行综合分析。肺组织病理检查有助于确诊，因系创伤性检查而不常用于临床。各种反映血管内皮损伤的标志物，包括内皮素、循环内皮细胞、Ⅷ因子相关抗原和血管紧张素转化酶等，在 ALI 时血中水平明显增高，可预测 ALI 或 ARDS 的发生，但又不具有特异性。测定肺血管外水分含量的各种方法，对 ALI 早期诊断无意义。放射性核素标记流动体外检测技术，测量 ACM 通透性超过正常值 4～5 倍，虽有助于 ALI 的早期诊断，但尚不能普及。

三、治疗

地塞米松治疗：实验发现地塞米松能够抑制由 Fas 抗体和 IFN-γ 诱导的肺上皮的凋亡。地塞米松除能够抑制炎症介质和细胞因子相互作用外，还能够抑制抗原和抗体的结合，干扰 LPS 引发的杀菌素的激活。地塞米松同时也能够稳定细胞膜和溶酶体膜，致使上皮组织被保护。一份研究提示，肺泡Ⅱ型上皮细胞的"胞吐"现象证明在应用地塞米松 24 小时肺表面活性物质的合成和分泌被激活并被加速。线粒体为肺表面活性物质的合成与分泌，以及板层小体的排列提供了大量能量，以至于线粒体在 48 小时受到严重损害。线粒体的过度代偿导致线粒体的肿胀和嵴断裂。由线粒体提供能量使板层小体像指环一样围绕核排列。这些表明地塞米松的作用减少了肺损伤程度，并促进肺泡上皮从损伤向恢复方向发展和肺功能的恢复。肺泡Ⅱ型上皮细胞是肺上皮的干细胞，其为肺上皮从损伤向恢复和重建提供了可能性。在地塞米松治疗组临床表现与肺泡Ⅱ型上皮细胞的改善相一致。

按 ARDS 的原则治疗：器官系统的功能障碍是 SIRS 的常见并发症，其中包括 ALI、休克、肾衰竭和多系统器官功能衰竭（MSOF）等。据认为，约有 25% 的 SIRS 患者发生 ARDS。近年来提出，应从 SIRS→器官功能障碍→多器官功能衰竭，这一动态过程去考虑 ALI 和 ARDS，认为肺是这一连串病理过程中最容易受损害的首位靶器官，MSOF 则是这一过程的严重结局。因此，维护和支持肺及肺外器官功能至关重要。治疗 ALI 与处理 ARDS 的原则基本相同，强调积极处理原发病、机械通气、纠正缺氧，包括液体通气、注意液体管理、防治感染等综合性措施。值得提出的是，近年来有一些新的见解，如机械通气主张应用较小潮气量（5～9 mL/kg）、气道压力限制在 2.9 kPa（30 cmH_2O）以下，以避免大潮气量、高气道压 2.9～3.9 kPa（30～40 cmH_2O）引起的肺泡过度膨胀,进而加重 ALI。亦不主张吸入高浓度氧,因为氧中毒时肺脏首先受累。更不主张作血液透析,因为当白细胞通过透析膜时被激活,并扣押于肺毛细血管内,释放炎性介质,损伤 ACM。近年来主张应用持续静脉-静脉血液过滤法,可清除血液中的炎性介质,减轻炎症反应,改善预后。

(卢 刚)

第八节 肺 水 肿

肺水肿是一种肺血管外液体增多的病理状态,浆液从肺循环中漏出或渗出,当超过淋巴引流时,多余的液体即进入肺间质或肺泡腔内,形成肺水肿。

一、临床表现

起病或急或缓。胸部不适或有局部痛感。呼吸困难和咳嗽为主要症状。常见苍白、青紫及惶恐神情,咳嗽时往往吐出泡沫性痰液,并可见少量血液。初起时,胸部物理征主要见于后下胸,如轻度浊音及多数粗大水泡音,逐渐发展到全肺。心音一般微弱,脉搏速而微弱,当病变进展可出现倒气样呼吸,呼吸暂停,周围血管收缩,心搏过缓。

二、病理生理

基本原因是肺毛细血管及间质的静水压力差(跨壁压力差)和胶体渗透压差间的平衡遭到破坏所致。肺水肿常见病因如下。

(1)肺毛细血管静水压升高即血液动力性肺水肿。①血容量过多。②左室功能不全、排血不足,致左房舒张压增高。③肺毛细管跨壁压力梯度增加。

(2)血浆蛋白渗透压降低。

(3)肺毛细血管通透性增加,亦称中毒性肺水肿或非心源性肺水肿。

(4)淋巴管阻塞,淋巴回流障碍也是肺水肿的原因之一。

(5)肺泡毛细血管膜气液界面表面张力增高。

(6)其他原因形成肺水肿:①神经源性肺水肿。②高原性肺水肿。③革兰阴性菌败血症。④呼吸道梗阻,如毛细支气管炎和哮喘。

间质性肺水肿及肺泡角新月状积液时,多不影响气体交换,但可能引起轻度肺顺应性下降。肺泡大量积液时可出现下列变化:①肺容量包括肺总量、肺活量及残气量减少。②肺顺应性下降,气道阻力及呼吸功能增加。③弥散功能障碍。④气体交换障碍导致动静脉分流,结果动脉血氧分压减低。气道出现泡沫状液体时,上述通气障碍及换气障碍更进一步加重,大量肺内分流出现,低氧血症加剧。当通气严重不足时,动脉血二氧化碳分压升高,血液氢离子浓度增加,出现呼吸性酸中毒。若缺氧严重,心排血量减低,组织血灌注不足,无氧代谢造成乳酸蓄积,可并发代谢性酸中毒。

三、诊断

间质肺水肿多无临床症状及体征。肺泡水肿时,肺顺应性减低,首先出现症状为呼吸增快,动脉血氧降低,PCO_2 由于通气过度可下降,表现为呼吸性碱中毒。肺泡水肿极期时,上述症状及体征进展,缺氧加重,如抢救不及时可因呼吸循环衰竭而死亡。

X线检查间质肺水肿可见索条阴影,淋巴管扩张和小叶间隔积液各表现为肺门区斜直线条和肺底水平条状的 Kerby A 和 B 线影。肺泡水肿则可见小斑片状阴影。随病程进展,阴影多融合在肺门附近及肺底部,形成典型的蝴蝶状阴影或双侧弥漫片絮状阴影,致心影模糊不清。可伴叶间及胸腔积液。

四、鉴别诊断

肺水肿需与急性肺炎、肺不张及成人呼吸窘迫综合征等相鉴别。

五、治疗

治疗的目的是改善气体交换,迅速减少液体蓄积和去除病因。

(一)改善肺脏通气及换气功能、缓解缺氧

首先抽吸痰液保持气道通畅,对轻度肺水肿缺氧不严重者可给鼻导管低流量氧。如肺水肿严重,缺氧显著,可相应提高吸氧浓度,甚至开始时用 100% 氧吸入。在下列情况用机械通气治疗:①有大量泡沫痰、呼吸窘迫。②动静脉分流增多时,当吸氧浓度虽增至 50%～60% 而动脉血氧分压仍低于 6.7～8.0 kPa(50～60 mmHg)时,表示肺内动静脉分流量超过 30%。③动脉血二氧化碳分压升高。应用人工通气前,应尽量将泡沫吸干净。如间歇正压通气用 50% 氧吸入而动脉氧分压仍低 8.0 kPa(60 mmHg)时,则应用呼气末正压呼吸。

(二)采取措施,将水肿液驱回血循环

(1)快速作用的利尿剂如呋塞米对肺水肿有良效,在利尿前症状即可有好转,这是由于肾外效应:血重新分布,血从肺循环到体循环去。注射呋塞米 5～15 分钟后,肺毛细血管压可降低,然后较慢出现肾效应,即利尿及排出钠、钾,大量利尿后,肺血量减少。

(2)终末正压通气,提高了平均肺泡压,使肺毛细血管跨壁压力差减少,使水肿液回流入毛细血管。

(3)肢体缚止血带及头高位以减少静脉回心血量,可将增多的肺血量重新分布到周身。

(4)吗啡引起周围血管扩张,减少静脉回心血量,降低前负荷。又可减少焦虑,降低基础代谢。

(三)针对病因治疗

如针对高血容量采取脱水疗法;针对左心衰竭应用强心剂,用 α 受体阻滞剂如酚妥拉明 5 mg 静脉注射,使血管扩张,减少周围循环阻力及肺血容量,效果很好。近年来有用静点硝普钠以减轻心脏前后负荷,加强心肌收缩能力,降低高血压。

(四)降低肺毛细血管通透性

激素对毛细血管通透性增加所致的非心源性肺水肿,如吸入化学气体、呼吸窘迫综合征及感染性休克的肺水肿有良效。可用氢化可的松 5～10 mg/(kg·d) 静脉滴注。病情好转后及早停用。使用抗生素对因感染中毒引起的肺毛细血管通透性增高所致肺水肿有效。

（五）其他治疗

严重酸中毒若适当给予碳酸氢钠或三羟甲基氨基甲烷（THAM）等碱性药物，酸中毒纠正后收缩的肺血管可舒张，肺毛细血管静水压降低，肺水肿减轻。

当肺损伤可能因有毒性的氧自由基引起时可用抗氧化剂治疗，以清除氧自由基，减轻肺水肿。

（卢　刚）

第三章
儿童消化系统疾病

第一节　感染性口炎

一、细菌感染性口炎

(一)球菌性口炎

细菌性口炎以球菌感染多见,常以黏膜糜烂、溃疡伴假膜形成为其特征,又称膜性口炎或假膜性口炎。

1.病因

在正常人口腔内存在一定数量的各种细菌,在一般情况下并不致病。但当内外环境发生变化,身体防御能力下降时,如感冒发热、感染、滥用抗生素和/或肾上腺皮质激素;化疗和放疗等,口腔内细菌增殖活跃,毒力增强,菌群关系失调,就可发病。致病菌主要包括链球菌,金黄色葡萄球菌、肺炎球菌等。

2.临床表现及诊断

发病急骤,伴有全身反应如发热、头痛、咽痛、哭闹、烦躁、拒食、颌下淋巴结肿大等,病损可发生于口腔黏膜各处,以舌、唇内、颊黏膜多见。初起为黏膜充血水肿,继之出现大小不等的糜烂或溃疡,散在、聚集后融和均可见到表面披有灰白色假膜,易于擦去,但留下溢血的创面,不久又被假膜覆盖。实验室检查白细胞总数和中性粒细胞显著增多。

葡萄球菌性口炎发病部位以牙龈为主,覆有暗白色苔膜,易被拭去,但不引起溃疡,口腔其他部位的黏膜有不同程度的充血,全身症状轻微。涂片可见大量葡萄球菌,细菌培养可明确诊断。

链球菌口炎呈弥漫性急性齿龈口炎,在口腔黏膜急性充血的基础上,出现大小不等的黄色白苔膜,剥去假膜则留有出血糜烂面,不久又重新被假膜覆盖。全身症状明显,常并发有链球菌性咽炎。苔膜涂片或细菌培养检查发现链球菌,即可确诊。

肺炎球菌性口炎多发生于冬春季节,或气候骤变时,好发于硬腭、口底、舌下及颊黏膜。在充血水肿黏膜上出现银灰色假膜,伴有不同程度的全身症状。苔膜涂片或细菌培养检查发现肺炎双球菌而确诊。

3.治疗

主要是控制感染,局部涂 2%甲紫、金霉素甘油,病情较重者要给予抗生素静脉滴注或肌内注射,如青霉素、红霉素等,也可根据细菌药物敏感实验选用抗生素,则效果更好。止痛是对症处理的重要措施,常用 2%利多卡因涂患处,外用中药养阴生肌散也能消肿止痛和促进溃疡愈合,口腔局部湿敷也必不可少。此外还要加强口腔护理,保持口腔卫生。

(二)坏死性龈口炎

1.病因

主要致病菌为梭形杆菌和奋森螺旋体,这些细菌是口腔固有的,在正常情况下不致病,当机体代谢障碍、免疫功能低下、抵抗力下降或营养不良时,或口腔不卫生时,则细菌大量繁殖而致病。

2.临床表现

发病急骤,症状显著,有发热、全身不适以及颌下淋巴结肿大。溃疡好发于牙龈和颊黏膜,形态不定,大小多在 1 cm 左右,表浅,披以污秽的、灰白色苔膜,擦去此苔膜时,出现溢血的溃疡面,但不久又再被覆以同样的苔膜,周围黏膜有明显充血水肿,触痛明显,并有特别强烈的坏死组织臭味。此病确诊的依据为特殊性口臭,苔膜与小溃疡,涂片中找到大量梭形杆菌与奋森螺旋体。

3.治疗

原则是去除病因,控制感染、消除炎症,防止病损蔓延和促进组织恢复。全身抗感染治疗可给予广谱抗生素如青霉素、红霉素及交沙霉素等。局部消炎可用 3%过氧化氢清洗坏死组织,然后用 2%甲紫液或 2%碘甘油或 2%金霉素甘油涂患处。饮食上应给予高维生素、高蛋白饮食,必要时输液以补充液体和电解质。另外,由于本病具有传染性,应做好器具的清洁消毒工作,防止交叉感染。

二、病毒感染性口炎

病毒感染性口炎中,疱疹性口炎的发病率最高。终年可以发生,以 2~4 月份最多,具传染性,可群体发病。

(一)病因

疱疹性口炎又称疱疹性齿龈口炎,由疱疹病毒感染而引起,通过飞沫和接触传染。发热性疾病、感冒、消化障碍、过度疲劳等均可为诱因。

(二)临床表现及诊断

多见于 1~5 岁儿童。在疱疹出现前 2~3 天(潜伏期)患儿常有烦躁、拒食、发热与局部淋巴结肿大。2~3 天后体温下降,但口腔症状加重,病损最初表现为弥漫性黏膜潮红,在 24 小时内渐次出现密集成群的针尖大小水疱,呈圆形或椭圆形,周围环绕红晕,水疱很快破溃,暴露出表浅小溃疡或溃疡相互融合成大溃疡,表面覆有黄白色分泌物。本病为自限性,1~2 周内口腔黏膜恢复正常,溃疡愈合后不留疤痕。疱底细胞、病毒分离和血清学实验可帮助诊断。

(三)治疗

无特效治疗,主要是对症治疗以减轻痛苦、促进愈合。一般不用抗生素,局部可用碘苷(研细涂之)或中药锡类散等。进食前为减轻疼痛可用 2%利多卡因局部涂之。有发热者给予退热剂,患病期间应加强全身支持治疗如给予高维生素高营养流质,或静脉补充营养。口腔护理是必要的,包括保持口腔清洁、勤喂水,禁用刺激性、腐蚀性、酸性或过热的食品、饮料及药物。

三、真菌感染性口炎

鹅口疮：念珠菌感染引起的口炎中以白色念珠菌致病力最强，儿童期感染常称之为鹅口疮。念珠菌是人体常见的寄生菌，其致病力弱，仅在一定条件下感染致病，故为条件致病菌，近年来随着抗生素及肾上腺皮质激素的广泛应用，使念珠菌感染日益增多。

（一）病因

本病为白色念珠菌感染。诱因有营养不良、腹泻及长期使用抗生素、肾上腺皮质激素等，这些诱因加上乳具污染，便可引起鹅口疮。

（二）临床表现及诊断

鹅口疮的特点是口腔黏膜上出现白色乳凝块样物，分布于颊黏膜、舌、齿龈和上腭表面。初起时呈小点状和小片状，渐融合成大片，不易擦去，若强行擦拭后局部潮红，可有溢血。患儿一般情况良好，无痛，不影响吃奶，偶有个别因累及消化道、呼吸道而出现呕吐、声嘶或呼吸困难。细菌涂片和培养可帮助诊断。

（三）治疗

鹅口疮的治疗，主要是用碱性药物及制霉菌素。局部治疗，因为口腔的碱性环境可抑制白色念珠菌的生长繁殖。一般用 2％碳酸氢钠清洗口腔后，局部涂抹 2％甲紫或冰硼散，每天 1～2 次，数天后便可痊愈。若病变广泛者可用制霉菌素 10 万单位，加水 1～2 mL 涂患处，每天 3～4 次。

（李　哲）

第二节　非感染性口炎

一、创伤性口炎

机械性或热性刺激可能是此病的主要发病条件。锐利的牙根、残冠，口腔异物，较硬橡皮奶头等机械性因素均可造成黏膜撕裂伤、出血、溃疡或糜烂；过烫的饮料、茶水或食物则引起黏膜烫伤。

病变发生于直接受损部位，多见于舌的侧缘，也可发生于唇、颊及他处黏膜，可表现为红肿、出血或溃疡，伴有局部疼痛，如继发感染，则可引起局部淋巴结肿大。去除病因后，病变通常在 1～2 周内痊愈。

治疗为去除病因如拔去残根，磨改锐利牙齿或边缘。冰硼散、锡类散、青黛散可局部消炎止痛。药物漱口水含漱，多喝凉开水以清洁口腔。

二、过敏性口炎

过敏性口炎亦称变态反应性口炎，是由于个体差异，一些普通无害的东西如各种口腔药物漱口水、牙膏碘合剂或药物作为抗原刺激黏膜使局部产生抗原抗体反应而引起的黏膜损害。接触致敏物质 24～48 小时或数天后才出现症状和体征。轻者仅表现为红斑，水疱；重者表现为局部组织坏死、溃疡，可伴有皮肤或其他部位的黏膜损害。致敏物质去除后，口腔炎症还要持续一段时间。主要是去除致敏物质和抗过敏治疗。抗过敏药物有盐酸苯海拉明、氯苯那敏。必要时可用泼尼松、地塞米松。对症治疗包括局部止痛和抗感染等。

（沈　丹）

第三节　胃食管反流病

胃食管反流（GER）是指胃内容物反流入食管，分生理性和病理性两种。生理情况下，由于小婴儿食管下端括约肌（LES）发育不成熟或神经肌肉协调功能差，可出现反流，往往出现于日间餐时或餐后，又称"溢乳"。病理性反流是由于 LES 的功能障碍和/或与其功能有关的组织结构异常，以致 LES 压力低下而出现的反流，常常发生于睡眠、仰卧及空腹时，引起一系列临床症状和并发症，即胃食管反流病（GERD）。

一、病因和发病机制

（一）食管下端括约肌（LES）

（1）LES 压力降低是引起 GER 的主要原因。LES 是食管下端平滑肌形成的功能高压区，是最主要的抗反流屏障。正常吞咽时 LES 反射性松弛，静息状态保持一定的压力使食管下端关闭，如因某种因素使上述正常功能发生紊乱时，LES 短暂性松弛即可导致胃内容物反流入食管。

（2）LES 周围组织作用减弱。例如，缺少腹腔段食管，致使腹内压增高时不能将其传导至 LES 使之收缩达到抗反流的作用；小婴儿食管角（由食管和胃贲门形成的夹角，即 His 角）较大（正常为 30°～50°）；膈肌食管裂孔钳夹作用减弱；膈食管韧带和食管下端黏膜瓣解剖结构存在器质性或功能性病变时及胃内压、腹内压增高等，均可破坏正常的抗反流功能。

（二）食管与胃的夹角（His 角）

由胃肌层悬带形成，正常是锐角，胃底扩张时悬带紧张使角度变锐起瓣膜作用，可防止反流。新生儿 His 角较钝，易反流。

（三）食管廓清能力降低

正常情况下，食管廓清能力是依靠食管的推动性蠕动、唾液的冲洗、对酸的中和作用、食丸的重力和食管黏膜细胞分泌的碳酸氢盐等多种因素发挥作用。当食管蠕动减弱、消失或出现病理性蠕动时，食管清除反流物的能力下降，这样就延长了有害的反流物质在食管内停留时间，增加了对黏膜的损伤。

（四）食管黏膜的屏障功能破坏

屏障作用是由黏液层、细胞内的缓冲液、细胞代谢及血液供应共同构成的。反流物中的某些物质，如胃酸、胃蛋白酶，以及十二指肠反流入胃的胆盐和胰酶使食管黏膜的屏障功能受损，引起食管黏膜炎症（图 3-1）。

（五）胃、十二指肠功能失常

胃排空能力低下，使胃内容物及其压力增加，当胃内压增高超过 LES 压力时可使 LES 开放。胃容量增加又导致胃扩张，致使贲门食管段缩短，使其抗反流屏障功能降低。十二指肠病变时，幽门括约肌关闭不全则导致十二指肠胃反流。

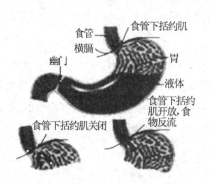

图 3-1 胃食管反流模式图

二、临床表现

（一）呕吐

新生儿和婴幼儿以呕吐为主要表现。多数发生在进食后,呕吐物为胃内容物,有时含少量胆汁,也有表现为漾奶、反刍或吐泡沫。年长儿以反胃、反酸、嗳气等症状多见。

（二）反流性食管炎常见症状

1.胃灼热

胃灼热见于有表达能力的年长儿,位于胸骨下端,饮用酸性饮料可使症状加重,服用抗酸剂症状减轻。

2.咽下疼痛

婴幼儿表现为喂奶困难、烦躁、拒食,年长儿诉咽下疼痛,如并发食管狭窄则出现严重呕吐和持续性咽下困难。

3.呕血和便血

食管炎严重者可发生糜烂或溃疡,出现呕血或黑便症状。严重的反流性食管炎可发生缺铁性贫血。

（三）Barrett 食管

由于慢性 GER,食管下端的鳞状上皮被增生的柱状上皮所替代,抗酸能力增强,但更易发生食管溃疡、狭窄和腺癌。症状为咽下困难、胸痛、营养不良和贫血。

（四）其他全身症状

1.呼吸系统疾病

流物直接或间接可引发反复呼吸道感染、吸入性肺炎,难治性哮喘,早产儿窒息或呼吸暂停及婴儿猝死综合征等。

2.营养不良

主要表现为体重不增和生长发育迟缓、贫血。

3.其他

如声音嘶哑、中耳炎、鼻窦炎、反复口腔溃疡、龋齿等。部分患儿可出现精神神经症状。①Sandifer 综合征:是指病理性 GER 患儿呈现类似斜颈样的一种特殊"公鸡头样"的姿势。此为一种保护性机制,以期保持气道通畅或减轻酸反流所致的疼痛,同时伴有杵状指、蛋白丢失性肠病及贫血。②婴儿哭吵综合征:表现为易激惹、夜惊、进食时哭闹等。

三、诊断

GER 临床表现复杂且缺乏特异性，单一检查方法都有局限性，故诊断需采用综合技术。凡临床发现不明原因反复呕吐、咽下困难、反复发作的慢性呼吸道感染、难治性哮喘、生长发育迟缓、营养不良、贫血、反复出现窒息、呼吸暂停等症状时都应考虑到 GER 的可能以及严重病例的食管黏膜炎症改变。

四、辅助检查

（一）食管钡餐造影

适用于任何年龄，但对胃滞留的早产儿应慎重。可对食管的形态、运动状况、钡剂的反流和食管与胃连接部的组织结构做出判断，并能观察到食管裂孔疝等先天性疾病，检查前禁食 3～4 小时，分次给予相当于正常摄食量的钡剂（表 3-1）。

表 3-1　GER X 射线分级

分级	表现
0 级	无胃内容物反流入食管下端
1 级	少量胃内容物反流入食管下端
2 级	反流至食管，相当于主动脉弓部位
3 级	反流至咽部
4 级	频繁反流至咽部，且伴有食管运动障碍
5 级	反流至咽部，且有钡剂吸入

（二）食管 pH 动态监测

将微电极放置在食管括约肌的上方，24 小时连续监测食管下端 pH，如有酸性 ER 发生则 pH 下降。通过计算机分析可反映 GER 的发生频率、时间，反流物在食管内停留的状况以及反流与起居活动、临床症状之间的关系，借助一些评分标准，可区分生理性和病理性反流，是目前最可靠的诊断方法。

（三）食管动力功能检查

应用低顺应性灌注导管系统和腔内微型传感器导管系统等测压设备，了解食管运动情况及 LES 功能。对于 LES 压力正常患儿应连续测压，动态观察食管运动功能。

（四）食管内镜检查及黏膜活检

可确定是否存在食管炎病变及 Barrett 食管。内镜下食管炎可分为 3 度：Ⅰ度为充血；Ⅱ度为糜烂和/或浅溃疡；Ⅲ度为溃疡和域狭窄。

（五）胃-食管同位素闪烁扫描

口服或胃管内注入含有 ^{99m}Tc 标记的液体，应用 R 照相机测定食管反流量，可了解食管运动功能，明确呼吸道症状与 GER 的关系。

（六）超声学检查

B 型超声可检测食管腹段的长度、黏膜纹理状况、食管黏膜的抗反流作用，同时可探查有无食管裂孔疝。

五、鉴别诊断

（1）以呕吐为主要表现的新生儿、小婴儿应排除消化道器质性病变，如肠旋转不良、肠梗阻、先天性幽门肥厚性狭窄、胃扭转等。

（2）对反流性食管炎伴并发症的患儿，必须排除由于物理性、化学性、生物性等致病因素引起组织损伤而出现的类似症状。

六、治疗

治疗的目的是缓解症状，改善生活质量，防治并发症。

（一）一般治疗

1.体位治疗

将床头抬高 15°～30°，婴儿采用仰卧位，年长儿左侧卧位。

2.饮食治疗

适当增加饮食的稠厚度，少量多餐，睡前避免进食。低脂、低糖饮食，避免过饱。肥胖患儿应控制体重。避免食用辛辣食品、巧克力、酸性饮料、高脂饮食。

（二）药物治疗

包括三类，即促胃肠动力药、抑酸药、黏膜保护剂。

1.促胃肠动力药

能提高 LES 张力，增加食管和胃蠕动，促进胃排空，从而减少反流。①多巴胺受体阻滞剂：多潘立酮（吗丁啉）为选择性、周围性多巴胺受体阻滞剂，促进胃排空，但对食管动力改善不明显。常用剂量为每次 0.2～0.3 mg/kg，每天 3 次，饭前半小时及睡前口服。②通过乙酰胆碱起作用的药物：西沙必利（普瑞博思），为新型全胃肠动力剂，是一种非胆碱能非多巴胺拮抗剂。主要作用于消化道壁肌间神经丛运动神经元的 5-羟色胺受体，增加乙酰胆碱释放，从而诱导和加强胃肠道生理运动。常用剂量为每次 0.1～0.2 mg/kg，3 次/天口服。

2.抗酸和抑酸药

主要作用为抑制酸分泌以减少反流物对食管黏膜的损伤，提高 LES 张力。①抑酸药：H_2 受体阻滞剂，常用西咪替丁、雷尼替丁；质子泵抑制剂，奥美拉唑（洛赛克）。②中和胃酸药：如氢氧化铝凝胶，多用于年长儿。

3.黏膜保护剂

如硫酸铝、硅酸铝盐、磷酸铝等。

4.外科治疗

采用上述治疗后，大多数患儿症状能明显改善和痊愈。具有下列指征可考虑外科手术：①内科治疗6～8周无效，有严重并发症（消化道出血、营养不良、生长发育迟缓）。②严重食管炎伴溃疡、狭窄或发现有食管裂孔疝者。③有严重的呼吸道并发症，如呼吸道梗阻、反复发作吸入性肺炎或窒息、伴支气管肺发育不良者。④合并严重神经系统疾病。

（侯素香）

第四节 胃 炎

胃炎是指由各种物理性、化学性或生物性有害因子引起的胃黏膜或胃壁炎症性改变的一种疾病。在我国小儿人群中胃炎的确切患病率不清。根据病程分为急性和慢性两种,后者发病率高。

一、诊断依据

(一)病史

1.发病诱因

对于急性胃炎应首先了解患儿近期有无急性严重感染、中毒、创伤及精神过度紧张等,有无误服强酸、强碱及其他腐蚀剂或毒性物质等。对于慢性胃炎而言不良的饮食习惯是主要原因,应了解患儿饮食有无规律、有无偏食、挑食;了解患儿有无过冷、过热饮食,有无食用辣椒、咖啡、浓茶等刺激性调味品,有无食用粗糙的难以消化的食物;了解患儿有无服用非甾体抗炎药或肾上腺皮质激素类药物等;还要了解患儿有无对牛奶或其他奶制品过敏等。

2.既往史

有无慢性疾病史,如慢性肾炎、尿毒症、重症糖尿病、肝胆系统疾病、儿童结缔组织疾病等;有无家族性消化系统疾病史;有无十二指肠-胃反流病史等。

(二)临床表现

1.急性胃炎

多急性起病,表现为上腹饱胀、疼痛、嗳气、恶心及呕吐,呕吐物可带血呈咖啡色,也可发生较多出血,表现为呕血及黑便。呕吐严重者可引起脱水、电解质及酸碱平衡紊乱。失血量多者可出现休克表现。有细菌感染者常伴有发热等全身中毒症状。

2.慢性胃炎

常见症状有腹痛、腹胀、呃逆、反酸、恶心、呕吐、食欲缺乏、腹泻、无力、消瘦等。反复腹痛是小儿就诊的常见原因,年长儿多可指出上腹痛,幼儿及学龄前儿童多指脐周不适。

(三)体格检查

1.急性胃炎

可表现为上腹部或脐周压痛。呕吐严重者可出现脱水、酸中毒体征,如呼吸深快、口渴、口唇黏膜干燥且呈樱红色、皮肤弹性差、尿少等。并发较大量消化道出血时可有贫血或休克表现。

2.慢性胃炎

一般无明显特殊体征,部分患儿可表现为消瘦、面色苍黄、舌苔厚腻、腹胀、上腹部或脐周轻度压痛等。

(四)并发症

长期慢性呕吐、食欲缺乏可引起消瘦或营养不良,严重呕吐可引起脱水、酸中毒和电解质紊乱,长期慢性小量失血可引起贫血,大量失血可引起休克。

（五）辅助检查

1.胃镜检查

可见黏膜广泛充血、水肿、糜烂、出血，有时可见黏膜表面的黏液斑或反流的胆汁。幽门螺杆菌（Hp）感染性胃炎时，可见到胃黏膜微小结节形成（又称胃窦小结节或淋巴细胞样小结节增生）。同时可取病变部位组织进行 Hp 或病理学检查。

2.X 线上消化道钡餐造影

胃窦部有浅表炎症者有时可呈胃窦部激惹征，黏膜纹理增粗、迂曲、锯齿状，幽门前区呈半收缩状态，可见不规则痉挛收缩。气、钡双重造影效果较好。

3.实验室检查

（1）幽门螺杆菌检测方法有胃黏膜组织切片染色与培养、尿素酶试验、血清学检测、核素标记尿素呼吸试验。

（2）胃酸测定：多数浅表性胃炎患儿胃酸水平与胃黏膜正常小儿相近，少数慢性浅表性胃炎患儿胃酸降低。

（3）胃蛋白酶原测定：一般萎缩性胃炎中影响其分泌的程度不如盐酸明显。

（4）内因子测定：检测内因子水平有助于萎缩性胃炎和恶性贫血的诊断。

二、诊断中的临床思维

典型的胃炎根据病史、临床表现、体检、X 线钡餐造影、纤维胃镜及病理学检查基本可确诊。但由于引起小儿腹痛的病因很多，急性发作的腹痛必须与外科急腹症、肝、胆、胰、肠等腹内脏器的器质性疾病以及腹型过敏性紫癜等鉴别。慢性反复发作的腹痛应与肠道寄生虫、肠痉挛等鉴别。

（一）急性阑尾炎

该病疼痛开始可在上腹部，常伴有发热，部分患儿呕吐，典型疼痛部位以右下腹为主，呈持续性，有固定压痛点、反跳痛及腹肌紧张、腰大肌试验阳性等体征，白细胞总数及中性粒细胞增高。

（二）过敏性紫癜

腹型过敏性紫癜由于肠壁水肿、出血、坏死等可引起阵发性剧烈腹痛，常位于脐周或下腹部，可伴有呕吐或吐咖啡色物，部分患儿可有黑便或血便。但该病患儿可出现典型的皮肤紫癜、关节肿痛、血尿及蛋白尿等。

（三）肠蛔虫症

常有不固定腹痛、偏食、异食癖、恶心、呕吐等消化道功能紊乱症状，有时出现全身过敏症状。往往有吐、排虫史，粪便查找虫卵，驱虫治疗有效等可协助诊断。

（四）肠痉挛

婴儿多见，可出现反复发作的阵发性腹痛，腹部无特异性体征，排气、排便后可缓解。

（五）心理因素所致非特异性腹痛

心理因素所致非特异性腹痛是一种常见的儿童期身心疾病。病因不明，与情绪改变、生活事件、精神紧张、过度焦虑等有关。表现为弥漫性、发作性腹痛，持续数十分钟或数小时而自行缓解，可伴有恶心、呕吐等症状。临床及辅助检查往往无阳性发现。

三、治疗

(一)急性胃炎

1.一般治疗

患者应注意休息,进食清淡流质或半流质饮食,必要时停食1~2餐。药物所致急性胃炎首先停用相关药物,避免服用一切刺激性食物。及时纠正水、电解质紊乱。有上消化道出血者应卧床休息,保持安静,检测生命体征及呕吐与黑便情况。

2.药物治疗

分4类。

(1)H_2受体拮抗药:常用西咪替丁,每天10~15 mg/kg,分1~2次静脉滴注或分3~4次每餐前或睡前口服;雷尼替丁,每天3~5 mg/kg,分2次或睡前1次口服。

(2)质子泵抑制剂:常用奥美拉唑(洛赛克),每天0.6~0.8 mg/kg,清晨顿服。

(3)胃黏膜保护药:可选用硫糖铝、十六角蒙脱石粉、麦滋林-S颗粒剂等。

(4)抗生素:合并细菌感染者应用有效抗生素。

3.对症治疗

主要针对腹痛、呕吐和消化道出血的情况。

(1)腹痛:腹痛严重且除外外科急腹症者可酌情给予抗胆碱能药,如10%颠茄合剂、甘颠散、溴丙胺太林、山莨菪碱、阿托品等。

(2)呕吐:呕吐严重者可给予爱茂尔、甲氧氯普胺、多潘立酮等药物止吐。注意纠正脱水、酸中毒和电解质紊乱。

(3)消化道出血:可给予卡巴克洛或凝血酶等口服或灌胃局部止血,必要时内镜止血。注意补充血容量,纠正电解质紊乱等。有休克表现者,按失血性休克处理。

(二)慢性胃炎

1.一般治疗

慢性胃炎又称特发性胃炎,缺乏特殊治疗方法,以对症治疗为主。养成良好的饮食习惯及生活规律,少吃生冷及刺激性食物。停用能损伤胃黏膜的药物。

2.病因治疗

对感染性胃炎应使用敏感的抗生素。确诊为 Hp 感染者可给予阿莫西林、庆大霉素等口服治疗。

3.药物治疗

(1)对症治疗:有餐后腹痛、腹胀、恶心、呕吐者,用胃肠动力药。如多潘立酮(吗丁啉),每次0.1 mg/kg,每天3~4次,餐前15~30分钟服用。腹痛明显者给予抗胆碱能药,以缓解胃肠平滑肌痉挛。可用硫酸阿托品,每次0.01 mg/kg,皮下注射。或溴丙胺太林,每次0.5 mg/kg,口服。

(2)黏膜保护药:枸橼酸铋钾,6~8 mg/(kg·d),分2次服用。大剂量铋剂对肝、肾和中枢神经系统有损伤,故连续使用本剂一般限制在4~6周之内为妥。硫糖铝(胃溃宁),10~25 mg/(kg·d),分3次餐前2小时服用,疗程4~8周,肾功能不全者慎用。麦滋林-S,每次30~40 mg/kg,口服,每天3次,餐前服用。

(3)抗酸药:一般慢性胃炎伴有反酸者可给予中和胃酸药,如氢氧化铝凝胶、复方氢氧化铝片(胃舒平),于餐后1小时服用。

(4)抑酸药:仅用于慢性胃炎伴有溃疡病、严重反酸或出血时,疗程不超过 2 周。H_2 受体拮抗药,西咪替丁 10～15 mg/(kg·d),分 2 次口服,或睡前一次服用。雷尼替丁 4～6 mg/(kg·d),分 2 次服或睡前一次服用。质子泵抑制药,如奥美拉唑(洛赛克)0.6～0.8 mg/kg,清晨顿服。

四、治疗中的临床思维

(1)绝大多数急性胃炎患儿经治疗在 1 周左右症状消失。

(2)急性胃炎治愈后若不注意规律饮食和卫生习惯,或在服用能损伤胃黏膜的药物时仍可急性发作。在有严重感染等应急状态下更易复发,此时可短期给予 H_2 受体拮抗药预防应急性胃炎的发生。

(3)慢性胃炎患儿因缺乏特异性治疗,消化系统症状可反复出现,造成患儿贫血、消瘦、营养不良、免疫力低下等。可酌情给予免疫调节药治疗。

(4)小儿慢性胃炎胃酸分泌过多者不多见,因此要慎用抗酸药。主要选用饮食治疗。避免医源性因素,如频繁使用糖皮质激素或非甾体抗炎药等。

(侯素香)

第五节　上消化道出血

上消化道出血指屈氏韧带以上的消化道,包括食管、胃、十二指肠、上段空肠及肝、胆、胰腺等病变引起的出血,包括胃空肠吻合术后的空肠病变出血,排除口腔、鼻咽、喉部出血和咯血。上消化道出血是儿科临床常见的急症。其常见原因为消化性溃疡、急慢性胃炎、肝硬化合并食管或胃底静脉曲张破裂、胃痛、应激性溃疡等。消化道出血可发生在任何年龄。临床表现为呕血、便血,大量的消化道出血可导致急性贫血及出血性休克。

一、诊断步骤

(一)病史采集要点

上消化道出血可以是显性出血,也可以是隐性出血。其主要症状是呕血。呕血是指上消化道疾病(屈氏韧带以上的消化器官,包括食管、胃、十二指肠、肝、胆、胰疾病)或全身性疾病所致的急性上消化道出血,血液经口腔呕出。呕血或呕红色血液提示上消化道出血常为急性出血,通常来源于动脉血管或曲张静脉。呕咖啡样血是因出血缓慢或停止,红色的血红蛋白受胃酸作用变成褐色的正铁血红素所致。便血常提示下消化道出血,也可因活动性上消化道出血迅速经肠道排出所致。黑便通常提示上消化道出血,但小肠或右半结肠的出血也可有黑便。通常上消化道出血量达 100～200 mL 时才会出现黑便,在一次严重的出血后黑便可持续数天之久,不一定表示持续性出血。隐血试验阴性的黑色粪便可能因摄入铁剂、铋剂或各种食物所致,不应误认为出血所致的黑便。长期隐性出血可发生于消化道的任何部位。

小儿各年龄组消化道出血的常见病因有所不同。新生儿期出血多为出生时咽下母血或新生儿出血症、新生儿败血症、新生儿坏死性小肠结肠炎、新生儿血小板计数减少性紫癜、胃坏死出血以及严重的酸中毒等。1 个月至 2 岁多为消化性溃疡、反流性食管炎等。2 岁以上多为消化道溃疡、胆管出血。此外,还见于血小板计数减少性紫癜、过敏性紫癜、血友病以及白血病、胃肠道畸形等,可发生于任何年龄。

有进食或服用制酸剂可缓解的上腹部疼痛史的患者,提示消化性溃疡病。然而许多溃疡病出血的患者并无疼痛史。出血前有呕吐或干呕提示食管的 Mallory-Weiss 撕裂(胃贲门黏膜撕裂综合征),然而有 50% 的撕裂症患者并无这种病史。出血史(如紫癜、瘀斑、血尿)可能表明是一种出血素质(如血友病)。服药史可揭示曾使用过破坏胃屏障和损害胃黏膜的药物(如阿司匹林,非甾体抗炎药),服用这些药物的数量和持续时间是重要的。

(二)体格检查

在对患者的生命体征作出评估后,体格检查应包括检查鼻咽部以排除来自鼻和咽部的出血。应寻找外伤的证据,特别是头、胸及腹部。蜘蛛痣、肝脾大和腹水是慢性肝病的表现。动静脉畸形尤其是胃肠黏膜的动静脉畸形可能与遗传性出血性毛细血管扩张症(Rendu-Osler-Weber 综合征)有关,其中消化道多发性血管瘤是反复发作性血管瘤的原因。皮肤指甲床和消化道的毛细血管扩张可能与硬皮病或混合性结缔组织病有关。

(三)门诊资料分析

急性消化道出血时,门诊化验应包括血常规、血型、出凝血时间、大便或呕吐物的隐血试验、肝功能及血肌酐、尿素氮等。

对疑有上消化道出血的患者应做鼻胃吸引和灌洗,血性鼻胃吸引物提示上消化道出血,但约 10% 的患者鼻胃吸引物阴性;咖啡样吸引物表明出血缓慢或停止;持续的鲜红色吸引物提示活动性大量出血。鼻胃吸引还有助于监测出血状况。

(四)进一步检查项目

1.内镜检查

在急性上消化道出血时,胃镜检查安全可靠,是当前首选的诊断方法,其诊断价值比 X 线钡剂检查为高,阳性率一般达 90% 以上。对一些 X 线钡剂检查不易发现的贲门黏膜撕裂症、糜烂性胃炎、浅溃疡,内镜可迅速做出诊断。X 线检查所发现的病灶(尤其存在两个病灶时),难以辨别该病灶是否为出血原因。而胃镜直接观察,即能确定,并可根据病灶情况作相应的止血治疗。做纤维胃镜检查时应注意以下问题。

(1)胃镜检查的最好时机是在出血后 24~48 小时内进行。如若延误时间,一些浅表性黏膜损害部分或全部修复,从而使诊断的阳性率大大下降。

(2)处于失血性休克的患者,应首先补充血容量,待血压有所平稳后做胃镜较为安全。

(3)事先一般不必洗胃准备,但若出血过多,估计血块会影响观察时,可用冰水洗胃后进行检查。

2.X 线钡剂造影

尽管内镜检查的诊断价值比 X 线钡剂造影优越,但并不能取而代之。对已确定有上消化道出血而全视式内镜检查阴性或不明确的患者,也可考虑进行上消化道钡餐检查,因为一些肠道的解剖部位不能被一般的内镜窥见,而且由于某些内镜医师经验不足,有时会遗漏病变,这些都可通过 X 线钡剂检查得以补救。但在活动性出血后不宜过早进行钡剂造影,否则会引起再出血或加重出血。一般主张在出血停止、病情稳定 3 天后谨慎操作。注意残留钡剂可干扰选择性动脉造影及内镜的检查。

3.放射性核素扫描

经内镜及 X 线检查阴性的病例,可做放射性核素扫描。其方法是采用核素(如^{99m}Tc)标记患者的红细胞后,再从静脉注入患者体内。当有活动性出血,而出血速度能达到 0.1 mL/min,核素便可以显示出血部位。注射一次^{99m}Tc 标记的红细胞,可以监视患者消化道出血达 24 小时。经验证明,若该项检查阴性,则选择性动脉造影检查亦往往阴性。

4.选择性动脉造影

当消化道出血经内镜和 X 线检查未能发现病变时,应做选择性动脉造影。若造影剂外渗,能显示出血部位,则出血速度至少在 0.5～1.0 mL/min(750～1 500 mL/d)。故最适宜于活动性出血时做检查,阳性率可达 50%～77%。而且,尚可通过导管滴注血管收缩剂或注入人工栓子止血。禁忌证是碘过敏或肾衰竭等。

二、诊断对策

(一)诊断要点

1.首先鉴别是否消化道出血

临床上常须鉴别呕血与咯血(详见表 3-2)。

表 3-2　呕血与咯血的鉴别

鉴别要点	咯血	呕血
病因	TB、支扩、肺炎、肺脓肿、肺癌、心脏病	消化性溃疡、肝硬化、胃癌
出血前症状	喉部痒感、胸闷、咳嗽	上腹不适、恶心、呕吐等
颜色	鲜红	棕黑、暗红、有时鲜红
出血方式	咯出	呕出
血中混合物	痰,泡沫	食物残渣、胃液
反应	碱性	酸性
黑便	除非咽下,否则没有	有,可为柏油便、呕血停止后仍持续数天
出血后痰性状	常有血痰数天	无痰

2.失血量的估计

对进一步处理极为重要。一般每天出血量在 5 mL 以上,大便色不变,但隐血试验就可以为阳性,50～100 mL 以上出现黑便。以呕血、便血的数量作为估计失血量的资料,往往不太精确。因为呕血与便血常分别混有胃内容与粪便,另一方面部分血液尚贮留在胃肠道内,仍未排出体外。因此可以根据血容量减少导致周围循环的改变,做出判断。

(1)一般状况:失血量少,血容量轻度减少,可由组织液及脾贮血所补偿,循环血量在 1 小时内即得改善,故可无自觉症状。当出现头晕、心慌、冷汗、乏力、口干等症状时,表示急性失血量较大;如果有晕厥、四肢冰凉、尿少、烦躁不安时,表示出血量大,若出血仍然继续,除晕厥外,尚有气短、无尿。

(2)脉搏:脉搏的改变是失血程度的重要指标。急性消化道出血时血容量锐减、最初的机体代偿功能是心率加快。小血管反射性痉挛,使肝、脾、皮肤血窦内的储血进入循环,增加回心血量,调整体内有效循环量,以保证心、肾、脑等重要器官的供血。一旦由于失血量过大,机体代偿功能不足以维持有效血容量时,就可能进入休克状态。所以,当大量出血时,脉搏快而弱(或脉细弱),脉搏每分钟增至 120 次以上,再继续失血则脉搏细微,甚至扪不清。有些患者出血后,在平卧时脉搏、血压都可接近正常,但让患者坐或半卧位时,脉搏会马上增快,出现头晕、冷汗,表示失血量大。如果经改变体位无上述变化,测中心静脉压又正常,则可以排除有过大出血。

(3)血压:血压的变化同脉搏一样,是估计失血量的可靠指标。当急性失血占总血量的 20% 以上时,收缩压可正常或稍升高,脉压缩小。尽管此时血压尚正常,但已进入休克早期,应密切观察血压的动态改变。急性失血占总血量的 20%～40% 时,收缩压可降至 9.3～10.7 kPa(70～80 mmHg),脉压小。急性失血占总血量的 40% 时,收缩压可降至 6.7～9.3 kPa(50～70 mmHg),更严重的出血,血压可降至零。

(4)血常规:血红蛋白测定、红细胞计数、血细胞压积可以帮助估计失血的程度。但在急性失血的初期,由于血浓缩及血液重新分布等代偿机制,上述数值可以暂时无变化。一般需组织液渗入血管内补充血容量,即 3～4 小时后才会出现血红蛋白下降,平均在出血后 32 小时,血红蛋白可被稀释到最大限度。如果患者出血前无贫血,血红蛋白在短时间内下降至 7 g 以下,表示出血量大。大出血后 2～5 小时,白细胞计数可增高,但通常不超过 $15×10^9$/L。然而在肝硬化、脾功能亢进时,白细胞计数可以不增加。

(5)尿素氮:上消化道大出血后数小时,血尿素氮增高,1～2 天达高峰,3～4 天内降至正常。如再次出血,尿素氮可再次增高。尿素氮增高是由于大量血液进入小肠,含氮产物被吸收。而血容量减少导致肾血流量及肾小球滤过率下降,则不仅尿素氮增高,肌酐亦可同时增高。如果肌酐在 133 μmol/L(1.5 mg%)以下,而尿素氮＞14.28 mmol/L(40 mg%),则提示上消化道出血量大。

3.失血恢复的评价

绝大多数消化道出血患者可自动停止(如约 80% 无门脉高压的上消化道出血患者可自行停止)。大量出血常表现为脉率＞110 次/分,收缩压＜13.3 kPa(100 mmHg),直立位血压下降≥2.1 kPa(16 mmHg),少尿、四肢湿冷和由于脑血流灌注减少所致的精神状态的改变(精神错乱、定向力障碍、嗜睡、意识丧失、昏迷)。白细胞比容是失血的有价值指标,但若出血在几小时前发生,则不一定准确,因为通过血液稀释完全恢复血容量需要数小时。若有进一步出血的危险、血管并发症、合并其他病态或严重疾病者,通常需要输血使白细胞比容维持在 30 左右。在血容量适量恢复后,还需严密观察继续出血的征象(如脉搏加快、血压下降、呕新鲜血液、再次出现稀便或柏油样便等)。

(二)临床类型

消化道出血病因大致可归纳为 3 类。

1.出血性疾病

新生儿自然出血、过敏性出血(特别是过敏性紫癜)、血友病、白血病等。

2.感染性疾病

新生儿败血症、出血性肠炎、肠伤寒出血、胆管感染出血等。

3.胃肠道局部病变出血

常见病因有食管静脉曲张(门静脉压增高症)、婴幼儿溃疡病出血、异位或迷生胰、胃肠道血管瘤等。

(三)鉴别诊断要点

1.有严重消化道出血的患者

胃肠道内的血液尚未排出体外,仅表现为休克,此时应注意排除心源性休克(急性心肌梗死)、感染性或过敏性休克,以及非消化道的内出血(宫外孕或主动脉瘤破裂)。若发现肠鸣音活跃,肛检有血便,则提示为消化道出血。

2.出血的病因诊断

对消化道大出血的患者,应首先治疗休克,然后努力查找出血的部位和病因,以决定进一步的治疗方针和判断预后。上消化道出血的原因很多,大多数是上消化道本身病变所致,少数是全身疾病的局部表现。常见的病因包括溃疡病、肝硬化所致的食管、胃底静脉曲张破裂和急性胃黏膜损害。其他少见的病因有食管裂孔疝、食管炎、贲门黏膜撕裂症、十二指肠球炎、胃平滑肌瘤、胃黏膜脱垂、胆管出血等。

(1)消化性溃疡病:出血是溃疡病的常见并发症。溃疡病出血约占上消化道出血病例的50%,其中尤以十二指肠球部溃疡居多。致命性出血多属十二指肠球部后壁或胃小弯穿透溃疡腐蚀黏膜下小动脉或静脉所致。部分病例可有典型的周期性、节律性上腹疼痛,出血前数天疼痛加剧,出血后疼痛减轻或缓解。这些症状,对溃疡病的诊断很有帮助。但30%溃疡病合并出血的病例并无上述临床症状。溃疡病除上腹压痛外,无其他特异体征,尽管如此,该体征仍有助于鉴别诊断。

(2)食管、胃底静脉曲张破裂:绝大部分病例是由于肝硬化、门脉高压所致。临床上往往出血量大,呕出鲜血伴血块,病情凶险,病死率高。如若体检发现有黄疸、肝掌、蜘蛛痣、脾大、腹壁静脉怒张、腹水等体征,诊断肝硬化不难。但确定出血原因并非容易。一方面大出血后,原先肿大的脾脏可以缩小,甚至扪不到,造成诊断困难;另一方面肝硬化并发出血并不完全是由于食管、胃底静脉曲张破裂,有1/3病例合并溃疡病或糜烂性胃炎出血。肝硬化合并溃疡病的发生率颇高。肝硬化合并急性糜烂性胃炎,可能与慢性门静脉淤血造成缺氧有关。因此,当临床不能肯定出血病因时,应尽快做胃镜检查,以便及时做出判断。

(3)急性胃黏膜损害:急性胃黏膜损害包括急性应激性溃疡病和急性糜烂性胃炎两种疾病。而两者主要区别在于病理学,前者病变可穿透黏膜层,以致胃壁穿孔;后者病变表浅,不穿透黏膜肌层。以前的上消化道出血病例中,诊断急性胃黏膜损害仅有5%。自从开展纤维胃镜检查,使急性胃黏膜损害的发现占上消化道出血病例的15%~30%。①急性糜烂性胃炎:应激反应、酗酒或服用某些药物(如阿司匹林、吲哚美辛、利血平、肾上腺皮质激素等)可引起糜烂性胃炎。病灶表浅,呈多发点、片状糜烂和渗血。②急性应激性溃疡:这是指在应激状态下,胃和十二指肠以及偶尔在食管下端发生的急性溃疡。应激因素常见有烧伤、外伤或大手术、休克、败血症、中枢神经系统疾病以及心、肺、肝、肾衰竭等严重疾病。严重烧伤所致的应激性溃疡称柯林溃疡,颅脑外伤、脑肿瘤及颅内神经外科手术所引起的溃疡称库兴溃疡,应激性溃疡的发生机制是复杂的。严重而持久的应激会引起交感神经强烈兴奋,血中儿茶酚胺水平增高,导致胃、十二指肠黏膜缺血。在许多严重应激反应的疾病中,尤其是中枢神经系统损伤时,可观察到胃酸和胃蛋白酶分泌增高(可能是通过丘脑下部-垂体-肾上腺皮质系统兴奋或因颅内压增高直接刺激迷走神经核所致)从而使胃黏膜自身消化。至于应激反应时出现的胃黏膜屏障受损和胃酸的 H^+ 回渗,亦在应激性溃疡的发病中起一定作用。归结起来是由于应激反应造成神经-内分泌失调,造成胃、十二指肠黏膜局部微循环障碍,胃酸、胃蛋白酶、黏液分泌紊乱,结果形成黏膜糜烂和溃疡。溃疡面常较浅,多发,边缘不规则,基底干净。临床主要表现是难以控制的出血,多数发生在疾病的第2~15 天。因患者已有严重的原发疾病,故预后多不良。

(4)食管-贲门黏膜撕裂症:本症是引起上消化道出血的重要病因,约占8%。有食管裂孔疝的患者更易并发本症。多数发生在剧烈干呕或呕吐后,造成贲门或食管下端黏膜下层的纵行性裂伤,有时可深达肌层。常为单发,亦可多发,裂伤长度一般 0.3~2.0 cm。出血量有时较大甚至发生休克。

(5)食管裂孔疝:多属食管裂孔滑动疝,食管胃连接处经横膈上的食管裂孔进入胸腔。由于食管下段、贲门部抗反流的保护机制丧失,易并发食管黏膜水肿、充血、糜烂甚至形成溃疡。食管炎以及疝囊的胃出现炎症可出血。以慢性渗血多见,有时大量出血。

(6)胆管出血:肝化脓性感染、肝外伤、胆管结石及出血性胆囊炎等可引起胆管出血。临床表现特点是出血前有右上腹绞痛,若同时出现发热、黄疸,则常可明确为胆管出血。出血后血凝块可阻塞胆管,使出血暂停。待胆汁自溶作用,逐渐增加胆管内压,遂把血凝块排出胆管,结果再度出血。因此,胆管出血有间歇发作倾向。此时有可能触及因积血而肿大的胆囊,积血排出后,疼痛缓解,肿大的胆囊包块亦随之消失。

三、治疗对策

(一)治疗原则

呕血、黑便或便血在被否定前应被视为急症。在进行诊断性检查之前或同时,应采用输血和其他治疗方法以稳定病情。所有患者需要有完整的病史和体格检查、血液学检查包括凝血功能检查(血小板计数、凝血酶原时间及部分凝血酶原时间),肝功能试验(胆红素、碱性磷酸酶、白蛋白、谷丙转氨酶、谷草转氨酶)以及血红蛋白和白细胞比容的反复监测。

1.一般治疗

加强护理,密切观察,安静休息,大出血者禁食。

2.补充有效循环血量

(1)补充晶体液及胶体液。

(2)中度以上出血,根据病情需要适量输血。

3.根据出血原因和性质选用止血药物

(1)炎症性疾病引起的出血:可用 H_2 受体阻滞剂,质子泵抑制剂。

(2)亦可用冰水加去甲肾上腺素洗胃。

(3)食管静脉曲张破裂出血:用三腔管压迫止血;同时以垂体后叶素静脉注射,再静脉滴注维持直至止血。

(4)凝血酶原时间延长者:可以静脉注射维生素 K_1,每天 1 次,连续使用 3~6 天;卡巴克洛,肌内注射或经胃管注入胃腔内,每 2~4 小时用 1 次。以适量的生理盐水溶解凝血酶,使成每毫升含50~500单位的溶液,口服或经胃镜局部喷洒,每 1~6 小时用 1 次。

4.内镜下止血

(1)食管静脉曲张硬化剂注射。

(2)喷洒止血剂。

(3)高频电凝止血。

(4)激光止血。

(5)微波组织凝固止血。

(6)热凝止血。

5.外科治疗

经保守治疗,活动性出血未能控制,宜及早考虑手术治疗。

(二)治疗计划

上消化道大出血的治疗原则是在积极抢救休克的同时进一步查明出血原因,随时按可能存在的病因做必要的检查和化验。一般是尽可能以非手术方法控制出血,纠正休克,争取条件确定病因诊断及出血部位,为必要的手术做好准备。在活动性消化道出血,特别是有咽反射功能不全和反应迟钝或意识丧失的患者中,由吸入血液所致的呼吸道并发症常可成为该病发病率和病死率的主要原因。为了防止意识改变患者的这种并发症,应考虑作气管内插管以保证呼吸道畅通。

除按照一般原则抢救休克外,大出血的抢救尚须从下列四方面考虑。

1.镇静疗法

巴比妥类为最常用的镇静剂。吗啡类药物对出血效果较好,但须注意对小儿抑制呼吸中枢的危险性。应用冬眠合剂(降温或不降温方法),对严重出血患儿有保护性作用。但应特别注意对休克或休克前期患儿的特殊抑制作用,一般镇静剂均可使休克患儿中枢衰竭而致死亡,因此应先输液、输血、纠正血容量后,再给镇静剂。使用冬眠快速降温常可停止出血,延长生命,有利于抢救。

2.输液、输血疗法

等量快速输液、输血为抢救大出血的根本措施。一般靠估计失血量,以半小时内 30~50 mL/kg 速度加压输入。输完第一步血后测量血压如不升,可再重复半量为第二步,以后可再重复半量(20~30 mL/kg),直至血压稳定为止。一般早期无休克之出血,可以输浓缩红细胞,有利于预防继续出血;晚期有休克时,应先输碱性等渗液及低分子右旋糖酐后再输浓缩红细胞,以免增加血管内凝血的机会。血红蛋白低于 60 g/L 则需输浓缩红细胞。一般输血输液后即可纠正休克,稳定血压;如仍不能升压,则应考虑出血不止而进行必要的止血手术。大量出血有时较难衡量继续出血的速度、肠腔内存血情况及休克引起心脏变化等。血容量是否已恢复,是否仍需输血输液,可借助于中心静脉压的测定。静脉压低,就可大量快速加压输血(液)每次 20~30 mL/kg,以后再测静脉压,如仍低则再输血或输液,直至动脉压上升,中心静脉压正常为止。如果动脉压上升而中心静脉压仍低,则需再输一份,以防血压再降,休克复发。如静脉压过高,则立刻停止静脉输血,此时如估计血容量仍未补足,动脉压不升,则应改行动脉输血或输液,一份血(液)量仍为 20~30 mL/kg。同时根据周围循环情况使用多巴胺、654-2,山莨菪碱等血管舒张药,根据心脏功能迅速使用速效强心剂,如毛花苷 C 或毒毛花苷等,使心脏迅速洋地黄化。这样可以比较合理地控制输血量、心脏与动静脉活动情况。

3.止血药的应用

一般是从促进凝血方面用药。大出血,特别是曾使用大量羧甲淀粉或枸橼酸血者,同时给予 6-氨基己酸为宜(小儿一次剂量为 1~2 g,静脉滴注时浓度为 6-氨基己酸 2 g 溶于 50 mL 葡萄糖或生理盐水中);也可用对羧基苄胺,其止血作用与前药相同,但作用较强,每次 100 mg 可与生理盐水或葡萄糖液混合滴入。新生儿出血宜使用维生素 K_1 肌内注射。出血患儿准备进行可能导致一些损伤的检查或手术以前,注射酚磺乙胺可减少出血。疑有其他凝血病或出血病者,按情况使用相应药物如凝血酶原。疑为门脉压高而出血者,可注射垂体后叶素,以葡萄糖水稀释滴入。疑为幽门溃疡出血者,可静脉注射阿托品 0.05 mg/kg,或山莨菪碱等类似药物。局部用药如凝血酶及凝血质,中药云南白药等均可口服或随洗胃注入胃内;引起呕吐者,则应避免口服。

4.止血术

对有局限出血病灶者,首先考虑内镜检查同时止血,一般食管、胃、十二指肠及胆管出血均可鉴别,并能进行必要的处理。如无内镜条件,或患儿不能耐受内镜,最可靠的止血术是外科手术止血。但外科手术需要一定的条件,最起码的条件是出血部位的大致确定,从而决定手术途径及切口的选择。至少要区别食管出血或胃肠出血,以决定进行开胸或开腹探查。使用气囊导尿管或三腔气囊管,成人用管也可用于小儿,但需根据食管的长度,适当减短食管气囊上方的长度,以防压迫气管。在止血的同时还可对出血部位进行鉴别。经鼻(婴儿可经口)插入胃中,吹起气囊,拉紧后将管粘在鼻翼上或加牵引,使压住贲门,而把胃与食管分隔成两室。然后以另一鼻孔将另一导尿管插入食管,用盐水冲洗(注意小量冲洗,以免水呛入气管)。如果食管内无出血,则可很快洗清。如果冲洗时仍有不同程度的出血,则可判断为食管(静脉曲张)出血。查完食管后,还可再经过该管的胃管冲洗,如能很快冲洗成清水,则可说明胃内无出血。如始终有鲜血洗出,则不能排除胃、十二指肠段出血,则需开腹探查胃、十二指肠(切开探查)、胆管、胰腺。屈氏韧带下用肠钳闭合空肠后冲洗。如果洗胃证明出血不在胃、十二指肠,则可直接探查小肠。小肠出血一般透过肠壁可以看到,但大量出血时,常不易看出原出血灶,则需采取分段夹住肠管后穿刺冲洗肠腔的办法。

一般消化道大出血,绝大多数可经非手术治疗而止血,当呕血、便血停止,排出正常黄色大便,或留置胃管的吸出物已无血时,应立即检查大便及胃液有无潜血。出血停止后,一般情况恢复,条件许可时,应再做如下检查:①钡餐 X 线检查若怀疑为上消化道出血,如食管静脉曲张、胃及十二指肠溃疡,可行上消化道钡餐 X 线检查。②纤维内镜检查胃、十二指肠镜可诊断与治疗胃、十二指肠病变及逆行胆管造影诊断肝胆病变。不少大出血患儿一次出血后,查不出任何原因,并且也不再发生出血。即使有过一两次大出血发作,而无明确的局部出血灶病变者,均不宜采取手术探查。但宜努力检查,争取明确诊断。只有出血不止,威胁生命,或屡次出血,严重影响健康(贫血不能控制)时,才考虑诊断性探查手术。

(三)治疗方案的选择

1.迅速补充血容量

大出血后,患者血容量不足,可处于休克状态,此时应首先补充血容量。在着手准备输血时,立即静脉输液。强调不要一开始单独输血而不输液,因为患者急性失血后血液浓缩,血较黏稠,此时输血并不能更有效地改善微循环的缺血、缺氧状态。因此主张先输液,或者紧急时输液、输血同时进行。当收缩压在6.7 kPa(50 mmHg)以下时,输液、输血速度要适当加快,甚至需加压输血,以尽快把收缩压升高至10.7~12.0 kPa(80~90 mmHg)水平,血压能稳住则减慢输液速度。输入库存血较多时,每 600 mL 血应静脉补充葡萄糖酸钙 10 mL。对肝硬化或急性胃黏膜损害的患者,尽可能采用新鲜血。对于有心、肺、肾疾病者,要防止因输液、输血量过多、过快引起的急性肺水肿。因此,必须密切观察患者的一般状况及生命体征变化,尤其要注意颈静脉的充盈情况,最好通过测定中心静脉压来监测输入量。血容量已补足的指征有下列几点:四肢末端由湿冷、青紫转为温暖、红润;脉搏由快、弱转为正常、有力;收缩压接近正常,脉压 >4.0 kPa(30 mmHg);肛温与皮温差从>3 ℃转为< 1 ℃;尿量>30 mL/h;中心静脉压恢复正常[0.5~1.3 kPa(5~13 cmH$_2$O)]。

2.止血

应针对不同的病因,采取相应的止血措施。

(1)非食管静脉曲张出血的治疗。①组胺 H_2 受体阻滞剂和抗酸剂:胃酸在上消化道出血发病中起重要作用,因此抑制胃酸分泌及中和胃酸可达到止血的效果。消化性溃疡、急性胃黏膜损害、食管裂孔疝、食管炎等引起的出血,用该法止血效果较好。组胺 H_2 受体阻滞剂有西咪替丁及雷尼替丁等,已在临床广泛应用。西咪替丁口服后小肠吸收快,1~2小时血浓度达高峰,抑酸分泌6小时。一般用口服,禁食者用静脉制剂。雷尼替丁抑酸作用比西咪替丁强6倍。抑酸作用最强的药是质子泵阻滞剂奥美拉唑。②灌注去甲肾上腺素:去甲肾上腺素可以刺激 α-肾上腺素能受体,使血管收缩而止血。胃出血时可用去甲肾上腺素8 mg,加入冷生理盐水 100~200 mL,经胃管灌注或口服,每0.5~1小时灌注1次,必要时可重复3~4次。应激性溃疡或出血性胃炎避免使用。③内镜下止血法:内镜下直接对出血灶喷洒止血药物;高频电凝止血:电凝止血必须确定出血的血管方能进行,决不能盲目操作。因此,要求病灶周围干净。如若胃出血,电凝止血前先用冰水洗胃。对出血凶猛的食管静脉曲张出血,电凝并不适宜。操作方法是用凝固电流在出血灶周围电凝,使黏膜下层或肌层的血管凝缩,最后电凝出血血管。单极电凝比双极电凝效果好,首次止血率为88%,第二次应用止血率为94%。激光止血:近年可供做止血的激光有氩激光及石榴石激光(Nd:YAG)两种。止血原理是由于光凝作用,使照射局部组织蛋白质凝固,小血管内血栓形成。止血成功率在 80%~90%,对治疗食管静脉曲张出血的疗效意见尚有争议。激光治疗出血的并发症不多,有报道个别发生穿孔、气腹以及照射后形成溃疡,导致迟发性大出血等。局部注射血管收缩药或硬化剂经内镜用稀浓度即 1/10 000 肾上腺素做出血灶周围黏膜下注射,使局部血管收缩,周围组织肿胀压迫血管,起暂时止血作用。继之局部注射硬化剂如1%十四烷基硫酸钠,使血管闭塞。有人用纯乙醇做局部注射止血。该法可用于不能耐受手术的患者。放置缝合夹子内镜直视下放置缝合夹子,把出血的血管缝夹止血,伤口愈合后金属夹子会自行脱落,随粪便排出体外。该法安全、简便、有效,可用于消化性溃疡或应激性溃疡出血,特别对小动脉出血效果更满意。动脉内灌注血管收缩药或人工栓子经选择性血管造影导管,向动脉内灌注垂体加压素,0.1~0.2 U/min 连续 20 分钟,仍出血不止时,浓度加大至 0.4 U/min。止血后 8~24 小时减量。注入人工栓子一般用吸收性明胶海绵,使出血的血管被堵塞而止血。

(2)食管静脉曲张出血的治疗:①气囊填塞,一般用三腔二囊管或四腔二囊管填塞胃底及食管中、下段止血。其中四腔二囊管专有一管腔用于吸取食管囊以上的分泌物,以减少吸入性肺炎的发生。食管囊和胃囊注气后的压力要求在 4.7~5.3 kPa(35~40 mmHg),使之足以克服门脉压。初压可维持12~24小时,以后每 4~6 小时放气一次,视出血活动程度,每次放气 5~30 分钟,然后再注气,以防止黏膜受压过久发生缺血性坏死。另外要注意每 1~2 小时用水冲洗胃腔管,以免血凝块堵塞孔洞,影响胃腔管的使用。止血24小时后,放气观察 1~2 天才拔管。拔管前先喝些花生油,以便减少气囊与食管壁的摩擦。气囊填塞对中、小量食管静脉曲张出血效果较佳,对大出血可作为临时应急措施。止血有效率在 40%~90% 不等。②垂体加压素,该药使内脏小血管收缩,从而降低门静脉压力以达到止血的目的。对中、小量出血有效,大出血时需配合气囊填塞。近年采用周围静脉持续性低流量滴注法,剂量 0.2~0.3 U/min,止血后减为 0.1~0.2 U/min维持 8~12 小时后停药,当有腹痛出现时可减慢速度。③内镜硬化治疗,近年不少报道用硬化治疗食管静脉曲张出血,止血率在 86%~95%。有主张在急性出血时做,但多数意见主张先用其他止血措施,待止血12小时或1~5天后进行。硬化剂有 1%十四烷基硫酸钠、5%鱼肝油酸钠及5%油酸乙醇胺等多种。每周注射1次,4~6周为1个疗程。并发症主要有食管穿孔、狭窄、出血、发热、胸骨后疼痛等。一般适于对手术不能耐受的患者。胃底静脉曲张出血治疗较难,有使用血管黏合剂止血成功。④抑制胃酸及其他止血药,虽然控制胃酸不能直接对食管静脉曲张出血起止血作用,但严重肝病时常合并应激性溃疡或糜烂性胃炎,故肝硬化发生上消化道出血时可给予控制胃酸的药物。雷尼替丁对肝功能无明显影响,较西咪替丁为好。

3.手术治疗

在消化道大出血时做急症手术往往并发症及病死率比择期手术高,所以尽可能先采取内科止血治疗。只有当内科止血治疗无效,而出血部位明确时,才考虑手术治疗止血。手术疗法在上消化道出血的治疗中仍占重要的地位,尤其是胃十二指肠溃疡引起的出血,如经上述非手术疗法不能控制止血,患者的病情稳定,手术治疗的效果是令人满意的。凡对出血部位及其病因已基本弄清的上消化道出血病例,经非手术治疗未能奏效者,可改用手术治疗。手术的目的是首先控制出血,然后根据病情许可对病变部位做彻底的手术治疗。如经各种检查仍未能明确诊断而出血仍不停止者,可考虑剖腹探查,找出病因,针对处理。

(侯素香)

第六节　贲门失弛缓症

贲门失弛缓症是一种病因不明的原发性食管动力性疾病,其特征性表现为下食管括约肌(LES)舒张功能障碍和食管体部蠕动性收缩的缺失,从而导致远端食管功能性阻塞,临床症状包括吞咽困难、反食和胸痛等。各年龄段均可发病,儿童患病率低于成人,不到总患病人群的5%,学龄前儿童少见,平均发病年龄8.8岁,1岁内偶见,有报道新生儿即可发病,男女发病情况接近,从出现临床症状到诊断的平均病程为23个月。可能的致病因素包括神经元细胞退行性变、自身免疫、感染、精神心理和遗传等,病变主要累及神经丛而非肌丛。

一、诊断

(一)症状
本病起病缓慢,患者的自觉症状并不能完全反映疾病严重程度。

1.吞咽困难

吞咽困难是最主要和最常见的症状,几乎见于所有患者,进食固体和液体时均可出现,常诉为胸骨后停滞和受堵感,进食困难,进餐时间延长,改变体位可减轻症状。

2.反食

70%患者存在,婴幼儿期发病者主要表现为呕吐和喂养困难。呕吐物常为未凝固的奶,常被错误地认为是胃食管反流。误吸反流物可导致咳嗽、喘息、肺部感染、继发支气管扩张甚至窒息等呼吸系统表现。

3.胸骨后疼痛、不适

胸骨后疼痛、不适见于30%~50%左右患者。由于食物在食管内潴留,常导致食管扩张和食管炎症而出现胸痛、不适。

4.营养不良和体重减轻

较为常见,严重者可影响生长发育。

(二)体征

主要为营养不良的相关表现,包括消瘦和体重下降等。

(三)辅助检查

1.放射学检查

食管钡餐透视和胸部平片为首选检查手段。可显示食管体部扩张,远端明显并可伴液平面,钡柱末端逐渐变细,尖端 LES 紧闭呈"鸟嘴"征,吞咽时松弛障碍。食管体部远端原发性蠕动性收缩消失,食物和钡剂排空推进延缓。早期、病程短的患者食管体部扩张可不明显。由于食管上段为骨骼肌,受累较轻,可保持正常形态功能。

2.食管压力测定

正常吞咽情况下 LES 松弛率达 85% 以上,贲门失弛缓症患者食管压力测定的特征性表现主要为吞咽后 LES 松弛不全,可以伴有 LES 基础压力增高,但是后者并不是诊断贲门失弛缓症的必要条件。食管体部远端缺少蠕动性收缩,代之以同步无效收缩。

3.内镜检查

可以排除临床表现和放射学酷似本病的疾病,尤其是继发性肿瘤浸润,同时可以观察评价食管黏膜情况。内镜下可见食管体部扩张、无张力,其内可见未消化的食物和液体。食管下端持续紧闭,推进内镜虽有阻力,但是稍用力即可通过并进入胃腔。由于食管内长期食物存留刺激,食管黏膜可伴有炎症,严重者合并乳白色、豆腐渣样的白色念珠菌感染,即真菌性食管炎。

4.食管排空检查

食管排空检查包括核素和钡剂排空检查,可显示食管中段和下段通过时间明显延长。

二、鉴别诊断

有些疾病的临床表现酷似贲门失弛缓症,包括器质性疾病和食管运动障碍性疾病两大类。

(1)首先应除外系统性疾病如神经系统疾病、恶性肿瘤导致的继发性贲门失弛缓症。

(2)本病需与部分儿童食管运动障碍性疾病进行鉴别,包括胃食管反流病、弥漫性食管痉挛和胡桃夹食管等,临床表现可类似贲门失弛缓症,但放射学检查、食管压力测定和内镜检查有所不同,不难鉴别。胃食管反流食管测压可见 LES 压力正常或降低,松弛功能亦无障碍。弥漫性食管痉挛食管体部出现高幅、非推进性的蠕动波,LES 压力及松弛功能正常。

三、治疗

目前对本病尚无彻底的治疗方法。治疗目标:不同程度地解除 LES 松弛功能障碍,从而缓解症状、改善生活质量、纠正营养状态和防治并发症。治疗包括一般治疗、药物治疗、内镜下扩张术、经口内镜下肌切开术、LES 肉毒素注射和外科肌切开术。目前以内镜下扩张术和外科肌切开术较为肯定有效。

(一)一般治疗

患者应注意饮食成分和进食速度,适当增加饮水量。

(二)药物治疗

对于早期、暂时不需要内镜下扩张和手术患者,可以选择对于 LES 平滑肌具有松弛作用的药物,改善食管排空,缓解症状,包括硝酸酯类和钙通道阻断剂两类。常用药物为硝酸异山梨酯和硝苯地平,应坚持每餐前用药,常见不良反应为头痛和低血压等,长期应用可出现耐受。

(三)内镜下扩张术

原理为通过探条或气囊强有力扩张 LES 区域,使局部环形肌部分破裂,起到类似手术的作用,改善 LES 松弛障碍,药物无效的患者可以考虑本疗法。目前多采用气囊扩张术,很少采用探条扩张。术后症状、放射学以及食管压力测定可明显改善,较药物治疗和肉毒素局部注射疗效肯定,维持时间长,大部分患者疗效保持 1 年以上,部分可达 5 年以上。尽管住院天数、费用和并发症低于开胸肌切开术,但是远期效果不及后者。并发症包括食管胃交界处破裂穿孔(发生率2%～6%)、出血,在严重营养不良患者更易出现,少许患者可继发反流性食管炎,因此扩张气囊压力应根据患儿情况循序渐进。气囊扩张失败后可以考虑手术。年龄较小的患儿气囊扩张疗效不肯定,需尽早手术。

(四)LES 肉毒素注射

本方法在儿童应用经验有限,不主张作为一线治疗方法推广。采用内镜下在 LES 局部多点注射肉毒杆菌毒素,对抗乙酰胆碱对 LES 的兴奋收缩作用,改善 LES 松弛功能。短期有效率较高,但是 50%患者1 年内需要重复注射,才能接近气囊扩张的有效率。并发症包括皮疹、胸痛等,部分患者可出现肉毒素抗体而导致肉毒素抵抗。由于反复注射破坏 LES 结构,不利于以后进行扩张和外科手术,因此本方法仅适用于药物无效又不适合扩张和外科手术的患者,不做首选。

(五)经口内镜下肌切开术

经口内镜下肌切开术(peroral endoscopic myotomy,POEM)属于内镜下治疗贲门失弛缓症的新技术,通过经口内镜,在食管黏膜层与固有肌层之间建立一条隧道,达到隧道的长度一般从食管中段的切口延伸至胃食管连接部远端,并通过该隧道,在胃镜直视下切开食管下段及贲门周围的环行肌肉,以治疗贲门失弛缓症,之后再用止血金属夹闭合黏膜表层裂口。目前,POEM 治疗贲门失弛缓症手术的成功率为 90.9%～100%,患者术后 1～5 个月的症状缓解率为 93.4%～100%,同时术后下食管括约肌压力也明显降低,但远期疗效尚待进一步明确。并发症主要包括:气胸、纵隔积气、腹腔积气、皮下气肿和穿孔等。

(六)外科手术

经过药物和扩张术疗效欠佳者,应考虑尽早外科手术治疗,以防止营养不良影响患儿生长发育,常于内镜下气囊扩张术失败后进行,是目前疗效最高,维持时间最长的方法。最常用的术式为改良 Heller 手术,经胸壁或腹腔纵行切开下端食管肌丛,直至黏膜下,该手术对切口深度和上下缘范围有严格要求,既达到一定的切开深度和范围,又保留 LES 区域一定张力,这样既能缓解症状,防止复发,又可减少术后反流性食管炎的发生率。有学者主张同时采用常规胃底折返术(Nissen 术)预防术后反流。近年采用胸腔镜或腹腔镜开展微创肌切开术治疗儿童贲门失弛缓症,并发症少,疗效可靠,应用前景良好,但远期疗效尚待观察。

四、并发症

常见并发症:食管炎,严重者可合并真菌性食管炎;食管出血;食管狭窄;病程较长者是食管癌的危险因素。

(侯素香)

第七节 消化性溃疡

消化性溃疡是指胃和十二指肠的慢性溃疡。各年龄均可发病,学龄儿童多见,婴幼儿多为继发性溃疡,胃溃疡和十二指肠溃疡发病率相近;年长儿多为原发性十二指肠溃疡,男孩多于女孩。

一、病因和发病机制

原发性消化性溃疡的病因复杂,与诸多因素有关,确切发病机制至今尚未完全阐明,目前认为溃疡的形成是由于对胃和十二指肠黏膜有损害作用的侵袭因子(酸、胃蛋白酶、胆盐、药物、微生物及其他有害物质)与黏膜自身的防御因素(黏膜屏障、黏液重碳酸盐屏障、黏膜血流量、细胞更新、前列腺素、表皮生长因子等)之间失去平衡的结果。

(一)胃酸和胃蛋白酶

胃酸和胃蛋白酶是胃液的主要成分,也是对胃和十二指肠黏膜有侵袭作用的主要因素。十二指肠溃疡患者基础胃酸、壁细胞数量及壁细胞对刺激物质的敏感性均高于正常人,且胃酸分泌的正常反馈抑制亦发生缺陷,故酸度增高是形成溃疡的重要原因。因胃酸分泌随年龄而增加,因此年长儿消化性溃疡发病率较婴幼儿为高。胃蛋白酶不仅能水解食物蛋白质的肽链,也能裂解胃液中的糖蛋白、脂蛋白及结缔组织、破坏黏膜屏障。消化性溃疡患者胃液中蛋白酶及血清胃蛋白酶原水平均高于正常人。

(二)胃和十二指肠黏膜屏障

胃和十二指肠黏膜在正常情况下,被其上皮所分泌的黏液覆盖,黏液与完整的上皮细胞膜及细胞间连接形成一道防线,称黏液-黏膜屏障,能防止食物的机械摩擦,阻抑和中和腔内 H^+ 反渗至黏膜,上皮细胞分泌黏液和 HCO_3^-,可中和弥散来的 H^+。在各种攻击因子的作用下,这一屏障功能受损,即可影响黏膜血循环及上皮细胞的更新,使黏膜缺血、坏死而形成溃疡。

(三)幽门螺杆菌感染

小儿十二指肠溃疡幽门螺杆菌检出率为 $52.6\%\sim62.9\%$,被根除后复发率即下降,说明幽门螺杆菌在溃疡病发病机制中起重要作用。

(四)遗传因素

消化性溃疡属常染色体显性遗传病,$20\%\sim60\%$ 的患儿有家族史,O 型血的人十二指肠溃疡或胃溃疡发病率较其他型的人高,2/3 的十二指肠溃疡患者家族血清胃蛋白酶原升高。

(五)其他

外伤、手术后、精神刺激或创伤;暴饮暴食,过冷、油炸食品;对胃黏膜有刺激性的药物如阿司匹林、非甾体抗炎药、肾上腺皮质激素等。继发性溃疡是由于全身疾病引起的胃、十二指肠黏膜局部损害,见于各种危重疾病所致的应激反应。

二、病理

新生儿和婴儿多为急性溃疡,溃疡为多发性,易穿孔,亦易愈合。年长儿多为慢性,单发。十二指肠溃疡好发于球部,胃溃疡多发生在胃窦、胃体交界的弯侧。溃疡大小不等,胃镜下观察呈圆形或不规则圆形,也有呈椭圆形或线形,底部有灰白苔,周围黏膜充血、水肿。球部因黏膜充血、水肿,或因多次复发后,纤维组织增生和收缩而导致球部变形,有时出现假憩室。胃和十二指肠同时有溃疡存在时称复合溃疡。

三、临床表现

年龄不同,临床表现多样,年龄越小,越不典型。

(一)年长儿

以原发性十二指肠溃疡多见,主要表现为反复发作脐周及上腹部胀痛、烧灼感,饥饿时或夜间多发;严重者可出现呕血、便血、贫血;部分病例可有穿孔,穿孔时疼痛剧烈并放射至背部。也有仅表现为贫血、粪便潜血试验阳性者。

(二)学龄前期

多数为十二指肠溃疡。上腹部疼痛不如年长儿典型,常为不典型的脐周围疼痛,多为间歇性。进食后疼痛加重,呕吐后减轻。消化道出血亦常见。

(三)婴幼儿期

十二指肠溃疡略多于胃溃疡。发病急,首发症状可为消化道出血或穿孔。主要表现为食欲差,进食后呕吐。腹痛较为明显,不很剧烈。多在夜间发作,吐后减轻,腹痛与进食关系不密切。可发生呕血、便血。

(四)新生儿期

应激性溃疡多见,常见原发病有早产儿窒息缺氧、败血症、低血糖、呼吸窘迫综合征和中枢神经系统疾病等。多数为急性起病,呕血、黑便。生后 24~48 小时也可发生原发性溃疡,突然出现消化道出血、穿孔或两者兼有。

四、并发症

主要为出血、穿孔和幽门梗阻。常可伴发缺铁性贫血。重症可出现失血性休克。如溃疡穿孔至腹腔或邻近器官,可出现腹膜炎、胰腺炎等。

五、实验室及辅助检查

(一)粪便隐血试验

素食 3 天后检查,阳性者提示溃疡有活动性。

(二)胃液分析

用五肽胃泌素法观察基础酸排量和酸的最大分泌量,十二指肠溃疡患儿明显增高。但有的胃溃疡患者胃酸正常或偏低。

(三)幽门螺杆菌检测方法

可通过胃黏膜组织切片染色与培养,尿素酶试验,核素标记尿素呼吸试验检测 Hp。或通过血清学检测抗 Hp 的 IgG~IgA 抗体,PCR 法检测 Hp 的 DNA。

(四)胃肠 X 线钡餐造影

发现胃和十二指肠壁龛影可确诊;溃疡对侧切迹,十二指肠球部痉挛、畸形对本病有诊断参考价值。

(五)纤维胃镜检查

纤维胃镜检查是当前公认诊断溃疡病准确率最高的方法。内窥镜观察可估计溃疡灶大小、溃疡周围炎症的轻重、溃疡表面有无血管暴露和评估药物治疗的效果,同时又可采取黏膜活检做病理组织学和细菌学检查。

六、诊断和鉴别诊断

诊断主要依靠症状、体征、X线检查及纤维胃镜检查。由于小儿消化性溃疡的症状和体征不如成人典型,常易误诊和漏诊,对有临床症状的患儿应及时进行胃镜检查,尽早明确诊断。有腹痛者应与肠痉挛、蛔虫症、结石等鉴别;有呕血者在新生儿和小婴儿与新生儿出血症、食管裂孔疝、败血症鉴别;年长儿与食管静脉曲张破裂及全身出血性疾病鉴别。便血者与肠套叠、憩室、息肉、过敏性紫癜鉴别。

七、治疗

原则是消除症状,促进溃疡愈合,防止并发症的发生。

(一)一般治疗

饮食定时定量,避免过饥、过饱、过冷,避免过度疲劳及精神紧张。注意饮食,禁忌吃刺激性强的食物。

(二)药物治疗

1.抗酸和抑酸剂

目的是减低胃、十二指肠液的酸度,缓解疼痛,促进溃疡愈合。

(1)H_2受体阻滞剂:可直接抑制组织胺、阻滞乙酰胆碱和胃泌素分泌,达到抑酸和加速溃疡愈合的目的。常用西咪替丁,$10\sim15$ mg/(kg·d),分4次于饭前10分钟至30分钟口服;雷尼替丁,$3\sim5$ mg/(kg·d),每12小时一次,或每晚一次口服;或将上述剂量分$2\sim3$次,用$5\%\sim10\%$葡萄糖液稀释后静脉滴注,肾功能不全者剂量减半。疗程均为$4\sim8$周。

(2)质子泵抑制剂:作用于胃黏膜壁细胞,降低壁细胞中的H^+-K^+-ATP酶活性,阻抑H^+从细胞质内转移到胃腔而抑制胃酸分泌。常用奥美拉唑,剂量为0.7 mg/(kg·d),清晨顿服,疗程$2\sim4$周。

2.胃黏膜保护剂

(1)硫糖铝:常用剂量为$10\sim25$ mg/(kg·d),分4次口服,疗程$4\sim8$周。肾功能不全者禁用。

(2)枸橼酸铋钾:剂量$6\sim8$ mg/(kg·d),分3次口服,疗程$4\sim6$周。本药有导致神经系统不可逆损害和急性肾衰竭等不良反应,长期大剂量应用时应谨慎,最好有血铋监测。

(3)呋喃唑酮:剂量$5\sim10$ mg/(kg·d),分3次口服,连用2周。

(4)蒙脱石粉:麦滋林-S颗粒剂亦具有保护胃黏膜、促进溃疡愈合的作用。

3.抗幽门螺杆菌治疗

幽门螺杆菌与小儿消化性溃疡的发病密切相关,根除幽门螺杆菌可显著地降低消化性溃疡的复发率和并发症的发生率。临床上常用的药物:枸橼酸铋钾$6\sim8$ mg/(kg·d);阿莫西林50 mg/(kg·d);克拉霉素$15\sim30$ mg/(kg·d);甲硝唑$25\sim30$ mg/(kg·d)。

由于幽门螺杆菌栖居部位环境的特殊性,不易被根除,目前多主张联合用药(二联或三联)。

以铋剂为中心药物的治疗方案:枸橼酸铋钾 6 周＋阿莫西林 4 周,或＋甲硝唑 2～4 周,或＋呋喃唑酮 2 周。亦有主张使用短程低剂量二联或三联疗法者,即奥美拉唑＋阿莫西林或克拉霉素 2 周,或奥美拉唑＋克拉霉素＋甲硝唑 2 周,根除率可达 95％以上。

(三)外科治疗

外科治疗的指征:①急性大出血。②急性穿孔。③器质性幽门梗阻。

(侯素香)

第八节　肝　脓　肿

肝脓肿是溶组织阿米巴原虫或细菌感染所引起的肝组织内单个或多发的化脓性病变。本病是一种继发性病变,由细菌感染者称为细菌性肝脓肿,常见病原菌为大肠埃希菌和葡萄球菌,链球菌和产酸杆菌等少见。多继发于胆管系统、门静脉系统、肝动脉、腹内邻近器官的感染以及肝外伤后继发感染;由阿米巴原虫引起者称为阿米巴肝脓肿,多继发于阿米巴肠病。

一、诊断

(一)阿米巴肝脓肿

1.病史

常伴有阿米巴痢疾或慢性腹泻史。

2.临床表现

不规则的长期发热,伴有恶寒、大汗、右上腹或右下胸疼痛,局部可有饱满及压痛,肝大而有压痛。

3.辅助检查

(1)实验室检查:白细胞数增加,嗜酸粒细胞增加较明显,粪便检查半数以上患儿可发现阿米巴滋养体或包裹。

(2)X 线检查:病侧膈肌升高,运动度受限,膈肌局部隆起者尤具诊断意义。

(3)超声波检查:肝大,脓肿区出现液平段。

(4)肝脏放射性核素扫描:可见局限性放射性缺损或密度减低。

(5)肝脓肿穿刺液呈红棕色(有继发感染时脓液呈黄白色)。

(二)细菌性肝脓肿

1.病史

可曾有疖肿或外伤感染致菌血症或败血症,或胆系感染,急性阑尾炎、肠炎所致门脉系统感染,以及膈下脓肿等邻近器官炎症直接蔓延到肝脏。

2.临床表现

(1)寒战、高热,呈弛张热型,右上腹痛,伴食欲缺乏、乏力。

(2)肝大,有明显触痛、叩击痛,有时可见右下胸肋间隙水肿。

3.辅助检查

(1)白细胞总数及中性粒细胞计数均增多。

(2)超声波检查显肝内液平段。

(3)X线检查右叶脓肿可见右膈升高,活动度受限,肝影增大,有时伴有反应性胸腔积液,左叶脓肿则常有胃小弯受压征象。

(4)肝穿刺有脓液,多为黄灰色或黄色,有臭味,做细菌学检查可确定致病菌。

二、治疗

(一)一般治疗

卧床休息,加强营养,补充热量、蛋白质及维生素等,必要时可少量输血。

(二)病因治疗

1.抗生素治疗

对细菌性肝脓肿,选用敏感抗生素治疗,对病原未明者,可选用两种抗生素联合应用,再根据药敏结果进行调整。往往需要多种有效药物交替长时间使用,一般用到 8 周,或热退后 2～3 周。

2.抗阿米巴原虫治疗

阿米巴肝脓肿应使用抗阿米巴原虫药物,如甲硝唑,剂量 35～50 mg/(kg·d),分 3 次口服,10 天为 1 个疗程。也可选用磷酸氯喹,剂量为 20 mg/(kg·d),分 2 次口服,连服 2 天,以后减为 10 mg/(kg·d),1 次服,连服 2 周以上。在排脓之前也应全身应用抗阿米巴原虫药治疗。

(三)外科治疗

1.穿刺引流

脓肿较大者应穿刺引流,尤其适用于单个脓肿。穿刺点应选择肋间隙饱满、压痛最明显的部位,或根据超声波定位。如脓液黏稠,可注入生理盐水冲洗,以利排脓。如引流不畅或无效,可切开引流。

2.切开引流

对于巨大脓肿、反复积脓的脓肿、局部胀痛明显或全身中毒症状严重的脓肿,脓肿已破或有穿破可能者,应进行切开引流。

（赵晓姗）

第九节　功能性消化不良

功能性消化不良(functional dyspepsia,FD)是一组无器质性原因的慢性或间歇性消化道症候群,患病率高,易反复发作,严重影响患儿的生长发育和身心健康。临床症状主要有上腹痛、腹胀、早饱、嗳气、厌食、胃灼热、反酸、恶心和呕吐等。

一、病因和发病机制

小儿 FD 多发于学龄前及学龄儿童,其病因、发病机制、病理生理仍不清楚,可能与多种因素综合作用有关,如精神心理因素、胃肠运动障碍、内脏高敏感、胃酸分泌等原因相关。特别是胃排空延缓与停滞以及十二指肠反流有密切关系。动力学检查,50%～60%的患者存在胃近端和远端收缩和舒张障碍。某些人口学特征,如家庭居住拥挤,居住条件恶劣,社会经济状况差或家庭内幽门螺杆菌（Hp）感染史，应考虑消化不良的症状可能与 Hp 感染有关。持续的消化不良症状可继发于病毒性感染或腹泻发作，即使原发病已经缓解后也可发生，对这些患者要怀疑病毒感染后的胃轻瘫。

二、临床表现

功能性消化不良患儿可有不同的临床症状，某些患儿主要表现为上腹部疼痛，另一部分患儿可以表现为上腹部不适，伴有恶心、早饱、腹胀或饱胀感为主。餐后饱胀是指正常餐量即出现饱胀感。早饱是指有饥饿感但进食后不久即有饱感，导致摄入食物明显减少。

三、诊断和鉴别诊断

必须包括以下所有条件。

（1）持续或反复发作的上腹部（脐上）疼痛或不适。

（2）排便后不能缓解，或症状发作与排便频率或粪便性状的改变无关（即除外肠易激综合征）。

（3）无炎症性、解剖学、代谢性或肿瘤性疾病的证据可以解释患儿的症状，诊断前至少两个月内，症状出现至少每周一次，符合上述标准。

对于主诉表达清楚的年长儿童（＞4 岁），可以参考罗马Ⅲ标准，并根据主要症状的不同将 FD 分为餐后不适综合征（表现为餐后饱胀或早饱）和上腹痛综合征（表现为上腹痛或烧灼感）两个亚型。（与成人相比，儿童功能性消化不良难以归入溃疡样或动力障碍样消化不良中的任何一型，因此在儿童功能性消化不良的诊断标准中摒弃了这种分型。同时摒弃了为了诊断功能性消化不良强制性进行胃镜检查这条标准。因儿童存在症状描述困难，定位体征不典型等因素为诊断增加了困难。对于消化不良患儿，需详细询问病史和全面体格检查。要了解症状的严重程度与出现频率，其与进餐、排便的关系，尤其注意有否消化不良的报警症状。对有报警症状者要及时行相关检查以排除器质性疾病。

四、实验室检查

应做血常规、肝功能、肾功能、血糖、甲状腺功能、粪隐血试验和胃食管 24 小时 pH 监测。其他辅助检查：应做上消化道内镜、肝胆胰超声、胸部 X 线检查。超声或放射性核素胃排空检查、胃肠道压力测定等多种胃肠道动力检查手段在 FD 的诊断与鉴别诊断上起到了十分重要的作用。

检查目的：内镜检查主要除外食管、胃十二指肠炎症、溃疡、糜烂、肿瘤等器质性病变。超声检查除外肝、胆、胰、肾等疾病。

五、治疗

罗马Ⅲ儿童标准认为，在儿童功能性消化不良的治疗方面，通常经验性治疗多针对主要症状：疼痛、恶心、腹胀、饱胀或早饱。对于临床表现各不相同的 FD 患儿，依据其可能存在的发病机制进行整体治疗，选择个体化方案，旨在迅速缓解症状，提高生活质量。

（一）一般治疗

帮助患儿的家长认识、理解病情，指导其改善患儿生活方式，调整饮食结构和习惯，去除与症状相关的可能发病因素,提高缓解症状的能力。应避免可加重症状的食物(如咖啡、辛辣以及油腻食物)和非甾体抗炎药。

(二)药物治疗

根据患儿的临床表现及其与进餐的关系,可选用促动力药、抗酸药和抑酸药,一般疗程 2～4 周,治疗无效者可适当延长疗程,并可进一步检查,明确诊断后再进行治疗。新近一项 meta 分析,提示 Hp 根除治疗对 FD 患者症状的改善是有益的。所以有 Hp 感染者,需行 Hp 的根除治疗。

1.促动力药

目前小儿常用促进胃肠排空的主要药物:①多巴胺受体阻滞剂,如甲氧氯普胺,它具有较明显的中枢止吐作用,可增强胃肠动力。可因其有导致椎体外系反应的可能,因而限制了其在婴幼儿的使用及长期大剂量使用。多潘立酮是选择性外周多巴胺 D_2 受体阻滞剂,不能透过血-脑屏障,因而无椎体外系不良反应,主要作用是增加胃窦和十二指肠动力,促进胃肠排空,可明显改善 FD 患儿餐后腹胀、早饱等症状。但需要引起注意的是此类药的长期使用可导致血泌乳素升高,个别患者可能出现乳房胀痛或泌乳现象。②5-羟色胺 $4(5\text{-}HT_4)$ 受体激动剂,如枸橼酸莫沙必利,可明显改善 FD 患者腹胀、早饱等症状。

2.抗酸及抑酸药

现在已广泛应用于功能性消化不良的治疗。目前在临床上常用的抗酸药有铝碳酸镁、复方氢氧化铝、碳酸钙口服混悬液等,在一定程度上可以缓解症状。常用的抑酸药有质子泵抑制剂(PPI),如奥美拉唑;H_2 受体阻滞剂(H_2RA),如西咪替丁、雷尼替丁、法莫替丁等。这类药对于缓解腹痛、腹胀、反酸、嗳气、胃灼热等症状有较显著的作用。

3.根除 Hp 感染

新近一项 Meta 分析,提示 Hp 根除治疗对 FD 患者症状的改善是有益的。因此,对于伴 Hp 感染的 FD 患儿建议进行根除 Hp 的治疗。同时有研究表明对于 Hp 阳性的 FD 患儿,使用奥美拉唑及抗生素根除 Hp 治疗后,部分患儿的症状可以得到长期改善,比单一使用奥美拉唑的患儿疗效显著。

(三)精神心理调整

心理因素在 FD 发病中已越来越受到重视。临床医师应该具备足够的同情心及耐心,给予患儿一定的行为治疗、认知疗法或心理干预,同时可以配合使用一些安慰剂,随着时间的推移大部分症状都会改善。对于促动力药和抑酸药治疗无效、且伴有明显精神心理障碍的患儿,可以在心理科医师协助诊治的情况下,适当给予抗焦虑、抗抑郁药,以此来改善症状。

六、预防

并非所有的功能性消化不良的病儿均需接受药物治疗,有些病儿根据医师诊断得知无病及检查结果亦属正常后,可通过改变生活方式与调整食物种类来预防。如:建立良好的生活习惯,避免心理紧张因素和刺激性食物,避免服用非甾体抗炎药,对于无法停药者应同时应用胃黏膜保护剂或 H_2 受体拮抗药。

(侯素香)

第十节 急性胰腺炎

急性胰腺炎(acute pancreatitis,AP)是由于胰液消化酶在胰腺内被激活而引起胰腺自身消化,是一种以化学性炎症为主的疾病,在儿童时期较少见。临床表现为上腹部的剧痛、呕吐以及血清淀粉酶增高。

一、病因

小儿急性胰腺炎发病因素较多,与成人不同,成人最常见病因以胆道疾病(如胆结石、炎症所致梗阻、肿瘤等)以及饮食因素为主。

(一)感染

引起儿童胰腺炎最常见的原因为各种感染,往往继发于身体其他部位的细菌或病毒感染。如流行性腮腺炎病毒、风疹病毒、EB 病毒、HIV 病毒等病毒感染以及伤寒杆菌、大肠埃希菌及各种败血症均可能引起急性胰腺炎。在儿童,还需注意的是寄生虫感染如胆道蛔虫也可引起。

(二)先天发育畸形

上消化道疾病或胆胰交界部位畸形,胆汁反流入胰腺,引起胰腺炎。

(三)药物诱发

肾上腺皮质激素的大量应用,免疫抑制剂、吗啡以及在治疗急性淋巴细胞白血病时应用门冬酰胺酶均可引起急性胰腺炎。

(四)手术及外伤

腹部外伤是儿童胰腺炎的常见病因,儿童胃、胆道及脾相关手术术后亦有发生急性胰腺炎的可能。

(五)可并发于全身性系统性疾病

如系统性红斑狼疮、过敏性紫癜、甲状旁腺功能亢进、尿毒症、过度饥饿后重新进食均可导致胰腺炎的发生。

二、病理

急性胰腺炎按病理变化分为 2 型。

(一)水肿型胰腺炎

胰腺部分或全部充血水肿、体积增大,血液及尿中淀粉酶增高,临床以此型多见,占85%~95%。

(二)出血坏死性胰腺炎

胰腺出血坏死,大量胰液流到腹腔引起弥散性腹膜炎。作用于脂肪组织,造成广泛脂肪坏死,脂肪分解为甘油和脂肪酸。脂肪酸摄取血中钙质形成灰白色钙化灶,并导致血钙显著降低而出现手足抽搐。部分严重病例胰岛大量破坏,可影响糖代谢。

三、临床表现

(一)水肿型胰腺炎

主要症状为上腹部疼痛,多数患儿腹痛为首发症状,常突然起病,逐渐加重至持续性剧痛。多位于中上腹,性质为钝痛,钻痛或刀割样疼痛,可向腰背部放射。进食后腹痛加重,前倾坐位或屈膝侧卧位可部分减轻疼痛。多呈持续性,并常伴恶心、呕吐。呕吐物为食物与胃十二指肠分泌液。较重者伴有腹胀,上腹压痛为腹部唯一体征,部分患儿伴局部肌紧张。

(二)出血坏死型胰腺炎

全身症状危重,开始烦躁不安,继之低血压、休克、呼吸困难、少尿或无尿,自觉腹痛剧烈,与腹痛体征不一致,延续时间较长。如渗液流入腹腔,则出现急性腹膜炎体征,腹水往往呈血性或紫褐色,淀粉酶含量高。如透过腹膜后进入皮下组织,可分解皮下脂肪,引起毛细血管出血,使局部皮肤出现青紫块,在脐部表现为 Cullen 征,腰背部表现为 Grey-Turner 征。

(三)并发症

早期可并发水、电解质紊乱,低钙血症和手足抽搐期可并发胰腺脓肿,假性囊肿形成,亦可遗留慢性胰腺炎及糖尿病。

四、辅助检查

(一)血尿淀粉酶测定

急性胰腺炎时血清淀粉酶升高,早期达正常的 3～5 倍以上。血淀粉酶在发病后 2～6 小时开始升高,12～24 小时达高峰,轻型 24～72 小时可恢复正常,一般不超过 3～5 天。如持续增高超过 1 周,常提示存在胰管阻塞或胰腺假性囊肿形成。为区分唾液腺疾病所导致的淀粉酶增高,可检测同工酶,胰腺淀粉酶(P 型),唾液腺淀粉酶(S 型)。

尿淀粉酶升高较慢,一般于 12～24 小时开始升高,但可持续达 1～2 周。

需注意的是,肝胆疾病、肾脏疾病等均可使血淀粉酶轻度升高,尿淀粉酶则受肾功能和尿浓度影响,可测定尿淀粉酶/肌酐清除率比值＝尿淀粉酶/血清淀粉酶×血肌酐/尿肌酐×100%,正常比值为 1%～4%,＞6% 提示为急性胰腺炎。

(二)血清脂肪酶及电解质测定

血清脂肪酶在发病 24 小时后开始升高,持续时间较长,可作为晚期患儿的诊断方法。急性胰腺炎患儿常发生低血钙,如血钙＜1.87 mmol/L 可致手足抽搐。

(三)超声影像学检查

水肿型急性胰腺炎时可见胰腺轻度弥漫增大,胰腺呈均匀低回声。出血坏死型可见胰腺重度肿大,边缘模糊不清,呈不规则回声和混合回声。假性囊肿时超声可见边界清楚的无回声区。

(四)CT 检查

对判断胰腺有否坏死及坏死的范围、大小具有诊断价值。水肿型胰腺炎时 CT 显示胰腺呈弥散性肿大。出血时局部呈高密度,坏死时可出现低密度区。

(五)磁共振胰胆管造影术 MRCP

MRCP 也可显示 CT 所提示的信息,其对原发或手术创伤等造成的胰胆管解剖异常及胰胆管梗阻等疾病的诊断价值与 ERCP 相似。如 MRCP 正常,可不必进行 ERCP 和胰胆管造影等有创检查。

五、诊断

急性胰腺炎诊断标准如下。

(1)急性腹痛发作伴有上腹部压痛或腹膜刺激征。

(2)血、尿或腹水中淀粉酶增高。

(3)影像学检查或病理见到胰腺炎症、坏死、出血改变。

(4)除外其他急腹症。

六、治疗

(一)内科治疗

主要目的在于减少胰液分泌、使胰腺休息。

1.一般治疗

胰腺炎患儿均应禁食、重症者需胃肠减压,以减少胰液分泌,并有助于减轻呕吐、腹胀等症状。

2.抑制胃酸分泌

应用西咪替丁、奥美拉唑等,减少胃酸分泌,从而减少促胰液素分泌,同时可防止应激性胃黏膜病变的发生。

3.生长抑素

主要有 8 肽的奥曲肽及 14 肽的生长抑素,其主要作用为抑制胰腺外分泌,阻止血小板活化因子引起的毛细血管渗漏以及保护胰腺细胞。其在儿童应用经验不多,0.1 mg 皮下注射,1/8 小时,疗程 5～6 天。急性水肿型胰腺炎一般无须给予生长抑素。

4.镇痛解痉

阿托品每次 0.01 mg/kg,最大不超过 0.4 mg,必要时可 4～6 小时重复 1 次。吗啡因可导致 Oddi 括约肌痉挛,为禁忌。

5.控制感染

急性胰腺炎由胆道疾病引起者或坏死胰腺组织有继发感染者,应给予广谱抗生素控制感染,并兼顾抗厌氧菌治疗。

6.连续性血液净化

出血坏死性胰腺炎早期行连续性血液净化可以非选择性清除多种促炎因子,可清除血浆中存在的可溶性炎症介质,并能迅速降低血胰酶水平,减轻胰液对组织器官的直接化学损伤,从而减少对组织器官的损害。

7.营养支持治疗

急性胰腺炎患儿的营养支持对疾病恢复尤为重要。既往认为给予全胃肠外营养(TNF),使肠道得到充分休息有利于疾病的恢复。但现有研究认为长期 TNF 易产生肠道细菌移位,增加胰腺感染概率,而合适的肠内营养(EN)能减少急性胰腺炎患儿肠源性感染和多器官功能障碍综合征的发生率。对于何时引入 EN 最合适、最有益于疾病恢复目前尚无定论,认为在早期腹痛、腹胀明显时应完全禁食,采用 TNF,待腹痛缓解、病情稳定后应尽早予 EN。急性胰腺炎患儿 EN 的途径包括有空肠置管、经胃造口或空肠造口置管以及手术空肠造口置管空肠喂养,其中鼻空肠置管为首选方法,可采用盲插、pH 监测、透视、内镜引导等方法插入,导管均放置 Treiz 韧带以下。手术空肠造口置管适应于需要手术治疗的急性胰腺炎患儿。

(二)手术治疗

急性胰腺炎大部分不需要手术治疗,急性重症胰腺炎伴有胰腺坏死、化脓者需手术,以引流清创为主。部分病例可采用 ERCP 手段治疗。

手术适应证如下。

(1)诊断为胰腺炎,经内科治疗,症状及体征进一步恶化,出现并发症者。

(2)胆源性急性胰腺炎处于急性状态,需外科手术解除梗阻。

(3)考虑为出血坏死性胰腺炎,病程呈进行性加重,短时间治疗无缓解。

(4)假性囊肿形成者待病情缓解后可行引流术。

(5)不能除外其他急腹症需探查者。

(侯素香)

第十一节　急性胆囊炎

儿童急性胆囊炎(acute cholecystitis,AC)是由于胆囊管阻塞和细菌侵袭而引起胆囊发生的急性化学性和/或细菌性炎症,好发年龄为 8～12 岁。可与胆石症合并存在。发病急骤,主要表现为右上腹剧痛或绞痛,常伴有呕吐、发热、寒战。

一、病因

急性胆囊炎的主要病因是胆汁滞留和细菌感染。急性胆囊炎的危险因素有蛔虫、肥胖、胆石症等。短期服用纤维素类、噻嗪类、第三代头孢菌素类、红霉素、氨苄西林等药物,长期应用奥曲肽、激素替代治疗均可能诱发急性胆囊炎。

(一)胆囊管梗阻

胆囊管常因结石、寄生虫、先天性狭窄、先天性胆总管畸形而形成梗阻。梗阻导致大量胆汁淤积于胆囊内,部分水分被囊壁吸收,胆汁浓缩,胆盐浓度增加,刺激胆囊黏膜,引起胆囊的化学性炎症;同时磷脂酶作用于胆汁内的卵磷脂,产生溶血卵磷脂,产生化学性炎症。急性胆囊炎有结石性和非结石性之分。儿童结石性胆囊炎少见,但有上升趋势。非结石性胆囊炎的病因尚不清楚,如胆囊管过长、扭曲、管腔被蛔虫、黏液、胆囊带蒂息肉等阻塞,或胆道系统功能失调,胆囊管痉挛或梗阻均可能导致胆囊炎。国内农村地区胆道蛔虫症及所致的胆道感染呈减少趋势。

(二)细菌感染

细菌感染是儿童急性胆囊炎的重要病因,致病菌多为肠源性细菌。革兰阴性细菌约占2/3,为大肠埃希菌、铜绿假单胞菌、肺炎克雷伯杆菌;其次为革兰阳性细菌,多为粪肠球菌、屎肠球菌、表皮葡萄球菌。部分患儿可合并厌氧菌感染的混合感染。胆汁淤积利于细菌繁殖。细菌侵入的主要途径:①由十二指肠经胆总管上行侵入,最常见的有蛔虫钻入胆管,携带细菌进入;②经门静脉血入肝和胆囊,见于危重症时肠道菌群移位;③经淋巴管入肝及胆囊;④经动脉血入胆囊动脉至胆囊,少见。

(三)其他

胰液反流、胆汁成分改变、胆囊供血不足、创伤、精神因素等均可影响胆囊功能。急性胆囊炎发病与胆汁淤滞密切相关。严重创伤、烧伤、长期静脉营养等易发生胆汁淤积诱发急性胆囊炎。免疫抑制的患儿可发生机会性微生物感染导致急性胆囊炎。

二、病理变化

初始胆囊黏膜充血、水肿,继而波及胆囊壁各层,囊壁增厚,纤维蛋白渗出。严重感染时,囊壁有化脓灶。胆囊管或胆总管口括约肌痉挛,胆囊或胆总管膨胀,可发生局限性缺血和坏疽而引起穿孔、胆汁性腹膜炎。

三、临床表现

急性胆囊炎起病多与饱食、吃油腻食物、劳累及精神因素等有关,常突然发病。

(1)腹痛:起病急,主要表现为上腹痛,初为阵发性疼痛,后呈持续性胀痛,右上腹明显;出现胆囊管梗阻,呈阵发性绞痛。大龄儿童可述疼痛向右肩背部放射。患儿呈急性病容,腹式呼吸减弱,右上腹明显压痛,Murphy征阳性,有时可触及肿大的胆囊伴有触痛。合并腹膜炎可出现右上腹腹肌紧张或全腹压痛和腹肌紧张。个别重症患儿以脓毒性休克为起病,治疗后出现腹胀、全腹压痛和肌紧张等腹膜炎体征。

(2)大多数病儿伴有恶心、呕吐。多因结石或蛔虫阻塞胆囊管或胆总管扩张所致。恶心呕吐严重者可引起水、电解质紊乱。

(3)常伴有高热、寒战。其程度与炎症严重程度有关。轻型病例常有畏寒和低热。重型病例则可有寒战和高热,体温可达 39 ℃以上,并可出现谵妄,甚至休克、昏迷。

(4)少数患儿出现黄疸,系炎症和水肿、膨胀的胆囊直接压迫胆管或并发胆管炎、胰腺炎所致。

四、检查

(一)血常规

显示白细胞总数和中性粒细胞计数增高,CRP 升高(≥30 mg/L)。应进行胆汁和血液培养。一般血清胆红素无明显变化,或轻度升高。肝酶轻度升高。可有血清淀粉酶轻微升高。

(二)影像学检查

B 超可见胆囊明显增大,胆囊壁水肿增厚呈“双边征”,胆囊腔内有絮状物或胆泥样沉积,胆囊颈部结石嵌顿,胆囊周围积液,B 超检查的 Murphy 征阳性具有诊断意义。CT 显示胆囊周围液体聚集、胆囊增大、胆囊壁增厚。MRI 检查:胆囊增大、胆囊壁增厚、胆囊周围脂肪组织出现条索状高信号。放射性核素检查对诊断急性胆囊炎的敏感性为 100%,特异性为 95%,具有诊断价值,儿童应用较少。

五、诊断

一般根据上腹或右上腹疼痛及右上腹压痛的病史及体征,结合发热,CRP 升高,白细胞数升高,以及影像学检查(超声、CT、MBI)发现胆囊增大,胆囊壁增厚,胆囊颈部结石嵌顿、胆囊周围积液等表现,即可诊断。

急性胆囊炎的严重程度不同,治疗方法和预后也不同。

急性胆囊炎的并发症主要有胆囊穿孔、胆汁性腹膜炎、胆囊周围脓肿、急性胰腺炎、胆囊十二指肠瘘或胆囊结肠瘘等。急性胆囊炎患儿一旦出现并发症,往往提示预后不佳。

鉴别诊断应与引起腹痛(特别是右上腹痛)的疾病进行鉴别,主要有急性胰腺炎、右下肺炎、急性膈胸膜炎、胸腹部带状疱疹早期、急性阑尾炎等。

六、治疗

(一)非手术治疗

主要措施有解痉、止痛、利胆、抗感染治疗和维持体液平衡。

急性胆囊炎抗菌药物治疗,轻度急性胆囊炎常为单一的肠道致病菌感染,应使用单一抗菌药物,首选第一代或二代头孢菌素;中重度急性胆囊炎可使用含 β-内酰胺酶抑制剂的复合制剂、第三代及四代头孢菌素。应根据药敏试验结果选择合适的抗菌药物进行目标治疗。

解痉止痛阿托品每次 0.01 mg/kg,最大不超过 0.4 mg。止痛治疗可适当使用非甾体抗炎药,可逆转胆囊炎症和胆囊收缩功能的失调。

急性胆囊炎抗菌治疗 3～5 天后,如果急性感染症状、体征消失,体温和白细胞计数正常可以考虑停药。若出现体温持续不降、腹痛加重或患儿一般情况不改善或恶化,应立即手术治疗。

(二)手术治疗

1.适应证

化脓性坏疽性胆囊炎;单纯性胆囊炎经非手术治疗病情恶化者;有并发症出现;急性腹膜炎,高度怀疑胆囊病变,经非手术治疗无好转者。

2.手术方式

手术方式可根据患儿一般情况及局部情况决定。

(1)腹腔镜胆囊切除术:主要适应于合并有胆囊结石的单纯性胆囊炎或反复发作的非结石性单纯性胆囊炎。该方式患儿痛苦小,恢复快。

(2)B超引导下经皮穿刺胆囊置管引流术:主要适应于化脓性坏疽性胆囊炎、病变局限并且患儿一般情况较差时。引流通畅后,病情会很快得到改善。对婴幼儿,应在全身麻醉下进行。

(3)胆囊切除术:胆囊周围的水肿和粘连,手术中应仔细操作。当胆囊切除难以进行,应及时改行简单有效的胆囊造瘘术。胆囊穿孔合并有胆汁性腹膜炎者应行胆囊造瘘和腹腔引流术。伴有胆总管梗阻炎症或穿孔时则需行胆总管引流,同时行腹腔引流。

（侯素香）

第十二节　急性阑尾炎

小儿急性阑尾炎的发病率虽较成人低,但仍是小儿外科急腹症中最常见的疾病。新生儿罕见,5 岁以后随年龄增长为发病高峰。小儿急性阑尾炎病情发展快,症状不典型,容易误诊和发生穿孔,文献报高达 40%,因而早期诊断和治疗极为重要。

一、病因

(一)解剖因素

小儿阑尾的生长比系膜快,容易扭曲,呈盲管状,容易因引流不畅而发生炎症。当肠内容物、异物、小的肠石等进入阑尾腔后易发生梗阻。阑尾动脉是终末血管,腔内压力高血运易受阻碍,坏死穿孔率较高。小儿大网膜发育差,穿孔后不易包裹局限,易形成弥漫性腹膜炎。

(二)细菌侵袭

阑尾黏膜损伤、破溃时,肠道细菌可直接侵犯而产生炎症,也可因上呼吸道感染等其他部位的多血流进入阑尾。阑尾黏膜下淋巴组织丰富,血液中的细菌未被滤过而停留在阑尾壁内淋巴组织导致炎症。儿童的急性阑尾炎多由金黄色葡萄球菌、大肠埃希菌以及链球菌感染引起。近年来晚期穿孔者病例报告感染较多,最常见的是脆弱杆菌。

(三)免疫因素

临床发现化脓性阑尾炎发作前有病毒感染的病史,有人认为这是病毒感染抑制机体免疫功能,内细菌过度繁殖而发生炎症。

(四)神经反射

因精神紧张、生活环境的改变等因素,使受神经支配的阑尾肌肉和血管发生反射性痉挛,导致环障碍并加重阑尾腔梗阻,引起阑尾急性炎症。

二、病理

根据阑尾炎症病理发展过程,可分为 4 种类型。

(一)卡他性阑尾炎

病变主要在黏膜。阑尾表面充血、水肿,可有少量纤维素渗出物。黏膜充血、水肿,黏膜下层有多核细胞及嗜酸性粒细胞浸润,且有淋巴滤泡增生。

(二)化脓性阑尾炎

病变累及浆肌层,阑尾红肿明显。黏膜及浆肌层均有炎性浸润、破坏,黏膜面溃疡明显,阑尾腔内可积液或积脓,张力增高后可并发穿孔。婴幼儿的阑尾化脓性病变不重,而阑尾周围可出现较多脓性分泌。

(三)坏疽性阑尾炎

阑尾壁全层广泛坏死呈暗紫或黑色。阑尾硬肿,浸润广泛。由于炎性渗出及脓性物刺激,阑尾粘连。阑尾系膜明显水肿,可有血管栓塞。常可穿孔而导致腹膜炎

(四)梗阻性阑尾炎

阑尾仅有轻度充血,但腔内有蛔虫、蛲虫、肠石、异物而形成梗阻。组织切片仅见嗜酸性粒细浸润及淋巴滤泡增生。小儿阑尾炎的浆膜外反应较成人早,渗出液较多。年龄越小,反应越早。因而,婴幼儿阑尾炎虽未穿孔,腹腔内也可见有一定量的渗出液。

三、临床表现

(一)全身反应

1.精神异常

病变初期多表现为烦躁和哭闹,继而由于炎症和疼痛的刺激引起大脑皮质的抑制可出现精

神不振、无力、活动减少、嗜睡等。

2.发热

婴幼儿一般均有发热,体温可高达 39~40 ℃,少数营养差并发阑尾穿孔腹膜炎的患儿可能出现体温下降,提示病情危重。

(二)腹部及消化道症状

1.腹痛

较大儿童的典型病例,可与成人一样诉说有转移性右下腹痛的病史。初期上腹部有轻度疼痛,逐渐阵发性加重,数小时后炎症累及阑尾壁浆膜时,疼痛由上腹、脐周、转入右下腹阑尾部位。年龄越小,症状愈不典型。婴幼儿仅表现为阵发性哭闹、呻吟、拒食或静卧不动,触摸腹部时哭闹明显,易被误诊。

2.恶心、呕吐

早期呕吐多是胃肠反射性反应,呕吐物多为食物。较晚期患儿出现呕吐系腹膜炎所致,呕吐物可含胆汁、胃肠液,呕吐量多。婴幼儿阑尾炎时,呕吐往往出现于腹痛前。

3.腹泻、便秘

小儿阑尾炎常发生稀便或腹泻,这可能与盆腔阑尾炎或盆腔内积脓刺激肠道及直肠,或合并肠炎等因素有关。个别患儿可因发热、呕吐及体液丢失而出现便秘。

(三)体征

1.固定的体位

由于盲肠转动或下垂可加剧疼痛,因此患儿选择某一疼痛最轻的体位很少改变,如侧屈髋位。

2.腹部体征

(1)腹部压痛:小儿由于盲肠移动性较大,阑尾位置不固定,有时压痛可在右中腹、脐部附近、下腹中部,穿孔腹膜炎时全腹压痛。

(2)反跳痛:炎症刺激腹膜后可出现反跳痛。

(3)腹肌紧张:阑尾炎症弥漫形成周围炎及腹膜炎时,腹肌反射性收缩引起肌紧张。婴幼儿腹肌发育不完善肌紧张不如年长儿明显。阑尾穿孔腹膜炎可出现全腹性肌紧张。小儿不合作,哭闹可干扰腹肌紧张的检查,因此需分散小儿注意力,反复检查,必要时可使用适量镇静剂待小儿安静后进行检查,以确定腹肌紧张程度。

(4)皮肤过敏:有些阑尾炎早期患儿合并阑尾腔梗阻,右下腹皮肤可出现感觉过敏,蛲虫性阑尾炎患儿更明显,这是内脏、躯干神经相互反射的表现。

(5)多数患儿可有腹胀,听诊肠鸣音减弱,年龄越小越明显。

(6)阑尾周围出现脓肿时右下腹可扪及包块,较大包块可触及波动感。

3.其他体征

(1)直肠指诊可有右前方触痛,甚至可触及肿胀的条索状阑尾。

(2)腰大肌试验患儿左侧卧位,右髋过伸,腰大肌受到刺激疼痛,盲肠后位阑尾更明显。

(3)闭孔肌试验患儿仰卧,屈血并内旋右髋关节后出现右下腹疼痛,是由于较长阑尾尖端刺激闭孔内肌所引起的疼痛。

(4)Rovsing 征在小儿诊断上帮助不大。

(四)实验室及其他检查

1.血常规

白细胞数往往 $10 \times 10^9/L$,中性粒细胞可高达 80% 以上。

2.尿常规

一般无特殊,但有时阑尾炎刺激输尿管或膀胱后尿常规可见少量红细胞和白细胞。

3.X 线检查

有利于排除肠穿孔、肠梗阻。

4.B 超

可发现肿大变形的阑尾及阑尾脓肿。

5.血清 C 反应蛋白(CRP)

有助于坏疽及穿孔性阑尾炎的诊断。

四、诊断

根据典型的转移性右下腹痛史及压痛、反跳痛、腹肌紧张体征,结合实验室检查白细胞升高等情况,一般可以作出诊断。婴幼儿或临床表现体征不典型者需反复、耐心、多次检查,有时需根据动态观察结果才能诊断。在检查时需注意以下方面。

能说话的患儿要在家属的配合下尽量争取合作,正面回答医师的询问,了解发病的时间,疼痛的性质。检查时注意手和听诊器都不要太凉。观察患儿的精神状态,如精神愉快,嬉笑自然,活动多而灵巧,触诊腹部时压痛位置不固定或不能肯定有肌紧张时不急于手术。

采用对比检查腹部方法。①检查者两手分别按压左、右下腹,并交替加重用力,观察患儿哭闹反应,如下重压哭闹明显加剧,则以同样方法按压右上或右下腹进行对比;②患儿母亲握住患儿一手(一般握右手),允许另一手自由活动,同上述方法交替按左、右下腹,如患儿用自由手抵抗检查右侧按压说明右侧有压痛;③检查者一手重压右下腹痛点,患儿全力抵抗右侧按压之手,检查者另一手乘机按压全腹其他各处,如患儿均置之不理,则可知除右下腹外它处无压痛。为了明确压痛紧张的固定性,检查至少反复三次,第一次常选择在就诊时,第二次在血常规检查后,第三次在初步处理后(处方或收入院)。三次检查中最好有一次检查是在安静或安睡时,必要时可在使用镇静剂后进行检查。睡眠后皮肤痛觉过敏消失,对深压痛与肿块检查较重要。小儿骨盆小,直肠触诊与检查下腹比成人便利,可了解阑尾肿胀浸润的程度与范围。

诊断仍困难时,可考虑腹腔穿刺检查 X 线检查。右下腹抽出液为血性、臭脓性或涂片有大量的细菌者为坏疽性阑尾炎。脓稀无臭,有脓球而无细菌者无需急诊手术。穿刺未得渗液时,可注入 50 mL 生理盐水再吸出检查。X 线检查对鉴别诊断肠梗阻、坏死性肠炎、胃肠穿孔有帮助。

五、鉴别诊断

(一)肠痉挛症性腹痛

病因不明,好发于学龄儿,常突然发生腹痛,呈剧烈绞痛,持续时间不长,多为 $10 \sim 20$ 分钟,很少超过 2 小时。体检腹软,偶有压痛但不固定,也无发热或白细胞数升高。此症发生率比阑尾炎高,不需手术,无须特殊治疗,一般均可自愈,但可反复发作。

(二)肠系膜淋巴结炎

多与上呼吸道感染同时存在,腹痛较阑尾炎轻,多无阵发性加重,病程发展较慢,压痛不固定,主要在脐周,无明显腹肌紧张,反复腹部检查可确诊。本症不需手术,因此对鉴别困难体征较轻的患者,可暂用抗生素观察治疗数小时。

(三)急性胃肠炎

常有不洁生凉饮食史,腹痛呈阵发性、痉挛性,多位于脐周、上腹或下腹,无固定压痛点及腹肌紧张,有腹泻。

(四)美克耳憩室炎

症状体征与阑尾炎相似,如病情允许,可作放射性核素扫描,如显示有异位黏膜的美克耳憩室影可确诊。鉴别确有困难需手术时应作探查切口,术中如发现阑尾正常,应常规探查末端回肠100 cm 范围,找到憩室后予以切除。

六、治疗

(一)治疗原则

阑尾炎诊断明确,尽可能早期手术。但就诊3天以上症状无恶化以及家属拒绝手术或其他特殊原因时,可用药物治疗。

阑尾脓肿以药物治疗为主。在药物治疗中需密切观察发热、疼痛、压痛范围等是否趋向好转。病情加重应手术引流,并发肠梗阻者引流脓肿后可得到缓解。

患儿观察3天以上症状稳定好转,显示腹膜炎已局限,双合诊又能摸到浸润块,应避免手术,以免感染扩散。待自然吸收或脓肿形成后再酌情引流或延期进行阑尾切除术。

(二)抗生素治疗

常选针对球菌和革兰阳性杆菌及厌氧菌的药物。临床上目前小儿多用青霉素及氨苄西林、头孢类和甲硝唑静脉注射。如有药敏试验结果则根据药敏情况选用抗生素。

(三)手术方法

1.尽量选麦氏切口

切除阑尾后应清除腹腔脓液,阑尾病变不明显者需探查回肠末端100 cm(防止梅克尔憩室炎被遗漏)及盆腔器官。

2.放置腹腔引流

适应证:①阑尾穿孔,腹腔积脓、坏疽性阑尾炎;②阑尾残端处理不满意而影响愈合者;③切除阑尾或分离阑尾粘连后渗血不止可放置香烟引流或纱布填压引流;④已局限的阑尾脓肿。

(四)腹腔镜阑尾切除

小儿腹腔镜阑尾切除术在国内、国外均有大宗病例报告,目前大多医院腹腔镜阑尾已成常规手术。腹腔镜阑尾切除具有创伤小、患儿痛苦少、术后肠功能恢复快、住院时间短、腹部创口疤痕小等优点。小儿腹腔镜多选用穿刺 Trocar,直径5～10 mm,手术操作时气腹内压保持在1.1～1.3 kPa(8～10 mmHg),手术时间在30分钟左右。

(侯素香)

第十三节 腹 泻 病

腹泻病是一组由多病原、多因素引起的以腹泻为主要临床表现的消化道疾病。近年来本病发病率及病死率已明显降低,但仍是婴幼儿的重要常见病和死亡病因。2岁以下多见,半数为1岁以内。

一、病因

(一)易感因素

(1)婴幼儿期生长发育快,所需营养物质相对较多,胃肠道负担重,经常处于紧张的工作状态,易发生消化功能紊乱。

(2)消化系统发育不成熟,胃酸和消化酶分泌少,消化酶活性低,对食物质和量的变化耐受力差;胃内酸度低,胃排空较快,对进入胃内的细菌杀灭能力弱。

(3)血清免疫球蛋白(尤以 IgM 和 IgA)和肠道分泌型 IgA 均较低。

(4)正常肠道菌群对入侵的病原体有拮抗作用,而新生儿正常肠道菌群尚未建立,或因使用抗生素等引起肠道菌群失调,易患肠道感染。

(5)人工喂养:母乳中含有大量体液因子(SIgA、乳铁蛋白)、巨噬细胞和粒细胞、溶菌酶、溶酶体,有很强的抗肠道感染作用。家畜乳中虽有某些上述成分,但在加热过程中被破坏,而且人工喂养的食物和食具极易受污染,故人工喂养儿肠道感染发生率明显高于母乳喂养儿。

(二)感染因素

1.肠道内感染

肠道内感染可由病毒、细菌、真菌、寄生虫引起,以前两者多见,尤其是病毒。

(1)病毒感染:人类轮状病毒是婴幼儿秋冬季腹泻的最常见的病原;诺沃克病毒多侵犯儿童及成人;其他如埃可病毒、柯萨奇病毒、腺病毒、冠状病毒等都可引起肠道内感染。

(2)细菌感染(不包括法定传染病)。

大肠埃希菌。①致病性大肠埃希菌:近年来由此菌引起的肠炎已较少见,但仍可在新生儿室流行。②产毒性大肠埃希菌:是较常见的引起肠炎的病原。③出血性大肠埃希菌:可产生与志贺菌相似的肠毒素而致病。④侵袭性大肠埃希菌:可侵入结肠黏膜引起细菌性痢疾样病变和临床症状。⑤黏附-集聚性大肠埃希菌:黏附于下段小肠和结肠黏膜而致病。

空肠弯曲菌又名螺旋菌或螺杆菌,是肠炎的重要病原菌,可侵入空肠、回肠、结肠。有些菌株可产生肠毒素。

耶尔森菌为引起肠炎较常见的致病菌。

其他细菌和真菌:鼠伤寒杆菌、变形杆菌、铜绿假单胞菌和克雷伯杆菌等有时可引起腹泻,在新生儿较易发病。长期应用广谱抗生素引起肠道菌群失调,可诱发白色念珠菌、金葡菌、难辨梭状芽孢杆菌、变形杆菌、铜绿假单胞菌等引起的肠炎。长期用肾上腺皮质激素使机体免疫功能下降,易发生白色念珠菌或其他条件致病菌肠炎。

(3)寄生虫感染:如梨形鞭毛虫、结肠小袋虫等。

2.肠道外感染

患中耳炎、上呼吸道感染、肺炎、肾盂肾炎、皮肤感染、急性传染病等可出现腹泻。肠道外感染的某些病原体(主要是病毒)也可同时感染肠道引起腹泻。

(三)非感染因素

1.饮食因素

(1)喂养不当可引起腹泻,多为人工喂养儿。

(2)过敏性腹泻,如对牛奶或大豆过敏而引起腹泻。

(3)原发性或继发性双糖酶(主要为乳糖酶)缺乏或活性降低,肠道对糖的消化吸收不良而引起腹泻。

2.气候因素

腹部受凉使肠蠕动增加,天气过热使消化液分泌减少,而由于口渴、吃奶过多,增加消化道负担而致腹泻。

3.精神因素

精神紧张致胃肠道功能紊乱,也可引起腹泻。

二、发病机制

导致腹泻的机制有以下几种。①渗透性腹泻:因肠腔内存在大量不能吸收的具有渗透活性的物质而引起的腹泻。②分泌性腹泻:肠腔内电解质分泌过多而引起的腹泻。③渗出性腹泻:炎症所致的液体大量渗出而引起的腹泻。④动力性腹泻:肠道运动功能异常而引起的腹泻。但临床上不少腹泻并非由某种单一机制引起,而是在多种机制共同作用下发生的。

(一)非感染性腹泻

由于饮食量和质不恰当,食物消化、吸收不良,积滞于小肠上部,致酸度减低,肠道下部细菌上窜并繁殖(即内源性感染),使消化功能更加紊乱。在肠内可产生小分子短链有机酸,使肠腔内渗透压增高,加之食物分解后腐败性毒性产物刺激肠道,使肠蠕动增加,而致腹泻。

(二)感染性腹泻

1.细菌肠毒素作用

有些肠道致病菌分泌肠毒素,细菌不侵入肠黏膜组织,仅接触肠道表面,一般不造成肠黏膜组织学损伤。肠毒素抑制小肠绒毛上皮细胞吸收 Na^+、Cl^- 及水,促进肠腺分泌 Cl^-,使肠液中 Na^+、Cl^-、水分增加,超过结肠的吸收限度而导致腹泻,排大量无脓血的水样便,并可导致脱水、电解质紊乱。

2.细菌侵袭肠黏膜作用

有些细菌可侵入肠黏膜组织,造成广泛的炎症反应,如充血、水肿、炎症细胞浸润、溃疡、渗出。大便初为水样,后以血便或黏冻状大便为主。大便常规检查与菌痢同。可有高热、腹痛、呕吐、里急后重等症状。

3.病毒性肠炎

轮状病毒颗粒侵入小肠绒毛的上皮细胞,小肠绒毛肿胀缩短、脱落,绒毛细胞毁坏后其修复功能不全,使水、电解质吸收减少,而导致腹泻。肠腔内的碳水化合物分解吸收障碍,又被肠道内细菌分解,产生有机酸,增加肠内渗透压,使水分进入肠腔而加重腹泻。轮状病毒感染仅有肠绒毛破坏,故粪便镜检阴性或仅有少量白细胞。

三、临床表现

(一)各类腹泻的临床表现

1.轻型腹泻

多为饮食因素或肠道外感染引起。每天大便多在10次以下,呈黄色或黄绿色,稀糊状或蛋花汤样,有酸臭味,可有少量黏液及未消化的奶瓣。大便镜检可见大量脂肪球。无中毒症状,精神尚好,无明显脱水、电解质紊乱。多在数天内痊愈。

2.重型腹泻

多由肠道内感染所致。有以下3组症状。

(1)严重的胃肠道症状:腹泻频繁,每天大便10次以上,多者可达数十次。大便水样或蛋花汤样,有黏液,量多,倾泻而出。粪便镜检有少量白细胞。伴有呕吐,甚至吐出咖啡渣样物。

(2)全身中毒症状:发热,食欲低下,烦躁不安,精神萎靡,嗜睡,甚至昏迷、惊厥。

(3)水、电解质、酸碱平衡紊乱症状。

脱水:由于吐泻丧失体液和摄入量减少所致。由于体液丢失量的不同及水与电解质丢失的比例不同,可造成不同程度、不同性质的脱水。

代谢性酸中毒:重型腹泻都有代谢性酸中毒,脱水越重酸中毒也越重,原因:①腹泻时,大量碱性物质如 Na^+、K^+ 随大便丢失。②进食少和肠吸收不良,使脂肪分解增加,产生大量中间代谢产物——酮体。③失水时血液变稠,血流缓慢,组织缺氧引起乳酸堆积和肾血流量不足,排酸保碱功能低下。

低钾血症:胃肠道分泌液中含钾较多,呕吐和腹泻可致大量失钾;腹泻时进食少,钾的入量不足;肾脏保留钾的功能比保留钠差,在缺钾时,尿中仍有一定量的钾排出;由于以上原因,腹泻患儿都有不同程度的缺钾,尤其是久泻和营养不良者。但在脱水、酸中毒未纠正前,体内钾的总量虽然减少,而血钾多数正常。其主要原因:①血液浓缩。②酸中毒时钾从细胞内向细胞外转移。③尿少使钾排出量减少。随着脱水、酸中毒的纠正,血钾被稀释,输入的葡萄糖合成糖原使钾从细胞外向细胞内转移;同时由于利尿后钾排出增加,腹泻不止时从大便继续失钾,因此血钾继续降低。

低钙和低镁血症:进食少,吸收不良,由大便丢失钙、镁,使体内钙、镁减少,但一般为轻度缺乏。久泻或有活动性佝偻病者血钙低。但在脱水时,由于血液浓缩,体内钙总量虽低,而血钙浓度不低;酸中毒可使钙离子增加,故可不出现低钙症状。脱水和酸中毒被纠正后,血液稀释,离子钙减少,可出现手足搐搦和惊厥。极少数久泻和营养不良者,偶见低镁症状,故当输液后出现震颤、手足搐搦或惊厥,用钙治疗无效时,应想到可能有低镁血症。

3.迁延性和慢性腹泻

病程连续超过2周者称迁延性腹泻,超过2个月者称慢性腹泻。多与营养不良和急性期未彻底治疗有关,以人工喂养儿多见。凡迁延性腹泻,应注意检查大便中有无真菌孢子和菌丝及梨形鞭毛虫。应仔细查找引起病程迁延和转为慢性的原因。

(二)不同病因所致肠炎的临床特点

1.轮状病毒肠炎

轮状病毒肠炎又称秋季腹泻。多发生在秋冬季节。多见于6个月至2岁小儿,起病急,常伴发热和上呼吸道感染症状,多先有呕吐,每天大便10次以上甚至数十次,量多,水样或蛋花汤样,黄色或黄绿色,无腥臭味,常出现水及电解质紊乱。近年报道,轮状病毒感染亦可侵犯多个脏器,偶可产生神经系统症状,如惊厥等;50％左右的患儿血清心肌酶谱异常,提示心肌受累。本病为自限性疾病,病程多为 3～8 天。大便镜检偶见少量白细胞。血清抗体一般在感染后 3 周上升。

2.3 种类型大肠埃希菌肠炎

(1)致病性大肠埃希菌肠炎:以 5～8 月份多见。年龄多小于 1 岁,起病较缓,大便每天 5～10 次,黄绿色蛋花汤样,量中等,有霉臭味和较多黏液。镜检有少量白细胞。常有呕吐,多无发热和全身症状。重者可有脱水、酸中毒及电解质紊乱。病程 1～2 周。

(2)产毒性大肠埃希菌肠炎:起病较急。重者腹泻频繁,大便量多,呈蛋花汤样或水样,有黏液,镜检偶见白细胞。可发生脱水、电解质紊乱、酸中毒。也有轻症者。一般病程为 5～10 天。

(3)侵袭性大肠埃希菌肠炎:起病急,高热,腹泻频繁,大便黏冻状,含脓血。常有恶心、呕吐、腹痛,可伴里急后重。全身中毒症状严重,甚至休克。临床症状与大便常规化验不能与菌痢区别,需做大便细菌培养加以鉴别。

3.鼠伤寒沙门菌小肠结肠炎

鼠伤寒沙门菌小肠结肠炎是小儿沙门菌感染中最常见者。全年均有发生,以 6～9 月发病率最高。年龄多为 2 岁以下,小于 1 岁者占 1/3～1/2。很多家禽、家畜、鼠、鸟、冷血动物是自然宿主。蝇、蚤可带菌传播。经口感染。起病较急,主要症状为腹泻,有发热、厌食、呕吐、腹痛等。大便一般每天 6～10 次,重者每天可达 30 次以上。大便初为黄绿色稀水便或黏液便,病程迁延时呈深绿色黏液脓便或脓血便。大便镜检有多量白细胞及红细胞。轻症排出数次不成形大便后即痊愈。腹泻频繁者迅速出现严重中毒症状、明显脱水及酸中毒,甚至发生休克和 DIC。少数重者呈伤寒败血症症状,并出现化脓灶。一般病程为 2～4 周。

4.金黄色葡萄球菌肠炎

多因长期应用广谱抗生素引起肠道菌群失调,使耐药的金黄色葡萄球菌在肠道大量繁殖,侵袭肠壁而致病。腹泻为主要症状,轻症日泻数次,停药后即逐渐恢复。重症腹泻频繁,大便有腥臭味,水样,黄或暗绿似海水色,黏液较多,有假膜出现,少数有血便,伴有腹痛和中毒症状,如发热、恶心、呕吐、乏力、谵妄,甚至休克。大便镜检有大量脓细胞和成簇的革兰阳性球菌。大便培养有金葡菌生长,凝固酶阳性。

5.真菌性肠炎

多见于 2 岁以下,常为白色念珠菌所致。主要症状为腹泻,大便稀黄,有发酵气味,泡沫较多,含黏液,有时可见豆腐渣样细块(菌落),偶见血便。大便镜检可见真菌孢子和假菌丝,真菌培养阳性,常伴鹅口疮。

四、实验室检查

(一)轮状病毒检测

1.电镜检查

采集急性期(起病 3 天以内)粪便的滤液或离心上清液染色后电镜检查,可查见该病毒。

2.抗体检查

(1)补体结合反应:以轮状病毒阳性大便做抗原,做补体结合试验,阳性率较高。

(2)酶联免疫吸附试验(ELISA):能检出血清中 IgM 抗体。较补体结合法更敏感。

（二）细菌培养

可从粪便中培养出致病菌。

（三）真菌检测

（1）涂片检查：从大便中找真菌，发现念珠菌孢子及假菌丝则对诊断有帮助。

（2）可做培养和病理组织检查。

（3）免疫学检查。

五、诊断和鉴别诊断

根据发病季节、病史（包括喂养史和流行病学资料）、临床表现和大便性状可以作出临床诊断。必须判定有无脱水（程度和性质）、电解质紊乱和酸碱失衡。积极寻找病因。需要和以下疾病鉴别。

（一）生理性腹泻

多见于 6 个月以下婴儿，外观虚胖，常有湿疹。生后不久即腹泻，但除大便次数增多外，无其他症状，食欲好，生长发育正常，到添加辅食后便逐渐转为正常。

（二）细菌性痢疾

常有接触史，发热、腹痛、脓血便、里急后重等症状及大便培养可资鉴别。

（三）坏死性肠炎

中毒症状严重，腹痛、腹胀、频繁呕吐、高热。大便初为稀水黏液状或蛋花汤样，后为血便或"赤豆汤样"便，有腥臭味，隐血强阳性，重症常有休克。腹部 X 线检查有助于诊断。

六、治疗

治疗原则：调整饮食，预防和纠正脱水，合理用药，加强护理，防治并发症。

（一）饮食疗法

应强调继续饮食，满足生理需要。轻型腹泻停止喂不易消化的食物和脂肪类食物。吐泻严重者应暂时禁食，一般不禁水。禁食时间一般不超过 4～6 小时。母乳喂养者继续哺乳，暂停辅食。人工喂养者可先给米汤、稀释牛奶、脱脂奶等。

（二）护理

勤换尿布，冲洗臀部，预防上行性泌尿道感染和红臀。感染性腹泻注意消毒隔离。

（三）控制感染

病毒性肠炎不用抗生素，以饮食疗法和支持疗法为主。非侵袭性细菌所致急性肠炎除对新生儿、婴儿、衰弱儿和重症者使用抗生素外，一般也不用抗生素。侵袭性细菌所致肠炎一般需用抗生素治疗。

水样便腹泻患儿多为病毒及非侵袭性细菌所致，一般不用抗生素，应合理使用液体疗法，选用微生态制剂和黏膜保护剂。如伴有明显中毒症状不能用脱水解释者，尤其是对重症患儿、新生儿、小婴儿和衰弱患儿（免疫功能低下）应选用抗生素治疗。

黏液、脓血便患者多为侵袭性细菌感染，应根据临床特点，针对病原经验性选用抗菌药物，再根据大便细菌培养和药敏试验结果进行调整。针对大肠埃希菌、空肠弯曲菌、耶尔森菌、鼠伤寒沙门菌所致感染选用庆大霉素、卡那霉素、氨苄西林、红霉素、氯霉素、头孢霉素、诺氟沙星、环丙沙星、呋喃唑酮、复方新诺明等。均可有疗效，但有些药如诺氟沙星、环丙沙星等喹诺酮类抗生素小儿一般禁用,卡那霉素、庆大霉素等氨基糖苷类抗生素又可致使耳聋或肾损害,故 6 岁以下小儿禁用。金黄色葡萄球菌肠炎、假膜性肠炎、真菌性肠炎应立即停用原使用的抗生素,根据症状可选用万古霉素、新青霉素、利福平、甲硝唑或抗真菌药物治疗。

(四)液体疗法

1.口服补液

世界卫生组织推荐的口服补液盐(ORS)可用于腹泻时预防脱水以及纠正轻、中度患儿的脱水。新生儿和频繁呕吐、腹胀、休克、心功能及肾功能不全等患儿不宜口服补液。补液步骤除无扩容阶段外,与静脉补液基本相同。

(1)补充累积损失:轻度脱水约为 50 mL/kg,中度脱水为 80~100 mL/kg,在 8~12 小时内服完。

(2)维持补液阶段:脱水纠正后将 ORS 溶液加等量水稀释后使用。口服液量和速度根据大便量适当增减。

2.静脉补液

中度以上脱水或吐泻严重或腹胀者需静脉补液。

(1)第一天(24 小时)补液。①输液总量:包括补充累积损失量、继续损失量及生理需要量。按脱水程度定累积损失量,按腹泻轻重定继续损失量,将 3 项加在一起概括为以下总量,可适用于大多数病例,轻度脱水 90~120 mL/kg,中度脱水 120~150 mg/kg,重度脱水 150~180 mL/kg。②溶液种类:按脱水性质而定。补充累积损失量等渗性脱水用 1/2~2/3 张含钠液,低渗性脱水用 2/3 张含钠液,高渗性脱水用 1/3 张含钠液,补充继续损失量用 1/3~1/2 张含钠液,补充生理需要量用 1/5~1/4 张含钠液。根据临床表现判断脱水性质有困难时,可先按等渗性脱水处理。③补液步骤及速度:主要取决于脱水程度和继续损失的量及速度。④扩容阶段:重度脱水有明显周围循环障碍者首先用 2∶1 等张含钠液(2 份生理盐水＋1 份 1.4% $NaHCO_3$ 液)20 mg/kg(总量不超过 300 mL),于 30~60 分钟内静脉注射或快速点滴,以迅速增加血容量,改善循环功能和肾功能。⑤以补充累积损失量为主的阶段:在扩容后根据脱水性质选用不同溶液(扣除扩容液量)继续静脉补液。中度脱水无明显周围循环障碍者不需扩容,可直接从本阶段开始。本阶段(8~12 小时)滴速宜稍快,一般为每小时 8~10 mL/kg。⑥维持补液阶段:经上述治疗,脱水基本纠正后尚需补充继续损失量和生理需要量。输液速度稍放慢,将余量于 12~16 小时内滴完,一般约每小时 5 mL/kg。⑦各例病情不同,进水量不等,尤其是大便量难以准确估算,故需在补液过程中密切观察治疗后的反应,随时调整液体的成分、量和滴速。⑧纠正酸中毒:轻、中度酸中毒一般无须另行纠正,因在输入的溶液中已有一部分碱性液,而且经过输液后循环和肾功能改善,酸中毒随即纠正。对重度酸中毒可另加碳酸氢钠等碱性液进行纠正。⑨钾的补充:一般患儿按 3~4 mmol/(kg·d)[相当于氯化钾 200~300 mg/(kg·d)],缺钾症状明显者可增至 4~6 mmol/(kg·d)[相当于氯化钾 300~450 mg/(kg·d)]。必须在肾功能恢复较好(有尿)后开始补钾。含钾液体绝对不能静脉推注。若患儿已进食,食量达正常一半时,一般不会缺钾。⑩钙和镁的补充:一般患儿无须常规服用钙剂。对有营养不良或佝偻病者应早给钙。在输液过程中如出现抽搐,可给 10% 葡萄糖酸钙 5~10 mL 静脉缓注,必要时重复使用。若抽搐患儿用钙剂无效,应考虑低血镁的可能,可测血清镁,用 25% 硫酸镁每次 0.1 mL/kg,深部肌内注射,每 6 小时一次,每天 3~4 次,症状缓解后停用。

(2)第二天以后(24 小时后)的补液:经过 24 小时左右的补液后,脱水、酸中毒、电解质紊乱已基本纠正。以后的补液主要是补充生理需要量和继续损失量,防止发生新的累积损失,继续补钾,供给热量。一般生理需要量按 60~80 mL/(kg·d),用 1/5 张含钠液补充;继续损失量原则上丢多少补多少,如大便量一般,可在 30 mL/(kg·d)以下,用 1/3~1/2 张含钠液补充。生理需要量和继续损失量可加在一起于12~24 小时内匀速静脉滴注。无呕吐者可改为口服补液。

(五)对症治疗

1.腹泻

对一般腹泻患儿不宜用止泻剂,应着重病因治疗和液体疗法。仅在经过治疗后一般状态好转、中毒症状消失、而腹泻仍频者,可用鞣酸蛋白、碱式碳酸铋、氢氧化铝等收敛剂。微生态疗法有助于肠道正常菌群的生态平衡,有利于控制腹泻。常用制剂有双歧杆菌、嗜酸乳酸杆菌和粪链球菌制剂。肠黏膜保护剂如蒙脱石粉能吸附病原体和毒素,维持肠细胞的吸收和分泌功能,增强肠道屏障功能,阻止病原微生物的攻击。

2.腹胀

腹胀多由肠道细菌分解糖产气而引起,可肌内注射新斯的明,肛管排气。晚期腹胀多因缺钾,宜及早补钾预防。若因中毒性肠麻痹所致腹胀除治疗原发病外可用酚妥拉明。

3.呕吐

呕吐多为酸中毒或全身中毒症状,随着病情好转可逐渐恢复。必要时可肌内注射氯丙嗪。

(六)迁延性和慢性腹泻的治疗

迁延性腹泻常伴有营养不良等症,应仔细寻找引起病程迁延的原因,针对病因治疗。

(1)对于肠道内细菌感染,应根据大便细菌培养和药敏试验选用抗生素,切忌滥用,以免引起肠道菌群失调。

(2)调整饮食不宜过快,母乳喂养儿暂停辅食,人工喂养儿可喂酸乳或脱脂乳,口服助消化剂如胃蛋白酶、胰酶等。应用微生态调节剂和肠黏膜保护剂。或辅以静脉营养,补充各种维生素。

(3)有双糖酶缺乏时,暂停乳类,改喂豆浆或发酵奶加葡萄糖。

(4)中医辨证论治,并可配合中药、推拿、捏脊、针灸等。

(赵芳敏)

第十四节 肠 套 叠

肠套叠是肠管的一部分连同相应的肠系膜套入邻近肠腔内的一种特殊类型的肠梗阻,本病是婴儿时期的一种特有疾病,是最常见的婴幼儿急腹症,居婴幼儿肠梗阻原因的首位。根据病因不同,分为原发性肠套叠与继发性肠套叠;根据年龄的不同,分为婴儿肠套叠与儿童肠套叠。

急性肠套叠随着年龄的增长发病率逐渐降低。常见于 2 岁以下婴幼儿,4~10 个月为发病年龄高峰。男孩发病比女孩多 2~3 倍,健康肥胖儿多见。发病季节与胃肠道病毒感染流行相一致,以春末夏初最为集中。

一、病因

肠套叠分为原发性与继发性两类。肠套叠的病因尚未完全明确,其发病机制公认为肠套叠起点的存在和肠蠕动的紊乱。

(一)原发性肠套叠

原发性肠套叠是指非肠管器质性病变引起的肠套叠。约95%的小儿肠套叠属于原发性。

1.套叠起点

关于原发性肠套叠起点的产生,尚无统一学说,可能与下列因素有关。

(1)回盲部解剖因素学说:婴幼儿肠套叠主要发生在回盲部,婴幼儿期回盲部较游动,回盲瓣呈唇样凸入肠腔,加上该区淋巴组织丰富,受炎症或食物刺激后易引起回盲瓣充血、水肿、肥厚,肠蠕动易将肿大回盲瓣向前推移,牵拉肠管形成套叠。

(2)病毒感染学说:小儿受到腺病毒和轮状病毒感染后,可引起末段回肠的集合淋巴结增生,局部肠壁增厚,甚至形成肿物向肠腔凸起,构成套叠起点,加之肠道受病毒感染,蠕动增强,导致发病。春末夏初是腺病毒感染的高发季节,因此肠套叠在此时期发病较多,目前已分离出腺病毒非流行性Ⅰ、Ⅱ和Ⅴ血清型。

2.肠蠕动紊乱

(1)饮食改变因素:婴幼儿期为肠蠕动节律处于较大变化时期,当增添辅食或食物的性质、温度发生变化时,婴幼儿肠道不能立即适应食物改变的刺激,易引起肠功能紊乱而诱发肠套叠,婴儿生后4~10个月,正是添加辅食时期,故此年龄段是发病高峰期。

(2)肠痉挛因素:由于食物、肠炎、腹泻、细菌等因素刺激肠道产生痉挛,使肠蠕动功能节律紊乱或逆蠕动而引起肠套叠,若小儿属于痉挛体质,则更易发生肠套叠。

(3)免疫反应不平衡因素:原发性肠套叠多发生于1岁以内,恰为机体免疫功能不完善时期,肠壁局部免疫功能易破坏。加之蠕动紊乱而诱发肠套叠。

(二)继发性肠套叠

继发性肠套叠指肠管器质性病变引起的肠套叠。5%左右的病例属继发型,多数是儿童。器质性病变以梅克尔憩室为最多,其次有息肉、血管瘤、腺肌瘤、腹型紫癜形成的肠壁血肿、异位胰腺、淋巴瘤、肠囊肿、阑尾内翻等。肠壁上的病变成为套叠起点被肠蠕动推动,牵引肠壁而发生肠套叠。

二、病理

(一)肠套叠的病理解剖结构

肠套叠由鞘部、套入部组成。外层肠管为鞘部,进入肠管为套入部,套入部最远点为头部,肠管从外面卷入处为颈部。一个肠套叠由三层肠壁组成称为单套,由五层肠壁组成则为复套,即单套再套入相邻的远端肠管内。肠套叠一般是近端肠管套入远端肠管内,与肠蠕动方向一致,称之为顺行性肠套叠。一般肠套叠为顺行性肠梗阻。若远端套入近端,称为逆性肠套叠,较为罕见。

(二)肠套叠的类型

一般按套入部的最近端和鞘部最远端的肠管名称分类,将肠套叠分为六型。

(1)回结型:以回肠末端为出发点,回肠通过回盲瓣内翻套入结肠中,盲肠与阑尾不套入鞘内,此型最多,约占30%。

（2）回盲型：以回盲瓣出发点，盲肠、阑尾随之套入鞘内，此型占 50%～60%。

（3）回回结型即复套，回肠套入回肠后再套入结肠，占 10% 左右。

（4）小肠型：即小肠套入小肠，比较少见，此型占 5%～10%，包括空空型、回回型、空回型。

（5）结肠型：结肠套入结肠，极少见。

（6）多发型：在肠管不同区域内有分开的 2 个、3 个或更多的肠套叠。

（三）肠套叠的病理改变

肠套叠的基本病理变化是肠腔梗阻、肌肉痉挛和血液循环障碍。肠套叠发生后，套入部随着肠蠕动不断向前推进，该段肠管相应所附的肠系膜也被牵入鞘内，颈部束紧不能自动退出。鞘部肠管持续痉挛紧缩，致使套入部的肠系膜血管被鞘部嵌压而发生血液循环障碍。初期静脉回流受阻，组织瘀血水肿，套入部肠壁静脉怒张破裂出血，与肠黏液混合成果酱样胶冻状物排出。肠壁水肿继续加重，动脉受压，套入部供血停止而发生坏死，套入部的坏死呈现淤血性坏死，为静脉性坏死。而鞘部肠壁则因高度扩张与长期痉挛可发生缺血性坏死，呈局灶性灰白色点状坏死，为动脉性坏死。鞘部灶性动脉性坏死容易被忽略，灌肠复位时极易穿孔，手术复位时也不易被发现，比套入部静脉性坏死更具危险性。

三、临床表现

小儿肠套叠的临床症状随年龄而有所不同。可分为婴儿肠套叠和儿童肠套叠两类。

（一）婴儿肠套叠

1.腹痛（哭闹）

腹痛为肠套叠出现最早且最主要的症状，而哭闹则为婴儿腹痛特有的表现，以突发、剧烈、节律性的哭闹为特征。原本很健康的婴儿忽然哭闹不安、面色苍白、紧握双拳、屈膝缩腹、手足乱动、拒食拒奶，发作持续 3～5 分钟而后自行缓解，间隔 10～20 分钟，重新发作。这种阵发性哭闹是由于肠蠕动将套入肠段向前推进，肠系膜被牵拉，肠套鞘部产生强烈收缩而引起的剧烈腹痛，当蠕动波过后，患儿即转为安静。随着缓解期逐渐缩短，患儿渐渐精神萎靡，嗜睡，随后进入休克状态，而哭闹、腹痛反不明显。

2.呕吐

肠套叠早期症状之一，腹痛发作后不久就发生呕吐，初为乳汁、乳块或食物残渣，以后带有胆汁，晚期则吐粪便样液体。早期呕吐系因肠系膜被强烈牵拉，导致神经反射性呕吐，晚期则由肠梗阻引起。

3.便血

便血为肠套叠特征性表现，便血多发生于疾病开始的 8～12 小时，典型的血便是红果酱样黏液血便，也可有鲜血便或脓血便，几小时后又可以重复排出几次。纵使家长忽视了婴儿的哭闹和呕吐，但在发生血便时一定会来医院求治。一部分患儿来院就诊时尚未便血，肛门指检时可发现指套上染有果酱色黏液。出血是由于肠套叠时，肠系膜被牵入嵌闭于套入部的肠壁间，发生血液循环障碍而引起黏膜渗血，与肠黏液、粪便混合形成暗红色胶冻样液体。

4.腹部肿物

腹部触及肿物是有意义的诊断。肿物多位于右上腹或中上腹，实性、光滑、稍可移动，并有压痛。随病情进展，肿物变长，沿结肠框分布，呈腊肠状。多数患儿由于回肠末端及盲肠套入结肠内，右下腹比较松软而有空虚感。严重者套入部达直肠，肛门指诊可触及子宫颈样物，偶见肿物从肛门脱出。一旦肠管有坏死倾向,腹胀加重,腹肌紧张,肿物常触诊不清。

5.全身情况

病程早期,患儿一般情况良好,体温正常,仅表现为面色苍白、精神欠佳。晚期精神萎靡、表情呆钝、嗜睡、脱水、发热,甚至有休克、腹膜炎征象。

(二)儿童肠套叠

多为继发性,病程较缓慢,呈亚急性不全性肠梗阻。可有反复发作的病史,发生肠套叠后也可自行复位。主要表现为腹痛,偶有呕吐,少有血便,腹壁薄者可触及腹部肿物。

四、诊断与鉴别诊断

(一)诊断

1.临床诊断

典型肠套叠的四联征为阵发性腹痛、呕吐、血便和腹部肿块。当患儿出现几个小时以上的无原因剧烈哭闹,时哭时停,伴有呕吐,随即排出血便,诊断并不困难。不典型肠套叠包括无痛性频繁呕吐型、无痛性便血型、精神萎靡尚未便血的休克型,这些类型的肠套叠是以单一症状为主征,缺乏典型的临床表现,很容易漏诊、误诊。依据患儿的年龄、性别、发病季节应考虑肠套叠的可能。此时应在镇静状态下仔细检查腹部是否触及肿块,施行肛门指检观察指套上有无血染,以协助诊断。

2.X 线检查

肠套叠时,腹平片可无异常征象,也可呈现肠扩张,结肠内均匀致密的肿物阴影,腹立位片见小肠扩张,有张力性气液面,显示肠梗阻征象。腹平片诊断肠套叠虽无特异性征象,但可提示肠梗阻的诊断。

钡灌肠检查是在 X 线透视下,由肛门缓缓注入 25% 硫酸钡生理盐水溶液,水平压力为 $6.0\sim9.0$ kPa$(60\sim90$ cmH$_2$O)透视下可见到钡剂在结肠的套入部受阻,呈杯状或钳状阴影。

空气灌肠是在 X 线透视下,经肛门注气,压力为 8.0 kPa(60 mmHg),套叠顶端致密的软组织肿块呈半圆形,向充气的结肠内突出,气柱前端形成杯口影、钳状阴影或球形阴影。

B超检查对肠套叠具有较高的确诊率。超声扫描显示肠套叠的横断面呈"同心圆"征或"靶环"征,纵断面呈"套筒"征或"假肾"征。

(二)鉴别诊断

鉴别诊断应以发病年龄为主要思考线索,以主要症状为鉴别要点,与具有腹痛、便血、腹块的婴幼儿其他疾病相鉴别。

1.细菌性痢疾

肠套叠血便不典型且伴有腹泻者可误诊为细菌性痢疾。菌痢多见于夏季,起病急骤,体温升高较快,在早期即可达 39 ℃,大便次数频繁,含有大量黏液及脓血,粪便检查见到脓细胞及红细胞,细菌培养阳性即可确诊。

2.过敏性紫癜

腹型紫癜患儿有阵发性腹痛和呕吐,有腹泻和便血,粪便为暗红色,由于肠管有水肿、出血而增厚,有时在右下腹部能触及肿块,易与肠套叠混淆。过敏性紫癜的特点为双下肢有出血性皮疹,膝关节和踝关节肿痛,部分病例还有血尿,这些临床表现有助于与肠套叠鉴别。需注意的是此病由于肠功能紊乱和肠壁血肿而诱发肠套叠。故当腹部症状加重、腹部体征明显时,需做腹部

B超检查或低压气灌肠协助诊断。

3.梅克尔憩室

梅克尔憩室并消化道出血时,应与肠套叠鉴别。梅克尔憩室出血起病急骤,无前驱症状,出血量大,为暗红色或鲜红色血便,少有腹痛、呕吐等症状,腹部触诊无腹块、无压痛。腹部^{99m}Tc扫描可明确诊断。需注意的是梅克尔憩室内翻可继发肠套叠,患儿可出现肠套叠的相应症状及体征。

4.蛔虫肠梗阻

此病多来自农村地区的儿童,近年来发病率明显下降。蛔虫团块堵塞肠腔,可出现腹痛、呕吐,晚期肠坏死则表现为全身中毒症状、便血,与肠套叠极其相似。但蛔虫肠梗阻很少发生在婴儿,早期没有便血,腹内肿块多位于脐下,肿块粗而长,X线平片可见蛔虫影。

5.肠梗阻肠坏死

婴幼儿其他原因引起的肠梗阻,晚期出现肠血运障碍导致肠坏死,可出现腹痛、呕吐、便血、休克等症状,可与肠套叠混淆。此类患儿缺乏典型的阵发性哭闹史,血便出现晚且伴随休克及全身中毒症状,腹部检查出现腹膜刺激征,腹穿为血性液体,腹部B超检查未发现肠套叠影像,可作为鉴别点。

6.直肠脱垂

少数晚期肠套叠,其套入部可以通过全部结肠而由肛门脱出,不要误认为是直肠脱垂。直肠脱垂时,可以清楚地看到肠黏膜一直延续到肛门周围的皮肤,而肠套叠时,在肛门口与脱出的肠管之间有一条沟,可以通过此沟将手指伸入直肠内,而且直肠脱垂并无急腹症症状。

五、治疗

肠套叠治疗分非手术治疗和手术治疗。小儿肠套叠多为原发,以非手术治疗为主。

(一)非手术治疗

半个世纪以来,非手术治疗儿童肠套叠已成为公认的首选方法,其中气灌肠整复肠套叠是40年来我国最成功且应用最广泛的治疗方法。目前在我国,不论是在城市中心儿科还是在县医院儿科气灌肠复位率多达90%左右。

1.适应证

(1)病程不超过48小时,便血不超过24小时。

(2)全身状况好,无明显脱水、酸中毒及休克表现,无高热及呼吸困难者。

(3)腹不胀,无压痛及肌紧张等腹膜刺激征象。

2.禁忌证

(1)病程超过48小时,便血超过24小时。

(2)全身情况不良,有高热、脱水、精神萎靡及休克等中毒症状者。

(3)腹胀明显,腹部有明显压痛、肌紧张,疑有腹膜炎或疑有肠坏死者。

(4)立位X线平片显示完全性肠梗阻者。

(5)试用空气灌肠时逐渐加压至8 kPa、10.6 kPa、13.3 kPa,而肠套叠阴影仍不移动,形态不变者。

3.治疗方法

(1)气体灌肠复位法:采用空气或氧气均可,观察方法有透视及非透视下进行两种,将气囊肛管置入直肠内,采用自动控制压力仪,肛门注气后即见套叠影逆行推进,直至完全消失,大量气体进入回肠,提示复位成功。

气灌肠前准备:①解痉镇静,肌内注射阿托品、苯巴比妥钠,必要时在麻醉状态下进行;②脱水明显者,应予以输液纠正,改善全身情况;③麻醉下灌肠复位,保证禁食 6 小时,禁水 4 小时,必要时插胃管吸出胃内容物;④X 线透视室内应备有吸引器、氧气、注射器等抢救设施。

气体灌肠压力:①诊断性气体灌肠压力为 6.7~8.0 kPa(50~60 mmHg);②复位治疗压力为 12.0~13.3 kPa(90~100 mmHg),不超过 16.0 kPa(120 mmHg)。

气体灌肠复位征象:①X 线透视下见肿块逐渐变小消失,气体突然进入回肠,继之中腹部小肠迅速充气;②拔出气囊肛管,大量气体和暗红色黏液血便排出;③患儿安然入睡,不再哭闹,腹胀减轻,肿块消失;④碳剂试验,口服 1 g 活性炭。约 6 小时后由肛门排出黑色炭末。

气体灌肠终止指征:①注气后见肿物巨大,套入部呈分叶状,提示复套存在,复位可能性较小;②注气过程中见鞘部扩张而套入部退缩不明显或见套入部退而复进,表示套叠颈部过紧,复位困难;③注气后肿物渐次后退,通过回盲瓣后,肿物消失,但小肠迟迟不进气,提示仍存在小肠套叠,复位困难;④复位过程中,肿物消失,但荧光屏上突然有闪光改变,旋即见膈下游离气体,表明发生肠穿孔,即刻停止注气。

(2)钡剂灌肠复位法:在欧美国家较为流行。钡剂浓度为 20%~25%,钡柱高度不超过患儿水平体位 90 cm,维持液体静压在 5 分钟之内,套叠影逆行推进,变小,渐至消失,钡剂进入回肠,提示复位成功。

(3)B 超监视下水压灌肠复位法:采用生理盐水或水溶性造影剂为介质灌肠。复位压力为 6.7~12.0 kPa(50~90 mmHg),注水量在 300~700 mL。在 B 超荧光屏上可见"同心圆"或"靶环"状块影向回盲部收缩,逐渐变小,最后通过回盲瓣突然消失,液体急速进入回肠。满意的复位是见套入部消失,液体逆流进入小肠。

(二)手术疗法

1.手术指征

(1)有灌肠禁忌证者。

(2)灌肠复位失败者。

(3)肠套叠复发达 3 次以上,疑有器质性病变者。

(4)疑为小肠套叠者。

2.手术方式

(1)手法复位术:取右下腹或右上腹横切口,在套叠远端肠段用挤压手法使其整复,切忌强行牵拉套叠近端肠段。复位成功后务必详细检查是否存在病理性肠套叠起点,必要时一并处理。对原发复发性肠套叠手术的患儿,手法复位后如未发现病理起点,存在游动盲肠者可行盲肠右下腹膜外埋藏固定法,以减少复发。如阑尾有损伤,呈现水肿和淤血时,可将其切除。

(2)肠切除肠吻合术:术中见鞘部已有白色斑块状动脉性坏死或套入部静脉性坏死,争取做肠切除一期吻合术。必要时亦可延迟 24~48 小时再吻合。

(3)肠外置或肠造口术:适应于患儿存在休克且病情危重时,或肠套叠手法复位后局部血液供给情况判断有困难时。可将肠襻两断端或可疑肠襻外置于腹壁外,切口全层贯穿缝合,表面覆盖油纱保护,24~48 小时后,待休克纠正,病情平稳,再行二期肠吻合术。观察可疑肠襻循环恢复情况决定还纳入腹,抑或肠切除肠吻合。如肠切除后患儿全身或局部循环不满意,无法行肠吻合时,可行肠造口术。

六、预后

小儿原发性肠套叠如能早期就诊、早期诊断、早期治疗,预后良好。绝大多数病例可采用灌肠复位,复位成功率达90%以上。小儿原发性肠套叠复位后极少复发。随着我国人民生活水平提高,医疗条件改善,科普宣传的普及,家长及儿科工作者更加关注小儿肠套叠,晚期肠套叠患儿已少见,已罕见死亡,目前肠套叠的病死率仅为1%。

（张西娟）

第十五节 肠 痉 挛

肠痉挛是由于肠壁平滑肌阵阵强烈收缩而引起的阵发性腹痛,是小儿急性功能性腹痛中最常见的情况。以小婴儿最多见,学龄前及学龄儿童亦可遇到。特点是发作突然,发作间歇时缺乏异常体征。外科急腹症所致的腹痛,不属本病范畴。

一、诊断

（一）病史
原因尚不完全明了,现在比较公认的是部分患儿是由于对牛乳过敏。诱因较多,如上呼吸道感染、局部受凉、暴食、大量冷食、食物中糖量过多,引致肠内积气、消化不良以及肠寄生虫毒素的刺激等。

（二）临床表现
肠痉挛的临床特点是平素健康小儿突然发作阵发性腹痛,有时从睡眠中突然哭醒,有些患儿过去有同样发作史。每次发作持续时间多不长,从数分钟至数十分钟,时痛时止,多反复发作数十分钟至数小时而自愈,个别患儿可延至数天。腹痛轻重不等,严重者哭闹不止、翻滚、出汗,重者面色苍白、手中发凉。不发作时能步行就诊,但如果继发于上呼吸道感染时,可有发热等原发病表现。典型病例痉挛多发生在小肠,腹痛部位以脐周为主,如果痉挛发生在远端大肠则疼痛位于左下腹,发生在胃部则疼痛以上腹部为主,常伴呕吐,吐出食物后精神好转。多数患儿偶发1～2次后自愈,亦有不少患儿时愈时发,甚至迁延数年,绝大多数患儿随年龄增长而自愈。

（三）辅助检查
有关实验室检查正常。

二、治疗

（一）一般治疗
消除诱因,注意饮食。

（二）对症治疗
对症治疗以解痉止痛为主。复方颠茄片,5岁以上半片,按情酌定;山莨菪碱片剂和注射剂,每次 0.1～0.2 mg/kg。5 岁以下服用片剂不方便者，可用颠茄酊，每次 0.03～0.06 mg/kg，口服，3 次/d。

（吕朝霞）

第十六节 肠 梗 阻

肠梗阻指肠内容物的正常运行受阻，通过肠道发生障碍，为小儿外科常见的急腹症。由于它变化快，需要早期作出诊断、处理。诊治的延误可使病情发展加重，甚至出现肠坏死、腹膜炎，甚至中毒性休克、死亡等严重情况。

一、病因

（一）机械性肠梗阻

机械性肠梗阻是肠管内或肠管外器质性病变引起的肠管堵塞，梗阻原因包括先天性畸形及后天性因素。梗阻类型分为肠腔内梗阻及肠腔外梗阻。

1.肠腔内梗阻

多由先天性肠闭锁及肠狭窄、先天性肛门闭锁等先天性疾病引起。也可由肠套叠、蛔虫性肠梗阻、肠管内异物及粪石、肠壁肿瘤等后天性疾病造成。

2.肠腔外梗阻

引起肠梗阻的先天性疾病包括先天性肠旋转不良、嵌顿性腹股沟斜疝、腹内疝、先天性纤维索条、梅克尔憩室索条、胎粪性腹膜炎后遗粘连等。后天性疾病包括手术后粘连、腹膜炎后粘连、结核性粘连、胃肠道外肿瘤压迫、肠扭转等。

（二）动力性肠梗阻

动力性肠梗阻为胃肠道蠕动功能不良致使肠内容传递运转作用低下或丧失，多因中毒、休克、缺氧及肠壁神经病变造成，常见于重症肺炎、肠道感染、腹膜炎及败血症的过程中。梗阻类型分为麻痹性肠梗阻及痉挛性肠梗阻，前者发生在腹腔手术后、腹部创伤或急性腹膜炎患儿，后者可见于先天性巨结肠的患儿。

二、病理

肠梗阻发生后，肠腔内因积聚大量气体和液体而致使肠膨胀，引起肠腔内压增高，肠壁变薄，肠壁血循环受到严重障碍。梗阻持久时，肠壁张力持续升高，导致肠坏死、肠穿孔。

三、临床表现

各种类型肠梗阻虽有不同的病因，但共同的特点是肠管的通畅性受阻，肠内容物不能正常地通过，因此，有程度不同的临床表现。

（一）症状

1.腹痛

机械性肠梗阻呈阵发性剧烈绞痛，腹痛部位多在脐周，发作时年长儿自觉有肠蠕动感，且有肠鸣,有时见到隆起的肠形。婴儿表现为哭闹不安、手足舞动、表情痛苦。绞窄性肠梗阻由于有肠管缺血和肠系膜箝闭,腹痛往往是持续性伴有阵发性加重,疼痛较剧烈。绞窄性肠梗阻也常伴有休克及腹膜炎症状。麻痹性肠梗阻的腹胀明显,腹痛不明显,阵发性绞痛尤为少见。

2.腹胀

腹胀发生于腹痛之后。高位小肠梗阻常表现上腹部饱满;低位梗阻的腹胀较高位梗阻为明显,表现为全腹膨胀;闭襻式肠梗阻出现局限性腹胀;麻痹性肠梗阻呈全腹膨胀。

3.呕吐

高位梗阻的呕吐出现较早且频繁,呕吐物为食物或胃液,其后为十二指肠液和胆汁;低位梗阻呕吐出现迟,初为胃内容物,静止期较长,后期的呕吐物为积蓄在肠内并经发酵、腐败呈粪样带臭味的肠内容物;绞窄性肠梗阻呕吐物呈血性或咖啡样;麻痹性肠梗阻呕吐次数少,呈溢出性。低位小肠梗阻的呕吐出现较晚。

4.排便、排气停止

排便、排气停止是完全性肠梗阻的表现,梗阻早期,梗阻部位以下肠内积存的气体或粪便可以排出。绞窄性肠梗阻可排出血性黏液样便。

(二)体征

1.全身情况

单纯梗阻的早期,患者除阵发性腹痛发作时出现痛苦表情外,生命体征等无明显变化。待发作时间较长,呕吐频繁,腹胀明显后,可出现脱水现象,患者虚弱甚至休克。当有绞窄性梗阻时可较早地出现休克。

2.腹部检查

可观察到腹部有不同程度的膨胀,在腹壁较薄的患者,尚可见到肠形及肠蠕动波。单纯性肠梗阻的腹部虽胀气,但腹壁柔软,按之有如充气的球囊,有时在梗阻的部位可有轻度压痛,特别是腹壁切口部粘连引起的梗阻,压痛点较为明显。当梗阻上部肠管内积存的气体与液体较多时,稍加振动可听到振水声。腹部叩诊多呈鼓音。肠鸣音亢进,且可有气过水声及高声调的金属声。

绞窄性肠梗阻或单纯性肠梗阻的晚期,肠壁已有坏死、穿孔,腹腔内已有感染、炎症时,则体征表现为腹膜炎的体征,腹部膨胀,腹部压痛、肌紧张及反跳痛,有时可叩出移动性浊音,腹壁有压痛,肠鸣音微弱或消失。

直肠指检可见直肠空虚无粪便,且有裹手感,提示完全性肠梗阻;指套上染有血迹,提示肠管有血运障碍。

四、诊断

(一)病史及临床表现

典型的肠梗阻有阵发性腹部绞痛、腹胀、呕吐及排便、排气停止等自觉症状,腹部检查呈现腹胀、肠形、压痛、肠鸣音亢进等征象。在粘连性肠梗阻,多数患者都有腹部手术史,或者曾有过腹痛史。

(二)X线检查

1.X线平片检查

典型的完全性肠梗阻X线表现是肠襻胀气,腹立位片出现多个肠襻内有呈阶梯状气液面,出现排列成阶梯状的液平面,气液面是因肠腔内既有胀气又有液体积留形成,只有在患者直立位或侧卧位时才能显示,平卧位时不显示这一现象。如腹腔内已有较多渗液,直立位时尚能显示下腹、盆腔部的密度增高。空肠黏膜的环状皱襞在肠腔充气时呈"鱼骨刺"样,而结肠、直肠内无气。

不完全性肠梗阻X线征象为不连续的轻、中度肠曲充气,结肠、直肠内有气。绞窄性肠梗阻X线可见单独胀大的肠襻不随时间改变位置,或有假肿瘤征、咖啡豆状阴影。麻痹性肠梗阻X线征象是小肠和结肠全部充气扩张。

2.消化道造影检查

钡灌肠检查用于鉴别肠梗阻的程度。结肠扩张为麻痹性肠梗阻或不全性肠梗阻,结肠干瘪细小可确定为完全性肠梗阻,但在临床上较少应用。钡灌肠还可用于疑有结肠梗阻的患者,它可显示结肠梗阻的部位与性质。

钡餐造影检查,即口服钡剂或水溶性造影剂,观察造影剂下行过程,可明确梗阻部位、性质、程度。若钡剂下行受阻或显示肠腔狭窄则明确肠梗阻的诊断。但因造影剂可加重梗阻故宜慎用。梗阻明显时禁用。

(三)化验检查

肠梗阻早期化验指标变化不明显。晚期由于失水和血液浓缩,白细胞计数、血红蛋白、血细胞比容都可增高,血电解质与酸碱平衡发生紊乱。高位梗阻,可出现低钾、低氯、代谢性碱中毒。低位梗阻,则可有电解质普遍降低与代谢性酸中毒。绞窄性梗阻或腹膜炎时。血常规、血液生化测定指标改变明显。

(四)腹腔穿刺

可了解有无腹膜炎或肠壁血供障碍。腹腔液混浊脓性表明有腹膜炎,血性腹腔液说明已有绞窄性肠梗阻。当肠管有明显胀气或肠管与腹膜粘连时,不宜进行腹腔穿刺。

五、治疗

急性肠梗阻的治疗包括非手术治疗和手术治疗,治疗方法的选择根据梗阻的原因、性质、部位以及全身情况和病情严重程度而定。不论采用何种治疗均首先纠正梗阻带来的水、电解质与酸碱紊乱,改善患者的全身情况。

(一)非手术治疗

1.胃肠减压

胃肠减压为治疗肠梗阻的主要措施之一,目的是减轻胃肠道的积留的气体、液体,减轻肠腔膨胀,有利于肠壁血液循环的恢复,减少肠壁水肿,使某些原有部分梗阻的肠襻因肠壁肿胀而致的完全性梗阻得以缓解,也可使某些扭曲的肠襻得以复位。胃肠减压还可减轻腹内压,改善因膈肌抬高而导致的呼吸与循环障碍。

2.纠正水、电解质与酸碱失衡

血液生化检查结果尚未获得前,可先给予平衡盐液(乳酸钠林格液)。待有测定结果后,再添加电解质与纠正酸碱紊乱,在无心、肺、肾功能障碍的情况下,最初输入液体的速度可稍快一些,但需做尿量监测,必要时做中心静脉压(CVP)监测,以防液体过多或不足。在单纯性肠梗阻的晚期或是绞窄性肠梗阻,常有大量血浆和血液渗出至肠腔或腹腔,需要补充血浆和全血。

3.抗感染

肠梗阻后,肠壁循环有障碍,肠黏膜屏障功能受损而有肠道细菌易位,或是肠腔内细菌直接穿透肠壁至腹腔内产生感染。肠腔内细菌亦可迅速繁殖。同时，膈肌升高引起肺部气体交换与分泌物的排出受限，易发生肺部感染。因而，肠梗阻患者应给予抗菌药物以预防或治疗腹部或肺部感染，常用的有以杀灭肠道细菌与肺部细菌的广谱头孢菌素或氨基糖苷类抗生素，以及抗厌氧菌的甲硝唑等。

4.其他治疗

腹胀后影响肺的功能，患者宜吸氧。回盲部肠套叠可试用钡剂灌肠或充气灌肠复位。

采用非手术方法治疗肠梗阻时，应严密观察病情的变化，绞窄性肠梗阻或已出现腹膜炎症状的肠梗阻，经过短暂的非手术治疗，实际上是术前准备，纠正患者的生理失衡状况后即进行手术治疗。单纯性肠梗阻经过非手术治疗24～48小时，梗阻的症状未能缓解或在观察治疗过程中症状加重或出现腹膜炎症状时，应及时改为手术治疗。但是在手术后发生的炎症性肠梗阻除有绞窄发生，应继续治疗等待炎症的消退。

六、预后

预后与早期诊断、早期治疗密切相关。一般单纯性肠梗阻患儿在矫正脱水酸中毒后，手术治疗效果良好。但绞窄性肠梗阻则取决于手术治疗的时机，若抢救不及时，可危及生命，切除坏死肠管过多，后遗短肠综合征，影响患儿的生长发育，预后较差。

（闫金凤）

第四章

儿童内分泌系统疾病

第一节 生长激素缺乏症

一、概述

生长激素缺乏症(growth hormone deficiency,GHD)是由于腺垂体合成和分泌生长激素(growth hormone,GH)部分或完全缺乏,或由于 GH 分子结构异常等所致的生长发育障碍性疾病。患者身高处于同年龄、同性别正常健康儿童生长曲线第 3 百分位数以下或低于平均数减 2 个标准差,符合矮身材标准。

二、病因

下丘脑-垂体功能障碍或靶细胞对 GH 无应答反应等均会造成生长落后,根据病因可分为以下几类。

(一)原发性

1.下丘脑-垂体功能障碍

垂体发育异常,如不发育、发育不良或空蝶鞍均可引起生长激素合成和分泌障碍,其中有些伴有视中隔发育不全、唇裂、腭裂等畸形。由下丘脑功能缺陷造成的生长激素缺乏症远较垂体功能不足导致者为多。其中因神经递质-神经激素功能途径的缺陷,导致 GHRH 分泌不足引起的身材矮小者称为生长激素神经分泌功能障碍(GHND),这类患儿的 GH 分泌功能在药物刺激试验中可能表现正常。

2.遗传性生长激素缺乏(HGHD)

GH 基因缺陷引起单纯性生长激素缺乏症(IGHD),而垂体 Pit-1 转录因子缺陷导致多种垂体激素缺乏症(MPHD),临床表现为多种垂体激素缺乏。

(二)继发性

多为器质性,常继发于下丘脑、垂体或其他颅内肿瘤、感染、细胞浸润、放射性损伤和头颅创伤等。

(三)暂时性

体质性生长及青春期延迟、社会心理性生长抑制、原发性甲状腺功能减退等均可造成暂时性

GH 分泌功能低下。

三、诊断

生长激素缺乏症的诊断依据：①患儿出生时身长和体重均正常，1 岁以后出现生长速度减慢，身高落后于同年龄、同性别正常健康儿童身高的第 3 百分位数（$-1.88\,SD$）或 2 个标准差（$-2\,SD$）以下。②年生长速率<7 厘米/年（3 岁以下）；<5 厘米/年（3 岁至青春期）；<6 厘米/年（青春期）。③匀称性矮小、面容幼稚。④智力发育正常。⑤骨龄落后于实际年龄。⑥两项 GH 药物激发试验 GH 峰值均<10 μg/L。⑦血清 IGF1 水平低于正常。

部分生长激素缺乏症患儿同时伴有一种或多种其他垂体激素缺乏，这类患儿除生长迟缓外，尚有其他伴随症状：①伴有促肾上腺皮质激素（ACTH）缺乏者容易发生低血糖；②伴促甲状腺激素（TSH）缺乏者可有食欲缺乏、活动较少等轻度甲状腺功能不足的症状；③伴有促性腺激素缺乏者性腺发育不全，出现小阴茎，至青春期仍无性器官和第二性征发育等。

器质性生长激素缺乏症可发生于任何年龄，其中由围生期异常情况导致者，常伴有尿崩症。颅内肿瘤导致者则多有头痛、呕吐、视野缺损等颅内压增高及视神经受压迫的症状和体征。

GH 的自然分泌呈脉冲式，每 2～3 小时出现一个峰值，夜间入睡后分泌量增高，且与睡眠深度有关。这种脉冲式分泌与下丘脑、垂体、神经递质及大脑结构和功能的完整性有关，有明显的个体差异，并受睡眠、运动、摄食和应激的影响，故单次测定血 GH 水平不能真正反映机体的 GH 分泌情况。对疑诊患儿必须进行 GH 刺激试验，以判断其垂体分泌 GH 的功能。

经典的 GH 刺激试验包括生理性刺激试验（睡眠试验、运动试验）和药物刺激试验。生理性刺激试验要求一定的条件和设备：睡眠试验必须在脑电图的监测下，于睡眠的第Ⅲ期或第Ⅳ期采血测 GH 才能得到正确的结果；运动试验则必须达到一定的强度，才能产生促进 GH 分泌的作用。因此，生理性刺激试验在儿童中难以获得可靠的资料。GH 药物激发试验是目前临床诊断 GHD 的重要依据。因任何一种激发试验都有 15% 的假阳性率，故必须在两项药物（作用机制不同的 2 种药物）激发试验结果都不正常时，方能诊断 GHD。

血清 IGF1 因无明显脉冲式分泌和昼夜节律，相对稳定，能较好地反映内源性 GH 分泌状态，因此一度被认为是 GHD 的筛查指标。但 IGF1 受性别、年龄、青春期、营养状态及遗传因素的影响，各实验室宜建立自己相应的正常参考值。

GHD 诊断的过程中，还需评价下丘脑-垂体-其他内分泌轴功能。对已确诊 GHD 的患儿，均需行垂体 MRI，明确是否为器质性 GHD。

四、鉴别诊断

引起生长落后的原因很多，需与生长激素缺乏症鉴别的主要有以下几种。

（一）家族性矮身材

父母身高均矮，小儿身高常在第 3 百分位数，但其年生长速率>5 cm，骨龄和年龄相称，智能和性发育正常。

（二）体质性生长及青春期延迟

多见于男孩。青春期开始发育的时间比正常儿童迟 3～5 年，青春期前生长缓慢，骨龄也相应落后，但身高与骨龄一致，青春期发育后其最终身高正常。父母一方往往有青春期发育延迟病史。

(三)特发性矮身材(idiopathic short stature,ISS)

特发性矮身材是一组目前病因未明的、导致儿童身材矮小疾病的总称。患儿出生时身长和体重正常;生长速率稍慢或正常,一般年生长速率<5 cm;两项 GH 激发试验的 GH 峰值≥10 μg/L,IGF1 浓度正常;骨龄正常或延迟。无明显的慢性器质性疾病(肝、肾、心、肺、内分泌代谢病和骨骼发育障碍),无心理和严重的情感障碍,无染色体异常。

(四)先天性卵巢发育不全综合征(Turner 综合征)

女孩身材矮小时应考虑此病。本病的临床特点:身材矮小;性腺发育不良;具有特殊的躯体特征,如颈短、颈蹼、肘外翻、后发际低、乳距宽、色素痣多等。典型的 Turner 综合征与生长激素缺乏症不难区别,但嵌合型或等臂染色体所致者因症状不典型,需进行染色体核型分析以鉴别。文献报道 30%~40% 的 Turner 综合征患者可出现自发性性发育,因此对已经出现性发育的矮身材女性患儿仍应注意进行染色体核型分析。

(五)先天性甲状腺功能减退症

该症除有生长发育落后、骨龄明显落后外,还有特殊面容、基础代谢率低、智能低下,故不难与生长激素缺乏症鉴别。但有些晚发性病例症状不明显,需借助血 T_4 降低、TSH 升高等指标鉴别。

(六)骨骼发育障碍性疾病

各种骨、软骨发育不全等,均有特殊的面容和体态,可选择进行骨骼 X 线片检查以鉴别。

(七)其他内分泌及遗传代谢病引起的生长落后

先天性肾上腺皮质增生症、性早熟、皮质醇增多症、黏多糖病、糖原累积症等各有其特殊的临床表现,易于鉴别。

五、治疗

(一)生长激素

基因重组人生长激素(rhGH)替代治疗已被广泛应用,目前大都采用 0.1 U/kg,每晚临睡前皮下注射 1 次(或每周总剂量分 6~7 次注射)的方案。为改善身高,GHD 患儿的 rhGH 疗程宜长,可持续至身高满意或骨骺融合。治疗时年龄越小,效果越好,以第 1 年效果最好,身高增长可达到每年 10 cm 以上,以后生长速率可有下降。

有 30%~50% 的 GHD 患儿成人后生长激素缺乏状态仍持续存在,发展为成人 GHD。一旦成人 GHD 诊断确立,为改善脂代谢紊乱、骨代谢异常、心功能等,应继续 rhGH 治疗。但治疗剂量较小。

rhGH 治疗过程中可能出现甲状腺功能减退,故须进行常规监测,必要时加用左甲状腺素维持甲状腺功能正常。治疗前需全面评价甲状腺功能,若存在甲状腺功能减退,在 rhGH 治疗前,需调整甲状腺功能至正常。

rhGH 长期治疗可降低胰岛素敏感性,增加胰岛素抵抗,部分患者出现空腹血糖受损、糖耐量受损。但多为暂时可逆的,极少发展为糖尿病。绝大多数患者在 rhGH 治疗过程中血糖维持在正常范围。在 rhGH 治疗前及治疗过程中均需定期进行空腹血糖、胰岛素水平的检查,必要时行 OGTT 试验,排除糖尿病及糖代谢异常。有糖尿病、高血脂等代谢性疾病家族史的患者及 TS、PWS、SGA 等 2 型糖尿病的高危人群,应根据病情权衡利弊,在充分知情同意的前提下决定是否进行 rhGH 治疗,并在治疗过程中密切监测患儿糖代谢相关指标。

血清 IGF1 水平检测可作为 rhGH 疗效和安全性评估的指标。在治疗过程中应维持 IGF1 水平在正常范围内。在依从性较好的情况下,若生长情况不理想,且 IGF1 水平较低,可在批准剂量范围内增加 rhGH 剂量;在最初治疗 2 年后,若血清 IGF1 水平高于正常范围,特别是持续高于 2.5 SDS,可考虑减量。

应用 rhGH 治疗的不良反应:①注射局部红肿,与 rhGH 制剂纯度不够及个体反应有关,停药后可消失;②少数患者注射后数月会产生抗体,但对促生长疗效无显著影响;③暂时性视盘水肿、颅内高压等,比较少见;④股骨头骺部滑出和坏死,但发生率甚低。

目前临床资料未显示 rhGH 治疗可增加肿瘤发生、复发的危险性或导致糖尿病的发生,但对恶性肿瘤及严重糖尿病患者建议不用 rhGH 治疗。rhGH 治疗前应常规行头颅 MRI 检查,以排除颅内肿瘤。

(二)性激素

同时伴有性腺轴功能障碍的生长激素缺乏症的患儿骨龄达 12 岁时可开始用性激素治疗。

男性可注射长效庚酸睾酮 25 mg,每月 1 次,每 3 个月增加 25 mg,直至每月 100 mg;女性可用炔雌醇 $1\sim2$ μg/d,或妊马雌酮,自每天 0.3 mg 起酌情逐渐增加,同时需监测骨龄。

(魏玉春)

第二节　中枢性尿崩症

一、概述

尿崩症(diabetes insipidus,DI)是由于患儿完全或部分丧失尿液浓缩功能,主要表现为多尿、排出稀释性尿和多饮。造成尿崩症的原因很多,因抗利尿激素(antidiuretic hormone,ADH;又名精氨酸加压素,arginine vasopressin,AVP)分泌或释放不足引起者,称中枢性尿崩症(central diabetes insipidus,CDI)。

二、病因

前加压素原由信号肽、AVP、垂体后叶激素运载蛋白(neurophysin Ⅱ)和肽素组成,前加压素原合成后经加工形成分子数量比例为 $1:1:1$ 的 AVP、neurophysin Ⅱ 和 copeptin。在下丘脑视上核和室旁核合成的 AVP 经神经末梢运送至神经垂体储存。血钠浓度等引起细胞外液渗透压的变化可通过位于视上核和渴觉中枢附近的渗透压感受器,控制 AVP 的分泌和饮水行为;血容量变化通过位于心房、主动脉和颈动脉的压力感受器,调节 AVP 的释放。此外,恶心、皮质醇缺乏和低血糖等也可促进 AVP 的释放。

AVP 与肾脏的集合管细胞上的加压素 V_2 受体结合,通过增加水通道蛋白在集合管细胞顶膜上的数量,增加其对水的通透性,促进水的重吸收,使尿量减少,保留水分,发挥其抗利尿的生理作用。

中枢性尿崩症的病因包括遗传性、先天性畸形、获得性和特发性等,主要通过以下几种机制导致 AVP 缺乏:遗传性或先天性的 AVP 缺乏,分泌 AVP 神经元受到物理性的破坏,或存在抑制 AVP 合成、转运或分泌的浸润性或炎症性病变。临床上 1/2 中枢性尿崩症患儿的潜在病因有待查明。

三、临床表现

本病可发生于任何年龄,以烦渴、多饮、多尿为主要症状。每天饮水量可大于 $3\,000\ mL/m^2$,每天尿量可达 $4\sim10\ L$,甚至更多,尿比重低且固定。夜尿增多,可出现遗尿。婴幼儿烦渴时哭闹不安,不肯吃奶,饮水后安静。喂水不足的患儿可发生便秘、低热、脱水甚至休克,严重脱水可导致脑损伤及智力缺陷。学龄儿童由于烦渴、多饮、多尿可影响学习和睡眠,出现少汗、皮肤干燥苍白、精神不振、食欲低下、体重不增、生长缓慢等症状。如充分饮水,一般情况正常,无明显体征。

除上述尿崩症常见的临床症状外,不同病因的患儿可有相应的临床表现,如大脑中线先天性缺陷伴尿崩症的患儿,除发病早(生后 1 周即可出现尿崩症症状)外,还可有唇裂或腭裂等中线颅面缺损或畸形等表现。

四、实验室检查

(一)尿液检查

每天尿量可达 $4\sim10\ L$,尿色清淡无气味,尿比重低,一般为 $1.001\sim1.005$;尿渗透压低,为 $50\sim200\ mmol/L$;尿蛋白、尿糖及有形成分均为阴性。

(二)血生化检查

血钾、氯、钙、镁、磷等一般正常,血钠正常或稍高,肌酐、尿素氮正常,血渗透压正常或偏高。无条件测定血浆渗透压的可以公式推算:渗透压＝(血钠＋血钾)×2＋血糖＋血尿素氮,计算单位均用 mmol/L。

(三)禁水试验

目的是观察患儿在细胞外液渗透压增高时的尿液浓缩能力。自试验前一天晚上 $7\sim8$ 时患儿开始禁食,直至试验结束。试验当天早晨 8 时开始禁饮,先排空膀胱,测定体重、采血测血钠及渗透压;然后每小时排尿一次,测尿量、尿渗透压(或尿比重)和体重,直至相邻 2 次尿渗透压之差连续 2 次<30 mmol/L,或体重下降达 5%,或尿渗透压≥800 mmol/L,即可再次采血测渗透压、血钠。

结果分析:正常儿童禁饮后不出现脱水症状,每小时尿量逐渐减少,比重逐渐上升,尿渗透压可达 800 mmol/L 以上,而血钠、血渗透压均正常。

精神性多饮儿童尿比重最高可达 1.015 以上,尿渗透压达 300 mmol/L,或尿渗透压与血渗透压比率≥2,这些提示 AVP 分泌量正常。

尿崩症患儿每小时尿量减少不明显,持续排出低渗尿,尿比重不超过 1.010,尿渗透压变化不大;血钠和血渗透压上升分别超过 145 mmol/L 和 295 mmol/L;体重下降 3%～5%。

禁水试验期间应密切观察,如患儿烦渴加重并出现严重脱水症状,或体重下降超过 5%,或血压明显下降,一般情况恶化时,应迅速终止试验并给予饮水。

(四)加压素试验

用于评价肾脏最大尿液浓缩能力,鉴别中枢性尿崩症和肾性尿崩症。禁水试验结束后,皮下注射垂体后叶素 5 U(或精氨酸加压素 0.1 U/kg),然后 2 小时内每 30 分钟留尿一次,共 4 次,测定尿量和尿渗透压。

结果分析：如尿渗透压上升峰值超过给药前的 50%，则为完全性中枢性尿崩症；在 9%～50% 者为部分性尿崩症；肾性尿崩症小于 9%。

禁水试验开始后，每小时排尿一次，测尿量、尿渗透压（或尿比重）和体重，直至相邻 2 次尿渗透压之差连续 2 次 <30 mmol/L，或体重下降达 5%，或尿渗透压 ≥800 mmol/L，即可再次采血测渗透压和血钠等，大多数可在 6 小时内完成试验。

（五）血浆 AVP 测定

结合禁水试验测定血浆 AVP 有助于尿崩症的鉴别。中枢性尿崩症血浆 AVP 浓度低于正常；肾性尿崩症血浆 AVP 基础状态可测出，禁饮后明显升高但尿液不能浓缩；精神性多饮 AVP 分泌正常。但由于 AVP 半衰期短（24 分钟），在体内外不稳定、易被清除；加之检测方法烦琐、耗时等原因，限制了其在尿崩症鉴别诊断中的应用。

（六）血浆肽素（copeptin）测定

copeptin 是 AVP 激素原羧基端糖蛋白，在体内 copeptin 与 AVP 以 1：1 的比例合成和分泌，可敏感地反映体内 AVP 的分泌状态。血浆 copeptin 基础浓度的检测有助于尿崩症的鉴别诊断：中枢性尿崩症血浆 copeptin<2.6 pmol/L，而肾性尿崩症则 >20 pmol/L。

此外，由于 copeptin 在体外相对稳定，检测所需血浆量少、耗时短等，因此，其检测有望取代 AVP 的检测，成为诊断尿崩症一个有价值的指标。

（七）影像学检查

选择性进行头颅 X 线平片、CT 或 MRI 检查，以排除颅内肿瘤，明确病因，指导治疗。探查颅内神经垂体病变 MRI 优于 CT 检查。

五、诊断及鉴别诊断

中枢性尿崩症需与其他原因引起的多饮、多尿相鉴别。

（一）高渗性利尿

如糖尿病、肾小管酸中毒等，根据血糖、尿比重、尿渗透压及其他临床表现加以鉴别。

（二）高钙血症

高钙血症见于维生素 D 中毒、甲状旁腺功能亢进等。

（三）低钾血症

低钾血症见于原发性醛固酮增多症、慢性腹泻、Bartter 综合征等。

（四）慢性肾脏疾病

慢性肾脏疾病，尤其是肾小管疾病；引起肾脏对 AVP 的作用不敏感的电解质紊乱，如高钙血症、低钾血症可影响肾脏的浓缩功能而引起多尿、多饮等症状。

（五）肾性尿崩症

肾性尿崩症为 X 连锁或常染色体显性/隐性遗传疾病，是由于肾小管上皮细胞对 AVP 无反应所致。发病年龄和症状轻重差异较大，重者生后不久即出现症状，可有多尿、脱水、体重不增、生长障碍、发热、末梢循环衰竭甚至中枢神经系统症状。轻者发病较晚，当患儿禁饮时，可出现高热、末梢循环衰竭、体重迅速下降等症状。禁水、加压素试验均不能提高尿渗透压。

（六）精神性多饮

精神性多饮又称为精神性烦渴，通常由某些精神因素引起多饮后导致多尿，起病多为渐进性,多饮、多尿症状逐渐加重,但夜间饮水较少。患儿血钠、血渗透压均处于正常低限,AVP分泌能力正常,因此,禁水试验比加压素试验更能使其尿渗透压增高。

六、治疗

(一)病因治疗

明确诊断后应积极寻找病因。对有原发病灶的患儿必须针对病因治疗,如肿瘤者应根据肿瘤的性质、部位选择手术或放疗方案。特发性中枢性尿崩症患儿,应检查有无垂体其他激素缺乏情况;渴感正常的患儿应充分饮水,但存在脱水、高钠血症的情况下应缓慢给水,以免造成脑水肿。对精神性多饮者应寻找引起多饮、多尿的精神因素,并进行相应的治疗。

(二)激素补充治疗

1.鞣酸加压素(长效尿崩停)

鞣酸加压素为混悬液,用前需稍加温并摇匀,再进行深部肌内注射。开始剂量为每次 0.1~0.2 mL,药效可维持 3~7 天,须待多尿多饮症状又出现时再次注射。可根据疗效逐步调整剂量,每次增加 0.1 mL。剂量过大可引起患儿面色苍白、血压升高及腹痛等症状。此外,用药期间应注意患儿的饮水量,避免发生水中毒。

2.1-脱氨-8-D-精氨酸加压素(DDAVP)

DDAVP 为人工合成的 AVP 类似物。控制症状所需剂量的个体差异较大,一般用药 1~2 小时后患儿尿量开始减少。

(1)口服片剂:醋酸去氨加压素(弥凝,minirin),作用维持时间 8~12 小时,每片含量100 μg。用量 100~1 200 μg/d(是喷鼻剂量的 10~20 倍),分 2~3 次口服;一般从小剂量每次 50 μg 开始,逐渐加量至疗效满意。

(2)喷鼻剂:作用维持时间 12~24 小时,含量 100 μg/mL。通常用量为每次 2~40 μg,每天 1 次或 2 次(间隔 12 小时)鼻腔滴入。一般从小剂量开始,如婴儿每次自 0.5~1 μg,儿童自 2.5 μg起,逐渐加量至疗效满意。用前需清洁鼻腔,症状复现时再次给用。

DDAVP 不良反应少见,偶有引起头痛或腹部不适;喷鼻剂可有眼刺激、鼻炎、咳嗽等不良反应。

(魏玉春)

第三节　先天性甲状腺功能减退症

一、概述

先天性甲状腺功能减退症(简称"先天性甲减")是由于甲状腺激素合成不足或其受体缺陷所造成的一种疾病,是引起儿童智力发育及体格发育落后的常见小儿内分泌疾病之一,新生儿筛查患病率约为 1/2050。

二、病因

先天性甲减的分类按病变部位可分为原发性甲减、继发性甲减和外周性甲减。

(一)原发性甲减

原发性甲减即为甲状腺本身的疾病所致,其特点是血促甲状腺激素(thyroid-stimulating hormone,TSH)升高和游离甲状腺激素(free thyroxine,FT_4)降低。甲状腺先天性发育异常是最常见的病因,包括甲状腺发育异常(甲状腺缺如、甲状腺发育不良、单叶甲状腺、甲状腺异位等),甲状腺异位是甲状腺在下移过程中停留在其他部位形成异位甲状腺,引起甲状腺功能部分或完全丧失。甲状腺发育异常绝大部分为散发,造成甲状腺发育异常的原因尚未阐明,近年发现部分原因与遗传性基因突变有关,例如,*TTF-1*、*TTF-2* 和 *PAX8* 等基因异常可造成甲状腺发育异常。甲状腺激素合成障碍多见于甲状腺激素合成和分泌过程中酶(碘钠泵、甲状腺过氧化物酶、甲状腺球蛋白、碘化酪氨酸脱碘酶、过氧化氢合成酶等)的基因突变,造成甲状腺素合成不足。多为常染色体隐性遗传病,临床表现常有甲状腺肿大。

地方性甲减多见于甲状腺肿流行的山区,是由于该地区水、土和食物中缺乏碘,甲状腺激素合成缺乏原料碘所致,临床表现常有甲状腺肿大。随着我国碘化食盐的广泛应用,其发病率已明显下降。

(二)继发性甲减

病变部位在下丘脑和垂体,亦称中枢性甲减或下丘脑-垂体性甲减,因垂体分泌 TSH 障碍而引起,特点为 FT_4 降低,TSH 正常或者下降。继发性甲减包括 TSH 缺乏(β 亚单位突变),腺垂体发育相关的转录因子缺陷(PROP1、PIT-1、LHX4、HESX1 等),TRH 分泌缺陷(垂体柄中断综合征、下丘脑病变),TRH 抵抗(TRH 受体突变)。以 TRH 不足较多见。TSH 单一缺乏者少见,常与 GH、催乳素(PRL)、黄体生成素(LH)等其他垂体激素缺乏并存,临床上称之为多种垂体激素缺乏症(MPHD)。

(三)外周性甲减

因甲状腺激素受体功能缺陷,甲状腺或靶器官对甲状腺激素反应低下,包括甲状腺激素抵抗(甲状腺受体 β 突变或信号传递通路缺陷)、甲状腺激素转运缺陷(*MCT8* 突变)等,临床较为罕见。

先天性甲减按疾病转归又可分为持续性甲减及暂时性甲减。持续性甲减指由于甲状腺激素持续缺乏,患者需终身替代治疗,甲状腺先天性发育异常、甲状腺激素合成和分泌过程中酶缺陷以及下丘脑-垂体缺陷导致的继发性甲减都属这一类。暂时性甲减指由于母亲甲状腺疾病,例如,母亲用抗甲状腺药物治疗、母源性 TSH 受体阻断抗体(TRB-Ab)、母亲缺碘等,或者早产儿发育不成熟、感染、窒息等各种原因,致使出生时甲状腺激素分泌暂时性缺乏,甲状腺功能可恢复正常的患者。

在新生儿筛查和临床中会发现部分患者血 TSH 增高而 FT_4 水平在正常范围,称为高 TSH 血症。高 TSH 血症的临床转归可能为 TSH 恢复正常、高 TSH 血症持续及 TSH 进一步升高,FT_4 水平下降,发展到甲减状态。

三、诊断

(一)病史

需询问母亲孕期甲状腺疾病史,了解地方性碘缺乏流行病史,极少部分患儿有家族史。有的患儿母亲怀孕时常感到胎动少,新生儿常为过期产、巨大儿。

(二)临床表现

1.新生儿期

多数患儿出生时无特异性临床症状或症状轻微,生后可出现黄疸较重或黄疸消退延迟、嗜睡、少哭、哭声低下、纳呆、吸吮力差、皮肤花纹(外周血液循环差)、面部臃肿、前后囟较大、便秘、腹胀、脐疝、心率缓慢、心音低钝等。如果中枢性甲减合并其他垂体促激素缺乏,可表现为低血糖、小阴茎、隐睾及面中线发育异常,如唇裂、腭裂、视神经发育不良等。

2.婴幼儿及儿童期

临床主要表现为智力落后及体格发育落后。患者常有严重的身材矮小,可有特殊面容(眼距宽、塌鼻梁、唇厚舌大、面色苍黄)、皮肤粗糙、黏液性水肿、反应迟钝、脐疝、腹胀、便秘,以及心功能及消化功能低下、贫血等表现。

(三)实验室检查

1.新生儿筛查

采用出生 72 小时的新生儿干血滴纸片检测 TSH 浓度,一般结果大于 10 mU/L(须根据筛查实验室阳性切割值决定)时,再检测血清 T_4、TSH 以确诊。该筛查方法只能检出 TSH 增高的原发性甲减,无法检出中枢性甲减及 TSH 延迟升高的患儿。因此,对筛查阴性的临床病例,如有可疑症状,仍应采血检测甲状腺功能。

2.血清 FT_4、FT_3、TSH 测定

任何新生儿筛查结果可疑或临床可疑的小儿都应检测血清 FT_4、TSH 浓度。如 FT_4 降低、TSH 明显升高,诊断为先天性甲减。若血 TSH 持续增高、FT_4 正常,可诊断为高 TSH 血症。若 TSH 正常或降低,FT_4 降低,诊断为继发性甲减或者中枢性甲减。

3.甲状腺 B 超

甲状腺 B 超可评估甲状腺发育情况,但对异位甲状腺判断不如放射性核素显像。甲状腺肿大常提示甲状腺激素合成障碍或缺碘。

4.核素检查

甲状腺放射性核素显像可判断甲状腺的位置、大小、发育情况及摄取功能。甲状腺摄碘缺乏结合B超可以明确甲状腺是否缺如。^{123}碘(^{123}I)或锝 99m(^{99m}Tc)由于放射性低常用于新生儿甲状腺核素扫描。需注意不要因为做此检查而推迟新生儿甲减的开始治疗时间。甲状腺摄碘缺乏也可见于 TSHβ 基因缺陷或受体缺陷、碘转运障碍,结合甲状腺 B 超和血清甲状腺球蛋白检测,可对先天性甲减的病因进行进一步分析判断。若核素扫描提示甲状腺增大,需除外甲状腺激素合成障碍,结合进一步的过氯酸盐排泄试验明确甲状腺碘的氧化和有机化缺陷。

5.甲状腺球蛋白(TG)测定

TG 可反映甲状腺组织存在和活性,甲状腺发育不良患者 TG 水平明显低于正常对照。甲状腺摄碘缺乏而 TG 升高者提示甲状腺存在,需考虑 TSH 受体突变、碘转运障碍或存在母源性 TRB-Ab,而非甲状腺发育不良。

6.其他检查

中枢性甲减应做其他垂体激素检查,例如,ACTH、皮质醇、促性腺激素等,以及下丘脑-垂体部位磁共振(MRI)检查。

四、鉴别诊断

根据典型的临床症状和甲状腺功能测定,诊断不难。但在新生儿期临床表现无特异性,不易

确诊,应对新生儿进行群体筛查。年长儿应与下列疾病鉴别。

(一)先天性巨结肠

患儿出生后即开始便秘、腹胀,并常有脐疝,但其面容、精神反应及哭声等均正常,钡灌肠可见结肠痉挛段与扩张段,甲状腺功能测定可鉴别。

(二)21-三体综合征

患儿智能及动作发育落后,但有特殊面容:眼距宽、外眼眦上斜、鼻梁低、舌伸出口外,皮肤及毛发正常,无黏液性水肿,且常伴有其他先天畸形。染色体核型分析可鉴别。

(三)佝偻病

患儿有动作发育迟缓、生长落后等表现。但智能正常,皮肤正常,有佝偻病的体征,血生化、X线片及甲状腺功能测定可鉴别。

(四)骨骼发育障碍的疾病

如骨软骨发育不良、黏多糖病等都有生长迟缓症状,骨骼 X 线片和尿中代谢物检查可资鉴别。

五、治疗

无论是先天性原发性甲减还是继发性甲减,一旦确定诊断都应该立即治疗。新生儿筛查发现的阳性患者应早期诊断,尽早治疗,以避免先天性甲减对脑发育的损害。一旦诊断确立,应终身服用甲状腺制剂。

治疗首选左甲状腺素(L-T_4),新生儿期初始治疗剂量 $10\sim15\ \mu g/(kg \cdot d)$,每天 1 次口服,尽早使 FT_4、TSH 恢复正常,FT_4 最好在治疗 2 周内,TSH 在治疗后 4 周内达到正常。对于伴有严重先天性心脏病的患儿,初始治疗剂量应减少。治疗后 2 周抽血复查,根据血 FT_4、TSH 浓度调整治疗剂量。

在随后的随访中,甲状腺激素维持剂量须个体化。血 FT_4 应维持在平均值至正常上限范围之内,TSH 应维持在正常范围内。L-T_4 治疗剂量应随静脉血 FT_4、TSH 值调整,婴儿期一般在 $5\sim10\ \mu g/(kg \cdot d)$,$1\sim5$ 岁 $5\sim6\ \mu g/(kg \cdot d)$,$5\sim12$ 岁 $4\sim5\ \mu g/(kg \cdot d)$。

患儿一般治疗数周后食欲好转,腹胀消失,心率维持在正常范围,活动增多,语言进步,智能及体格发育改善。药物过量患儿可有颅缝早闭和甲状腺功能亢进临床表现,如烦躁、多汗等,需及时减量,4 周后再次复查。

对于 TSH>10 mU/L,而 FT_4 正常的高 TSH 血症,复查后 TSH 仍然增高者应予治疗,L-T_4 起始治疗剂量可采用维持剂量,4 周后根据 TSH 水平调整。对于 TSH 始终维持在 $6\sim$ 10 mU/L 的婴儿的处理方案目前仍存在争议,在出生头几个月内 TSH 可有生理性升高。对这种情况的婴儿,需密切随访甲状腺功能。

对于 FT_4 和 TSH 测定结果正常,而总 T_4 降低者,一般不需治疗。多见于 TBG 缺乏、早产儿或者新生儿有感染时。

对于幼儿及年长儿下丘脑-垂体性甲减,L-T_4 治疗需从小剂量开始。如伴有肾上腺皮质功能不足者,需同时给予生理需要量肾上腺皮质激素治疗,防止突发性肾上腺皮质功能衰竭。如发现有其他内分泌激素缺乏,应给予相应替代治疗。

六、随访

患者治疗后 2 周应进行首次复查。如有异常,调整 L-T_4 剂量后 1 个月复查。1 岁内每 2～

3 个月复查一次,1 岁以上 3～4 个月复查一次,3 岁以上 6 个月复查一次,剂量改变后应在 1 个月后复查。治疗后在 1 岁、3 岁、6 岁时需进行智力发育评估和体格发育评估。

部分高 TSH 血症患者在随访过程中可发现血 FT_4 增高,需逐步减少服用的 $L-T_4$ 剂量,直至停药观察。

先天性甲减伴甲状腺发育异常者需要终身治疗,其他患儿可在正规治疗 2～3 年后尝试停药 1 个月,复查甲状腺功能、甲状腺 B 超或者甲状腺放射性核素显像。对于用药剂量较大的患者如要停药检查,可先减半量,1 个月后复查。如 TSH 增高或伴有 FT_4 降低,应给予甲状腺素终身治疗。停药后甲状腺功能正常者为暂时性甲状腺功能减退症,继续停药并定期随 1 年以上,注意部分患者 TSH 会重新升高。

七、预防

(一)新生儿筛查

我国已将先天性甲减列入新生儿筛查的疾病之一,足月新生儿出生 72 小时至 7 天,经充分哺乳后足跟采血,滴于专用滤纸片上测定干血滤纸片 TSH。该方法只能检出原发性甲减和高 TSH 血症,无法检出中枢性甲减、TSH 延迟升高。有些国家采用 T_4 ＋TSH 同时筛查的方法,但是筛查成本高。由于技术及个体差异,约 5％ 的先天性甲减患者无法通过新生儿筛查系统检出。因此,对甲减筛查阴性病例,如有可疑症状,临床医师仍然应该采血,再次检查甲状腺功能。

(二)孕妇的甲状腺功能监测

对患甲状腺疾病的孕妇进行甲状腺功能的监测,将甲状腺功能调整到正常范围,防止孕母甲减对胎儿的影响。

(三)防治碘缺乏和碘过量

对地方性碘缺乏地区应适量补充碘盐,防止碘缺乏,同时,对非缺乏地区,防止碘过量对甲状腺功能的影响。

(四)其他

对伴有生长发育迟缓等症状的患儿及时进行甲状腺功能检测,防止甲状腺功能减退症对儿童生长发育的不良影响。

(魏玉春)

第四节　单纯性甲状腺肿

一、概述

单纯性甲状腺肿又称非毒性甲状腺肿,是由于缺碘、致甲状腺肿物质等环境因素或由于遗传及先天缺陷等引起的非炎症、非肿瘤性疾病。在通常情况下,患儿既无甲亢又无甲减表现。甲状腺呈弥散性或多结节性肿大,女性多见。可呈地方性分布,常为缺碘所致,称为地方性甲状腺肿;也可散发,主要是因先天性甲状腺激素合成障碍或致甲状腺肿物质等所致,称为散发性甲状腺肿,多发生于青春期。

二、病因

(一)碘缺乏

碘缺乏是引起地方性甲状腺肿的主要原因。碘是甲状腺激素合成的原料,正常成人(包括青春期)每天需碘约 $100\ \mu g$,$1\sim10$ 岁小儿 $60\sim100\ \mu g/d$,婴幼儿 $35\sim40\ \mu g/d$。缺碘引起甲状腺激素合成相对不足,通过负反馈作用垂体促甲状腺激素分泌增加,刺激甲状腺增生肿大。如在青春期、妊娠期、哺乳期、感染、创伤和精神刺激时,由于机体对甲状腺激素的需要量增多,可诱发或加重甲状腺肿。

(二)致甲状腺肿物质

常见致甲状腺肿食物有卷心菜、黄豆、木薯及含氟过多的饮水。致甲状腺肿药物包括硫脲类、硫氰酸盐、磺胺类、锂盐、高氯酸盐等。这些物质可抑制碘离子的浓集、碘的有机化和酪氨酸碘化,从而抑制甲状腺激素的合成。母亲孕期服用抗甲状腺药物、锂盐和氨碘酮可引起新生儿甲状腺肿。

(三)高碘摄入

高碘摄入是少见的引起甲状腺肿的原因。其发生机制为碘摄入过多,过氧化物酶的功能基团可能过多被占用,影响了酪氨酸碘化,碘的有机化过程受阻,甲状腺呈代偿性肿大。

(四)甲状腺激素合成障碍

家族性甲状腺肿属于常染色体隐性遗传,致病原因是酶的遗传性缺陷,造成甲状腺激素合成障碍。如缺乏过氧化物酶、碘化酶,甲状腺激素的合成受阻;缺乏水解酶,甲状腺激素从甲状腺球蛋白解离发生障碍,均可导致甲状腺肿。

(五)其他

如甲状腺球蛋白基因突变、甲状腺激素受体缺陷等。

三、诊断

(一)临床表现

大多数甲状腺肿大是偶然被发现的。颈部肿块可逐渐缓慢增大,多数患者无症状。甲状腺较大时可出现颈部不适,引起颈部周围器官的压迫症状,如气管受压,可出现憋气、呼吸不畅甚至呼吸困难;食管受压造成吞咽困难;喉返神经受压出现声音嘶哑、痉挛性咳嗽,晚期可失声;颈交感神经节链受压时会发生 Horner 综合征(同侧瞳孔缩小,眼球内陷,上睑下垂和受累侧无汗)。部分患者有甲状腺肿大家族史。

甲状腺触诊虽不能起关键的诊断作用,和超声诊断的差别可很大,但触诊有临床初筛的意义。正常的甲状腺是不能望见和触及的,只有甲状腺比正常大 $4\sim5$ 倍(即超过 $35\ g$)时,才能被触及(相当于受检者拇指末节)。弥散性甲状腺肿甲状腺均匀弥散性肿大,左右两叶对称,无结节,甲状腺表面光滑,质地较软,无压痛,与周围组织不粘连,不累及周围淋巴结。结节性甲状腺肿甲状腺触诊呈结节状肿大,多不对称,早期可能只有一个结节,多为多发性结节,大小不等,结节质软或硬,光滑,无触痛。触诊时应注意肿大甲状腺的对称性,有无结节,有无局部粘连及局部淋巴结肿大。

如果甲状腺呈两侧不对称性肿大、局部有粘连、有喉返神经压迫或浸润征象(声嘶,失声),或局部淋巴结肿大者应注意恶变的可能。此外,肿块硬而固定,直径 $>4\ cm$ 者应考虑恶性肿瘤。

短时间内甲状腺迅速增大者应考虑恶变或局部出血。

(二)实验室检查

1.甲状腺功能测定

患者血清 T_3、T_4 和 TSH 基本正常,对血 TSH 有升高倾向者应注意是否为甲状腺炎的早期。抗甲状腺过氧化物酶抗体(TPOAb)和抗甲状腺球蛋白抗体(TGAb)阴性或低度阳性。

2.尿碘测定

正常成人尿碘排出量为 $50\sim100\ \mu g/g$ 肌酐,尿碘排出少于 $50\ \mu g/g$ 肌酐,说明有碘摄入不足。

3.血清甲状腺球蛋白(TG)测定

血 TG 的测定被认为是衡量碘缺乏的敏感指标,TG 与碘摄入量成反比。碘摄入正常的儿童和成人血清 TG 的中位数为 $10\ \mu g/L$,血 TG 超过 $20\ \mu g/L$ 可能反映摄碘不足。

(三)影像学检查和特殊检查

1.甲状腺超声

甲状腺超声被认为是一种甲状腺解剖评估的灵敏方法。它无创、无放射,重复性好,同时可见到血流状态,也能指导穿刺定位。超声法远较触诊准确,能探出触诊不到的小结节。超声下甲状腺的回声强度、钙化、病灶边缘和周围环对鉴别病灶的良、恶性有一定的价值,但准确性不如甲状腺组织细针穿刺活检。

2.核素扫描

核素扫描主要是评估甲状腺的功能状态,尤其是甲状腺结节的功能。

毒性结节性甲状腺肿时可见一个或多个"热结节",提示有功能亢进;结节囊性变时表现为"冷结节",冷结节还见于腺瘤,少数为甲状腺癌。

3.CT 或 MRI

对一般甲状腺肿形态、大小的判断并不优于超声,但对胸骨后甲状腺的检出则有绝对优势,可明确其与邻近组织的关系及与颈部甲状腺的延续情况。

4.甲状腺细针穿刺(fine-needle aspiration,FNA)

甲状腺细针穿刺是用病理细胞学检查诊断甲状腺疾病的方法,可避免不必要的手术。在超声引导下的穿刺可显著提高成功率。通常应抽吸结节的实质部分,针头尽量选择较细者。此项技术方法安全可靠、简便易行、诊断准确性高,对甲状腺疾病的鉴别诊断有重要价值。

四、鉴别诊断

甲状腺肿的鉴别应从结构和功能两方面考虑。由于单纯性甲状腺肿的异质性,常需与各种原因引起的甲状腺肿大和功能异常鉴别。

(一)慢性淋巴细胞性甲状腺炎

慢性淋巴细胞性甲状腺炎较常见,与自身免疫与遗传有关。起病隐匿,进展缓慢,多数患者无症状,偶然发现甲状腺肿大,多为双侧弥散性轻中度肿大,质韧,不与周围组织粘连。部分患者早期有一过性甲亢的表现,症状较轻,晚期常出现甲状腺功能减退。血清甲状腺自身抗体TPOAb 和 TGAb 明显增加,绝大部分患者甲状腺功能正常,甲状腺功能减退或甲状腺功能亢进者 T_3、T_4、TSH 发生相应的变化。

（二）甲状腺功能亢进症

除甲状腺弥散性肿大外，还有甲亢的高代谢综合征表现，如多食善饥、体重下降、心悸、多汗等，常伴有不同程度的突眼。化验血清 T_3、T_4 明显升高，TSH 下降，甲状腺自身抗体呈轻中度增高。

五、治疗

无压迫症状的单纯性弥散性甲状腺肿一般不需处理，只需定期随访，以发现可能存在的潜在异常（如甲状腺炎早期等）。对结节性甲状腺肿则需视其性质而定，意外发现的单个冷结节应进行细针穿刺。对良性又无压迫症状者不必治疗，若出现以下情况应考虑行甲状腺大部切除术：①巨大甲状腺肿及胸骨后甲状腺肿压迫气管、食管或喉返神经而影响生活和工作者；②结节性甲状腺肿继发甲亢而药物疗效不好者；③结节性甲状腺肿疑有恶变者。以往用较大剂量 L-T_4 治疗的方法现已摒弃不用，因为会引起甲亢症状，甚至使骨矿量下降或产生对心血管不利的作用，而且在停药后会复发。

对有明确病因者，还应针对病因治疗。如对缺碘引起的地方性甲状腺肿患者，应补充碘制剂。但结节性甲状腺肿补碘要慎重，以免诱发自主性结节发生明显的功能亢进。

碘缺乏是地方性甲状腺肿的最主要原因，在流行地区应尽早采用碘化食盐预防弥散性甲状腺肿，就能较好预防甲状腺发生结节性肿。但结节性甲状腺肿的患者应避免大剂量补碘，以免诱发碘甲亢。

（魏玉春）

第五节　急性甲状腺炎

一、概述

急性甲状腺炎是甲状腺的非特异性感染疾病，是一种相对罕见的甲状腺疾病，多发生于左叶，属全身性脓毒血症在甲状腺的一种局部表现或为甲状腺的孤立性感染，以发热、甲状腺肿痛为基本特征。如治疗不及时，最终可致甲状腺脓肿，故又称为急性化脓性甲状腺炎。

二、病因

急性甲状腺炎大多由口腔或颈部其他软组织化脓性感染直接扩展；少数是由于脓毒血症，细菌经血液循环播散至甲状腺；也有的是由于对甲状腺行穿刺检查时并发感染。但也有的病灶隐蔽，找不到感染灶或无法明确感染来源。梨状窝瘘是引起儿童急性甲状腺炎的主要原因。

本病的病原体以细菌为主，也可为其他微生物。目前已报道的致病菌有金黄色葡萄球菌、溶血性链球菌、肺炎球菌、大肠埃希菌、沙门菌、分枝杆菌、不动杆菌或混合厌氧菌等，革兰阳性菌（金黄色葡萄球菌、链球菌）仍为主要的致病菌。机会菌感染则见于免疫功能缺陷患者。

三、诊断

(一)临床表现

本病可发生于任何年龄,在秋冬季节继发于上呼吸道感染后发病多见。一般起病较急,具有化脓性感染的共同特征。全身症状可有寒战、发热、心悸等,局部则表现为甲状腺肿大、触痛,伴有吞咽困难,吞咽时疼痛加重,且向两耳、颊部或枕部放射,可伴有喉鸣和声嘶。早期颈前区皮肤红肿并不明显,严重者可出现甲状腺周围组织肿胀和炎症反应。即使脓肿形成,波动感也常不明显。

(二)实验室检查

1.一般检查

血常规可见白细胞总数升高,中性粒细胞明显增多,血沉增快,C反应蛋白升高。血培养可为阳性。

2.甲状腺功能

大多在正常范围,当伴有甲状腺滤泡破坏时可有一过性甲状腺功能亢进表现。

(三)特殊检查

1.甲状腺B超

初期显示甲状腺明显肿大、回声不均匀,呈蜂窝样。动态B超观察显示甲状腺呈进行性肿大,有大小不等的低回声或无回声区,或大面积液性暗区。

2.甲状腺核素显像

甲状腺核素显像可见甲状腺放射性分布普遍减低,且轮廓模糊。

3.甲状腺CT或MRI

提示局部炎症,或有脓肿形成,有利于区分肿块的位置和性质。

4.食管钡餐透视

对反复发作者应行食管钡剂造影以明确有无梨状窝瘘。

5.甲状腺穿刺

在B超引导下行细针穿刺细胞学检查可抽吸出浓汁,镜检见大量的脓细胞、坏死细胞及组织碎屑。浓汁培养可查找出病原菌,药敏试验可指导抗生素的选择。

四、鉴别诊断

(一)亚急性甲状腺炎

起病相对较缓慢,炎症局限于甲状腺内,不侵入颈部其他器官,化验血沉显著升高,甲状腺激素增高和甲状腺摄碘率降低。白细胞数无明显增多。

(二)颈淋巴结炎

可有发热、局部疼痛、白细胞数增多等化脓性感染的特征,颈部可触及肿大的淋巴结,甲状腺激素和甲状腺摄碘率均正常。颈部B超显示肿大的淋巴结,而甲状腺大小质地均正常。

(三)甲状腺恶性肿瘤

可发生急性局灶性坏死或出血而表现为类似急性化脓性感染,但触诊甲状腺质地硬而且固定粘连,周围淋巴结肿大。预后差。

五、治疗

(一)支持对症治疗

卧床休息,早期局部宜用冷敷,晚期宜用热敷。高热者需进行物理或药物降温。

(二)抗感染

对急性甲状腺炎应强调早确诊、早治疗,尽量避免脓肿形成。在细菌培养结果出来以前应尽早采用经验性抗生素治疗。使用抗生素的原则是早期、足量、广谱;如为混合感染,可加用对抗厌氧菌有效的抗生素。如为真菌感染则选用抗真菌药,以静脉途径给药为宜。随后的抗生素治疗应根据细菌培养和药敏试验的结果进行调整。

(三)引流

对已有脓肿形成,特别是有呼吸困难者,可在 B 超引导下行脓肿穿刺抽脓或引流,或者在麻醉下行脓肿切开排脓。

(四)手术

如果急性甲状腺炎反复发作,有可能是先天性异常,可待炎症缓解后,常规行钡餐透视了解有无梨状窝瘘等先天畸形。如有,应手术切除瘘管,以免复发。

（王　振）

第六节　甲状旁腺功能减退症

一、概述

甲状旁腺功能减退症简称甲旁减,是因多种原因导致甲状旁腺激素(parathyroid hormone,PTH)分泌不足或作用缺陷或外周靶细胞对 PTH 的作用不敏感(PTH 抵抗),导致钙、磷代谢异常。临床以反复手足搐搦、癫痫发作、低钙血症和高磷血症为主要特征的疾病,长期口服钙剂和维生素 D 制剂可以使病情得到控制。

二、病因

(一)甲状旁腺激素分泌不足

1.原发性甲状旁腺功能减退症

(1)家族性(遗传性)甲状旁腺功能减退症:包括常染色体显性遗传、隐性遗传及 X 连锁隐性遗传等多种遗传方式,也有散发性。

(2)先天性甲状旁腺发育异常:如 DiGeorge 综合征为常染色体显性遗传或散发性。与胚胎第 3、第 4、第 5 对腮囊形成的缺陷有关。病因是染色体 22q11.21-q11.23 基因的微小缺失。主要表现为先天性胸腺、甲状旁腺发育不良及先天性心血管畸形。具有特殊面容(眼距增宽、外眦上斜、小下颌、唇腭裂、短人中等)、低钙血症及先天性心脏病如主动脉右位或法洛四联症。

(3)钙敏感受体基因突变:钙敏感受体(CaSR)是 G 蛋白偶联受体家族的一个成员,位于甲状旁腺细胞上,同时还在肾小管细胞表达。CaSR 激活型突变可抑制甲状旁腺主细胞分泌 PTH,

减少钙的重吸收,使尿钙排出量增加,导致高钙尿症性甲状旁腺功能减退症。CASR 失活型突变可引起家族性良性低尿钙性高钙血症及新生儿严重甲状旁腺功能亢进症。

(4)特发性甲状旁腺功能减退症:原因不明者归于此类。

2.后天获得性甲状旁腺功能减退

(1)甲状旁腺手术或放射损伤:多见于甲状腺癌根治或甲状旁腺功能亢进症经多次手术后,甲状旁腺组织被切除或受到损伤,或影响甲状旁腺血供。可有暂时性和永久性甲旁减两种。

(2)甲状旁腺浸润性疾病、重金属中毒如血色病(铁)、珠蛋白生成障碍性贫血(铁)和肝豆状核变性(铜)等;或因淀粉样变、结核病、结节性肉芽肿或肿瘤浸润而引起甲状旁腺浸润性病变。

(3)多发内分泌自身免疫综合征:Ⅰ型属常染色体隐性遗传疾病,突变基因位于 21q22.3,以皮肤黏膜念珠菌病、自身免疫性甲状旁腺功能减退和 Addison 病三联症为特征,其表现多种多样。

(4)低镁血症:抑制甲状腺主细胞分泌 PTH,并使周围组织对 PTH 的反应性减弱。其病因包括肠道吸收减少及肾脏丢失增加。

(5)新生儿暂时性甲状旁腺功能减退:早期新生儿由于甲状旁腺发育不完善,不能正常分泌PTH,或是母亲患甲状旁腺功能亢进症时由于妊娠时经胎盘转移的钙较多,使胎儿处于高血钙状态,暂时性抑制了甲状旁腺的功能。

(二)甲状旁腺激素活性抵抗

假性甲状旁腺功能减退症(pseudohypoparathyroidism,PHP)是一组以外周器官(肾脏、骨骼等)对 PTH 抵抗为特征的异质性疾病,为常染色体显性遗传性疾病。

三、诊断

(一)临床表现

1.神经肌肉应激性增加

一般当血游离钙浓度≤0.95 mmol/L(3.8 mg/dL),或血总钙值≤1.88 mmol/L(7.5 mg/dL)时常出现症状。初期主要有麻木、刺痛和蚁走感,严重者呈手足搐搦,甚至全身肌肉收缩而有惊厥发作。也可伴有自主神经功能紊乱,如出汗、声门痉挛、气管呼吸肌痉挛及胆、肠和膀胱平滑肌痉挛等。体征有面神经叩击征(Chvostek 征)阳性和束臂加压试验(Trousseau 征)阳性。

2.神经精神症状

癫痫发作,其类型有大发作、小发作、精神运动性发作,甚至发生癫痫持续状态;伴有肌张力增高、手颤抖。精神症状有兴奋、焦虑、恐惧、烦躁、欣快、忧郁、记忆力减退、妄想、幻觉和谵妄等。15％患儿有智力减退,5％见视盘水肿,偶有颅内压增高,脑电图示一般节律慢波、爆发性慢波及有尖波、棘波、癫痫样放电改变。

3.外胚层组织营养变性

低钙性白内障、出牙延迟、牙发育不全、磨牙根变短、龋齿多甚至缺牙、皮肤角化过度、指(趾)甲变脆、粗糙和裂纹及头发脱落可伴发白色念珠菌感染等。

4.骨骼改变

病程长、病情重者,可有骨骼疼痛,以腰背和髋部多见。骨密度正常或增加。

5.胃肠道功能紊乱

有恶心、呕吐、腹痛和便秘等。

6.心血管改变

低血钙刺激迷走神经可导致心肌痉挛而突然死亡。患儿心率增速或心律不齐。心电图示 QT 间期延长。重症患儿可有甲旁减性心肌病、心力衰竭。

7.转移性钙化

转移性钙化多见于脑基底节(苍白球、壳核和尾状核),常对称性分布。脑 CT 检查阳性率高,约 50%。病情重者,小脑、齿状核、脑的额叶和顶叶等脑实质也可见散在钙化。其他软组织、肌腱、脊柱旁韧带等均可发生钙化。

8.Albright 遗传性骨营养不良(AHO)

假性甲旁减及假假性甲旁减患者常有典型遗传缺陷性体态异常表现为身材矮粗、体型偏胖、脸圆、颈短、盾状胸,指、趾骨畸形(多为第 4、第 5 掌骨或跖骨);常有智力低下,味觉和嗅觉减退;软组织钙化和骨化较多见;可并发皮下钙化、低钙性白内障和颅内基底钙化;并可合并甲状腺、肾上腺皮质功能减退、尿崩症、糖尿病或性腺发育不良。

(二)实验室检查

1.血钙

低钙血症是重要的诊断依据,血钙水平≤2.0 mmol/L(8.0 mg/dL)。有明显症状者,血钙一般≤1.88 mmol/L(7.5 mg/dL),血游离钙≤0.95 mmol/L(3.8 mg/dL)。

2.血磷

多数患儿增高,高于正常上限,≥1.78 mmol/L(5.5 mg/dL),部分患儿正常。

3.尿钙和磷排量

一般情况下,24 小时尿钙排量减少。尿磷排量减少。钙敏感激活型突变可减少钙吸收,导致尿钙增高。此外,尿钙可以作为治疗调整的随访指标,以避免泌尿结石。

4.血碱性磷酸酶

血碱性磷酸酶正常,可作为治疗随访的参考指标。

5.血 PTH 值

正常人中当血总钙值≤1.88 mmol/L(7.5 mg/dL)时,血 PTH 值应有 5～10 倍的增加。甲状旁腺功能减退者出现低钙血症时,血 PTH 水平多数低于正常,也可以在正常范围。因此,测血 PTH 时,应同时测血钙,两者一并分析。与原发性甲旁减不同的是假性甲旁减患者,血 PTH 水平增高。

6.骨 X 线片

长骨骨皮质增厚及颅骨内、外板增宽,腰椎骨质增生,并韧带钙化、椎旁骨化,骨盆像示髋臼钙化致髋关节致密性骨炎等。骨密度检查提示骨量增加。

四、鉴别诊断

(一)假性甲状旁腺功能减退症(PHP)

PHP 患儿甲状旁腺结构和功能正常,甲状旁腺素(PTH)合成、分泌增多,但肾、骨靶器官对 PTH 抵抗。临床表现具有 Albright 遗传性骨营养不良(AHO 异常)表型,且血钙低、血磷高、PTH 增高,尿钙、磷、cAMP 均低。可分为Ⅰ型(Ⅰa、Ⅰb 和Ⅰc 型)、Ⅱ型。①PHP-Ⅰa 型是由于 *GNAS* 基因的失活性突变导致的 Gsα 蛋白表达或活性降低,患者除了 PTH 抵抗外,还存在 Albright遗传性骨营养不良症(AHO)和其他多种激素抵抗;②PHP-Ⅰb 型是由 *GNAS* 基因上游的另外 4 个外显子的甲基化异常所致,患者仅有 PTH 和 TSH 抵抗,不具备 AHO;③PHP-Ⅰc 型:对多种激素存在抵抗,但其 Gsα 蛋白活性正常;④PHPⅡ型是由于受体后缺陷所致,无 AHO 畸形,尿 cAMP 正常或增高。

(二)假性甲状旁腺功能减退症(假性 PHP)

具有 Albright 遗传性骨营养不良(AHO 异常)表型的个体,但其生化指标正常。其特点是血钙、磷水平正常,PTH 水平增高,血碱性磷酸酶正常。尿 cAMP 对 PTH 的反应正常。

(三)低镁血症

对反复手足抽搐,静脉补钙不易控制的,需考虑低镁血症。镁缺乏可引起低钙血症,血 PTH 降低,同时伴有血镁降低可确诊,同时补充镁制剂可缓解抽搐。

(四)其他低血钙原因

碱中毒、维生素 D 缺乏、维生素 D 依赖性佝偻病、严重肝肾疾病(如慢性肾病)、药物(如呋塞米、肿瘤化疗药物)、重症疾病(如中毒性休克、败血症和重症胰腺炎)等可出现血清游离钙水平降低。

五、治疗

治疗目标是控制病情,使症状缓解,血清钙纠正至正常低限或接近正常,尿钙排量保持在正常水平。假性甲旁减的低钙血症较易纠正,部分患者单纯使用钙剂治疗即可,但大多需要加用维生素 D 制剂。假性甲旁减治疗的另一个目标是降低血 PTH 水平,所需药物剂量一般低于甲旁减患者。

(一)钙剂和维生素 D 及其衍生物

1.钙剂

应长期口服,每天补充元素钙 1.0～1.5 g[初始剂量 30～50 mg/(kg・d)],葡萄糖酸钙、乳酸钙、氯化钙和碳酸钙中分别含元素钙 9.3%、13%、27% 和 40%。少数病例单纯服钙剂即可纠正低钙血症。

严重的低钙血症引起手足搐搦、喉痉挛、惊厥或癫痫大发作应紧急抢救。方案为:立即静脉点滴或缓慢推注 10% 葡萄糖酸钙 1～2 mL/kg(相当于元素钙 9～18 mg/kg),静脉滴注加入等量或 2 倍 5% 葡萄糖,谨防渗漏血管外,必要时 6～8 小时后重复给药。葡萄糖酸钙浓度≤2%;速度以元素钙<4 mg/(kg・h)为宜。当血钙>1.87 mmol/L(7.5 mg/dL)时,可改口服元素钙 100 mg/(kg・d)或 1～2 g/d。需定期监测血清钙水平,维持血钙在 2.0～2.2 mmol/L(8.0～8.8 mg/dL),尿钙<0.1 mmol/(kg・d)即<4 mg/(kg・d),避免发生高钙血症及高钙尿症,以免出现致死性心律失常及泌尿结石。应用洋地黄类药物者需慎用钙剂,如临床必须应用钙剂,则应进行心脏监护。此外需要注意低钙血症常伴随低镁血症,必要时可口服氯化镁补充治疗。

2.维生素 D 及其衍生物

(1)维生素 D_2 或 D_3(1 mg 相当于 4 万 U):婴幼儿及年龄较小儿童需要量 0.1～0.5 mg/d(4 000～2 万 U/d),年龄大儿童 1.25～2.5 mg/d(5 万～10 万 U/d)。

(2)双氢速甾醇(dihydrotachysterol,DHT 或 AT_{10}):一般从小量开始(0.2～1 mg/d),酌情调整药量,逐渐递增,当症状消失时作为维持量,剂量约为 20 μg/(kg・d)。

(3)骨化三醇 1,25-$(OH)_2D_3$:初始剂量为 0.25 μg/d,维持剂量为 0.03～0.08 μg/(kg・d),最大量为 2.0 μg/d。

(4)阿法骨化醇 1α-$(OH)D_3$:适用于肝功能正常的患儿,剂量 $0.5\sim2~\mu g/d$,分 $2\sim3$ 次口服,其治疗剂量为骨化三醇的 $0.6\sim1.0$ 倍。

(二)甲状旁腺激素替代治疗

理论上应为甲旁减最理想的治疗,已有基因重组的人 PTH 制剂上市,但目前多用于骨质疏松治疗。多项临床试验提示 PTH(1-34) 及 PTH(1-84) 皮下注射治疗较传统的补充钙剂和维生素 D 的治疗可以更好地使血钙达正常范围,并减少高尿钙发生,因此可降低肾结石、肾功能不全的发生率。但因其价格昂贵,且必须采用注射方式给药,目前尚缺乏儿童临床应用资料,故尚未应用。

(三)甲状旁腺移植

目前主要有自身移植及异体移植两种方法,但存在供体来源、排斥反应等诸多问题,因此尚在研究中,未应用于临床治疗。

六、预防

控制好母亲的血钙水平,可减少新生儿甲旁减。对于特发性甲旁减和假性甲旁减,钙剂和维生素 D 的联合应用完全可以控制病情,因此决定预后的重点是能否得到早期正确的诊断和合理的治疗。这不仅意味着消除低血钙相关的手足搐搦和神经系统症状,而且可以预防和防止低钙性白内障和基底节钙化的发生和进展。

(魏玉春)

第七节 甲状旁腺功能亢进症

一、概述

甲状旁腺功能亢进症(hyperparathyroidism,简称甲旁亢),是由于甲状旁腺分泌过多甲状旁腺激素(parathyroid hormone,PTH)而引起的钙磷代谢失常。可分为原发性、继发性、三发性和假性甲旁亢。原发性甲旁亢(parathyroid hyperparathyroidism,PHPT)是由于甲状旁腺本身病变引起的甲状旁腺激素(PTH)合成、分泌过多,主要表现为骨骼改变、神经系统疾病、消化道系统疾病、高血钙和低血磷等。继发性甲旁亢系各种原因引起的低血钙长期刺激甲状旁腺所致,如慢性肾衰竭、维生素 D 缺乏,肠道、肝和肾脏疾病致维生素 D 吸收不良和生成障碍。三发性甲旁亢是在继发性甲旁亢的基础上,腺体受到持久和强烈的刺激部分增生,自主分泌过多的 PTH,产生高钙血症。假性甲旁亢是由于某些器官的恶性肿瘤分泌类似甲状旁腺素的多肽物质而引起血钙水平升高,血磷降低及甲旁亢症状,成人多见。

二、病因

原发性甲旁亢的主要病因是甲状旁腺腺瘤、增生和癌。儿童及青少年患者中以腺瘤最多见,并以单个腺瘤为主。甲状旁腺癌在儿童中很少见。随着血钙测定方法的改进,无症状性甲旁亢的检出率明显增加。国外报道儿童 PHPT 总体发病率为 $2/10$ 万 $\sim5/10$ 万,男女比例相当,国外报道为 1：(0.9～1.75)，国内为 1：1.6。

在原发性甲旁亢的病因中，遗传综合征占 5％左右，包括多发性内分泌腺瘤 1 型(MEN1，也称卓-艾综合征，可同时伴有胰岛、胃泌素瘤及垂体腺瘤)或 2a 型(MEN2a，也称 Sipple 综合征，可伴有甲状腺髓样癌及嗜铬细胞瘤)、家族性低尿钙性高钙血症(FHH)、新生儿严重甲旁亢(NSHPT)、甲旁亢-腭肿瘤综合征(HPT-JT)。

三、诊断

(一)临床表现

儿童甲旁亢患者与成人患者不同，发生相关症状或体征的比例较高。凡具有骨骼病变、泌尿系统结石和高钙血症的临床表现，单独存在或两三个征象复合并存，伴有高血钙、低血磷、血碱性磷酸酶和 PTH 增高、尿钙排量增多支持甲旁亢的诊断。原发性甲旁亢的症状及体征主要是由高血钙引起。

1.高钙血症的症状

(1)神经系统：淡漠、嗜睡、性格改变、智力迟钝、肌张力减低等，严重者甚至昏迷。易疲劳、四肢肌肉软弱，近端肌肉尤甚，重者发生肌肉萎缩。

(2)消化系统：高血钙可刺激胃泌素分泌，胃酸增多，溃疡病较多见，还可致胃肠道平滑肌张力降低，胃肠蠕动缓慢，引起食欲缺乏、腹胀、便秘、反酸等。钙离子易沉着于胰管和胰腺内，激活胰蛋白酶原和胰蛋白酶，引起急性或慢性胰腺炎发作。一般胰腺炎时血钙值降低，如患者血钙值正常或增高，应除外原发性甲旁亢。

2.骨骼病变

典型病变是广泛骨丢失、纤维性囊性骨炎、囊肿棕色瘤形成、病理性骨折和骨畸形，部分患儿可合并佝偻病体征。主要表现为广泛的骨关节疼痛，伴明显压痛。多由下肢和腰部开始，逐渐发展至全身。重者有骨畸形，如胸廓塌陷变窄、椎体变形、骨盆畸形、四肢弯曲和身材变矮等。

3.泌尿系统症状

在 PTH 过多时，高血钙使肾小球滤过的钙量大为增加，超过了 PTH 增加肾远曲小管重吸收钙的效果，尿钙排出量增多，此外 PTH 能降低肾小管对磷的回吸收，尿磷排出也增多。因此，患者常有烦渴、多饮和多尿。可发生反复的肾脏或输尿管结石、血尿、乳白尿或尿砂石等，也可有肾钙盐沉着症。容易并发尿路感染，晚期则发生肾功能不全。国外报道儿童及青少年甲旁亢患者中，有泌尿系统结石者占 36％～64％。

4.其他症状及体征

(1)软组织钙化影响肌腱和软骨等处，可引起非特异性关节痛，累及手指关节，有时主要在近端指间关节。皮肤钙盐沉积可引起皮肤瘙痒。

(2)颈部可触及肿物。

(3)心电图示心动过速，Q-T 间期缩短，有时伴心律失常。

(4)肾脏受损可有继发性高血压。

(二)实验室检查

PHPT 的定性诊断主要靠血钙和 PTH 检测，而定位诊断则依靠颈部高频彩声、颈部及纵隔 CT 和放射性核素扫描。

1.血清钙

正常人血总钙值为 2.25～2.75 mmol/L(9～11 mg/dL),血清游离钙值为(1.18±0.05)mmol/L。当血清总钙＞2.63 mmol/L(10.5 mg/dL),血清游离钙＞1.25 mmol/L(5 mg/dL)时称为高血钙。其分度:血总钙＜3.0 mmol/L 为轻度,可能无症状;3.0～3.5 mmol/L 为中度,可出现厌食、多饮多尿;＞3.5 mmol/L 为重度高血钙,可出现恶心、呕吐、脱水及神志改变(嗜睡甚至昏迷)。甲旁亢时血清总钙值呈现持续性增高或波动性增高,而血游离钙测定结果较血总钙测定对诊断更为敏感。要注意合并低蛋白血症、维生素 D 缺乏症、骨质软化症、肾功能不全、胰腺炎、甲状旁腺腺瘤栓塞等时,虽然血清总钙值正常,但游离钙值常增高,故需要重复测定血钙水平。

2.血清磷

儿童正常值为 1.29～2.10 mmol/L(4.0～6.5 mg/dL),目前多用钼酸盐法。甲旁亢时血磷水平通常降低,且由于近端小管排酸能力受损,可伴有轻度高氯性酸中毒,出现氯/磷(Cl/P)比值升高。

3.血清碱性磷酸酶(ALP)

原发性甲旁亢时,排除了肝胆系统的疾病存在,血清 ALP 增高可反映骨病变的存在,骨病变愈严重,血清 ALP 值愈高。儿童 ALP 正常值较成人高 2～3 倍,但目前我国尚无儿童各年龄段血清 ALP 的正常值标准。

4.血 PTH

血 PTH 浓度是诊断本病一个直接而敏感的指标,用这个指标诊断甲旁亢与手术的符合率达 90%。且血 PTH 升高程度与血钙浓度、肿瘤大小和病情的严重程度相平行。目前多采用测定全分子 PTH 的免疫化学发光法。血 PTH 水平增高,结合血钙值有利于鉴别原发性和继发性甲旁亢。

5.24 小时尿钙

原发性甲旁亢患儿 24 小时尿钙＞0.1 mmol/kg(4 mmol/kg)。

6.X 线检查

X 线表现和病变的严重程度相关,典型的表现为普遍骨质疏松,弥散性骨密度减低。特征性的骨吸收,包括指(趾)骨骨膜下骨吸收,以中指桡侧最为明显,外侧骨膜下皮质呈不规则锯齿样;皮质内骨吸收,皮质内可见纵行透亮条纹;软骨下骨吸收,见于耻骨联合、骶髂关节和锁骨的两端。还可见纤维性囊性骨炎、棕色瘤、病理性骨折,牙周膜下牙槽骨硬板消失。腹部平片示肾或输尿管结石、肾钙化。

7.骨密度测定和骨超声速率检查

显示骨量丢失和骨强度减低。皮质骨的骨量丢失早于骨松质,且丢失程度更为明显。

8.定位检查

(1)颈部超声检查:诊断符合率 70%。

(2)放射性核素检查:^{99m}锝-甲氧基异丁基异腈(^{99m}Tc-MIBI)扫描显像符合率在 90% 以上。

(3)颈部和纵隔 CT 扫描:CT 扫描对颈部及纵隔异位的甲状旁腺病变均有识别作用,并可同时显示甲状腺有无病变。腺瘤 CT 平扫表现为卵圆形或三角形肿块,密度不均匀。但若腺瘤较小可出现阴性结果。

对甲状腺瘤的定位 B 超检查是首选的定位诊断方法,^{99m}Tc-MIBI 应作为常规定位诊断方法,尤其是两者联合检查可提高定位诊断的准确性。

四、鉴别诊断

(一)高钙血症

1.恶性肿瘤

通过骨转移破坏引起高钙血症,血 PTH 水平正常或降低,部分恶性肿瘤(如鳞癌、腺癌等)肿瘤释放甲状旁腺激素相关蛋白(PTHrP),作用于 PTH/PTHrP 受体,引起高钙。

2.结节病

有高血钙、高尿钙、低血磷和碱性磷酸酶增高,与甲旁亢颇相似。但无普遍性脱钙。有血浆球蛋白升高。鉴别可摄胸片,血 PTH 水平正常或降低。

3.维生素 A、D 过量

有明确的病史可供帮助,此症有轻度碱中毒,而甲旁亢有轻度酸中毒。

4.甲状腺功能亢进

20%的患者有轻度高钙血症,尿钙亦增多,伴有骨质疏松。可依据甲亢临床表现及 TSH 降低、T_3、T_4升高来鉴别。此外需要注意低蛋白血症会掩盖游离钙水平的显著增高,注意检测蛋白水平。

(二)继发性甲旁亢

继发性甲旁亢是由于各种原因所致的低钙血症,刺激甲状旁腺,使之增生肥大,分泌过多的 PTH,见于佝偻病、慢性肾功能不全、骨质软化症和小肠吸收不良等。某些新生儿甲旁亢可由于母亲患甲旁减,胎儿于子宫内即可有甲状旁腺增生,X 线长骨出现类似甲旁亢表现,该病为暂时性,出生后可逐渐恢复。与原发性甲旁亢鉴别,继发性甲旁亢患者除 PTH 升高外,血钙降低或正常低限。

(三)代谢性骨病

1.骨质疏松症

血清钙、磷和碱性磷酸酶都正常,为普遍性脱钙和骨质疏松。

2.佝偻病

血清钙、磷正常或降低,血碱性磷酸酶和 PTH 均可增高,尿钙和磷排量减少。骨 X 线有椎体双凹变形、假骨折等特征性表现。

3.肾性骨营养不良

骨骼病变有纤维性囊性骨炎、骨硬化、骨软化和骨质疏松 4 种。血钙值降低或正常,血磷增高,尿钙排量减少或正常,有明显的肾功能损害。

五、治疗

(一)手术治疗

外科手术是原发性甲旁亢的唯一有效治疗,对于有症状或有并发症的原发性甲旁亢患者,手术治疗不仅可以减轻症状,而且能够改善预后。对于无症状甲旁亢治疗尚存在争论,需密切随访观察,一旦出现高血钙、PTH 明显增高和症状加重如骨吸收病变的 X 线表现、肾功能减退、活动性尿路结石、骨密度明显降低等,则需考虑手术。新生儿重症原发性甲旁亢由于存在极严重的高钙血症及高水平的 PTH,通常是致死性的,需要及早行甲状旁腺全切术。原发性甲旁亢多数为腺瘤,手术中均应探查所有的甲状旁腺,如为腺瘤,做腺瘤摘除;如为增生,则主张切除腺体;如为腺癌,则宜做根治手术。手术遗漏、病变的甲状旁腺异位、增生的甲状旁腺切除不足或复发10%,则需考虑再次手术。

甲状旁腺切除后约有80%患儿出现低钙血症,一般术后24小时血钙开始逐渐下降,第5~第10天大多达最低点。轻者口服钙剂及维生素D或活性维生素D。重者出现手足抽搐,予以静脉补钙。若补钙反应不佳者,宜同时补充维生素D。对难治性低血钙应测血镁,低血镁者应口服氯化镁,或取25%硫酸镁分次肌内注射或溶于5%葡萄糖液中静脉滴注8~12小时。

(二)药物治疗

非手术治疗的患者必须注意保持足够的水化,避免使用噻嗪类利尿剂及长期制动,伴随明显呕吐或腹泻时应进行积极的处理。饮食钙摄入量以中等度合适,避免高钙饮食。口服磷酸盐可提高血磷的水平,有助于骨矿盐的沉积,降低血钙,减少尿钙排泄,阻抑肾结石的发展,降低$1,25-(OH)_2D_3$的浓度。目前,双膦酸盐已用于原发性甲旁亢所致高钙血症的急症处理。用药期间要经常监测血钙及血磷;磷酸盐过量,血钙低于正常,可刺激PTH分泌,并引起骨脱钙及并发转移性钙化,有肾功能损害者需慎重。当血清钙>3.5 mmol/L,即出现严重高血钙时可以透析治疗。

(三)定位不明确的或不适合手术的患者

定位不明确的或不适合手术的患者可行保守疗法。继发性甲旁亢的有效治疗是纠正疾病诱因,同时服用钙剂及维生素D。

六、预防

PHPT时出现以下情况是危重的征象,应迅速纠正高血钙,争取尽早手术。

(1)有严重高血钙的征象,如血钙>3.5 mmol/L(14 mg/dL),以及有神经精神症状。

(2)有长期高血钙的病变,如肾结石、肾衰竭、纤维性囊性骨炎、假性杵状指等。

(3)有严重的肌病、转移性钙化(包括肺、肾、血管、关节的钙化及带状角膜病、结膜磷酸钙沉积引起的"红眼睛")、贫血(因过多的PTH可诱发骨髓纤维化及造血功能降低)。

(4)对不明原因的骨痛、病理性骨折、尿路结石、血尿、尿路感染等情况时,应想到本病,尽早做相应检查尽早确诊,以给以早期合理治疗,如尽早手术切除腺瘤,或选择正确的药物治疗等。

（魏玉春）

第八节 低血磷性抗维生素D佝偻病

一、概述

低血磷性抗维生素D佝偻病,又称家族性低血磷酸盐性抗维生素D佝偻病,属于X连锁显性遗传,发病率约1∶25 000。主要特点是近端肾小管及肠道对磷重吸收障碍,大量磷从尿中排出,使血磷降低,一般在0.65~0.97 mmol/L(2~3 mg/dL)之间,钙磷乘积<30,以致骨质不易钙化,并引起低钙血症、继发性甲状旁腺功能亢进,造成佝偻病或骨软化症。

二、病因

低血磷性佝偻病遗传方式大多是 X 连锁显性遗传或不完全显性遗传,部分为常染色体显性遗传或隐性遗传。2/3 的病例,为家族性低血磷酸盐性抗维生素 D 佝偻病,属于 X 连锁显性遗传,女性患者较多,但症状轻,多数只有血磷低下而无明显佝偻病骨骼变化。男性发病数低,但症状较严重。该病主要是由于定位于 X 染色体 p22.31-p21.3 的 PHEX 基因突变引起,其 cDNA 全长已经被克隆,包含 2247bp 跨 22 个外显子的编码区,编码一条 749 个氨基酸的蛋白质。PHEX 和中性肽链内切酶基因家族有高度的同源性,其家族包括中性肽链内切酶、Kell 抗原及内皮素转换酶 1(ECE-1)等。X 染色体连锁隐性遗传性低磷佝偻病致病基因为 CLCN5 基因,定位于 Xp11.2,主要编码肾脏氯离子电压开关通道蛋白。另有 1/3 为散发的获得性病例,常与良性间质性肿瘤有关(癌基因性佝偻病)。偶见一些病例属于常染色体显性/隐性遗传。

三、诊断

(一)临床表现

患儿一般发病早,有家族史,出生不久即有低血磷,多在 1 周岁左右开始出现类似维生素 D 缺乏佝偻病的骨病变,O 形腿、X 形腿常为引起注意的最早症状,走路呈鸭步,下肢呈髋内翻、膝内翻和膝外翻。其他佝偻病体征很轻,较少出现肋串珠和郝氏沟,肌张力低下等。病情轻的患儿多被忽视,身高多正常,也有部分患儿因生长发育障碍致身材矮小。严重病可表现出典型的活动性佝偻病、严重进行性骨骼畸形、多发性骨折、剧烈骨痛尤以下肢明显,甚至不能行走,伴有身高生长发育停滞。并常于出现骨病前,早期出现牙齿病变,如牙折断、牙痛、磨损、乳牙早脱、釉质过少等。

低磷血症临床表现变化多端,最常见的是不同神经肌肉症状,包括进行性嗜睡、肌肉乏力、麻木以致瘫痪、昏迷甚至死亡。血清磷 <0.26 mmol/L 时可出现意识模糊、乏力、抽搐等,血清磷 <0.65 mmol/L 时患者可出现肌肉损伤。严重者甚至引起心力衰竭及心律失常、溶血、血小板功能不全等。

(二)实验室检查

血磷降低是主要的生化异常表现。血清磷降低可分为轻度(0.75~1.0 mmol/L)、中度(0.5~0.7 mmol/L)、重度(<0.3 mmol/L),该病患儿血磷一般呈中度降低。血钙值正常或稍降低,甲状旁腺激素(PTH)水平正常,血清碱性磷酸酶活性明显增高。虽然存在低磷血症,但尿磷仍排出增加,且尿常规和肾功能正常,说明肾小管对磷的重吸收障碍。此外,尿钙与尿肌酐的比值可以作为治疗随访指标,其正常为 0.15~0.30。如果这个比例大于 0.4[尿钙排泄量 >4 mg/(kg·d)],说明维生素 D 或 DHT 的剂量太大,应及早减量,以减少中毒的机会。

(三)X 线骨片

X 线骨片是一种重要的诊断辅助检查,可见轻重不等的佝偻病变化,活动期与恢复期病变同时存在,在股骨、胫骨最易查出。可表现为骨龄落后,膝外翻或内翻。干骺端增宽,呈碎片状,骨小梁粗大,在胫骨近端、远端及股骨、桡骨、尺骨远端干骺端皆可出现毛刷样改变、杯口状改变、骨质疏松和骨密度不均匀,但部分病例可在腰、骶、尾椎韧带处见多处钙化。

四、鉴别诊断

(一)维生素 D 缺乏性佝偻病

低磷抗 D 佝偻病与之鉴别要点。

1.维生素 D 缺乏性佝偻病

(1)病因:由于日光照射不足、维生素 D 摄入不足及胃肠疾病所致,补充维生素 D 后病情缓解。

(2)发病年龄:多发生在婴幼儿(6 个月~2 岁)。

(3)血 25-(OH)D$_3$ 活性降低。

(4)40 万~60 万单位维生素 D 做一次口服或肌内注射,对一般维生素 D 缺乏性佝偻病患儿在数天内血磷上升,2 周内长骨 X 线片显示好转。

2.低磷抗维生素 D 佝偻病

(1)病因:X 染色体 p22.31-p21.3 的 *PHEX* 基因突变引起,维生素 D 的摄入量已超过一般需要量而仍出现活动性佝偻病骨骼变化。

(2)发病年龄:2~3 岁后仍有活动性佝偻病的表现。

(3)血 25-(OH)D$_3$ 活性正常。

(4)40 万~60 万单位维生素 D 做一次口服或肌内注射,血磷上升不明显,骨骼无明显变化。

(5)家庭成员中常见有低血磷症。

(二)低血钙性抗维生素 D 性佝偻病

低血钙性抗维生素 D 性佝偻病又名维生素 D 依赖性佝偻病,此病一般属于常染色体隐性遗传,是由于肾脏缺乏 1-羟化酶,不能合成 1,25-(OH)$_2$D$_3$。发病时间从生后数月起,常伴有肌无力,早期可出现手足搐搦症。血钙降低,血磷正常或稍低,血氯增高,但 PTH 水平均升高,并可出现氨基酸尿,虽经常规剂量维生素 D 治疗,但在 X 线长骨片上仍显示佝偻病征象。分为Ⅰ型和Ⅱ型。Ⅰ型,肾脏合成 1,25-(OH)$_2$D$_3$ 减少,导致其血浆浓度降低,用 1,25-(OH)$_2$D$_3$ 治疗即获痊愈;Ⅱ型,1,25-(OH)$_2$D$_3$ 血浆浓度正常或升高,而细胞对 1,25-(OH)$_2$D$_3$ 反应降低,该型需要大剂量 1,25-(OH)$_2$D$_3$(最大剂量 2 μg/d)及钙剂(最大剂量为元素钙 3 g/d),并予磷酸盐替代才可能见效。

(三)肾性佝偻病

各种先天性或后天性肾脏疾病引起慢性肾功能障碍,影响维生素 D 代谢和肾脏排磷功能。血钙低,血磷升高,导致甲状旁腺继发性功能亢进,导致骨骼脱钙,钙盐沉积障碍,而发生佝偻病改变。多有慢性酸中毒及肾功能异常,治疗在于改善肾功能,并用大剂量维生素 D$_3$ 或 1,25-(OH)$_2$D$_3$ 治疗。

(四)远端肾小管性酸中毒

为肾小管上皮细胞膜的一种运转功能障碍。远曲小管泌氢不足,以致影响肾小管对电解质的重吸收功能,从尿中丢失大量钾、钠、钙,继发性甲状旁腺功能亢进,骨质脱钙,出现佝偻病症状,伴严重骨骼畸形。临床上表现多尿、碱性尿、代谢性酸中毒、低血钙、低血磷、低血钾和高氯血症等。维生素 D 治疗无效,主要纠正酸中毒和补钾。

(五)范科尼综合征

范科尼综合征属于常染色体隐性遗传病,因近端肾小管多种物质转运功能障碍引起全身性代谢性疾病,表现分为多饮多尿、呕吐、生长障碍和佝偻病等,实验室检查示除尿磷增多、血磷降低、碱性磷酸酶升高之外,还有尿氨基酸、尿糖增高。

(六)继发性疾病

继发性疾病如巨细胞肿瘤(良性或恶性)、修复性肉芽肿、血管瘤、纤维瘤等引起者,是由于这些肿瘤分泌的体液因子可能会损伤近端肾小管的 1α-羟化和磷酸盐的转运,肾磷酸盐清除增高,而发生骨软化及低磷酸盐血症。

五、治疗

治疗原则是防止骨畸形,减轻低磷血症,尽可能使血磷升高,维持在 0.97 mmol/L(3 mg/dL)以上,有利于骨的钙化。维持正常的生长速率,又要避免维生素 D 中毒所致高尿钙、高血钙的发生。可采用高磷饮食,每天给无机磷 1.0~3.6 g,还需磷酸盐及维生素 D 治疗。

(一)口服磷酸盐

为提高血磷至正常水平,常需磷酸盐制剂。磷酸素一般用磷酸二氢钠 18 g 和磷酸氢二钠 145 g,加水至 1 000 mL,每次 15~20 mL,4~5 次/天口服,可暂时升高血磷浓度,但一般不易达到正常水平。每 100 mL 磷酸盐合剂含磷 2.07 g。幼儿每天给磷(原素磷)0.5~1.0 g,年长儿给磷 1.0~4.0 g。磷酸盐制剂不良反应是在开始 1~2 周常有腹部不适、腹泻,但逐步增加剂量常可耐受,有时可引起血钙降低而导致继发性甲状旁腺功能亢进,需加注意。如无不良反应发生,可继续治疗至全部骨骺愈合为止。

(二)维生素 D

用量 1 万~5 万 U/d,最大 10 万 U/d。维生素 D 极易积存体脂内造成中毒,故合用时维生素 D 的剂量应减少。1,25-$(OH)_2D_3$ 如骨化三醇 0.25~1 μg/d,或 1-α-$(OH)D_3$ 0.5~1.0 μg,2 次/天,可明显减轻骨痛。也可用双氢速甾醇(dihydrotachysterol,DHT),其是类似维生素 D 的制品,在体内经过羟化后发生维生素 D 的作用,在体脂中不易积储,不易中毒,较为安全。经治疗后血清碱性磷酸酶降至正常,但常不能完全治愈骨病,也不能纠正低血磷,故需配合磷酸盐的治疗。磷酸盐制剂中磷酸钾比较可口,如单服时可能使血钙降低。

(三)钙剂

补充元素钙 0.5~1.0 g/d。

(四)手术治疗

明显骨畸形需在病情静止时行矫正手术。应于 12 岁后做手术,减少复发。手术前后 2 周宜停服维生素 D,以免术后卧床,活动减少而释出大量骨钙,加重高钙血症与肾损害。

六、预防

本病属于 X 连锁显性遗传病,其影响因素比较复杂,包括妊娠期间的感染、高龄生育、近亲婚配、辐射、化学物质、自体免疫、遗传物质异常等。妊娠期产前保健的过程中需要进行系统的出生缺陷筛查,包括定期的超声检查、血清学筛查等,必要时还要进行染色体检查。

一旦出现异常结果需要明确是否要终止妊娠;胎儿在宫内的安危;出生后是否存在后遗症,是否可治疗,预后如何等。采取切实可行的诊治措施。所用产前诊断技术:①羊水细胞培养及有关生化检查(羊膜穿刺时间以妊娠 16~20 周为宜);②孕妇血及羊水甲胎蛋白测定;③超声波显像(妊娠 4 个月左右即可应用);④X 线检查(妊娠 5 个月后),对诊断胎儿骨骼畸形有利;⑤绒毛细胞的性染色质测定(受孕 40~70 天时),预测胎儿性别以帮助对 X 连锁遗传病的诊断;⑥应用基因连锁分析;⑦胎儿镜检查。

(魏玉春)

第九节　先天性肾上腺皮质增生症

先天性肾上腺皮质增生症(congenital adrenal hyperplasia,CAH)是一组常染色体隐性遗传病,由于肾上腺类固醇皮质激素合成过程中某种酶的先天缺陷,引起肾上腺皮质激素合成不足,经负反馈作用促使下丘脑、垂体分泌促肾上腺皮质激素释放激素(corticotrophin releasing hormone,CRH)和促肾上腺皮质激素(adrenocorticotrophic hormone,ACTH)增加,导致肾上腺皮质增生和代谢紊乱。临床主要表现为不同程度的肾上腺皮质功能减退、性腺发育异常、伴或不伴水盐代谢紊乱与高血压。

CAH 主要包括 21-羟化酶缺乏症(21-hydroxylase deficiency,21-OHD)、11β-羟化酶缺乏症(11β-OHD)、3β-羟类固醇脱氢酶(3β-hydroxysteroid dehydrogenase,3β-HSD)缺乏症、17α-羟化酶缺乏症(17α-OHD)、胆固醇碳裂解酶缺乏症、类脂性肾上腺增生症等类型。其中 21-OHD 最常见,占 CAH 总数的 90%~95%,11β-OHD 次之,约占 7%,再其次为 3β-HSD 缺乏症,17α-OHD 和胆固醇碳裂解酶缺乏症则十分罕见。

一、病理生理和发病机制

(一)解剖
肾上腺皮质分为球状带、束状带和网状带,分别合成盐皮质激素、糖皮质激素和肾上腺性激素。在诸多类固醇激素合成酶中,除 3β-羟类固醇脱氢酶(3β-HSD)外,均为细胞色素氧化酶P450(cytochrome P450,CYP)家族成员。

(二)病理生理
正常情况下,下丘脑分泌的 CRH 和垂体分泌的 ACTH 促进肾上腺皮质细胞增生、激素合成和分泌。当血中皮质醇达到一定浓度时,即通过反馈机制使 CRH 和 ACTH 分泌减少。若在类固醇激素合成途径中任何一个酶发生缺陷时,都会使血中皮质醇浓度降低,负反馈作用消失,以致 ACTH 分泌增加,刺激肾上腺皮质增生;同时酶缺陷导致前体中间代谢产物增多,经旁路代谢可致肾上腺雄激素产生过多。由于醛固酮合成和分泌在常见类型的 CAH 中亦大多同时受到影响,故常引起血浆肾素(PRA)活性增高。

(三)致病基因
CAH 的分子病理为相关基因的遗传突变,导致编码蛋白缺陷,故为单基因遗传病。

1.$CYP21(P450c21)$基因

人类 21-羟化酶基因定位于 6p21.3,由功能基因 $CYP21A2$ 和无活性的假基因 $CYP21A$ 构成,两者高度同源。6p21.3 恰于 HLA 基因丛内,导致基因重组频度增加。$CYP21A$ 和$CYP21A2$ 各有 10 个外显子及 9 个内含子组成。95% 以上 21-OHD 患者可发现有 $CYP21A2$ 基因的完全缺失或转位,还发现有假基因来源的 8 个点突变和一个 8 个碱基对的缺失。在某些家族和较少人群中存在其他少有的独立于CYP21A2功能基因的假基因无活性突变。

2.CYP11B(P450c11)基因

P450基因家族的11B亚家族包含两个基因,即CYP11B1和CYP11B2,分别定位于8q21和8q24.3,两个基因相距45 kb,分别由9个外显子和8个内含子组成。人类编码11β-羟化酶的基因为CYP11B1。CYP11B1基因失活突变存在于所有9个外显子编码区,没有突变热点,至今已发现30余种突变位点。CYP11B2编码一种多功能蛋白酶,兼具11β-羟化酶、18-羟化酶、18氧化酶和醛固酮合成酶活性。

3.CYP17A1(P450c17)基因

人类CYP17A1基因定位于10q24.3,包含8个外显子和7个内含子,基因全长6.6 kb。CYP17A1编码的蛋白酶兼具17α-羟化酶和17,20-裂解酶的活性。至今已发现90余种突变,包括错义和无义突变、插入、缺失和剪切位点变异。

4.HSD3B2基因

与CAH发病相关的3β-羟类固醇脱氢酶主要由HSD3B2基因编码表达,定位于1p13.1,由4个外显子和3个内含子组成,基因全长7.8 kb。目前已报道超过30种基因缺陷,主要包括移码突变、无义突变和错义突变。

二、临床表现

(一)21-羟化酶缺乏症(21-OHD)

典型的21-OHD发病率为1/10 000～1/15 000。根据酶缺乏程度不同,通常将其分为失盐型、单纯男性化型和非经典型。

1.失盐型(salt wasting,SW)

SW是21-羟化酶完全缺乏所致,占21-OHD患者总数约75%。往往在生后1～4周出现喂养困难、呕吐、腹泻、脱水、体重不增和皮肤色素沉着,难以纠正的低血钠、高血钾症,代谢性酸中毒。严重者可出现血容量降低、血压下降、休克、循环功能衰竭甚至死亡。男孩6个月前多无性早熟表现,女孩生后可有外生殖器不同程度男性化。

2.单纯男性化型(simple virilizing,SV)

SV占21-OHD患者总数的25%,是由于21-羟化酶不完全缺乏所致(酶活性为正常的1%～11%)。患者不能正常合成11-脱氧皮质醇、皮质醇、11-脱氧皮质酮,致使其相应前体物质17羟孕酮、黄体酮和脱氢异雄酮合成增多,临床主要表现为雄激素增高的症状和体征。由于患儿仍有残存的21-羟化酶活力,能少量合成皮质醇和醛固酮,故无失盐症状。

男孩表现有同性性早熟,在初生时多无任何症状,至6个月龄后逐步出现体格生长加速和性早熟,4～5岁时更趋明显,表现为阴茎增大,但睾丸不增大,出现阴毛、变声、痤疮等,生长加速和肌肉发达,骨龄提前,但成年终身高落后,智能发育正常;女孩在出生时即可出现不同程度的男性化体征:阴蒂肥大、不同程度的阴唇融合而类似男孩尿道下裂样改变,子宫卵巢发育正常,亦有生长加速和肌肉发达,骨龄提前,成年终身高落后。

3.非经典型(non-classic,NC)

NC多在肾上腺功能初现年龄阶段出现症状。男孩为阴毛早现、性早熟,生长加速、骨龄超前;女孩表现为阴毛早现、生长加速、初潮延迟、原发性闭经、多毛症、多囊卵巢综合征及成年后不孕等。

(二)11β-羟化酶缺乏症(11β-OHD)

因 11β-羟化酶缺乏而导致 11-脱氧皮质酮(DOC)和 11-脱氧皮质醇增加,部分患儿出现高血钠、低血钾、碱中毒及高血容量,导致高血压;肾上腺雄激素水平增高,出现高雄激素症状和体征。但一般女孩男性化体征较轻,男孩出生后外生殖器多正常,至儿童期后方出现性早熟体征。非经典型临床表现差异较大,女孩可至青春发育期因多毛、痤疮和月经不规则而就诊,大多血压正常,男孩有时仅表现为生长加速和阴毛早现,较难与 21-OHD 的非经典型患者区别。ACTH 兴奋试验检测 11-脱氧皮质酮有助于鉴别诊断。

(三)3β 羟类固醇脱氢酶(3β-HSD)缺乏症

临床表现多样,典型病例出生后即出现失盐和肾上腺皮质功能不全的症状,如厌食、呕吐、脱水、低血钠、高血钾及酸中毒等,严重者因循环衰竭而死亡。男性可有不同程度的外生殖器发育不良如小阴茎、尿道下裂。女性则出现不同程度男性化。非经典型病例占本症 10%~15%,出生时往往无异常,女孩至青春发育期前后出现轻度雄激素增高体征,如阴毛早现、多毛、痤疮、月经量少及多囊卵巢等。

(四)17α-羟化酶/17,20-裂解酶缺乏症

17α-羟化酶缺乏导致皮质醇合成障碍,17,20-裂解酶活性缺乏导致性激素合成受阻,而 DOC 和皮质酮分泌增多,导致临床发生高血压、低钾性、碱中毒和性发育缺陷。因皮质酮有部分糖皮质激素作用,故肾上腺皮质功能不足症状较轻,无生命危险。女性青春期呈幼稚型性征和原发性闭经;男性则表现男性假两性畸形,外生殖器似女性,但无子宫卵巢。

三、21-OHD 实验室检查

(1)血 17-羟孕酮(17-OHP)、ACTH 及睾酮水平均增高,其中 17-OHP 可增高达正常的几十倍,是21羟化酶缺乏症较可靠的诊断依据。非经典型 21-OHD 的诊断可做快速 ACTH 兴奋试验,静脉推注 ACTH 0.125~0.250 mg,用药前和 30 分钟、60 分钟取血查 17-OHP 和皮质醇。

(2)血浆肾素、血管紧张素、醛固酮水平测定所有患儿其血浆肾素、血管紧张素均有不同程度增高。

(3)血 ACTH、皮质醇测定经典型 ACTH 明显升高,皮质醇水平降低,非经典型 ACTH、皮质醇水平正常。

(4)血电解质测定失盐型患者出现低血钠,高血钾,代谢性酸中毒。

(5)影像学检查对女性男性化和外生殖器性别难辨者应行盆腔和外生殖器 B 超检查。肾上腺 B 超或 CT 可发现肾上腺增生。

(6)对于外生殖器两性难辨者,进一步作染色体核型检查以明确遗传性别。

(7)基因诊断可对 21 羟化酶缺乏症的致病基因 *CYP21A2* 进行 DNA 序列分析。

四、诊断和鉴别诊断

新生儿期失盐型患儿应与幽门狭窄、食管闭锁等症相鉴别,儿童期患儿应与性早熟、真两性畸形、男(或女)性化肾上腺皮质肿瘤、性腺肿瘤等相鉴别。

五、治疗

治疗原则:①纠正水、电解质紊乱;②儿童首选氢化可的松或醋酸氢化可的松,有失盐者需补

充盐皮质激素；③药物剂量应个体化；④应激情况应加大肾上腺皮质激素药物剂量；⑤女性患者及失盐型男女患者应终身治疗，单纯男性化型的男性患者在进入青春期和成年期后可酌情停药。

(1)糖皮质激素采用氢化可的松(HC)或醋酸氢化可的松治疗，儿童剂量按每天 10～20 mg/m²，总量一般分 2～3 次，每 8～12 小时服用 1 次。新生儿开始治疗剂量宜大些，以抑制 ACTH 分泌和纠正水、电解质紊乱。在应激情况下，激素可增加 2～3 倍。糖皮质激素剂量应根据生长速率、骨成熟度、17-OHP、睾酮、ACTH 等指标调整。

(2)盐皮质激素 9α-氟氢可的松(9α-fludrocortisone，9α-FHC)可协同糖皮质激素作用，使 ACTH 分泌进一步减少。常用剂量为 0.05～0.1 mg/d，失盐难纠正者可加大至 0.2 mg/d，分两次口服。大年龄儿童一般不需 9α-FHC 治疗。每天饮食中需加入 1～2 g 盐。

(3)急性肾上腺皮质功能衰竭处理：①纠正脱水；②纠正低血钠，补充生理盐水，必要时补充 3‰高张钠，9α-氟氢可的松 0.05～0.1 mg/d 口服；③氢化可的松，100～150 mg/(m²·d)，分三次静脉滴注，一周后减量，3～4 周后减至维持量；④纠正严重高血钾，如高血钾难以纠正可予葡萄糖加胰岛素静脉滴注。

(4)外科治疗应在诊断明确且药物控制前提下行阴蒂退缩成形术，部分严重患儿需在青春期后行阴道成形术。

(5)对于骨骺闭合前骨龄明显增速、预测身材矮小的 CAH 患儿可予重组生长激素治疗。多项研究证实生长激素可明显改善 CAH 患儿的最终身高。患者开始治疗的年龄与骨龄越小，治疗时间越长，最终身高则越佳。促性腺素释放激素类似物的联合应用应考虑患者年龄和性早熟的社会影响，而不仅仅单纯为改善终身高。

六、预防

(一)新生儿筛查

主要对 21 羟化酶缺乏症筛查。目的是避免和预防延迟诊断治疗造成的以下问题：肾上腺皮质危象而导致的死亡，过多雄激素造成患儿日后身材矮小、心理生理发育异常。方法：生后 2～5 天足跟采血滴于特制滤纸片上，采用时间分辨荧光免疫分析法测定 17-OHP 浓度进行早期筛查。

(二)产前诊断

因 CAH 是常染色体隐性遗传病，每生育一胎就有 1/4 概率为 CAH 患者。因此，对家族中有本病先证者的孕妇应做羊水细胞或者取绒毛膜进行产前基因诊断。

(魏玉春)

第十节 库欣综合征

一、概述

库欣综合征是一种较为罕见的疾病，是机体长期处于过高的糖皮质激素(主要为皮质醇)水平所引起的一类代谢紊乱的临床综合征。主要临床表现为满月脸、多血质、向心性肥胖、皮肤紫纹、痤疮和高血压等。医源性皮质醇增多远多于内分泌疾病。

二、病因

按皮质醇增多是否依赖促肾上腺皮质激素（adrenocorticotropin，ACTH）进行分类。

(一)ACTH 依赖型

引起皮质醇增多的病因不在肾上腺，而在下丘脑-垂体或其他部位，通过下述途径引起 ACTH 分泌过多，致使肾上腺皮质增生，由此导致临床一系列症状。

1.垂体肿瘤

垂体肿瘤多数为垂体微腺瘤，多位于腺垂体。一种是自主性的，不依赖下丘脑产生的促肾上腺皮质激素释放激素（CRH）；另一种依赖于 CRH，由于下丘脑分泌大量 CRH，长期 CRH 刺激可引起继发性垂体微腺瘤。少数为垂体大腺瘤或 ACTH 癌。

2.垂体 ACTH 分泌细胞增生

下丘脑或更高级的中枢神经功能紊乱、蝶鞍旁神经肿瘤分泌 CRH 或下丘脑外异位分泌 CRH 的肿瘤大量分泌 CRH 而刺激垂体 ACTH 细胞增生。

3.异位 ACTH 分泌综合征

由垂体以外的肿瘤组织（肺癌、胰腺癌、胸腺癌等）分泌过量的有生物活性的 ACTH 而促使肾上腺皮质增生。

(二)非 ACTH 依赖型

引起皮质醇增多的病因为肾上腺本身或外源性。

1.肾上腺腺瘤或癌

这些肿瘤呈自主性分泌，由于皮质醇增高，反馈性抑制了 ACTH，故 ACTH 水平低。直径＞5 cm 的肿瘤往往同时分泌盐皮质激素和性激素（雌激素或雄激素），还可表现高钠血症和高血压，男性乳房发育或男性化症状明显。肾上腺癌一般雄激素分泌较多，男性化症状明显。

2.原发性肾上腺皮质增生症

大部分为结节性增生，呈自主性分泌。

3.医源性皮质醇增多

因某种疾病应用肾上腺皮质激素剂量偏大，持续时间较长（3～4 个月）时可出现库欣综合征。此时，肾上腺皮质已受抑制。

三、诊断

(一)临床表现

典型病例比较容易诊断，患者有特殊外貌，使人一看即可明确诊断，但有的病例需经过比较细致的实验室检查，才能肯定诊断。

1.肥胖

多呈向心性肥胖，以面、颈、躯干部比较明显，多数患者面部圆胖如满月形，红润多脂，常有痤疮；水牛背。

2.皮肤

皮肤干、细薄，容易受伤及出血。于腋窝周围、下腹部、大腿上端、臀部或腰部两侧有时可见紫纹。如由于下丘脑和垂体功能紊乱或垂体肿瘤引起者，皮肤也可有类似艾迪生病的色素沉着；

异位 ACTH 分泌综合征色素沉着更严重。

3.生殖系统

青春期女孩可表现闭经、月经减少,并有不同程度的男性化现象,如多毛和阴毛早现。男性多表现为性欲减退、阳痿。如有显著的女性男性化或男性女性化,则要警惕肾上腺皮质癌的可能。

4.高血压

50%～80%的病例有高血压,主要是水钠潴留引起,儿童患者较成人显著。

5.肌肉骨骼异常

肌肉萎缩、骨质疏松。

6.其他

身材矮小,免疫功能减弱,行为的改变以攻击他人为主,少数表现抑郁或焦虑。

(二)辅助检查

包括实验室检查和特殊的药物试验。

(1)糖代谢紊乱:常表现为糖耐量减低,甚至 2 型糖尿病。

(2)血清电解质改变:醛固酮及皮质醇均有升高血钠、降低血钾和血氯,以及使血浆二氧化碳结合力升高的作用。患儿皮质醇分泌很多时,可有显著的低血钾。

(3)尿 17-羟类固醇(17-OHCS):绝大多数患儿尿 17-OHCS 排量增加,少数病例由于尿中排量波动较大,常须作多次测定。

(4)尿 17-酮类固醇(17-KS):肾上腺皮质增生患儿仅轻度或中度增加,每天排量超过 50 mL 时,则应怀疑肾上腺皮质癌的可能。

(5)24 小时尿游离皮质醇增高,血浆皮质醇增高,和早晚节律改变,对诊断本病很有帮助。

(6)肾上腺 CT 或 MRI:对诊断皮质腺瘤或癌引起的库欣综合征很有帮助,肿瘤或癌均可清楚显示。

(7)地塞米松抑制试验:这是检查下丘脑-垂体-肾上腺轴能否被外源性地塞米松(Dx)抑制的方法,要求试验前 1 周停用所有激素类药物(包括皮质激素、性激素、生长激素等)和抗癫痫类药物。

小剂量地塞米松抑制试验:①过夜 1 mg 地塞米松法,当天早晨 8 时和下午 4 时测血皮质醇和 ACTH,午夜(夜间 12 时)服用 1 mg 地塞米松,次日早晨 8 时再检测上述项目。②2 天小剂量法,第 1 天早晨 8 时测皮质醇,开始留 24 小时尿检测 17-OHCS 和游离皮质醇并作为对照;第 2 天早晨 8 时开始口服地塞米松,每 6 小时 1 次,每次 5 μg/kg,共 8 次(每天 20 μg/kg,总量不超过 2 mg);第 4 天早晨测血皮质醇,并收集 24 小时尿检测 17-OHCS 和游离皮质醇。

单纯性肥胖患儿一般服用地塞米松后,尿 17-OHCS、游离皮质醇和血皮质醇下降至对照值 50%以下。若下降至对照值 50%以上,需做大剂量地塞米松抑制试验明确病因。

大剂量地塞米松抑制试验:将上述 2 天小剂量法中的地塞米松剂量改为 20 μg/kg(每天 80 μg/kg),其余步骤同小剂量法。

一般 ACTH 依赖型库欣综合征(如垂体微腺瘤、垂体 ACTH 分泌细胞增生)患儿的血皮质醇或尿17-OHCS、游离皮质醇能被抑制至对照值的 50%以下,但是仅 5%异位 ACTH 分泌综合征的患儿能被抑制。肾上腺腺瘤和肾上腺癌患儿不能被抑制。

(三)病因学诊断

当临床出现满月脸、多血质、向心性肥胖、皮肤紫纹、痤疮和高血压时诊断库欣综合征容易,但重要的是作出病因诊断,诊断步骤见诊断流程图。

1.ACTH依赖型肾上腺皮质增生症

症状发展缓慢,多血质,紫纹宽大,皮肤色素沉着。实验室检查尿17-OHCS增高,尿17-KS可正常,能被大剂量地塞米松抑制;ACTH基础值升高,外源性ACTH刺激后,血浆皮质醇反应增加。垂体MRI检出率较高。

2.肾上腺腺瘤

病程较短,多血质,紫纹相对较轻,皮肤色素淡。尿17-KS增高,雄激素、脱氢睾雄酮(DHEA)和硫酸脱氢睾雄酮(DHEAS)均增高。部分患儿17-羟孕酮(17-OHP)水平可升高,升高的皮质醇一般不能被大剂量地塞米松抑制。ACTH基础值降低,对外源性ACTH刺激后,皮质醇反应正常或呈轻度反应。肾上腺CT或MRI对肿瘤多能检出。

3.肾上腺癌

肾上腺癌多发生于<7岁的儿童,病程进展快,有的患儿甚至无皮质醇增多的临床表现,但雄激素增多的男性化表现非常突出,如阴毛早现、多毛。可出现明显的低血钾和碱中毒。尿17-KS和DHEAS等升高明显,不能被大剂量地塞米松抑制,对ACTH无反应。

4.异位ACTH分泌综合征

发病缓慢,有库欣综合征表现,皮肤色素沉着明显,可出现低血钾、碱中毒。17-KS、17-OHCS可上升,恶性肿瘤患儿的皮质醇增多大部分不能被大剂量地塞米松抑制。ACTH基础值升高,CRH试验无反应。肿瘤定位需要影像学检查,如胸腹部CT、MRI等。也有用标记的放射性核素扫描进行肿瘤定位。

四、鉴别诊断

(一)单纯性肥胖

单纯性肥胖患儿可以出现一种或多种疑似皮质醇增多的临床表现。①高血压;②糖耐量受损;③痤疮和/或多毛;④紫纹;⑤血浆皮质醇或尿17-OHCS高于正常。与库欣综合征不同的是,单纯性肥胖患儿无满月脸和水牛背,紫纹大多较淡、较细,增高的皮质醇或尿17-OHCS大多能被小剂量地塞米松抑制。

(二)多囊卵巢综合征

多囊卵巢综合征可见于肥胖女孩中,一般有雄激素过高的表现,如多毛、痤疮,青春期月经量少或闭经。增高的尿17-KS和17-OHCS能被小剂量地塞米松抑制,但不能抑制睾酮的增高。盆腔B超可见多囊卵巢。

五、治疗

根据不同病因采取相应治疗方案。

(一)肾上腺腺瘤

病侧肾上腺应进行手术切除。对侧肾上腺虽然解剖构造正常,但其功能长期以来处于低下状态,有一些甚至已出现萎缩。这是因为肿瘤自主性分泌激素,ACTH受抑制。患儿在手术中和手术后都需要一段时间的皮质醇补充治疗,先静脉后口服,并逐渐减至维持量,6~12个月以后待自身肾上腺皮质功能恢复后才能逐渐停药。少数患儿因肾上腺皮质永久性萎缩,不能维持正常的激素水平而需终身补充治疗。

(二)肾上腺腺癌

本病预后较差,无转移者尽可能彻底切除癌肿;有转移者一般行双侧肾上腺切除术加化疗;只能切除部分癌肿者需要加用化疗。生存率短者仅数月,仅少数超过 5 年。

(三)肾上腺皮质增生

根据病情的轻重及有无垂体肿瘤决定治疗方案。垂体微腺瘤患儿可以选择手术,也可以选择垂体放射治疗,均有可能发生继发性垂体功能减退;γ-刀及定向计算机辅助直线加速器(光子刀)治疗的缓解率高达 80%,不良反应相对较少。垂体微腺瘤、肾上腺皮质增生明显的患儿,为了有效控制病情,可以选择单侧或双侧肾上腺切除加垂体放射治疗或 γ-刀,术后可能需要皮质激素补充治疗较长时间甚至终身。只对复发患儿做双侧肾上腺全切除术,优点是没有再复发之虞;缺点是患儿在短时间内由肾上腺功能亢进突然变为功能不全,而终身要依靠皮质激素补充治疗。

(四)异位 ACTH 分泌综合征

关键是手术去除原发病灶。

此外,对于低血钾和糖尿病,应根据具体情况补钾和使用胰岛素。术后电解质紊乱用一般方法难以纠正时需要口服氟氢可的松,每天 0.1~0.2 mg。

(五)肾上腺危象的防治

肾上腺手术的患儿要注意防止发生肾上腺危象。所有的库欣综合征患儿,不论其病因是肿瘤还是增生,在手术时和手术后均须使用皮质激素补充治疗。肿瘤患儿术后补充治疗至少需要6 个月;增生患儿如做双侧肾上腺全切除,术后要终身补充治疗。肾上腺大部切除术后也可以发生永久性肾上腺皮质功能减退,也需要长期补充治疗。

(魏玉春)

第十一节 糖 尿 病

糖尿病(diabetes mellitus,DM)是体内胰岛素缺乏或胰岛素功能障碍所致糖、脂肪和蛋白质代谢异常的全身性慢性疾病。儿童期糖尿病是指<15 岁的儿童发生糖尿病患者,95% 以上为1 型DM(T1DM),极少数为 2 型 DM(T2DM)。本节主要叙述 T1DM。T1DM 特指因胰岛 β 细胞破坏而导致胰岛素绝对缺乏,具有酮症倾向的糖尿病,患者需终身依赖胰岛素维持生命。

一、病因

1 型糖尿病是在遗传易感性的基础上由于免疫功能紊乱引发的自身免疫性疾病。遗传、免疫、环境等因素在 1 型糖尿病的发病过程中都起着重要的作用。

(一)遗传因素

家族集聚性,多基因疾病。

(二)免疫因素

1型糖尿病发病的前提是针对β细胞分子(自身抗原)存在功能正常的 T 细胞,但平时受到免疫调节机制的限制,处于自身耐受状态。当某种免疫调节机制失调时,引起直接针对胰岛β细胞的自身反应性 T 细胞活化、增殖,进入炎性/免疫性阶段,导致β细胞破坏,发生 1 型糖尿病。

(三)环境因素

较为复杂。包括饮食因素;病毒感染,如柯萨奇病毒、巨细胞病毒、流行性腮腺炎病毒、风疹病毒等。

二、发病机制

儿童糖尿病各年龄均可发病,但以 5～7 岁和 10～13 岁两组年龄多见,近年来,婴幼儿糖尿病的发生率逐年增加。患病率男女无性别差异。秋、冬季节相对高发。T1DM 的主要病理变化为胰岛β细胞数量明显减少,胰岛细胞破坏 80% 左右可出现糖尿病临床症状。T1DM 的发生与遗传易感性、胰岛自身免疫及环境因素密切相关。

三、临床表现

T1DM 起病多数较急骤,可表现突然明显多尿、多饮,每天饮水量和尿量可达几升,易饿多食,但体重下降,称为“三多一少”。部分患儿因感染、饮食不当或情绪波动诱发而起病。

婴幼儿多饮多尿不易发现,有相当多的患者常以急性酮症酸中毒为首发症状,表现为胃纳减退、恶心、呕吐、腹痛、关节肌肉疼痛、呼吸深快、呼气中带有酮味,神志萎靡、嗜睡、反应迟钝,严重者可出现昏迷。

学龄儿童亦有因夜间遗尿、夜尿增多而就诊者。在病史较长的年长儿中,消瘦、精神不振、倦怠乏力等体质显著下降颇为突出。在长期的病程中,糖尿病有以下并发症。

(一)急性期并发症

1.糖尿病酮症酸中毒

儿童时期糖尿病有 1/3 以上发生酮症酸中毒,表现为不规则深长呼吸、有酮体味,突然发生恶心、呕吐、厌食或腹痛、腿痛等症状,严重者出现神志改变。常易误诊为肺炎、败血症、急腹症或脑膜炎等。通常血糖甚高,血生化示不同程度酸中毒,血尿酮体增高。

2.低血糖

由于胰岛素用量过多或用药后未按时进食而引起。表现心悸、出汗、饥饿感、头晕或震颤等,严重者可致昏迷、惊厥,若不及时抢救可致死亡。反复低血糖发作可引起脑功能障碍。

3.感染

与免疫功能障碍有关。

4.高血糖高渗状态

在儿童中较少见。表现为显著的高血糖,血糖＞33.3 mmol/L,但无酸中毒,血尿酮体无明显增高,血浆有效渗透压＞320 mmol/L。

(二)慢性并发症

若血糖长期控制不良,其为不可逆性。

1.生长障碍

表现为生长落后、矮小,性发育延迟。

2.糖尿病视网膜病

这是糖尿病微血管病变最常见的并发症,90％患者最终将出现此并发症,造成视力障碍,白内障,甚至失明。

3.糖尿病肾病

其患病率随病程而增加,患儿有明显的肾病,表现为水肿、蛋白尿及高血压等,但少见终末期肾病。肾衰竭亦是引起儿童期糖尿病死亡的原因之一。

4.糖尿病周围神经病变及心血管等病变

儿童糖尿病相对少见。

四、实验室检查

(一)血糖和糖化血红蛋白(HbA1c)

(1)血糖增高,空腹血糖≥7.0 mmol/L,随机血糖≥11.1 mmol/L。

(2)HbA1c是血中葡萄糖与血红蛋白非酶性结合而产生,其寿命周期与红细胞相同,反映过去2～3个月的血糖平均水平。正常人＜6.5％,若 HbA1c＜7.5％,为较理想的控制水平。若 HbA1c＞9％,发生糖尿病微血管并发症的危险性明显增加。

(二)血电解质

酮症酸中毒时血电解质紊乱,应测血电解质、血 pH、血浆渗透压。

(三)血脂

代谢紊乱期血清胆固醇、甘油三酯均明显增高。

(四)尿液检测

(1)当糖尿病患者血糖超过肾阈值(＞8.0 mmol/L)尿糖呈现阳性。

(2)糖尿病酮症酸中毒时尿酮体阳性。

(3)尿微量清蛋白排泄率:定量分析尿中清蛋白含量,正常人＜30 mg/24 h。持续的30～299 mg/24 h 蛋白尿是 T1DM 患者早期糖尿病肾病的主要表现。

(五)葡萄糖耐量试验(OGTT)

空腹或随机血糖能确诊1型糖尿病者,则一般不需做 OGTT,仅用于无明显症状、尿糖偶尔阳性而血糖正常或稍增高的患儿。

(六)其他

如甲状腺素、促肾上腺皮质激素、皮质醇以及抗体等。

五、诊断和鉴别诊断

世界卫生组织和国际青少年糖尿病联盟对于糖尿病诊断标准如下:①空腹血糖≥7.0 mmol/L;②随机血糖≥11.1 mmol/L;③OGTT 2 小时血糖≥11.1 mmol/L。凡符合上述任何一条即可诊断为糖尿病。

儿童 T1DM 一旦出现临床症状、尿糖阳性、空腹血糖＞7.0 mmol/L 和随机血糖在 11.1 mmol/L以上,不需做糖耐量试验就能确诊。一般1型糖尿病症状典型,不需 OGTT 即可诊断。需与下列疾病相鉴别。

(一)肾性糖尿病

无糖尿病症状,多在体检或者做尿常规检查时发现,血糖正常,胰岛素分泌正常。

(二)假性高血糖

患者短期大量食入或者输入葡萄糖液,可使尿糖暂时阳性,血糖升高。另外,在应激状态时血糖也可一过性升高,需注意鉴别。

(三)甲状腺功能亢进症

该病由于甲状腺素释放增多可引起一系列高代谢表现,如多食、多饮、消瘦等,需注意鉴别。

六、治疗

(一)胰岛素治疗

T1DM 必须用胰岛素治疗。

1.胰岛素制剂和作用

从作用时间上分为速效、短效、中效和长效四大类别。各类制剂作用时间见表 4-1。

表 4-1　胰岛素的种类和作用时间

胰岛素种类	起效时间	高峰时间	作用时间
速效	10～20 分钟	30～90 分钟	3 小时
短效	30 分钟～1 小时	2～4 小时	6～10 小时
中效	1～4 小时	4～12 小时	16～24 小时
长效	1～2 小时	无高峰	24 小时

2.新诊患儿

初始胰岛素治疗的剂量为每天 0.5～1.0 U/kg,部分缓解期患儿每天<0.5 U/kg,青春期者常每天1.2～1.5 U/kg 或更高剂量才可以使代谢控制满意。胰岛素治疗方案及剂量需要个体化,方案的选择依据年龄、病程、生活方式及既往健康情况和医师的经验等因素决定。胰岛素的治疗方案很多,每天 2 次、每天 3 次皮下注射方案、基础-餐前大剂量方案以及胰岛素泵治疗等。胰岛素治疗不可避免会有低血糖发生。应及时加餐或饮含糖饮料。

(二)营养管理

热量需要:应满足儿童年龄、生长发育和日常生活的需要。按碳水化合物 50%～55%,蛋白质 10%～15%、脂肪 30%配比。全日热量分三大餐和三次点心分配。

(三)运动治疗

运动可使肌肉对葡萄糖利用增加,血糖的调节得以改善。糖尿病患儿应每天安排适当的运动,在进行大运动量时应注意进食,防止发生低血糖。

(四)儿童糖尿病酮症酸中毒(DKA)

这是糖尿病最常见的死亡原因,大多是由于脑水肿的原因。治疗方法如下。

1.纠正脱水、酸中毒及电解质紊乱

补液方法有 48 小时均衡补液和 24 小时传统补液法,中重度脱水倾向于使用 48 小时均衡补液,此种方法一般不需要考虑额外丢失,液体复苏所补的液体量一般无须从总量中扣除。补液总量=累积丢失量+维持量。24 小时传统补液法应遵循先快后慢,先浓后淡的原则进行。前 8 小时输入累积丢失量的 1/2,余量在后 16 小时输入。维持液 24 小时均匀输入。继续丢失液体的补充按照丢失多少补多少。对于中重度脱水的患儿,尤其休克者,最先给予生理盐水 10～20 mL/kg,于 30～60 分钟快速输入,根据外周循环情况可重复使用。但第一小时不超过

30 mL/kg,以后根据血钠决定给半张或 1/3 张不含糖的液体。见排尿后即加入氯化钾 40 mmol/L。只有当血 pH<6.9 时才用碱性液纠正酸中毒,5%的碳酸氢钠 1～2 mL/kg 在 1 小时以上时间内输入,必要时可以重复。

2.胰岛素应用

胰岛素一般在补液后 1 小时开始使用。采用小剂量胰岛素持续静脉输入,儿童胰岛素用量为 0.05～0.1 U/(kg·h),加入生理盐水中输入,要检测血糖,血糖下降速度为 2～5 mmol/h,防止血糖下降过快。

3.监测

每小时监测血糖一次,每 2～4 小时重复一次电解质、血糖、尿糖、血气分析,直至酸中毒纠正。血清渗透压下降过快有脑水肿的危险。

(五)糖尿病的教育和监控

1.分层教育

糖尿病教育应根据不同的知识层次实行分层教育。

2.糖尿病监控及并发症筛查

(1)血糖测定:每天应常规四次测量血糖(三餐前及临睡前),每周测一次凌晨 2～3 时血糖。根据血糖监测酌情调整胰岛素用量。

(2)HbA1c 测定:应每 2～3 个月检测一次。国际青少年糖尿病联盟指南提示糖尿病患者 HbA1c<7.5%为控制理想,>9%控制不当。

(3)尿微量清蛋白排泄率测定:一般有 5 年以上病史者和青春期患儿每年检测 1～2 次,以监测早期糖尿病肾病的发生。同时严密观察血压,若发生高血压应予治疗。

(4)视网膜病变筛查:青春期前诊断的患儿病史 5 年以上,或者年龄 11 岁,或进入青春期开始进行视网膜病变的筛查。青春期发病的患儿病史达 2 年开始进行视网膜病变的筛查,应每年进行甲状腺功能的筛查。

(魏玉春)

第五章

儿童神经系统疾病

第一节 先天性脑积水

脑积水是儿科常见疾病,因脑脊液容量过多导致脑室扩大、皮层变薄,颅内压升高。先天性脑积水的发生率为(0.9~1.8)/1 000,每年死亡率约为1%。

一、脑脊液的产生、吸收和循环

脑脊液(CSF)的形成是一个能量依赖性的,而非颅内压力依赖性的过程,每天产生450~500 mL,或每分钟产生0.3~0.4 mL。50%~80%的脑脊液由侧脑室、第三脑室和第四脑室里的脉络丛产生,其余的20%~50%的脑脊液由脑室的室管膜和脑实质作为脑的代谢产物而产生。

与脑脊液的形成相反,脑脊液的吸收是非能量依赖性的过程,以大流量的方式进入位于蛛网膜下腔和硬膜内静脉窦之间的蛛网膜颗粒内。脑脊液的吸收依赖于从蛛网膜下腔通过蛛网膜颗粒到硬膜静脉窦之间的压力梯度。当颅内压力正常时[如<0.7 kPa(5 mmHg)],脑脊液以0.3 mL/min的速率产生,此时脑脊液还没有被吸收。颅内压增高,脑脊液吸收开始,其吸收率与颅内压成比例。此外,还有一些其他的可能存在的脑脊液吸收途径,如淋巴系统、鼻黏膜、鼻窦以及颅内和脊神经的神经末梢,当颅内压升高时,它们也可能参与脑脊液的吸收。

脑脊液的流向是从头端向尾端,流经脑室系统,通过正中孔(Luschka孔)和左右侧孔(Mágendie孔)流至枕大池、桥小脑池和脑桥,最后,CSF向上流至小脑蛛网膜下腔,经环池、四叠体池、脚间池和交叉池,至大脑表面的蛛网膜下腔;向下流至脊髓的蛛网膜下腔;最后被大脑表面的蛛网膜颗粒吸收入静脉系统。

二、发病机制

脑脊液的产生与吸收失平衡可造成脑积水,脑积水的产生多数情况下是由于脑脊液吸收功能障碍引起。只有脉络丛乳头状瘤,至少部分原因是脑脊液分泌过多引起。脑脊液容量增加引起继发性脑脊液吸收功能损伤,和(或)脑脊液产生过多,导致脑室进行性扩张。在部分儿童,脑脊液可通过旁路吸收,从而使得脑室不再进行性扩大,形成静止性或代偿性脑积水。

三、病理表现

脑室通路的阻塞或者吸收障碍使得颅内压力增高,梗阻近端以上的脑室进行性扩张。其病理表现为脑室扩张,通常以枕角最先扩张,皮层变薄,室管膜破裂,脑脊液渗入到脑室旁的白质内,白质受损瘢痕增生,颅内压升高,脑疝,昏迷,最终死亡。

四、病因与分类

脑积水的分类是根据阻塞的部位而定。如果阻塞部位是在蛛网膜颗粒以上,则阻塞部位以上的脑室扩大,此时称阻塞性脑积水或非交通性脑积水。例如,导水管阻塞引起侧脑室和第三脑室扩大,第四脑室没有成比例扩大。相反,如果是蛛网膜颗粒水平阻塞,引起脑脊液吸收障碍,侧脑室、第三脑室和第四脑室均扩张,蛛网膜下腔脑脊液容量增多,此时的脑积水称为非阻塞性脑积水或交通性脑积水。

(一)阻塞性或非交通性脑积水阻塞部位及病因

1.侧脑室受阻

侧脑室受阻见于出生前的室管膜下或脑室内出血,出生前、后的脑室内或侧脑室外肿瘤压迫。

2.孟氏孔受阻

常见原因有先天性的狭窄或闭锁,颅内囊肿如蛛网膜下腔或脑室内的蛛网膜囊肿,邻近脑室的脑内脑穿通畸形囊肿和胶样囊肿,肿瘤如下丘脑胶质瘤、颅咽管瘤和室管膜下巨细胞型星型细胞瘤以及血管畸形。

3.导水管受阻

阻塞的原因包括脊髓脊膜膨出相关的 Chiari Ⅱ 畸形引起的小脑向上通过幕切迹疝出压迫导水管、Galen 静脉血管畸形、炎症或出血引起导水管处神经胶质过多、松果体区肿瘤和斜坡胶质瘤。

4.第四脑室及出口受阻

第四脑室在后颅窝流出道梗阻以及四脑室肿瘤如髓母细胞瘤、室管膜瘤和毛细胞型星形细胞瘤,Dandy-Walker 综合征即后颅窝有一个大的与扩大的四脑室相通的囊肿,造成了流出道梗阻(即 Luschka 侧孔和 Magendie 正中孔的梗阻),以及 Chiari 畸形即由于后颅窝狭小,小脑扁桃体或(和)第四脑室疝入到枕骨大孔引起梗阻。

(二)交通性或非阻塞性脑积水阻塞部位及病因

1.基底池水平受阻

梗阻部位可以发生在基底池水平。此时,脑脊液受阻在椎管和脑皮层的蛛网膜下腔,无法到达蛛网膜颗粒从而被吸收。结果侧脑室、第三脑室和第四脑室均扩大。常见原因有先天性的感染,化脓性、结核性和真菌性感染引起的脑膜炎,动脉瘤破裂引起的蛛网膜下腔出血,血管畸形或外伤,脑室内出血,基底蛛网膜炎,软脑脊膜瘤扩散,神经性结节病和使脑脊液蛋白水平升高的肿瘤。

2.蛛网膜颗粒水平受阻

梗阻部位还可以发生在蛛网膜颗粒水平,原因是蛛网膜颗粒的阻塞或闭锁,导致蛛网膜下腔和脑室的扩大。

3.静脉窦受阻

原因为静脉流出梗阻,如软骨发育不全或狭颅症患者合并有颈静脉孔狭窄,先天性心脏病右心房压力增高患者,以及硬膜静脉窦或上腔静脉血栓的患者。静脉流出道梗阻能引起静脉压升高,最终导致脑皮层静脉引流减少,脑血流量增加,颅内压升高,脑脊液吸收减少,脑室扩张。

另外,还有一种水脑畸形是由于两侧大脑前动脉和大脑中动脉供血的脑组织全部或几乎全部缺失,从而颅腔内充满了脑脊液,而非脑组织。颅腔的形态和硬膜仍旧完好,内含有丘脑、脑干和少量的由大脑后动脉供血的枕叶。双侧的颈内动脉梗阻和感染是水脑畸形的最常见原因。脑电图表现为皮层活动消失。这类婴儿过于激惹,停留在原始反射,哭吵、吸吮力弱,语音及微笑落后。脑脊液分流手术有可能控制进行性扩大的头围,但对于神经功能的改善没有帮助。

五、临床表现

婴儿脑积水表现为激惹、昏睡、生长发育落后、呼吸暂停、心动过缓、反射亢进、肌张力增高、头围进行性增大、前囟饱满、骨缝裂开、头皮薄、头皮静脉曲张、前额隆起、上眼睑不能下垂、眼球向上运动障碍(如两眼太阳落山征)、意识减退、视盘水肿、视神经萎缩引起的视弱甚至失明,以及第三、第四、第六对颅神经麻痹,抬头、坐、爬、讲话、对外界的认知以及体力和智能发育,均较正常同龄儿落后。在儿童,由于颅缝已经闭合,脑积水可以表现为头痛(尤其在早晨)、恶心、呕吐、昏睡、视盘水肿、视力下降、认知功能和行为能力下降、记忆障碍、注意力减退、学习成绩下降、步态改变、两眼不能上视、复视(特别是第六对颅神经麻痹)和抽搐。婴儿和儿童脑积水若有运动障碍可表现为肢体痉挛性瘫,以下肢为主,症状轻者双足跟紧张、足下垂,严重时整个下肢肌张力增高,呈痉挛步态。

六、诊断

根据典型症状体征,不难做出脑积水的临床诊断。病史中需注意母亲孕期情况,小儿胎龄,是否用过产钳或胎头吸引器,有无头部外伤史,有无感染性疾病史。应作下列检查,做出全面评估。

(一)头围测量

新生儿测量头围在出生后1个月内应常规进行,不仅应注意头围的绝对值,而且应注意生长速度,疑似病例多能从头围发育曲线异常而发现。

(二)B超

B超为一种安全、实用,且可快速取得诊断的方法,对新生儿很有应用价值,特别是对于重危患儿可在重症监护室操作。通过未闭的前囟,可了解两侧脑室及第三脑室的大小,有无颅内出血。因无放射线,操作简单,便于随访。

(三)影像学特征

脑积水的颅骨平片和三维CT常常显示破壶样外观和冠状缝、矢状缝裂开。CT和MRI常可见颞角扩张,脑沟、基底池和大脑半球间裂消失,额角和第三脑室球形扩张,胼胝体上拱和(或)萎缩以及脑室周围脑实质水肿。

七、鉴别诊断

(一)婴儿硬膜下血肿或积液

多因产伤或其他因素引起,可单侧或双侧,以额顶颞部多见。慢性者,也可使头颅增大,颅骨变薄。前囟穿刺可以鉴别,从硬膜下腔可抽得血性或淡黄色液体。

(二)佝偻病

由于颅骨不规则增厚,致使额骨和枕骨突出,呈方形颅,貌似头颅增大。但本病无颅内压增高症状,而又有佝偻病的其他表现,故有别于脑积水。

(三)巨脑畸形

巨脑畸形是各种原因引起的脑本身重量和体积的异常增加。有些原发性巨脑有家族史,有或无细胞结构异常。本病虽然头颅较大,但无颅内压增高症状,CT扫描显示脑室大小正常。

(四)脑萎缩性脑积水

脑萎缩可以引起脑室扩大,但无颅高压症状,此时的脑积水不是真正的脑积水。

(五)良性脑外积水(也称婴儿良性轴外积液)

这是一个很少需要手术的疾病,其特征为两侧前方蛛网膜下腔(如脑沟和脑池)扩大,脑室正常或轻度扩大,前囟搏动明显,头围扩大,超过正常儿头围的百分线。良性脑外积水的婴儿颅内压可以稍偏高,由于头围大,运动发育可以轻度落后。其发病机制尚不清楚,可能与脑脊液吸收不良有关。通常有明显的大头家族史。大约在12~18月龄,扩大的头围趋于稳定,从而使得身体的生长能够赶上头围的生长。在2~3岁以后,脑外积水自发吸收,不需要分流手术。虽然这一疾病通常不需要手术,但是有必要密切监测患儿的头围、头部CT或超声以及患儿的生长发育,一旦出现颅高压症状或(和)生长发育落后,需要及时行分流手术。

八、处理

治疗的目的是获得理想的神经功能,预防或恢复因脑室扩大压迫脑组织引起的神经损伤。治疗方法为脑脊液分流手术,包括有阀门调节的置管脑脊液分流手术以及内镜三脑室造瘘术,目的是预防因颅内压升高而造成的神经损害。脑积水的及时治疗能改善患儿智力,有效延长生命。只要患有脑积水的婴儿在出生头5个月内做分流手术,就有可能达到较理想的结果。

(一)手术方式的选择

脑积水的治疗方法是手术,手术方式的选择依赖于脑积水的病因。例如,阻塞性脑积水的患者,手术方法是去除阻塞(如肿瘤),交通性脑积水的患者或阻塞性脑积水阻塞部位无法手术去除的患者,需要做脑脊液分流手术,分流管的一端放置在梗阻的近端脑脊液内,另一端放置在远处脑脊液可以吸收的地方。最常用的远端部位是腹腔、右心房、胸膜腔、胆囊、膀胱或输尿管和基底池(如第三脑室造瘘),而腹腔是目前选择最多的部位(如脑室腹腔分流术),除非存在腹腔脓肿或吸收障碍。脑室心房分流术是另外一种可以选择的方法。如果腹腔和心房都不能利用,对于7岁以上的儿童,还可以选择脑室胸腔分流术。

(二)分流管的选择

脑脊液分流系统至少包括三个组成部分:脑室端管,通常放置在侧脑室的枕角或额角;远端管,用来将脑脊液引流到远端可以被吸收的地方;以及阀门。传统的调压管通过打开一个固定的调压装置来调节脑脊液单向流动。这种压力调节取决于阀门的性质,一般分为低压、中压和高压。一旦阀门打开，对脑脊液流动产生一个很小的阻力，结果，当直立位时，由于地心引力的作用，可以产生一个很高的脑脊液流出率，造成很大的颅内负压，此过程称为"虹吸现象"。由于虹吸现象可以造成脑脊液分流过度，因此，某些分流管被设计成能限制脑脊液过分流出，尤其是当直立位时。例如，Delta 阀（Medtronic PS Medical，Goleta，CA）就是一种标准的振动膜型的压力调节阀，内有抗虹吸装置，用来减少直立位时脑脊液的过度分流。Orbis-Sigma 阀包含一个可变阻力、流量控制系统，当压力进行性升高时，通过不断缩小流出孔达到控制脑脊液过度分流的目的。虽然这一新的阀门被誉为是一种预防过度分流、增进治疗效果的有效装置，然而，最近的随机调查，比较 3 种分流装置（如普通的可调压阀、Delta 阀和 Orbis-Sigma 阀）治疗儿童脑积水的效果，发现这 3 种分流装置在分流手术的失败率方面并没有显著性差异。最近又出来两种可编程的调压管，当此种分流管被埋入体内后，仍可在体外重新设置压力，此种分流管被广泛地应用在小儿脑积水上。虽然有大量的各种类型的分流管用于治疗脑积水，但是，至今还没有前瞻性的、随机的、双盲的、多中心的试验证明哪一种分流管比其他分流管更有效。

（三）脑室腹腔分流术

脑室腹腔分流术是儿童脑积水脑脊液分流术的首选。

1.手术指征

交通性和非交通性脑积水。

2.手术禁忌证

颅内感染不能用抗菌药物控制者；脑脊液蛋白明显增高；脑脊液中有新鲜出血；腹腔内有炎症、粘连，如手术后广泛的腹腔粘连、腹膜炎和早产儿坏死性小肠结肠炎；病理性肥胖。

3.手术步骤

手术是在气管插管全身麻醉下进行，手术前静脉预防性应用抗生素。患者位置放置在手术床头端边缘，靠近手术者，头放在凝胶垫圈上，置管侧朝外，用凝胶卷垫在肩膀下，使头颈和躯干拉直，以利于打皮下隧道置管。皮肤准备前，先用记号笔根据腹室端钻骨孔置管的位置（如额部或枕部）描出头皮切口，在仔细的皮肤准备后，再用笔将皮肤切口重新涂描一遍。腹部切口通常在右上腹或腹中线剑突下 2～3 横指距离。铺消毒巾后，在骨孔周边切开一弧形切口，掀开皮瓣，切开骨膜，颅骨钻孔，电凝后，打开硬脑膜、蛛网膜和软脑膜。

接着，切开腹部切口，打开进入腹腔的通道，轻柔地探查证实已进入腹腔。用皮下通条在头部与腹部切口之间打一皮下通道，再把分流装置从消毒盒中取出，浸泡在抗生素溶液中，准备安装入人体内。分流管远端装置包括阀门穿过皮下隧道并放置在隧道内，隧道外管道用浸泡过抗生素的纱布包裹，避免与皮肤接触。接着，根据术前 CT 测得的数据，将分流管插入脑室预定位置并有脑脊液流出，再将分流管剪成需要的长度，与阀门连接，用 0 号线打结，固定接口。然后，提起远端分流管，证实有脑脊液流出后，将管毫无阻力地放入到腹腔内。抗生素溶液冲洗伤口后，二层缝合伤口，伤口要求严密缝合，仔细对合，最后用无菌纱布覆盖。有条件的单位还可以在超声或（和）脑室镜的引导下，将分流管精确地插入到脑室内理想的位置。脑室镜还能穿破脑室内的隔膜，使脑脊液互相流通。

4.分流术后并发症的处理

（1）机械故障：近端阻塞（即脑室端管道阻塞）是分流管机械障碍的最常见原因。其他原因包括分流管远端的阻塞或分流装置其他部位的阻塞（如抗虹吸部位的阻塞）；腹腔内脑脊液吸收障碍引起的大量腹水，阻止了脑脊液的流出；分流管折断；分流管接口脱落；分流管移位；远端分流管长度不够;近端或远端管道位置放置不妥当。当怀疑有分流障碍时,需做头部CT扫描,并与以前正常时的头部CT扫描相比较,以判断有否脑室扩大。同时还需行分流管摄片,判断分流管接口是否脱落、断裂,脑室内以及整个分流管的位置、远端分流管的长度,以及有否分流管移位。

(2)感染:分流管感染发生率为2%~8%。感染引起的后果是严重的,包括智力和局部神经功能损伤、大量的医疗花费,甚至死亡。大多数感染发生在分流管埋置术后的头6个月,约占90%,其中术后第一个月感染的发生率为70%。最常见的病原菌为葡萄球菌,其他为棒状杆菌、链球菌、肠球菌、需氧的革兰阴性杆菌和真菌。6个月以后的感染就非常少见。由于大多数感染是因为分流管与患者自身皮肤接触污染引起,所以手术中严格操作非常重要。

分流术后感染包括伤口感染并累及分流管、脑室感染、腹腔感染和感染性假性囊肿。感染的危险因素包括小年龄、皮肤条件差、手术时间长、开放性神经管缺陷、术后伤口脑脊液漏或伤口裂开、多次的分流管修复手术以及合并有其他感染。感染的患者常有低热,或有分流障碍的征象,还可以有脑膜炎、脑室内炎症、腹膜炎或蜂窝织炎的表现。临床表现为烦躁、头痛、恶心、呕吐、昏睡、食欲减退、腹痛、分流管处皮肤红肿、畏光和颈强直。头部CT显示脑室大小可以有改变或无变化。

一旦怀疑分流感染,应抽取分流管内的脑脊液化验,做细胞计数和分类,蛋白、糖测定,革兰染色和培养以及药物敏感试验。脑脊液送化验后,开始静脉广谱抗生素应用。患者还必须接受头部CT扫描,头部CT能显示脑室端管子的位置、脑室的大小和内容物,包括在严重的革兰阴性菌脑室炎症时出现的局限性化脓性积液。如果患者主诉腹痛或有腹胀表现,还需要给予腹部CT或超声检查,以确定有否腹腔内脑脊液假性囊肿。另外,还有必要行外周血白细胞计数和血培养,因为分流感染的患者常有血白细胞计数升高和血培养阳性。

如果脑脊液检查证实感染,需手术拔除分流管,脑室外引流并留置中心静脉,全身合理抗生素应用,直到感染得到控制,新的分流管得到重新安置。

(3)过度分流:多数分流管无论是高压还是低压都会产生过度分流。过度分流能引起硬膜下积血、低颅内压综合征或脑室裂隙综合征。硬膜下积血是由于脑室塌陷,致使脑皮层从硬膜上被牵拉下来,桥静脉撕裂出血引起。虽然硬膜下血肿能自行吸收无须治疗,但是,对于有症状的或进行性增多的硬膜下血肿仍需手术,以利于脑室再膨胀。除了并发硬膜下血肿,过度分流还能引起低颅压综合征,产生头痛、恶心、呕吐、心动过快和昏睡,这些症状在体位改变时尤其容易发生。低颅压综合征的患者,当患者呈现直立位时,会引起过度分流,造成颅内负压,出现剧烈的体位性头痛,必须躺下才能缓解。如果症状持续存在或经常发作并影响正常生活、学习,就需要行分流管修复术,重新埋置一根压力较高的分流管,或抗虹吸管或者压力较高的抗虹吸分流管。

过度分流也还能引起裂隙样脑室,即在放置了分流管后,脑室变得非常小或呈裂隙样。在以前的回顾性研究中,裂隙脑的发生率占80.0%,有趣的是88.5%的裂隙脑的患者可以完全没有症状,而在11.5%有症状的患者中,仅6.5%的患者需要手术干预。裂隙脑综合征的症状偶尔发生,表现为间断性的呕吐、头痛和昏睡。影像学表现为脑室非常小,脑室外脑脊液间隙减少,颅骨增厚,没有颅内脑脊液积聚的空间。此时,脑室壁塌陷,包绕并阻塞脑室内分流管,使之无法引流。最后,脑室内压力升高,脑室略微扩大,分流管恢复工作。由于分流管间断性的阻塞、工作,引起升高的颅内压波动,造成神经功能急性损伤。手术方法包括脑室端分流管的修复,分流阀压力上调以增加阻力,安加抗虹吸或流量控制阀,分流管同侧的颞下去骨瓣减压。

(4)孤立性第四脑室扩张:脑积水侧脑室放置分流管后,有时会出现孤立性第四脑室扩张,这在早产儿脑室内出血引起的出血后脑积水尤其容易发生,感染后脑积水、反复分流感染、室管膜炎也会引起。这是由于第四脑室入口与出口梗阻,闭塞的第四脑室产生的脑脊液使得脑室进行性扩大,出现头痛、吞咽困难、低位颅神经麻痹、共济失调、昏睡和恶心、呕吐。婴儿可有长吸式呼吸和心动过缓。对于有症状的患者,可以另外行第四脑室腹腔分流术。然而,当脑室随着脑脊液的引流而缩小时,脑干向后方正常位置后移,结果,第四脑室内的分流管可能会碰伤脑干。另外,大约40%的患者术后1年内需要再次行分流管修复术。还有一种治疗方法是枕下开颅开放性手术,将第四脑室与蛛网膜下腔和基底池打通,必要时还可以同时再放置一根分流管在第四脑室与脊髓的蛛网膜下腔。近年来,内镜手术又备受推崇,即采用内镜下导水管整形术和放置支撑管的脑室间造瘘术,以建立孤立的第四脑室与幕上脑室系统之间的通路。

(四)内镜三脑室造瘘术

1.手术指证

某些类型的阻塞性脑积水,如导水管狭窄和松果体区、后颅窝区肿瘤或囊肿引起的阻塞性脑积水。

2.禁忌证

交通性脑积水。另外,小于1岁的婴幼儿成功率很低,手术需慎重。对于存在有病理改变的患者,成功率也很低,如肿瘤、已经做过分流手术、曾有过蛛网膜下腔出血、曾做过全脑放疗以及显著的三脑室底瘢痕增生,其成功率仅为20%。

3.手术方法

第三脑室造瘘术方法是在冠状缝前中线旁2.5～3.0 cm额骨上钻一骨孔,将镜鞘插过孟氏孔并固定,以保护周围组织,防止内镜反复进出时损伤脑组织。硬性或软性内镜插入镜鞘,通过孟氏孔进入第三脑室,在第三脑室底中线处,乳头小体开裂处前方造瘘,再用2号球囊扩张管通过反复充气和放气将造瘘口扩大。造瘘完成后,再将内镜伸入脚间池,观察蛛网膜,确定没有多余的蛛网膜阻碍脑脊液流入蛛网膜下腔。

4.并发症及处理

主要并发症为血管损伤继发出血。其他报道的并发症有心脏暂停、糖尿病发作、抗利尿激素不适当分泌综合征、硬膜下血肿、脑膜炎、脑梗死、短期记忆障碍、感染、周围相邻脑神经损伤(如下丘脑、腺垂体、视交叉)以及动脉损伤引起的术中破裂出血或外伤后动脉瘤形成造成的迟发性出血。动态MRI可以通过评价脑脊液在第三脑室造瘘口处的流通情况而判断造瘘口是否通畅。如果造瘘口不够通畅,有必要行内镜探查,尝试再次行造瘘口穿通术,若原造瘘口处瘢痕增生无法再次手术穿通,只得行脑室腹腔分流术。

九、结果和预后

未经治疗的脑积水预后差,50%的患者在3岁前死去,仅20%～23%能活到成年。活到成年的脑积水患者中,仅有38%有正常智力。脑积水分流术技术的发展使得儿童脑积水的预后有了很大的改善。许多做了分流手术的脑积水儿童可以有正常的智力,参加正常的社会活动。50%～55%脑积水分流术的儿童智商超过80。癫痫常预示着脑积水分流术的儿童有较差的智力。分流并发症反复出现的脑积水儿童预后差。

(刘世会)

第二节 脑 脓 肿

脑脓肿是指各种病原菌侵入颅内引起感染,并形成脓腔,是颅内一种严重的破坏性疾病。脑脓肿由于其有不同性质的感染、又生长于不同部位,故临床上表现复杂,患者可能是婴幼儿或老年,有时有危重的基础疾病,有时又有复杂的感染状态,因此,对脑脓肿的判断,采用什么方式治疗,以何种药物干扰菌群等,许多问题值得探讨。

一、流行病学趋向

在 21 世纪开始之初,有人将波士顿儿童医院的神经外科资料,对比了 20 年前脑脓肿的发病、诊断和疗效等一些问题,研究其倾向性的变化。他们把 1981—2000 年的 54 例脑脓肿和 1945—1980 年的病例特点进行了比较,发现婴儿病例从 7% 增加到 22%,并证实以前没有的枸橼酸杆菌和真菌性脑脓肿,前者现在见于新生儿,后者则是免疫抑制患者脑脓肿的突出菌种。过去的鼻窦或耳源性脑脓肿从 26% 下降到现在的 11%,总的病死率则呈平稳下降,从 27% 降至 24%。

这些倾向性变化从 Medline 2006 年 9 月的前 5 年得到证实,过去罕见的诺卡菌脑脓肿、曲霉菌脑脓肿,而免疫缺陷(AIDS)患者的神经系统弓形虫病则报道更多,其中少数也形成脑脓肿,甚至多发性脑脓肿。这表明一些原属于机会性或条件性致病菌(病原生物)现在变得更为活跃。另一方面在广谱抗生素和激素的广泛使用中,耐药人群普遍增加,同时,大量消耗病、恶性病患者的免疫功能受损、吸毒人群增加等,脑脓肿的凶险因素在增加,脑脓肿菌群变化的概率也在上升。

二、病原学

(一)脑脓肿病菌的变化

脑脓肿的病原生物虽有细菌、真菌和原虫,但主要病原是细菌。在过去 50 年中,脑脓肿的致病菌有较大的变化,抗生素应用以前,金黄色葡萄球菌占 25%～30%,链球菌占 30%,大肠埃希菌占 12%。20 世纪 70 年代葡萄球菌感染下降,革兰阴性杆菌上升,细菌培养阴性率 50% 以上。认为此结果与广泛应用抗生素控制较严重的葡萄球菌感染有关。国内的这方面变化也类似。天津科研人员调查,从 1980—2000 年的细菌培养阳性率依次为链球菌 32%,葡萄球菌 29%,变形杆菌 28%,与 1952—1979 年的顺序正好相反,主要与耳源性脑脓肿减少有关。

其次,20 世纪 80 年代以来厌氧菌培养技术提高,改变了过去 50% 培养阴性的结果。北京研究人员曾统计脑脓肿 16 例,其中厌氧菌培养阳性 9 例,未行厌氧菌培养 7 例,一般细菌培养都阴性。厌氧菌培养需及时送检,注意检验方法。目前,实际培养阳性率仍在 48%～81%。

(二)原发灶与脑脓肿菌种的关系

原发灶的病菌是脑脓肿病菌的根源。脑脓肿的菌种繁多,南非最近一组 121 例脓液培养出细菌 33 种,50% 混合型。但各种原发灶的病菌有常见的范围。耳鼻源性脑脓肿以链球菌和松脆拟杆菌多见;心源性则以草绿色链球菌、厌氧菌、微需氧链球菌较多;肺源性多见的是牙周梭杆菌、诺卡菌和拟杆菌;外伤和开颅术后常是金黄色葡萄球菌、表皮葡萄球菌及链球菌(表 5-1)。

事实上,混合感染和厌氧感染各占 30%~60%。

表 5-1　原发灶、病原体、入颅途径及脑脓肿定位

原发灶、感染途径	主要病菌	脑脓肿主要定位
一、邻近接触为主		
1.中耳、乳突炎;邻近接触;血栓静脉炎逆行感染	需氧或厌氧链球菌;松脆拟杆菌(厌氧);肠内菌丛	颞叶(多)、小脑(小)(表浅、单发多);远隔脑叶或对侧
2.筛窦、额窦炎(蝶窦炎)	链球菌;松脆拟杆菌(厌氧);肠菌、金葡菌、嗜血杆菌	额底、额板(垂体、脑干、颞叶)
3.头面部感染(牙、咽、皮窦)(骨髓炎等)	混合性,牙周梭杆菌;松脆拟杆菌(厌氧);链球菌	额叶多(多位)
二、远途血行感染		
1.先天性心脏病(心内膜炎)	草绿链球菌,厌氧菌;微需氧链球菌(金葡、溶血性链球菌)	大脑中动脉分布区(可见各种部位)深部,多发,囊壁薄
2.肺源性感染(支扩、脓胸等)	牙周梭杆菌、放线菌拟杆菌、链球菌星形诺卡菌	同上部位
3.其他盆腔、腹腔脓肿	肠菌、变形杆菌混合	同上部位
三、脑膜开放性感染		
1.外伤性脑脓肿	金葡、表皮葡萄球菌	依异物、创道定位
2.手术后脑脓肿	链球菌、肠内菌群、梭状芽孢杆菌	CSF 瘘附近
四、免疫源性脑脓肿		
1.AIDS、恶性病免疫抑制治疗等	诺卡菌、真菌、弓形虫、肠内菌群	似先心病
2.新生儿	枸橼酸菌,变形杆菌	单或双额(大)
五、隐源性脑脓肿	链、葡、初油酸菌	大脑、鞍区、小脑

(三)病原体人颅途径和脑脓肿定位规律

1.邻近结构接触感染

(1)耳源性脑脓肿:中耳炎经鼓室盖、鼓窦、乳突内侧硬膜板入颅,易形成颞叶中后部、小脑侧叶前上部脓肿最为多见。以色列一组报道,2015 年 28 例中耳炎的颅内并发症 8 种,依次是脑膜炎、脑脓肿、硬膜外脓肿、乙状窦血栓形成、硬膜下脓肿、静脉窦周脓肿、横窦和海绵窦血栓形成。表明少数可通过逆行性血栓性静脉炎,至顶叶、小脑蚓部或对侧深部白质形成脓肿。

(2)鼻窦性脑脓肿:额窦或筛窦炎易引起硬膜下或硬膜外脓肿,或额极、额底脑脓肿。某医院 1 例小儿筛窦炎引起双眶骨膜下脓肿,后来在 MRI 检查发现脑脓肿,这是局部扩散和逆行性血栓性静脉炎的多途径入颅的实例。蝶窦炎偶尔可引起垂体、脑干、颞叶脓肿。

(3)头面部感染引起:颅骨骨髓炎、先天性皮窦、筛窦骨瘤、鼻咽癌等可直接伴发脑脓肿;牙周脓肿、颌面部蜂窝织炎、腮腺脓肿等可以通过面静脉与颅内的吻合支;板障静脉或导血管的逆行感染入颅。

2.远途血行感染

(1)细菌性心内膜炎:由菌栓循动脉扩散入颅。

(2)先天性心脏病:感染栓子随静脉血不经肺过滤而直接入左心转入脑。

(3)发绀型心脏病:易有红细胞增多症,血黏度大,感染栓子入脑易于繁殖。此类脓肿半数以上为多发、多房,少数呈痈性,常在深部或大脑各叶,脓肿相对壁薄,预后较差。

(4)肺胸性感染:如肺炎、肺脓肿、支气管扩张、脓胸等,其感染栓子扩散至肺部毛细血管网,可随血流入颅。

(5)盆腔脓肿:可经脊柱周围的无瓣静脉丛,逆行扩散到椎管内静脉丛再转入颅内。

3.脑膜开放性感染

外伤性脑脓肿和开颅术后脑脓肿属于这一类。外伤后遗留异物或脑脊液瘘时,偶尔会并发脑脓肿,常位于异物处、脑脊液瘘附近或在创道的沿线。

4.免疫源性脑脓肿

自从 1981 年发现 AIDS 的病原以来,其普遍流行的程度不断扩大,影响全球。一些 AIDS 患者继发的机会性感染,特别是细菌、真菌、放线菌以及弓形虫感染造成的单发或多发性脑脓肿,日渐增多,已见前述。这不仅限于 AIDS,许多恶性病和慢性消耗病如各种白血病、中晚期恶性肿瘤、重型糖尿病、顽固性结核病等,其机体的免疫力低下,尤其在城市患者的耐药菌种不断增加,炎症早期未能控制,导致脑脓肿形成的观察上升。

5.隐源性脑脓肿

临床上找不到原发灶。此型有增加趋势。天津一组长期对照研究,本型已从过去 10% 上升到 42%,认为与抗生素广泛应用和标本送检中采取、保存有误。一般考虑还是血源性感染,只是表现隐匿。另外,最近欧美、亚洲都有一些颅内肿瘤伴发脑脓肿的报道,似属隐源性脑脓肿。

鞍内、鞍旁肿瘤合伴脓肿,认为属窦源性;矢状窦旁脑肿瘤,暗示与窦有关;1 例颞极脑膜瘤的瘤内、瘤周白质伴发脓肿,术后培养出 B 型链球菌和冻链球菌,与其最近牙槽问题有关,可能仍为血行播散;小脑转移癌伴发脓肿,曾有 2 例分别培养出初油酸菌、凝固酶阴性型葡萄球菌,其中 1 例,尸检证实为肺癌。

三、病理学基础

脑脓肿的形成在细菌毒力不同有很大差异。史坦福大学的 Britt Enrmann 等分别以需氧菌(α-溶血性链球菌)和厌氧混合菌群(松脆拟杆菌和能在厌氧条件下生长的表皮葡萄球菌)做两种试验研究,并以人的脑脓肿结合 CT 和临床进行系统研究。认为脑肿瘤的分期系自然形成将各期紧密相连而重点有别,但影响因素众多,及早而有效的药物可改变其进程。

(一)需氧菌脑脓肿四期的形成和发展

1.脑炎早期(1~3 天)

化脓性细菌接种后,出现局限性化脓性脑炎,血管出现脓性栓塞,局部炎性浸润,中心坏死,周围水肿,周围有新生血管。第 3 天 CT 强化可见部分性坏死。临床以急性炎症突出,卧床不起。

2.脑炎晚期(4~9 天)

坏死中心继续扩大,炎性浸润以吞噬细胞,第 5 天出现成纤维细胞,并逐渐成网包绕坏死中心。第 7 天周围新生血管增生很快,围绕着发展中的脓肿。CT 第 5 天可见强化环,延迟 CT,10~15 分钟显强化结节。临床有缓解。

3.包囊早期(10～13 天)

10 天形成薄囊,脑炎减慢,新生血管达最大程度,周围水肿减轻,反应性星形细胞增生,脓肿孤立。延迟 CT 的强化环向中心弥散减少。

4.包囊晚期(14 天以后)

包囊增厚,囊外胶质增生显著,脓肿分 5 层:①脓腔;②成纤维细胞包绕中心;③胶原蛋白囊;④周围炎性浸润及新生血管;⑤星形细胞增生,脑水肿。延迟强化 CT 增强剂不弥散入脓腔。临床突显占位病变。

(二)厌氧性脑脓肿的三期

从厌氧培养的专门技术发现,脑脓肿的脓液中厌氧菌的数量大大超过需氧菌。松脆拟杆菌是最常见的责任性厌氧菌,是一个很容易在人体内形成脓肿和造成组织破坏的细菌。过去从鼻窦、肺胸炎症、腹部炎症所造成的脑脓肿中分离出此细菌,但最多是从耳源性脑脓肿中分离出来的,其毒力很大,显然不同于上述需氧性链球菌。

1.脑炎早期(1～3 天)

这一厌氧混合菌组接种实验动物后,16 只狗出现致命感染,是一种暴发性软脑膜炎,甚至到晚期都很重。其中 25％是广泛性化脓性脑炎,其邻近坏死中心的血管充血及血管周围出血,或血栓形成,周围积存富含蛋白的浆液及脑炎早期的脑坏死和广泛脑水肿。

2.脑炎晚期(4～9 天)

接着最不同的是坏死,很快,脑脓肿破入脑室占 25％(4～8 天),死亡达 56％(9/16),这在过去链球菌性脑脓肿的模型中未曾见到,表明其危害性和严重性。

3.包囊形成(10 天以后)

虽然在第 5 天也出现成纤维细胞,但包囊形成明显延迟,3 周仍是不完全性包囊,CT 证实,故研究人员在包囊形成阶段不分早晚期,研究的关键是失控性感染。另外,松脆拟杆菌属内的几个种,能产生 β-内酰胺酶,可以抗青霉素,应引起临床医师的重视。

四、临床表现

脑脓肿的症状和体征差别很大,与原发病的病情、脑脓肿的病期、脑脓肿的部位、数目、病菌的毒力、宿主的免疫状态均有关。

(一)原发病的变化

脑脓肿都是在常见原发病的基础上产生的,故在耳咽鼻喉、头面部、心、肺及其他部位的感染,或脓肿后出现脑膜刺激症状,就应提高警惕,特别应该引起重视的如原来流脓的中耳炎突然停止流脓,应注意发生有脓入颅内的可能性。

(二)急性脑膜脑炎症状

任何脑脓肿都是从脑膜脑炎开始,最早可表现为头痛伴发高热,甚至寒战等全身不适和颈部活动受限。突出的头痛可占 70％～95％,常为病侧更痛,局部叩诊时有定位价值,更多的是全头痛,药物难以控制。半数患者可伴颅内压增高,表现尚有恶心、呕吐。常有嗜睡和卧床不起。

(三)脑脓肿的局灶征

在脑脓肿取代脑膜脑炎的过程中,体温下降,精神好转,不数天,因脓肿的扩大,又再次卧床不起。一方面头痛加重、视盘水肿、烦躁或反应迟钝;另一方面局灶性神经体征突出,50％～80％出现偏瘫、语言障碍、视野缺损、锥体束征或共济失调的小脑病变特征。依脓肿所在部位突出相应额、顶、枕、颞的局灶征,少部分患者出现癫痫,极少数脑干脓肿可表现在本侧颅神经麻痹、对侧锥体束征。发生率依次为脑桥、中脑、延髓。近年增多的不典型"瘤型"脑脓肿可达14%,过去起伏两周的病期,可延缓至数月,大部分被误诊为胶质瘤,值得注意。

(四)脑脓肿的危象

1.脑疝综合征

脑疝是脑脓肿危险阶段的临界信号,都是脑脓肿增大到一定体积时脑组织横形或纵形移位,脑干受压使患者突然昏迷或突然呼吸停止而致命。关键是及早处理脑脓肿,识别先兆症状和体征,避免使颅内压增高的动作,避免不适当的操作,特别要严密和善于观察意识状态。必要时应积极锥颅穿刺脓肿或脑室,迅速减压。

2.脑脓肿破裂

脑脓肿的脑室面脓肿壁常较薄,在不适当的穿刺,或穿透对侧脓壁,或自发性破裂,破入脑室或破入蛛网膜下腔,出现反应时,立即头痛、高热、昏迷、角弓反张等急性室管膜炎或脑膜炎,应及时脑室外引流,积极抢救,以求逆转症状。

五、特殊检查

(一)CT 和 MRI

1.脑炎早晚期(不足 9 天)

(1)CT 平扫:1～3 天,就出现低密度区,但可误为正常。重复 CT 见低密度区扩大。CT 增强:3 天后即见部分性强化环。

(2)MRI 长 T_2 的高信号较长 T_1 的低信号水肿更醒目。4～9 天,CT 见显著强化环。延迟 CT(30～60 秒)强化剂向中心弥散,小的脓肿显示强化结节。

2.包囊晚期(超过 10 天)

CT 平扫,低密度区边缘可见略高密度的囊壁,囊外为水肿带。MRI T_1 见等信号囊壁,囊壁内外为不同程度的长 T_1;T_2 的低信号囊壁介于囊壁内外的长 T_2 之间,比 CT 清晰。CT 增强,见强化囊壁包绕脓腔;延迟 CT(30～60 秒),强化环向中央弥散减少,14 天以后不向中央弥散。T_1 用 Gd-DTPA 增强时,强化囊壁包囊绕脓腔比 CT 反差更明显。

3.人类脑脓肿的 CT 模式

早年 8 例不同微生物所致人类脑脓肿的 CT 模式可供参考。上述图形各取自系列 CT 扫描之一,但处于脑脓肿的不同阶段。①不同微生物:细菌性脑脓肿(A、D、E、G、H);真菌性脑脓肿(C、F);原虫性脑脓肿(B)。②不同时期:脑炎早(A、B、C);脑炎晚(D);包囊早(E、F);包囊晚(G、H)。③不同数量:单发脑脓肿(D～G);多发脑脓肿(A～C,H)。④各种脑脓肿:星形诺卡菌脑脓肿(A);弓形虫性脑脓肿(B);曲霉菌脑脓肿(C);肺炎球菌脑脓肿(D);微需氧链球菌脑脓肿(E);红花尖镰孢霉菌脑脓肿(F);牙周梭杆菌脑脓肿(G);分枝杆菌,绿色链球菌,肠菌性多发性后颅凹脑脓肿(H)。

(二)DWI 及 MRS

1.弥散加权磁共振扫描(DWI)

脑脓肿的诊断有时与囊性脑瘤混淆。近年来,有多篇报道用 DWI 来区别。土耳其一组研究人员收集脑脓肿病例 19 例,其中 4 例 DWI 是强化后高信号,由于水分子在脓液和囊液的弥散系数(ADC)明显不同,脓液的 ADC 是低值,4 例平均为(0.76±0.12)mm/s;8 例囊性胶质瘤和 7 例转移瘤的 DWI 是低信号，ADC 是高值，分别为 (5.51 ± 2.08) mm/s 和 (4.58 ± 2.19) mm/s，$(P=0.003)$。当脓液被引流后 ADC 值升高，脓肿复发时 ADC 值又降低。

2.磁共振波谱分析（MRS）

这是利用磁共振原理测定组织代谢产物的技术。脑脓肿和囊肿都可以检出乳酸，许多氨基酸是脓液中粒细胞释放蛋白水解酶，使蛋白水解成的终产物；而胆碱又是神经脂类的分解产物，因此，MRS 检出后两种即标志着脓肿和肿瘤的不同成分。印度一组研究显示：42 例脑部环状病变，用 DWI、ADC 和质子 MRS（PMRS）检查其性质。结果，29 例脑脓肿的 ADC 低值小于 (0.9 ± 1.3) mm/s，PMRS 出现乳酸峰和其他氨基酸峰（琥珀酸盐、醋酸盐、丙氨酸等）；另 23 例囊性肿瘤的 ADC 高值 (1.7 ± 3.8) mm/s，PMRS 出现乳酸峰及胆碱峰，表明脓肿和非脓肿显然不同。

（三）其他辅助检查

1.周围血常规

白细胞计数、血沉、C 反应蛋白升高，属于炎症。

2.脑脊液

白细胞计数轻度升高，蛋白含量升高显著是一特点，有细胞蛋白分离趋势。

3.X 线 CR 片

查原发灶。过去应用的脑血管造影、颅脑超声波、同位素扫描等现已基本不用。

六、诊断及特殊类型脑脓肿

典型的脑脓肿诊断不难，一个感染的病史，近期有脑膜脑炎的过程，发展到颅内压增高征象和局灶性神经体征，加上强化头颅 CT 和延时 CT 常可确诊。必要时可做颅脑 MRI 及 Gd-DTPA 强化。对"瘤型"脑脓肿，在条件好的单位可追加 DWI、MRS 进一步区别囊型脑瘤。条件不够又病情危重则有赖于直接穿刺或摘除，以达诊治双重目标。脑结核瘤，都有脑外结核等病史，可以区别。耳源性脑积水、脓性迷路炎都有耳部症状，无脑病征，CT 无脑病灶。疱疹性局限性脑炎，有时突然单瘫，CT 可有低密度区，但范围较脓肿大，CSF 以淋巴增高为主，无中耳炎等病灶，必要时活检区别。

鉴于病原体的毒力、形成脑脓肿快慢、患者的抵抗力等有很大差异，特别是近年一些流行病学的新动向，简单介绍几种特殊类型的脑脓肿，便于加深对某些特殊情况的考虑和鉴别。

（一）硬脑膜下脓肿

脑膜瘤是脑瘤的一种，硬脑膜下脓肿也应该是脑脓肿的一种，但毕竟脓肿是在硬膜下腔，由于这一解剖特点脓液可在腔内自由发展，其速度更快，常是暴发性临床表现，很快恶化，在 1949 年前悉数死亡，是脑外科一种严重的急症。

硬膜下脓肿 2/3 由鼻窦炎引起，多见于儿童。最近，澳洲一组报道显示 10 年内颅内脓肿 46 例，儿童硬膜下脓肿 20 例（43%），内含同时伴脑脓肿者 4 例。

典型症状是鼻窦炎、发热、神经体征的三联征。鼻窦炎所致者眶周肿胀（$P=0.005$）和畏光（$P=0.02$）。意识变化于 24~48 小时占一半，头痛、恶心、呕吐常见，偏瘫、失语、局限性癫痫突出，易发展到癫痫持续状态，应迅速抗痫，否则患儿很快恶化。诊断基于医师的警觉，CT 可能漏诊，MRI 冠状位、矢状位能见颅底和突面的新月形 T_2 高信号灶更为醒目。英国 66 例的经验主张开颅清除，基于：①开颅存活率高，该开颅组 91% 存活，钻颅组 52% 存活。②钻颅残留脓多，他们在 13 例尸检中 6 例属于鼻窦性,其中双侧 3 例,在纵裂、枕下、突面、基底池周围 4 个部位残留脓各 1 例。另 1 例耳源性者脓留于颅底、小脑脑桥角和多种部位。③开颅便于彻底冲洗,他们提出,硬膜下脓液易凝固,超 50% 是厌氧菌和微需氧链球菌混合感染,含氯霉素 1 g/50 mL 的生理盐水冲洗效果较好。另外,有医师认为症状出现后 72 小时内手术者,终残只 10%;而 72 小时以后手术者,70% 非残即死。有一种"亚急性术后硬膜下脓肿",常在硬膜下血肿术后伴发感染,相当少见。

(二)儿童脑脓肿

儿童由于其抵抗力弱,一旦发生脑脓肿较成人更危险。一般 15 岁以下的小儿占脑脓肿总数的 1/3 或小半。据卡拉其 Atig 等的报道儿童脑脓肿的均龄在 (5.6±4.4) 岁;北京一组病例显示:平均为 6.7 岁,小于 10 岁可占 4/5,两组结果类似。以上两组均以链球菌为主。

儿童脑脓肿的表现为发热、呕吐、头痛和癫痫的四联征。北京组查见视盘水肿占 85%,显示儿童的颅内压增高突出,这与小儿病程短(平均约 1 个月);脓肿发展快,脓肿体积大有关(3~5 cm 占 50%;5~7 cm 占 32%;>7 cm 占 18%)。另外,小儿脑脓肿多见的是由发绀型先天性心脏病等血行感染引起,可占 37%。加上儿童头面部感染、牙、咽等病灶多从吻合静脉逆行入颅以及肺部感染,或败血症在 Atig 组就占 23%,故总的血源性脑脓肿超过 50%,因而多发性脑脓肿达 30%~42%,这就比较复杂。总之,由于小儿脑脓肿的自限能力差,脓肿体积大,颅内压高,抵抗力又弱等特点,应强调早诊早治。方法以简单和小儿能承受的为主。手术切除在卡拉其的 30 例中占 6 例,但 5 例死亡。故决定处理方式应根据经验、技术条件、患者情况等全面考虑。

(三)新生儿脑脓肿

新生儿脑脓肿在 100 年前已有报道,但在 CT 启用后发现率大增。巴黎研究人员一次报道新生儿脑脓肿 30 例,90% 为变形杆菌和枸橼酸菌引起。有人认为此种新生儿脑脓肿是上述两菌所致的白质坏死性血管炎,脑坏死是其特殊表现。另外,此种新生儿脑脓肿的 67%(20/30)伴广泛性脑膜炎,43%(13/30)伴败血症。由于脑膜炎影响广泛,所以较一般儿童脑脓肿(链球菌、肠内菌引起)更为严重。

新生儿脑脓肿在生后 7 天发病占 2/3(20/30),平均 9 天(1~30 天)。癫痫为首发症状占 43%,感染首发占 37%,而急性期癫痫增多达 70%(21/30),其中呈持续状态占 19%(4/21),说明其严重性。脑积水达 70.%(14/20),主要是脑膜炎性交通性脑积水。CT 扫描 28 例中多发性脑脓肿 17(61%),额叶 22(79%),其中单侧 12 例,双侧 10 例,大多为巨大型,有 2 例贴着脑室,伸向整个大脑半球。

处理:单纯用药物治疗 5 例,经前囟穿吸注药 25 例(83%)。经前囟穿吸注药一次治疗 56%(14/25),平均 2 次(1~6 次)。其中月内穿刺 15 例(60%),仅 20% 合并脑积水;月后穿刺 10 例,内 70% 合并脑积水。单纯用药 5 例(不穿刺),其中 4 例发展成脑积水。上述巴黎的 30 例中,17 例超过 2 年的随访,只有 4 例智力正常,不伴发抽风。CT 扫描显示其他患者遗留多种多样的脑出血、梗死和坏死,均属于非穿刺组。从功能上看,早穿刺注药者预后好,不穿刺则差。关于用药,新型头孢菌素+氨基糖苷的治疗方案是重要改进,他们先用庆大霉素+头孢氨噻,后来用丁胺卡那+头孢曲松,均有高效。新德里最近用泰能对 1 例多发性脑脓肿的新生儿治疗,多次穿刺及药物治疗、4 周改变了预后。

(四)诺卡菌脑脓肿

诺卡菌脑脓肿原来报道很少,但于近 20 年来,此种机会性致病菌所致的脑脓肿的报道增加很快。诺卡菌可见于正常人的口腔,革兰阳性,在厌氧或微需氧条件下生长。属于放线菌的一种,有较长的菌丝,发展缓慢而容易形成顽固的厚壁脓肿,极似脑瘤,过去的病死率高达75%,或3倍于其他细菌性脑脓肿。但由于抗生素的发展,病死率已迅速降低。

诺卡菌有百余种,引起人类疾病的主要有六种,但星形诺卡菌最为多见,常由呼吸道开始,半数经血播散至全身器官,但对脑和皮下有特别的偏爱。20世纪50年代有人综合68例中肺占64.7%,皮下32.3%,脑31.8%(互有并发),心、肾、肝等则很少,威斯康星1例13岁女孩,诊为风湿热,脑血管造影定位,整块切除,脓液见许多枝片状菌丝,术后金、青霉素治愈。

时至今日,CT、MRI的强化环可精确定位。墨西哥1例DWI的高信号,PMRS检出乳酸峰、氨基酸峰,可定位与定性,用磺胺药(TMP/SMZ)可治愈。欧美有些报道从分子医学定性,通过16S rDNA PCR扩增法,及hsp 65序列分析,属诺卡菌基因。

处理:TMP/SMZ可透入CSF,丁胺卡那、泰能、头孢曲松、头孢噻肟均有效。由于为慢性肉芽肿性脑脓肿,切除更为安全。

(五)曲霉菌脑脓肿

曲霉菌是一种广泛存在于蔬菜、水果、粮食中的真菌,其孢子可引起肺部感染,是一种条件致病菌,当机体抵抗力低下时,可经血循环播散至颅内,造成多发或多房脑脓肿。最多见的有烟曲霉菌和黄曲霉菌,可发生于脑的任何部位。广州于近3年报道了2例肺和脑的多发性烟曲霉菌脑脓肿。纽约报道1例眶尖和脑的多发性烟曲霉菌并诺卡菌脑脓肿。此两患者都先有其他疾病,说明抵抗力降低在先。广州的病例先有胆管炎、肺炎、伴胸腔积液,后来发现脑部有11个脑脓肿(2~3 cm居多)。纽约的患者先有脊髓发育不良性综合征,贫血和血小板缺乏症,以后眶尖和脑部出现许多强化环(脑脓肿),先后活检,发现不同的致病菌。病程相当复杂,均出现偏瘫,前者曾意识不清,多处自发性出血;后者有失控性眼后痛,发展成海绵窦炎,表现出第Ⅳ~Ⅵ对颅神经麻痹,中途还因坏死性胆管炎手术一次。处理结果尚好,两者都用两性霉素,前者静脉和鞘内并用,脓肿和脑室引流;后者加用米诺环素和泰能,分别于4个半月和半年病灶全消,但后者于2年后死于肺炎。

曲霉菌脑脓肿的CT、MRI与其他脑脓肿类似。麻省总医院曾研究6例,其DWI为高信号,但ADC均值较一般脑脓肿为低,(0.33±0.6)mm/s,此脓液反映为高蛋白液。

处理:主张持积极态度。过去在免疫缺陷患者发生曲霉菌脑脓肿的死亡率近乎100%。加州大学对4例白血病伴发本病患者,在无框架立体定向下切除多发脑脓肿及抗真菌治疗,逆转了病情,除1例死于白血病外,3例有完全的神经病学恢复。

(六)垂体脓肿

垂体脓肿自首例报道至1995年已经约有100例的记载。

从发病机制来看,有两种意见,一类是真性脓肿,有人称为"原发性"垂体脓肿,通过邻近结构炎症播散,或远途血行感染,或头面部吻合血管逆行感染,使正常垂体感染形成脓肿,或垂体瘤伴发脓肿;另一类是类脓肿,即"继发性"垂体脓肿,是指垂体瘤、鞍内颅咽管瘤等情况下,局部血循环紊乱,瘤组织坏死、液化也形成"脓样物质",向上顶起鞍隔,压迫视路,似垂体脓肿,但不发热,培养也无细菌生长,实际有所不同。

垂体脓肿常先有感染症状,同时有鞍内脓肿膨胀的表现,剧烈头痛和视力骤降是两大特点。Jain等指出视力、视野变化可占75%~100%。最近,印度1例12岁女孩,急性额部头痛,双视力严重"丧失",强化MRI诊断,单用抗生素治疗。但垂体脓肿大多发展缓慢,一年以上的占多数,突出表现是垂体功能衰减,尤其是较早出现垂体后叶受损的尿崩症多见。协和医院7例中5例有尿崩,天坛医院2例垂体脓肿患者在3个月以内就出现尿崩,其中1例脓液培养有大肠埃希菌。日本有1例56岁男性,垂体脓肿,同时有无痛性甲状腺炎、垂体功能减退和尿崩症,Matsuno等认为漏斗神经垂体炎或淋巴细胞性腺垂体炎,在术前和组织病理检查前鉴别诊断是困难的。这是慢性的真性垂体脓肿。由于垂体瘤的尿崩症只占10%,故常以此区别两病。另外,垂体脓肿的垂体功能普遍减退是第三个特点,协和医院一组的性腺、甲状腺、肾上腺等多项内分泌功能检查低值,更为客观,并需用皮质醇来改善症状。

重庆报道1例月经紊乱、泌乳3个月,PRL 457.44 ng/mL,术中则抽出黏稠脓液,镜检有大量脓细胞,病理见垂体瘤伴慢性炎症,最后诊断是继于垂体瘤的垂体脓肿。

鉴别垂体瘤囊变或其他囊性肿瘤,MRI的DWI和ADC能显示其优越性。处于早期阶段,甲硝唑和第三代头孢菌素就可以对付链球菌,拟杆菌或变形杆菌,若已成大脓肿顶起视路,则经蝶手术向外放脓,电灼囊壁使其皱缩最为合理。

七、处理原则

(一)单纯药物治疗

理想的治疗是化脓性脑膜脑炎阶段消炎,防止脑脓肿的形成。最早是1971年有报道单纯药物治疗成功。1980年加州大学(UCSF)的研究,找出成功的因素:①用药早。②脓肿小。③药效好。④CT观察好。该组8例的病程平均4.7周。成功的6例直径平均1.7 cm(0.8～2.5 cm),失败的则为4.2 cm(2.0～6.0 cm)($P<0.001$),故主张单纯药物治疗要<3 cm。该组细菌以金葡、链球菌和变形杆菌为主,大剂量(青、氯、新青)三联治疗[青霉素1 000万U,静脉注射,每天1次,小儿30万U/(kg·d);氯霉量3～4 g,静脉注射,每天1次,小儿50～100 mg/(kg·d),半合成新青Ⅰ,新青Ⅲ大于12 g,静脉注射,每天1次,4～8周,对耐青者],效果好。CT观察1个月内缩小,异常强化3个半月内消退,25个月未见复发。

归纳指征:①高危患者。②多发脑脓肿,特别是脓肿间距大者。③位于深部或重要功能区。④合并室管膜炎或脑膜炎者。⑤合并脑积水需要CSF分流者。方法和原则同上述4条成功的因素。

(二)穿刺吸脓治疗

鉴于上述单纯药物治疗的脑脓肿直径都<2.5 cm,导致推荐>3.0 cm的脑脓肿就需要穿刺引流。理论是根据当时哈佛大学有学者研究,发现穿透BBB和脓壁的抗生素,尽管其最小抑菌浓度已经超过,但细菌仍能存活,此系抗生素在脓腔内酸性环境下失效。故主张用药的同时,所有脓液应予吸除,特别在当今立体定向技术下,既符合微创原则,又可直接减压。另外,还可以诊断(包括取材培养),且能治疗(包括吸脓、冲洗、注药或置管引流)。近年报道经1～2次穿吸,治愈率达80%～90%。也有人认为几乎所有脑脓肿均可穿刺引流和有效的抗生素治疗。钻颅的简化法一床旁锥颅,解除脑疝最快,更受欢迎。

(三)脑脓肿摘除术

开颅摘除脑脓肿是一种根治术,但代价较大,风险负担更重。指征:①厚壁脓肿;②表浅脓肿;③小脑脓肿;④异物脓肿;⑤多房或多发性脓肿(靠近);⑥诺卡菌或真菌脓肿;⑦穿刺失败的脑脓肿;⑧破溃脓肿;⑨所谓暴发性脑脓肿;⑩脑疝形成的脓肿;开颅后可先于穿刺减压,摘除脓肿后可依情况内、外减压。创腔用过氧化氢及含抗生素溶液冲洗,应避免脓肿破裂,若有脓液污染更应反复冲洗。术后抗生素均应4～6周。定期CT复查。

(四)抗生素的联用

脓肿的微生物性质是脑脓肿治疗的基础,脓液外排和有效抗生素的应用是取得疗效的关键,由于近年来大量广谱抗生素的问世,对脑脓肿的治疗确实卓有成效,病死率大为降低。同时正因为脑脓肿的混合感染居多,目前采用的三联、四联用药,疗效尤其突出。

早年的青、氯、新青,对革兰阴性、革兰阳性、需氧、厌氧菌十分敏感,从心、肺来的转移性脑脓肿疗效肯定。对耳、鼻、牙源性脑脓肿同样有效。现在常用的青、甲、头孢,由于甲硝唑对拟杆菌是专性药,对细菌的穿透力强,不易耐药,价廉,毒副作用少,对强调厌氧菌脑脓肿的今天,此三联用药已成为首选,加上第三代头孢对需氧菌混合感染也是高效。上两组中偶有耐甲氧西林的金葡(MRSA),可将青霉素换上万古霉素,这是抗革兰阳性球菌中最强者,对外伤术后的脑脓肿高效。用甲、头孢治疗儿童脑脓肿也有高效。伏利康唑治霉菌性脑脓肿,磺胺(TMP/SMZ)治诺卡菌脑脓肿,都是专性药。头孢曲松及丁胺卡那治枸橼酸菌新生儿脑脓肿也具有特效,已见前述。亚胺培南对高龄、幼儿、免疫力低下者,对绝大多数厌氧、需氧、革兰阴性、革兰阳性菌和多重耐药菌均具强力杀菌,是目前最广谱的抗生素,可用于危重患者。脑脓肿破裂或伴有明显脑膜炎时,鞘内注药也是一种方法,其剂量是丁胺卡那每次10 mg,庆大霉素每次2万U,头孢曲松每次25～50 mg,万古霉素每次20 mg,半合成青霉素苯唑西林每次10 mg,氯唑西林每次10 mg,小儿减半,生理盐水稀释。

(刘世会)

第三节　病毒性脑炎

病毒性脑炎是指各种病毒感染引起的脑实质的炎症,如果仅仅脑膜受累称为病毒性脑膜炎,如果脑实质与脑膜同时受累则称为病毒性脑膜脑炎。该病是小儿最常见的神经系统感染性疾病之一,2岁以内小儿脑炎的发病率最高,每年约为16.7/10万,主要发生于夏秋季,约70%的病毒性脑炎和脑膜炎发生于6～11月。病毒性脑炎的病情轻重差异很大,轻者预后良好,重者可留有后遗症甚至导致死亡。

一、病因

目前国内外报道有100多种病毒可引起脑炎病变,但引起急性脑炎较常见的病毒是肠道病毒、单纯疱疹病毒、虫媒病毒、腺病毒、巨细胞病毒及某些传染病病毒等。由于计划免疫的不断广泛和深入,使得脊髓灰质炎病毒、麻疹病毒等引起的脑炎已经少见,腮腺炎病毒、风疹病毒及流行性乙型脑炎病毒等引起的脑炎也大幅度地减少。近年来肠道病毒71型引起的脑炎在亚洲流行,已造成极大危害。

不同病毒引起的脑炎,具有不同的流行特点。如流行性乙型脑炎,由蚊虫传播,因而主要发生在夏秋季节(7～9月)。人对乙脑病毒普遍易感,但感染后发病者少,多呈隐性感染,感染后可获得较持久的免疫力,故患病者大多为儿童,占患者总数的60%～70%,2～6岁发病率最高。在我国肠道病毒脑炎最常见,也主要发生在夏秋季,且大多数患者为小儿;肠道病毒71型引起的脑炎患儿多在 5 岁以下,重症致死者多在 3 岁以下。单纯疱疹病毒脑炎则高度散发,一年四季均可发生,且可感染所有年龄人群。

二、发病机制

(一)病毒性脑炎的感染途径

1.病毒入侵途径

病毒进入机体的主要途径有皮肤、结膜、呼吸道、肠道和泌尿生殖系统。

(1)完好的皮肤可以防止病毒的进入,当皮肤损伤或被虫媒咬伤时,病毒即可进入机体,例如日本乙型脑炎、森林脑炎病毒等。

(2)结膜感染,嗜神经病毒、肠道病毒和腺病毒可由结膜感染而进入中枢神经系统。

(3)呼吸道是病毒进入中枢神经系统的主要途径,这些病毒包括带状疱疹病毒、EB 病毒、巨细胞病毒、淋巴脉络膜炎病毒、狂犬病毒、Lassa 病毒、麻疹病毒、风疹和流感 A 病毒等。这些病毒可通过上呼吸道黏膜感染进入人体,亦可直接通过肺泡进入人体,当病毒颗粒≤5 μm 时,可直接进入肺泡,诱发巨噬细胞破坏组织上皮,进入局部淋巴组织,经胸导管或局部淋巴结而扩散到全身,然后经血-脑屏障而进入中枢神经系统。

(4)消化道,如 EB 病毒、肠道病毒 71 型等,均可由消化道进入。

2.病毒到中枢神经系统的扩散途径

病毒感染机体后是否进入中枢神经系统取决于病毒的性质、病毒寄生部位以及机体对病毒的免疫反应。其主要扩散途径有以下几种。

(1)随血液进入:病毒进入人体后在局部复制,经淋巴结-淋巴管-胸导管进入血液产生初级的病毒血症,然后病毒随血流扩散到全身器官,并再次复制,导致次级病毒血症。病毒在血流中可以病毒颗粒的方式游离于血浆中(如肠道病毒)或与白细胞、血小板和红细胞并存(如麻疹病毒在淋巴细胞内,HIV 在 CD4$^+$ T 细胞内)。游离病毒颗粒经血液多次循环以后,可引起免疫反应或被抗体中和而排除。淋巴细胞内病毒有抗免疫能力,当达到一定浓度后可通过血-脑屏障而侵入中枢神经系统。有些病毒可以损伤血-脑屏障,如 HIV-1 感染血-脑屏障的内皮细胞,以非细胞溶解机制进入中枢神经系统,亦可经内皮细胞直接感染脑实质或进入脑脊液后再移行至脑实质而产生脑和脊髓实质的病毒感染。

(2)沿神经进入:病毒进入体内后,经过初级复制侵入局部周围神经,然后沿周围神经轴索向中枢侵入。例如狂犬病毒、假狂犬病毒、脊髓灰质炎病毒、带状疱疹病毒和单纯疱疹病毒,这些病毒均可经局部神经沿轴索侵入。病毒颗粒在轴索内的移行速度很慢,狂犬病毒的移行速度为 3 mm/d,单纯疱疹病毒的移行速度为 16 mm/d。

(二)病毒性脑炎的免疫机制

病毒具有较强的免疫原性,能诱导机体产生免疫应答。其后果既可表现为抗病毒的保护作用,也可导致对脑组织的免疫损伤。

病毒感染后,首先激发中枢神经系统的胶质细胞表达大量的主要组织相容性复合体(MHC)Ⅰ类和Ⅱ类分子,这样胶质细胞就可作为抗原提呈细胞将病毒抗原处理成免疫原性多肽,以MHC 分子-抗原肽复合物的形式表达于细胞表面。T 细胞特异性的识别抗原提呈细胞所提呈的MHC 分子-抗原肽复合物,然后被激活和增生,进而分化成效应细胞。活化的 T 细胞产生穿孔素和颗粒酶,穿孔素可与双层脂质膜结合,插入靶细胞膜,形成异常通道,使 Na$^+$、水分子进入靶细胞内,K^+ 及大分子物质(如蛋白质)则从胞内逸出,从而改变细胞渗透压,最终导致细胞溶解。颗粒酶与穿孔素有协同作用,还有内源性核苷酸酶效应,在 T 细胞致靶细胞发生凋亡的过程中发挥重要作用。T 细胞被激活后还可产生多种细胞因子,如 TNF-α、IL-1β、IL-2、IL-4、IL-6 和 IFN-γ 等,这些细胞因子中,TNF-α 和 IL-6 参与了脑组织的破坏和死亡,而 IFN-γ 则能减少神经节内潜伏的病毒量,限制活化的病毒扩散从而降低感染的严重程度。因此病毒性脑炎引起的神经系统损伤,主要由于:①病毒对神经组织的直接侵袭。病毒大量增殖,引起神经细胞变性、坏死和胶质细胞增生与炎症细胞浸润。②机体对病毒抗原的免疫反应。剧烈的炎症反应可导致脱髓鞘病变及血管和血管周围的损伤,而血管病变又影响脑循环加重脑组织损伤。

三、病理

受累脑组织及脑膜充血水肿,有单核细胞、浆细胞、淋巴细胞浸润,常环绕血管形成血管套。可有血管内皮及周围组织的坏死,胶质细胞增生可形成胶质结节。神经细胞呈现不同程度的变性、肿胀和坏死,可见噬神经细胞现象。神经细胞核内可形成包涵体,神经髓鞘变性、断裂。如果脱髓鞘病变严重,常提示是感染后或变态反应性脑炎。大多脑炎病变呈弥漫分布,但也有不少病毒具特异的嗜好性,如单纯疱疹病毒脑炎易侵犯颞叶,虫媒病毒脑炎往往累及全脑,但以大脑皮质、间脑和中脑最为严重。肠道病毒 71 型嗜好脑干神经核和脊髓前角细胞,易导致严重的脑干脑炎或脑干脊髓炎。

四、临床表现

由于病毒性脑炎的病变部位和轻重程度差别很大,因此临床表现多种多样,且轻重不一。轻者1~2周恢复,重者可持续数周或数月,甚至致死或致残。即使是同一病原引起者,也有很大差别。有的起病时症状较轻,但可迅速加重;有的起病突然,频繁惊厥;但大多患儿先有全身感染症状,而后出现神经系统的症状体征。

(一)前驱症状

可有发热、头痛、上呼吸道感染症状、精神萎靡、恶心、呕吐、腹痛、肌痛等。

(二)神经系统症状体征

(1)颅内压增高:主要表现为头痛、呕吐、血压升高、心动过缓、婴儿前囟饱满等,严重时可呈现去脑强直状态,甚至出现脑疝危及生命。

(2)意识障碍:轻者无意识障碍,重者可出现不同程度的意识障碍、精神症状和异常行为。少数患儿精神症状非常突出。

(3)惊厥:常出现全身性或局灶性抽搐。

(4)病理征和脑膜刺激征均可阳性。

(5)局灶性症状体征:如肢体瘫痪、失语、颅神经障碍等。一侧大脑血管病变为主者可出现小儿急性偏瘫;小脑受累明显时可出现共济失调;脑干受累明显时可出现交叉性偏瘫和中枢性呼吸衰竭;后组颅神经受累明显则出现吞咽困难,声音低微;基底神经节受累明显则出现手足徐动、舞蹈动作和扭转痉挛;肠道病毒 71 型易侵犯脑干背部,故常出现抖动、肌阵挛、共济失调、心率加快、血压改变、脑神经功能障碍等,重者由于迷走神经核严重受累可引起神经源性肺水肿、心功能障碍和休克。

（三）其他系统症状

如单纯疱疹病毒脑炎可伴有口唇或角膜疱疹,柯萨奇病毒脑炎可伴有心肌炎和各种不同类型的皮疹,腮腺炎脑炎常伴有腮腺肿大。肠道病毒71型脑炎可伴随手足口病或疱疹性咽峡炎。

五、辅助检查

（一）脑脊液检查

脑脊液压力增高,外观多清亮,白细胞总数增加,多在 $300 \times 10^6/L$ 以上,以淋巴细胞为主。少数患儿脑脊液白细胞总数可正常。单纯疱疹病毒脑炎脑脊液中常可见到红细胞。病毒性脑炎患儿脑脊液蛋白质大多轻度增高或正常,糖和氯化物无明显改变。涂片或培养均无细菌发现。

（二）病毒学检查

(1)病毒分离与鉴定:从脑脊液、脑组织中分离出病毒,具有确诊价值,但需时间较长。

(2)血清学检查:双份血清法,或早期 IgM 测定。

(3)分子生物学技术:PCR 技术可从患儿呼吸道分泌物、血液、脑脊液中检测病毒 DNA 序列,从而确定病原。

（三）脑电图

主要表现为高幅慢波,多呈弥漫性分布,可有痫样放电波,对诊断有参考价值。需要强调的是脑炎的脑电图变化是非特异性的,亦可见于其他原因引起的脑部疾病,必须结合病史及其他检查分析判断。

（四）影像学检查

严重病例 CT 和 MRI 均可显示炎性病灶形成的大小不等、界限不清、不规则低密度或高密度影灶,但轻症病脑患儿和病毒性脑炎的早期多不能发现明显异常改变。

六、诊断和鉴别诊断

病毒性脑炎的诊断主要靠病史、临床表现、脑脊液检查和病原学鉴定。在临床上应注意和下列疾病进行鉴别。

（一）化脓性脑膜炎

经过不规则治疗的化脓性脑膜炎,其脑脊液改变可以与病毒性脑炎相似,应结合病史、治疗经过、特别是病原学检查进行鉴别。

（二）结核性脑膜炎

婴幼儿结核性脑膜炎可以急性起病,而且脑脊液细胞总数及分类与病毒性脑炎相似,有时容易混淆。但结核性脑膜炎脑脊液糖和氯化物均低,常可问到结核接触史,身体其他部位常有结核灶,再结合 PPD 试验和血沉等,可以鉴别。

（三）真菌性脑膜炎

起病较慢,病程长,颅内压增高明显,头痛剧烈,脑脊液墨汁染色可确立诊断。

（四）其他

如 Reye 综合征、中毒性脑病等亦需鉴别。

七、治疗

病毒性脑炎至今尚无特效治疗,仍以对症处理和支持疗法为主。

（一）一般治疗

应密切观察病情变化,加强护理,保证营养供给,维持水电解质平衡,重症患儿有条件时应在PICU监护治疗。

（二）对症治疗

（1）控制高热可给予物理降温或化学药物降温。

（2）及时处理颅内压增高和呼吸循环功能障碍。对于颅内压明显增高的重患儿,迅速稳妥地降低颅内压非常重要。一般选用20%甘露醇,0.5~1.0 g/kg,每4~8小时1次,必要时再联合应用呋塞米、清蛋白、激素等。

（3）控制惊厥可适当应用止惊剂如地西泮、苯巴比妥等。

（三）病因治疗

（1）对于疱疹病毒脑炎可给予阿昔洛韦治疗,每次10 mg/kg,每次滴注时间为1小时以上,每8小时用1次,疗程1~2周。

（2）甲型流感病毒可试用奥司他韦。

（3）对其他病毒感染可酌情选用干扰素、更昔洛韦、利巴韦林、静脉注射免疫球蛋白、中药等。

（四）肾上腺皮质激素的应用

急性期应用可控制炎症反应,减轻脑水肿、降低颅内压,有一定疗效,但意见尚不一致。

（五）抗生素的应用

对于重症婴幼儿或继发细菌感染者,应适当给予抗生素。

（六）康复治疗

对于重症恢复期患儿或留有后遗症者,应进行康复治疗。可给予功能训练、针灸、按摩、高压氧等康复措施,以促进各种功能的恢复。

八、预后

大部分病毒性脑炎患儿在1~2周内康复,部分患儿病程较长。重症患儿可留下不同程度后遗症,如肢体瘫痪、癫痫、智力低下、失语、失明等。除肠道病毒71型引起者外,其他肠道病毒脑炎死亡率很低,后遗症也不多。但单纯疱疹病毒脑炎和乙型脑炎死亡率仍在10%以上,且存活者后遗症发生率也高。

九、预防

由于风疹、麻疹、脊髓灰质炎、流行性乙型脑炎、流行性腮腺炎等减毒疫苗的广泛应用,使得这些病毒引起的脑炎已明显减少,但有些病毒(如埃可病毒、柯萨奇病毒、肠道病毒71型)尚不能用疫苗预防,因此指导儿童加强体育锻炼,增强体质;开展爱国卫生运动,积极消灭蚊虫,保证饮食洁净等,对预防病毒性脑炎的发生有重要作用。

（刘世会）

第四节　化脓性脑膜炎

化脓性脑膜炎亦称细菌性脑膜炎,是由各种化脓菌引起的以脑膜炎症为主的中枢神经系统感染性疾病。婴幼儿多见,2岁以内发病者约占该病的75%,发病高峰年龄是6～12个月,冬春季是本病的好发季节。本病的主要临床特征是发热、头痛、呕吐、惊厥、意识障碍、精神改变、脑膜刺激征阳性及脑脊液的化脓性改变等。近年来,该病的治疗虽有很大进展,但仍有较高的死亡率和致残率,早期诊断和及时治疗是改善预后的关键。

一、病因

(一)病原学

许多化脓菌都可引起脑膜炎,但在不同的年代,不同的地区,引起脑膜炎的各种细菌所占比例有很大差异。在我国脑膜炎双球菌、肺炎链球菌和流感嗜血杆菌引起者占小儿化脑的2/3以上。近年来国内有人统计流感嗜血杆菌引起的本病比肺炎链球菌引起的还多,而国外由于B型流感嗜血杆菌菌苗接种工作的开展,近年来该菌引起的本病明显减少。不同年龄小儿感染的致病菌也有很大差异,新生儿及出生2～3个月以内的婴儿化脓性脑膜炎,常见的致病菌是大肠埃希菌、B组溶血性链球菌和葡萄球菌,此外还有其他肠道革兰阴性杆菌、李氏单胞菌等。出生2～3个月后的小儿化脓性脑膜炎多由B型流感嗜血杆菌、肺炎链球菌和脑膜炎双球菌引起,5岁以上儿童患者的主要致病菌是脑膜炎双球菌和肺炎链球菌。

(二)机体的免疫与解剖缺陷

小儿机体免疫力较弱,血-脑屏障功能也差,因而小儿,特别是婴幼儿化脓性脑膜炎的患病率高。如果患有原发性或继发性免疫缺陷病,则更易感染,甚至平时少见的致病菌或条件致病菌也可引起化脓性脑膜炎,如表皮葡萄球菌、铜绿假单胞菌等。另外,颅底骨折、颅脑手术、脑脊液引流、皮肤窦道、脑脊膜膨出等,均易继发感染而引起化脓性脑膜炎。

二、发病机制

多数化脓性脑膜炎是由于体内感染灶(如上呼吸道、皮肤)的致病菌通过血行播散至脑膜。脑膜炎的产生通常需要以下4个环节:①上呼吸道或皮肤等处的化脓菌感染。②致病菌由局部感染灶进入血流,产生菌血症或败血症。③致病菌随血流通过血-脑屏障到达脑膜。④致病菌大量繁殖引起蛛网膜和软脑膜为主要受累部位的化脓性脑膜炎。小儿化脓性脑膜炎最常见的前驱感染是上呼吸道感染,多数病例局灶感染的症状轻微甚至缺如。

细菌由局部病灶进入血循环后能否引起持续性的菌血症取决于机体的抵抗力和细菌致病力的相对强弱。机体抵抗力包括特异抗体的产生、单核巨噬细胞系统和补体系统功能是否完善等。随年龄增长,机体特异性抗体如抗B型嗜血流感杆菌荚膜多核糖磷酸盐(PRP)抗体水平增加,因而脑膜炎的发生随之减少。细菌的致病力主要决定于其数量及是否具有荚膜。荚膜是细菌对抗机体免疫反应的主要因子,对于巨噬细胞的吞噬作用和补体活性等可发挥有效的抑制作用,有利于细菌的生存和繁殖。婴幼儿抵抗力弱,且往往缺乏抗荚膜抗体IgA或IgM,因而难以抵抗病原的侵入。病原体通过侧脑室脉络丛及脑膜播散至蛛网膜下腔,由于小儿脑脊液中补体成分和免疫球蛋白水平相对低下,使细菌得以迅速繁殖。革兰阴性菌细胞壁的脂多糖(LPS)和肺炎链球菌细胞壁成分磷壁酸、肽聚糖等均可刺激机体引起炎症反应,并可促使局部肿瘤坏死因子(TNF)、白细胞介素-1(IL-1)、血小板活化因子(PAF)、前列腺素E_2(PGE$_2$)等细胞因子的释放,从而导致中性粒细胞浸润、血管通透性增加、血-脑屏障的改变和血栓形成等病理改变。由细胞因子介导的炎症反应在脑脊液无菌后仍可持续存在,这可能是化脓性脑膜炎发生慢性炎症性后遗症的原因之一。

少数化脓性脑膜炎可由于邻近组织感染扩散引起，如鼻窦炎、中耳炎、乳突炎、头面部软组织感染、皮毛窦感染、颅骨或脊柱骨髓炎、颅脑外伤或脑脊膜膨出继发感染等。此外，脉络丛及大脑皮质表面的脓肿破溃也可引起化脓性脑膜炎。

三、病理

患儿蛛网膜下腔增宽，蛛网膜和软脑膜普遍受累。血管充血，脑组织表面、基底部、脑沟、脑裂等处均有不同程度的炎性渗出物覆盖，脊髓表面也受累，渗出物中有大量的中性粒细胞、纤维蛋白和部分单核细胞、淋巴细胞，用革兰染色可找到致病菌。病变严重时，动静脉均可受累，血管周围及内膜下有中性粒细胞浸润，可引起血管痉挛、血管炎、血管闭塞、坏死出血或脑梗死。感染扩散至脑室内膜则形成脑室膜炎，在软脑膜下及脑室周围的脑实质亦可有细胞浸润、出血、坏死和变性，形成脑膜脑炎。脓液阻塞、粘连及纤维化，可使马氏孔、路氏孔或大脑导水管流通不畅，引起阻塞性脑积水。大脑表面或基底部蛛网膜颗粒因炎症发生粘连、萎缩而影响脑脊液的回吸收时，则形成交通性脑积水。颅内压的增高，炎症的侵犯，或有海绵窦栓塞时，可使视神经、动眼神经、面神经和听神经等受损而引起功能障碍。由于血管的通透性增加及经脑膜间的桥静脉发生栓塞性静脉炎，常见硬膜下积液，偶有积脓。

由于炎症引起的脑水肿和脑脊液循环障碍可使颅内压迅速增高，如有抗利尿激素的异常分泌或并发脑脓肿、硬膜下积液等，更加重脑水肿和颅内高压，甚至出现脑疝。由于血管通透性增加，可使脑脊液中蛋白增加；由于葡萄糖的转运障碍和利用增加，使脑脊液中葡萄糖含量降低，甚至出现乳酸酸中毒。

由于脊神经及神经根受累可引起脑膜刺激征。血管病变可引起脑梗死、脑缺氧，加之脑实质炎症，颅内高压，乳酸酸中毒，脑室炎以及中毒性脑病等，可使化脓性脑膜炎患儿在临床上出现意识障碍、惊厥、运动障碍及感觉障碍等。

四、临床表现

(一)起病

多数患儿起病较急，发病前数天常有上呼吸道感染或胃肠道症状。暴发型流行性脑脊髓膜炎则起病急骤，可迅速出现进行性休克、皮肤出血点或瘀斑、弥漫性血管内凝血及中枢神经系统功能障碍。

(二)全身感染中毒症状

全身感染或菌血症，可使患儿出现高热、头痛、精神萎靡、疲乏无力、关节酸痛、皮肤出血点、瘀斑或充血性皮疹等。小婴儿常表现为拒食、嗜睡、易激惹、烦躁哭闹、目光呆滞等。

(三)神经系统表现

1.脑膜刺激征

表现为颈项强直、Kernig 征和 Brudzinski 征阳性。

2.颅内压增高

主要表现为头痛和喷射性呕吐，可伴有血压增高、心动过缓。婴儿可出现前囟饱满且紧张，颅缝增宽。重症患儿可有呼吸循环功能受累、昏迷、去脑强直，甚至脑疝。眼底检查一般无特殊发现。若有视盘水肿，则提示颅内压增高时间较长，可能已有颅内脓肿、硬膜下积液或静脉栓塞等发生。

3.惊厥

20%~30%的患儿可出现全身性或部分性惊厥,以B型流感嗜血杆菌及肺炎链球菌脑膜炎多见。惊厥的发生与脑实质的炎症、脑梗死及电解质代谢紊乱等有关。

4.意识障碍

颅内压增高、脑实质病变均可引起嗜睡、意识模糊、昏迷等意识改变,并可出现烦躁不安、激惹、迟钝等精神症状。

5.局灶体征

部分患儿可出现第Ⅱ、Ⅲ、Ⅳ、Ⅵ、Ⅶ、Ⅷ对颅神经受累、肢体瘫痪或感觉异常等,多由血管闭塞引起。

新生儿特别是早产儿化脓性脑膜炎常缺乏典型的症状和体征,颅内压增高和脑膜刺激征常不明显,发热可有可无,甚至体温不升。主要表现为少动、哭声弱或呈高调、拒食、呕吐、吸吮力差、黄疸、发绀、呼吸不规则,甚至惊厥、休克、昏迷等。

五、并发症

(一)硬膜下积液

30%~60%的化脓性脑膜炎患儿出现硬膜下积液,1岁以内的流感嗜血杆菌或肺炎链球菌脑膜炎患儿较多见。其发生机制尚未完全明确,可能与以下2个因素有关:①化脓性脑膜炎时,血管通透性增加,血浆成分易进入硬膜下腔而形成积液。②在化脓性脑膜炎的发病过程中,硬脑膜及脑组织表浅静脉发生炎性栓塞,尤其是以穿过硬膜下腔的桥静脉炎性栓塞的影响更大,可引起渗出或出血,局部渗透压增高,因此水分进入硬膜下腔形成积液。

硬膜下积液多发生在化脓性脑膜炎起病7~10天后,其临床特征是:①化脓性脑膜炎在积极的治疗过程中体温不降,或退而复升。②病程中出现进行性前囟饱满、颅缝分离、头围增大、呕吐、惊厥、意识障碍,或叩诊有破壶音等。怀疑硬膜下积液时可做头颅透光检查,必要时行B超检查或CT扫描,前囟穿刺可以明确诊断。正常小儿硬膜下腔液体<2 mL,蛋白质定量在0.4 g/L以下。并发硬膜下积液时,液体量增多,蛋白含量增加,偶可呈脓性,涂片可找到细菌。

(二)脑室管膜炎

致病菌经血行播散、脉络膜裂隙直接蔓延或经脑脊液逆行感染等均可引起脑室管膜炎。临床多见于诊断治疗不及时的革兰阴性杆菌引起的小婴儿脑膜炎。一旦发生则病情较重,发热持续不退、频繁惊厥、甚至出现呼吸衰竭。临床治疗效果常不满意,脑脊液始终难以转为正常,查体前囟饱满,CT扫描显示脑室扩大。高度怀疑脑室管膜炎时可行侧脑室穿刺,如果穿刺液白细胞数≥$50×10^6$/L,糖含量<1.6 mmol/L,蛋白质含量>0.4 g/L,或细菌学检查阳性,即可确诊。

(三)抗利尿激素异常分泌综合征

如果炎症累及下丘脑或垂体后叶,可引起抗利尿激素不适当分泌,即抗利尿激素异常分泌综合征(SIADH)。SIADH引起低钠血症和血浆渗透压降低,可加重脑水肿,促发惊厥发作并使意识障碍加重。

(四)脑积水

炎性渗出物粘连堵塞脑脊液之狭小通道可引起梗阻性脑积水,颅底及脑表面蛛网膜颗粒受累或静脉窦栓塞可导致脑脊液吸收障碍,引起交通性脑积水。严重脑积水可使患儿头围进行性增大,骨缝分离,前囟扩大而饱满,头皮静脉扩张,叩颅呈破壶音,晚期出现落日眼,神经精神症状逐渐加重。

(五)其他

如颅神经受累可引起耳聋、失明等;脑实质受损可出现继发性癫痫、瘫痪、智力低下等。

六、辅助检查

(一)外周血常规

白细胞总数明显增高,分类以中性粒细胞为主。重症患儿特别是新生儿化脓性脑膜炎,白细胞总数也可减少。

(二)脑脊液检查

1.常规检查

典型化脓性脑膜炎的脑脊液压力增高、外观混浊;白细胞总数明显增多,多在 $1\ 000\times10^6/L$ 以上,分类以中性粒细胞为主;糖含量明显降低,常在 1.1 mmol/L 以下;蛋白质含量增高,多在 1 g/L 以上。脑脊液沉渣涂片找菌是明确化脓性脑膜炎病原的重要方法,将脑脊液离心沉淀后涂片,用革兰染色,检菌阳性率可达 70%～90%。脑脊液涂片是否阳性取决于其细菌含量,细菌数 $<10^3$ cfu/mL 时阳性率仅 25%,若 $>10^5$ cfu/mL 则阳性率可达 95%。脑脊液培养是确定病原菌的可靠方法,在患儿情况许可的情况下,尽可能地于抗生素使用前采集脑脊液标本,以提高培养阳性率。

2.脑脊液特殊检查

(1)特异性细菌抗原测定:利用免疫学方法检查患儿脑脊液中的细菌抗原,有助于快速确定致病菌。如对流免疫电泳法(CIE),可快速确定脑脊液中的流感嗜血杆菌、肺炎链球菌和脑膜炎双球菌等。乳胶凝集试验,可检测 B 组溶血性链球菌、流感嗜血杆菌和脑膜炎双球菌。免疫荧光试验也可用于多种致病菌抗原检测,特异性及敏感性均较高。

(2)脑脊液中乳酸脱氢酶(LDH)、乳酸、C 反应蛋白(CRP)、肿瘤坏死因子(TNF)、免疫球蛋白(Ig)及神经元特异性烯醇化酶(NSE)等测定,虽无特异性,但对于化脓性脑膜炎的诊断和鉴别诊断均有参考价值。

(三)其他检查

(1)血培养:早期未用抗生素的患儿,血培养阳性的可能性大;新生儿化脓性脑膜炎时血培养的阳性率较高。

(2)皮肤瘀点涂片检菌是流行性脑脊髓膜炎重要的病原诊断方法之一。

(3)局部病灶分泌物培养:如咽培养、皮肤脓液或新生儿脐部分泌物培养等,对确定病原均有参考价值。

(4)影像学检查:急性化脓性脑膜炎一般不常规做 CT 扫描,但对于出现异常定位体征、治疗效果不满意、持续发热、头围增大或有显著颅内压增高等情况而疑有并发症的患儿,应尽早进行颅脑 CT 检查。

七、诊断

因为早期诊断及时治疗对化脓性脑膜炎患儿非常重要,所以发热患儿,一旦出现神经系统的异常症状和体征时,应尽快进行脑脊液检查,以明确诊断。有时在疾病早期脑脊液常规检查可无明显异常,此时若高度怀疑化脓性脑膜炎,可在 24 小时后再复查脑脊液。另外经过不规则抗生素治疗的化脓性脑膜炎,其脑脊液改变可以不典型,涂片与细菌培养均可为阴性,此时必须结合病史、症状、体征及治疗过程综合分析判断。

对于化脓性脑膜炎的诊断和致病菌的确认,脑脊液检查是非常重要的。但是对于颅内压增高明显、病情危重的患儿做腰穿应特别慎重。如颅内压增高的患儿必须做腰穿时,应先静脉注射20％甘露醇,待颅内压降低后再行穿刺,以防发生脑疝。

八、鉴别诊断

各种致病微生物如细菌、病毒、真菌等引起的脑膜炎,在临床表现上都有许多相似之处,其鉴别主要靠脑脊液检查(表 5-2)。经过治疗的化脓性脑膜炎患儿或不典型病例,有时与病毒性脑膜炎或结核性脑膜炎容易混淆,应注意鉴别。

表 5-2　神经系统常见感染性疾病的脑脊液改变

	压力 kPa	外观	潘氏试验	白细胞数 (×10⁶/L)	蛋白质 (g/L)	糖 (mmol/L)	氯化物 (mmol/L)	其他
正常	0.69~1.96 新生儿 0.29~0.78	清	—	0~10 小婴儿 0~20	0.2~0.4 新生儿 0.2~1.2	2.8~4.5 婴儿 3.9~5.0	117~127 婴儿 110~122	
化脓性脑膜炎	升高	浑浊	++~+++	数百~数万 多核为主	明显增加	减低	正常或减低	涂片,培养可发现致病菌
结核性脑膜炎	升高,阻塞时降低	不太清磨玻璃样	+~+ ++	数十~数百 淋巴为主	增高,阻塞时明显增高	降低	降低	涂片或培养可见抗酸杆菌
病毒性脑炎脑膜炎	正常或升高	多数清	±~++	正常~数百 淋巴为主	正常或稍增高	正常	正常	病毒分离有时阳性
真菌性脑膜炎	高	不太清	+~+ ++	数十~数百 单核为主	增高	降低	降低	墨汁染色查病原
脑脓肿	常升高	清或不太清	++	正常~数百	正常或稍高	正常	正常	
中毒性脑病	升高	清	−~+	正常	正常或稍高	正常	正常	

(一)病毒性脑膜炎

一般全身感染中毒症状较轻,脑脊液外观清亮,细胞数零至数百个,以淋巴细胞为主,蛋白质含量轻度升高或正常,糖含量正常,细菌学检查阴性。有时在疾病的早期,细胞数可以较高,甚至以中性粒细胞为主,此时应结合糖含量和细菌学检查及临床表现等综合分析。

(二)结核性脑膜炎

该病与经过不规则治疗的化脓性脑膜炎有时容易混淆,但结核性脑膜炎多数起病较缓(婴幼儿可以急性起病),常有结核接触史和肺部等处的结核病灶。脑脊液外观呈毛玻璃状,细胞数多<500×10⁶/L,以淋巴细胞为主,蛋白质较高,糖和氯化物含量降低;涂片无化脓菌可见;静置

12~24 小时可见网状薄膜形成，薄膜涂片检菌可提高阳性率。PCR 技术、结核菌培养等均有利于诊断。另外 PPD 试验和血沉检查有重要参考价值。

(三)新型隐球菌性脑膜炎

起病较慢，以进行性颅内压增高而致剧烈头痛为主要表现，脑脊液改变与结核性脑膜炎相似，脑脊液墨汁染色见到厚荚膜的发亮圆形菌体，培养或乳胶凝集阳性可以确诊。

(四)Mollaret 脑膜炎

病因不明，反复出现类似化脓性脑膜炎的临床表现和脑脊液改变，但脑脊液病原学检查均为阴性，可找到 Mollaret 细胞，用肾上腺皮质激素治疗有效，应注意与复发性化脓性脑膜炎鉴别。

九、治疗

(一)抗生素治疗

1.用药原则

对于化脓性脑膜炎患儿应尽早使用抗生素治疗；以静脉用药为主；力争选药准确，而且所选药物应对血-脑屏障有良好的通透性，联合用药时还应注意药物之间的相互作用；用药量要足，疗程要适当；注意药物毒副作用。

2.药物选择

(1)病原菌未明时：以往多选用氨苄西林或氯霉素，或氨苄西林与青霉素合用。氨苄西林每天100～200 mg/kg，分次静脉注射；氯霉素每天 60～100 mg/kg，分次静脉点滴。有的病原菌对青霉素类耐药，氯霉素不良反应较大，而第三代头孢菌素抗菌谱广，疗效好，因此目前主张选用对血-脑屏障通透性较好的第三代头孢菌素，如头孢曲松钠或头孢噻肟钠。头孢噻肟钠每天200 mg/kg，分次静脉点滴；头孢曲松钠半衰期较长，每天 100 mg/kg。近年来肺炎链球菌、大肠埃希菌引起的脑膜炎，耐药病例逐渐增多，应予注意。

(2)病原菌明确后：应参照细菌药物敏感试验结果选用抗生素。①流感嗜血杆菌脑膜炎：如对氨苄西林敏感可继续应用，如不敏感或有并发症可改用第二、三代头孢菌素。②肺炎链球菌脑膜炎：对青霉素敏感者可继续应用大剂量青霉素，青霉素耐药者可选用头孢曲松钠、头孢噻肟钠、氯霉素、万古霉素等。③脑膜炎双球菌脑膜炎：首选青霉素，耐药者可给予第三代头孢菌素治疗。④大肠埃希菌脑膜炎：对氨苄西林敏感者可继续应用，耐药者可换用头孢呋辛、头孢曲松或加用氨基糖苷类抗生素。必要时可给予美罗培南等药物治疗。

其他病原菌引起的化脓性脑膜炎，抗生素的选用可参考表 5-3。但各类抗生素，特别是氨基糖试类抗生素应根据国家有关规定选用。

表 5-3　治疗化脓性脑膜炎的抗生素选择

致病菌	抗生素选择
流感嗜血杆菌	氨苄西林、头孢呋辛、头孢曲松、氯霉素
肺炎链球菌	苄星青霉素、头孢噻肟、头孢曲松、美罗培南、万古霉素
脑膜炎双球菌	苄星青霉素、磺胺嘧啶、氯霉素、头孢呋辛、头孢曲松
大肠埃希菌	头孢呋辛、头孢曲松、阿米卡星、美罗培南
金黄色葡萄球菌	萘夫西林(nafcillin)、氨基糖苷类、头孢噻肟头孢呋辛、万古霉素、利福平

3.疗程

与病原种类、治疗早晚、是否有并发症及机体的抵抗力等因素有关。一般认为流感嗜血杆菌脑膜炎和肺炎链球菌脑膜炎治疗不少于 2 周,脑膜炎双球菌脑膜炎疗程 7～10 天,而大肠埃希菌和金黄色葡萄球菌脑膜炎疗程应达 3～4 周以上。因为化脓性脑膜炎是一种严重的中枢神经系统感染,其预后与治疗密切相关,尽管国外有人主张治疗顺利的化脓性脑膜炎疗程 10～12 天,但国内仍要求严格掌握停药指征,即症状消失、热退 1 周以上,脑脊液完全恢复正常后方可停药。对于无并发症的流感嗜血杆菌、肺炎链球菌和脑膜炎双球菌引起的脑膜炎,一般不需反复复查脑脊液,仅需在临床症状消失、接近完成疗程时复查一次,若已正常即可在疗程结束后停药;否则需继续治疗。若治疗不顺利,特别是新生儿革兰阴性杆菌脑膜炎,遇有治疗后症状无好转,或好转后又恶化者,应及时复查脑脊液,并进行必要的影像学检查,以指导下一步的治疗。近年来鞘内注射抗生素的疗法在临床上应用得越来越少,只有遇难治性病例时方可考虑,但一定要注意药物剂量和操作方法。

(二)肾上腺皮质激素

可以降低多种炎症递质如 PGE$_2$、TNF、IL-1 的浓度,减少因抗生素快速杀菌所产生的内毒素;降低血管通透性,减轻脑水肿,降低颅内压;减轻颅内炎症粘连,减少脑积水和颅神经麻痹等后遗症;减轻中毒症状,有利于退热。因此对于化脓性脑膜炎患儿常给予激素治疗。通常用地塞米松每天 0.2～0.6 mg/kg,分次静脉注射,连用 3～5 天。

(三)对症和支持疗法

(1)对急性期患儿应严密观察病情变化,如各项生命体征及意识、瞳孔的改变等,以便及时给予相应的处理。

(2)及时处理颅内高压、高热、惊厥和感染性休克有颅内高压者,应及时给予脱水药物,一般用 20％甘露醇每次 0.5～1.0 g/kg,4～6 小时 1 次。对于颅内压增高严重者,可加大剂量(每次不超过 2 g/kg)或加用利尿药物,以防脑疝的发生。高热时给予物理降温或药物降温。有惊厥者及时给予抗惊药物如地西泮、苯巴比妥等。流行性脑脊髓膜炎较易发生感染性休克,一旦出现,应积极给予扩容、纠酸、血管活性药物等治疗。

(3)支持疗法要注意热量和液体的供应,维持水电解质平衡。对于新生儿或免疫功能低下的患儿,可少量输注新鲜血液或静脉输注丙种球蛋白等。

(四)并发症的治疗

1.硬膜下积液

少量液体不需要处理,积液较多时特别是已引起颅内压增高或局部刺激症状时,应进行穿刺放液。开始每天或隔天 1 次,每次一侧不超过 20 mL,两侧不超过 50 mL。放液时应任其自然流出,不能抽吸。1～2 周后酌情延长穿刺间隔时间。若穿刺达 10 次左右积液仍不见减少,可暂停穿刺并继续观察,一旦出现症状再行穿刺,这些患儿有时需数个月方可治愈。有硬膜下积脓时可予局部冲洗并注入适当抗生素。

2.脑室管膜炎

除全身抗生素治疗外,可做侧脑室穿刺引流,减低脑室内压,并注入抗生素。注入抗生素时一定要严格掌握剂量,如庆大霉素每次 1 000～3 000 U,阿米卡星每次 5～20 mg,青霉素每次 5 000～10 000 U,氨苄西林每次 50～100 mg 等。

3.脑性低钠血症

应适当限制液体入量,酌情补充钠盐。

4.脑积水

一旦发生应密切观察,随时准备手术治疗。

十、预防

应以普及卫生知识,改善人类生活环境,提高人体免疫力为主。①要重视呼吸道感染的预防,因为化脓性脑膜炎多数由上呼吸道感染发展而来,因此对婴幼儿的上呼吸道感染必须予以重视。平时让小儿多做户外锻炼,增强体质;在上呼吸道感染和化脓性脑膜炎的好发季节,注意易感小儿的保护,如衣着适宜,避免相互接触传染等。②预防注射:国内已有流脑菌苗用于易感人群。③药物预防:对于流脑密切接触者,可给予适当的药物预防。

（刘世会）

第五节　小儿惊厥

惊厥是小儿时期常见的症状,小儿惊厥的发生率是成人的 10～15 倍,是儿科重要的急症。其发生是由于大脑神经元的异常放电引起。临床上多表现为突然意识丧失,全身骨骼肌群阵挛性或强直性或局限性抽搐,一般经数秒至数分钟后缓解,若惊厥时间超过 30 分钟或频繁惊厥中间无清醒者,称之为惊厥持续状态。50% 惊厥持续状态发生于 3 岁以内,特别在第一年内最常见。惊厥性癫痫持续所致的惊厥性脑损伤与癫痫发生为 4%～40%。

一、病因

(一)有热惊厥(感染性惊厥)

感染性惊厥多数伴有发热,但严重感染以及某些寄生虫脑病可以不伴发热。感染性病因又分为颅内感染与颅外感染。

1.颅内感染

各种病原如细菌、病毒、隐球菌、原虫和寄生虫等所致的脑膜炎、脑炎。惊厥反复发作,年龄越小,越易发生惊厥。常有发热与感染伴随症状、颅内压增高或脑实质受损症状。细菌性脑膜炎、病毒性脑膜炎及病毒性脑炎常急性起病;结核性脑膜炎多亚急性起病,但婴幼儿时期可急性起病,进展迅速,颅神经常常受累;隐球菌脑膜炎慢性起病,头痛明显并逐渐加重;脑寄生虫病特别是脑囊虫病往往以反复惊厥为主要表现。体格检查可发现脑膜刺激征及锥体束征阳性。脑脊液及脑电图等检查异常帮助诊断,特别是脑脊液检查、病原学检测、免疫学及分子生物学检查帮助明确可能的病原。

2.颅外感染

(1)热性惊厥:为小儿惊厥最常见的原因,其发生率 4%～8%。热性惊厥是指婴幼儿时期发热38 ℃以上的惊厥,而无中枢神经系统感染、水及电解质紊乱等异常病因所致者。目前仍使用1983 年全国小儿神经病学专题讨论会诊断标准(自贡会议):好发年龄为 4 个月～3 岁,复发年龄不超过 5～6 岁;惊厥发作在体温骤升 24 小时内,发作次数为 1 次;表现为全身性抽搐,持续时间在 10～15 分钟内;可伴有呼吸道或消化道等急性感染,热性惊厥也可发生在预防接种后。神经系统无异常体征,脑脊液检查无异常,脑电图 2 周内恢复正常,精神运动发育史正常,多有家族病史。以上典型发作又称之为单纯性热性惊厥。部分高热惊厥临床呈不典型发作表现,称之为复杂性高热惊厥:24 小时内反复多次发作;发作惊厥持续时间超过 15 分钟以上;发作呈局限性,或左右明显不对称。清醒后可能有神经系统异常体征。惊厥停止7～10 天后脑电图明显异常。某一患儿具有复杂性高热惊厥发作的次数越多,今后转为无热惊厥及癫痫的危险性愈大。

自贡会议明确指出凡发生以下疾病中的发热惊厥均不要诊断为高热惊厥:①中枢神经系统感染;②中枢神经系统疾病(颅脑外伤、出血、占位性病变、脑水肿和癫痫发作);③严重的全身性代谢紊乱,如缺氧、水和电解质紊乱、内分泌紊乱、低血糖、低血钙、低血镁、维生素缺乏及中毒等;④明显的遗传性疾病、出生缺陷、神经皮肤综合征(如结节性硬化)、先天性代谢异常(如苯丙酮尿症)及神经结节苷脂病;⑤新生儿期惊厥。

(2)中毒性脑病:颅外感染所致中毒性脑病常见于重症肺炎、中毒性菌痢以及败血症等急性感染过程中出现类似脑炎的表现,但并非病原体直接侵入脑组织。惊厥的发生为脑缺氧、缺血、水肿或细菌毒素直接作用等多因素所致。这种惊厥的特点是能找到原发病症,且发生在原发病的极期,惊厥发生次数多,持续时间长,常有意识障碍,脑脊液检查基本正常。

(二)无热惊厥(非感染性惊厥)

1.颅内疾病

小儿时期原发性癫痫最为多见。其他还有颅内出血(产伤、窒息、外伤或维生素缺乏史),颅脑损伤(外伤史),脑血管畸形,颅内肿瘤,脑发育异常(脑积水、颅脑畸形),神经皮肤综合征,脑炎后遗症及脑水肿等。

2.颅外疾病

(1)代谢异常:如低血钙、低血糖、低血镁、低血钠、高血钠、维生素 B_1 和维生素 B_6 缺乏症,均是引起代谢紊乱的病因并有原发疾病表现。

(2)遗传代谢疾病:如苯丙酮尿症、半乳糖血症、肝豆状核变性以及黏多糖病等,较为少见。多有不同疾病的临床特征。

(3)中毒性因素:如药物中毒(中枢兴奋药、氨茶碱、抗组胺类药物、山道年、异烟肼、阿司匹林、安乃近及氯丙嗪)、植物中毒(发芽马铃薯、白果、核仁、蓖麻子及地瓜子等)、农药中毒(有机磷农药如 1605、1509、敌敌畏、敌百虫、乐果、666 及 DDT 等)、杀鼠药及有害气体中毒等。接触毒物史及血液毒物鉴定可明确诊断。

(4)其他:全身性疾病如高血压脑病、阿-斯综合征和尿毒症等,抗癫痫药物撤退,预防接种如百白破三联疫苗等均可发生惊厥。

二、临床表现

小儿惊厥多表现为全身性发作,患儿意识丧失,全身骨骼肌不自主、持续地强直收缩,或有节律的阵挛性收缩;也可表现为部分性发作,神志清楚或意识丧失,局限于单个肢体、单侧肢体半身性惊厥,有时半身性惊厥后产生暂时性肢体瘫痪,称为 Todd 麻痹。小婴儿,特别是新生儿惊厥表现不典型,可表现为阵发性眨眼、眼球转动、斜视、凝视或上翻、面肌抽动似咀嚼、吸吮动作,口角抽动,也可以表现为阵发性面部发红、发绀或呼吸暂停而无明显的抽搐。

三、诊断

惊厥是一个症状,通过仔细的病史资料、全面的体格检查以及必要的实验室检查,以尽快明确惊厥的病因是感染性或非感染性,原发病在颅内还是在颅外。

(一)病史

有无发热及感染伴随症状,了解惊厥的特点,惊厥发作是全身性还是局限性、惊厥持续时间、有否意识障碍以及大小便失禁,有否误服毒物或药物史。出生时有否窒息抢救史或新生儿期疾病史。既往有否类似发作史。家族中有否惊厥患者。联系发病年龄及发病季节综合考虑。①新生儿时期惊厥发作常见于缺氧缺血性脑病、颅内出血、颅脑畸形、低血糖、低血钙、低血镁、低血钠、高血钠、化脓性脑膜炎、破伤风以及高胆红素血症等;②婴儿时期惊厥常见于低血钙、化脓性脑膜炎、热性惊厥(4个月后)、中毒性脑病、低血糖及头部跌伤等;③幼儿及年长儿惊厥常见于癫痫、颅内感染、中毒性脑病及头部外伤等。

(二)体格检查

惊厥发生时注意生命体征 T、R、HR、BP、意识状态以及神经系统异常体征、头围测量。检查有否颅内压增高征(前囟是否紧张与饱满,颅缝是否增宽)、脑膜刺激征和阳性神经征,以及全身详细的体格检查,如皮肤有无瘀点、瘀斑,肝、脾是否肿大;有否牛奶咖啡斑、皮肤脱失斑或面部血管瘤;有否毛发或头部畸形;并观察患儿发育进程是否迟缓以帮助明确病因。

(三)实验室检查

(1)血、尿、粪三大常规,有助于中毒性菌痢及尿路感染等感染性疾病诊断。

(2)血生化检查,如钙、磷、钠、钾、肝、肾功能帮助了解有否代谢异常,所有惊厥病例均检查血糖,了解有否低血糖。

(3)选择血、尿、粪及脑脊液等标本培养明确感染病原。

(4)毒物及抗癫痫药物浓度测定。

(5)疑颅内病变,选择腰椎穿刺、眼底检查、头颅 B 超及脑电图等检查。神经影像学检查的指征为局灶性发作、异常神经系统体征以及怀疑颅内病变时;疑外伤颅内出血时,首选头颅 CT;疑颅内肿瘤、颞叶病变、脑干及小脑病变和陈旧性出血时,首选 MRI。

四、治疗

(一)一般治疗

保持气道通畅,及时清除咽喉部分泌物;头部偏向一侧,避免呕吐物及分泌物吸入呼吸道;吸氧以减少缺氧性脑损伤发生;退热,应用物理降温或药物降温;保持安静,避免过多的刺激。要注意安全,以免外伤。

(二)止痉药物

首选静脉或肌内注射途径。

1.地西泮

地西泮为惊厥首选用药,1～3 分钟起效,每次 0.2～0.5 mg/kg(最大剂量 10 mg),静脉推注,注入速度为1.0～1.5 mg/min,作用时间 5～15 分钟,必要时每 15～30 分钟可重复使用 2～3 次。过量可致呼吸抑制及低血压;勿肌内注射,因吸收慢,难以迅速止惊。

2.劳拉西泮

劳拉西泮与蛋白结合含量仅为安定的 1/6,入脑量随之增大,止惊作用显著加强。因外周组织摄取少,2～3 分钟起效,止惊作用可维持 12～24 小时。首量 0.05～0.10 mg/kg,静脉注射,注速 1 mg/min(每次极量 4 mg),必要时可 15 分钟后重复一次。降低血压及抑制呼吸的不良反应比地西泮小而轻,为惊厥持续状态首选药。国内尚未广泛临床应用。

3.氯硝西泮

亦为惊厥持续状态首选用药,起效快,作用比地西泮强 5～10 倍,维持时间长达 24～48 小时。剂量为每次 0.03～0.10 mg/kg,每次极量 10 mg,用原液或生理盐水稀释静脉推注,也可肌内注射。12～24 小时可重复。呼吸抑制发生较少,但有支气管分泌物增多和血压下降等不良反应。

4.苯巴比妥

脂溶性低,半衰期长,起效慢,静脉注射 15～20 分钟开始见效,作用时间 24～72 小时。多在地西泮用药后,首次剂量 10 mg/kg,若首选止惊用药时,应尽快饱和用药,即首次剂量 15～20 mg/kg,在 12 小时后给维持量每天 4～5 mg/kg,静脉(注速为每分钟 0.5～1.0 mg/kg)或肌内注射。较易出现呼吸抑制和心血管系统异常,尤其是在合用地西泮时。新生儿惊厥常常首选苯巴比妥,起效较快,疗效可靠,不良反应也较少。

5.苯妥英钠

苯妥英钠为惊厥持续状态的常见药,可单用,或一开始就与地西泮合用,或作为地西泮奏效后的维持用药,或继用于地西泮无效后,效果均好。宜用于部分性发作惊厥持续状态或脑外伤惊厥持续状态。对婴儿安全性也较大。负荷量 15～20 mg/kg(注速每分钟 0.5～1.0 mg/kg),10～30 分钟起效,2～3 小时后方能止惊,必要时,2～3 小时后可重复一次,作用维持 12～24 小时,12 小时后给维持量每天 5 mg/kg,静脉注射,应密切注意心率、心律及血压,最好用药同时进行心电监护。磷苯妥英钠为新的水溶性苯妥英钠药物,在体内转化成苯妥英钠,两药剂量可换算(1.5 mg 磷苯妥英钠＝1 mg 苯妥英钠),血压及心血管不良反应相近,但局部注射的反应如静脉炎和软组织损伤在应用磷苯妥英钠时较少见。

6.丙戊酸

目前常用为丙戊酸钠。对各种惊厥发作均有效,脂溶性高,迅速入脑,首剂 10～15 mg/kg,静脉推注,以后每小时 0.6～1.0 mg/kg 滴注,可维持 24 小时,注意肝功能随访。

7.灌肠药物

当静脉用药及肌内注射无效或无条件注射时选用直肠保留灌肠:5％副醛每次 0.3～0.4 mL/kg;10％水合氯醛每次 0.3～0.6 mL/kg;其他脂溶性药物如地西泮和氯硝西泮、丙戊酸钠糖均可使用。

8.严重惊厥不止者考虑其他药物或全身麻醉药物

(1)咪达唑仑静脉注射每次 0.05～0.20 mg/kg,1.5～5.0 分钟起效,作用持续 2～6 小时,不良反应同安定。

(2)硫喷妥钠每次 10～20 mg/kg,配制成 1.25％～2.50％溶液,先按 5 mg/kg 静脉缓注、余者静脉滴速为 2 mg/min,惊厥控制后递减滴速,应用时需严密监测呼吸、脉搏、瞳孔、意识水平及血压等生命体征。

(3)异丙酚负荷量为 3 mg/kg,维持量为每分钟 100 μg/kg,近年来治疗难治性惊厥获得成功。

(4)对难治性惊厥持续状态,还可持续静脉滴注苯巴比妥 $0.5\sim3.0$ mg/(kg·h),或地西泮 2 mg/(kg·h),或咪达唑仑,开始 0.15 mg/kg,然后 $0.5\sim1.0$ μg/(kg·min)。

(三)惊厥持续状态的处理

惊厥持续状态的预后不仅取决于不同的病因、年龄及惊厥状态本身的过程,还取决于可能出现的危及生命的病理生理改变,故治疗除有效选择抗惊厥药物治疗外,还强调综合性治疗措施:①20%甘露醇每次 $0.5\sim1.0$ g/kg 静脉推注,每 $4\sim6$ 小时 1 次;或复方甘油 $10\sim15$ mL/kg 静脉滴注,每天 2 次,纠正脑水肿。②25%葡萄糖 $1\sim2$ g/kg,静脉推注或 10%葡萄糖静脉注射,纠正低血糖,保证氧和葡萄糖的充分供应,是治疗惊厥持续状态成功的基础。③5% $NaHCO_3$ 5 mL/kg,纠正酸中毒。④防止多系统损害:如心肌损害、肾衰竭、急性肺水肿及肺部感染。⑤常规给予抗癫痫药物治疗 2 年以上。

(四)病因治疗

尽快找出病因,采取相应的治疗。积极治疗颅内感染;纠正代谢失常;对复杂性热性惊厥可预防性用药,每天口服苯巴比妥 3 mg/kg,或口服丙戊酸钠每天 $20\sim40$ mg/kg,疗程数月至 $1\sim2$ 年,以免复发;对于癫痫患者强调规范用药。

(刘世会)

第六节 脑 性 瘫 痪

脑性瘫痪是指出生前到出生后一个月内各种原因所致的非进行性脑损伤。症状在婴儿期内出现,一般可由产前、产时和生后病因引起,而其中以窒息、胆红素脑病及低出生体重为三大高危因素。本病主要表现为中枢运动障碍及姿势异常,并伴智力低下、癫痫、行为异常或感知觉障碍。

一、病因

(一)引起脑性瘫痪的各类原因

病因很多,既可发生于出生前,如各种原因所致的胚胎期脑发育异常等;也可发生在出生时,如新生儿窒息、产伤等;还可发生于出生后,如某些心肺功能异常疾病(先天性心脏病、呼吸窘迫症等)引起的脑损伤。

(二)引起脑性瘫痪的具体原因

目前归纳起来主要有下列原因:新生儿窒息、黄疸、早产、妊娠早期用药、新生儿痉挛、低体重、急产、母体中毒、阴道流血、颅内出血、产程过长、前置胎盘、母患精神病、妊娠中毒症、吸入性肺炎、双胎、巨大儿、妊娠反应重、脐带绕颈、胎头吸引、臀位、横位、硬肿症等,其发病率为 $2‰\sim3‰$。

二、诊断

患者具有下列四项可诊断为本病。

(1)有自主运动功能障碍,可表现为痉挛性瘫痪,肌张力增高,腱反射亢进,踝阵挛和巴宾斯基征阳性,足部马蹄状内翻,足尖着地。托起患儿时双下肢可呈剪刀状交叉。或表现为手足徐动、共济失调、肌张力低下、四肢震颤。

（2）生后或幼儿时期发病,病变稳定,非进行性。

（3）可伴智力低下、视觉障碍、听力障碍、癫痫、语言障碍、精神行为异常。

（4）排除进行性疾病所致的中枢性瘫痪,如遗传代谢性疾病,变性疾病、肿瘤、肌营养不良等。

三、鉴别诊断

（一）痉挛型瘫痪

应与其他神经系统进行性疾病所致的中枢性瘫痪鉴别,如脑白质不良、大脑半球及脊髓肿瘤所致的瘫痪等。

（二）肌张力低下型

应与婴儿型脊髓性肌萎缩相鉴别。

（三）共济失调型

应与慢性进展的小脑退行性变性鉴别。

四、治疗

（一）一般治疗

保证营养供给,给予高热量、高蛋白及富有维生素、易消化的食物。对行动不便的患儿的生活和饮食要进行管理,防止营养不良及压疮(褥疮)的发生。加强心理治疗,积极鼓励患儿,配合锻炼和治疗,防止自卑心理。

（二）药物治疗

常用的药物有脑神经营养药、肌肉松弛剂等。药物治疗只有在必要时才使用,它不能替代功能性训练。

1.巴氯芬

巴氯芬属于一种抗痉挛药,对于全身多处痉挛的患儿,可采用口服该药治疗。

2.A 型肉毒毒素(BTX-A)

一般在注射后几天显效,可维持 3～8 个月,此时应及时开展个体化的综合性治疗,如功能性肌力训练、软组织牵拉、佩戴支具等,充分利用肌张力降低带来的康复机遇。注射后4～6 个月痉挛会再度升高,但无论从痉挛程度还是运动能力均不会回到注射前水平,必要时可再次注射。

（三）其他治疗

1.物理治疗

物理治疗主要通过制定治疗性训练方案来实施,常用的技术包括软组织牵拉、抗异常模式的体位性治疗、调整肌张力技术、功能性运动强化训练、肌力和耐力训练、平衡和协调控制、物理因子辅助治疗等。

2.心理行为治疗

脑性瘫痪患儿常见的心理行为问题有自闭、多动等。健康愉悦的家庭环境、增加与同龄儿交往以及尽早进行心理行为干预是防治的关键。

五、预后

脑性瘫痪早期发现,早期治疗,容易取得较好疗效。

（刘世会）

第七节 吉兰-巴雷综合征

吉兰-巴雷综合征又称急性感染性多发性神经根神经炎,是一种周围神经系统疾病。当小儿麻痹症在我国被消灭以后,它已成为引起儿童弛缓性麻痹的主要疾病之一;主要以肢体对称性、弛缓性麻痹为主;侵犯颅神经、脊神经,以运动神经受累为主。重症患儿累及呼吸肌。本病为急性发病,有自限性,预后良好。本病病因尚未阐明,疑本病与病毒或感染有关。目前认为本病是一种器官特异性的自身免疫性疾病。

一、病因

本病发病率每年为$(1～4)/10$万。可发生于任何年龄,但以儿童和青年为主。男性和女性均可发病,男性略多于女性。发病无季节性差异,但国内北方地区以夏秋季节多发。尽管吉兰-巴雷综合征发病机制仍未完全阐明,但免疫学致病机制近年来被推崇和广泛接受。研究结果表明中国北方儿童吉兰-巴雷综合征发病与空肠弯曲菌感染及卫生状况不良有关。事实上,50%以上的吉兰-巴雷综合征患者伴有前驱感染史,如呼吸道病毒、传染性单核细胞增多症病毒、巨细胞病毒、流感病毒,特别是空肠弯曲菌引起的肠道感染。这些感染源与人体周围神经的某些部分很相似,引起交叉反应。

二、临床表现

据国内统计,55%患儿于神经系统症状出现前$1～2$周有前驱感染史如上呼吸道感染、风疹、腮腺炎或腹泻等,前驱病恢复后,患儿无自觉症状,或仅感疲倦。常见发病诱因为淋雨、涉水、外伤等。

绝大多数病例急性起病,体温正常,$1～2$周神经系统病情发展至高峰,持续数天,多在病程$2～4$周开始恢复;个别患儿起病缓慢,经$3～4$周病情发展至高峰。

(一)运动障碍

进行性肌无力是突出症状。多数患儿首发症状是双下肢无力,然后呈上行性麻痹进展;少数患儿呈下行性麻痹。可以由颅神经麻痹开始,然后波及上肢及下肢。患儿肢体可以从不完全麻痹逐渐发展为完全性麻痹,表现不能坐、翻身,颈部无力,手足下垂。麻痹呈对称性(双侧肌力差异不超过一级),肢体麻痹一般远端重于近端,少数病例可表现近端重于远端。受累部位可见肌萎缩,手足肌肉尤其明显。腱反射减弱或消失。

(二)颅神经麻痹

病情严重者常有颅神经麻痹,常为几对颅神经同时受累,也可见单一颅神经麻痹,如常有第Ⅸ、Ⅹ、Ⅺ、Ⅻ等颅神经受累;患儿表现声音小,吞咽困难或进食时呛咳,无表情;少数重症患儿,全部运动颅神经均可受累;偶见视盘水肿,其发生机制尚不清楚。

(三)呼吸肌麻痹

病情严重者常有呼吸肌麻痹。为了有助临床判断呼吸肌受累程度,根据临床症状及体征,参考胸部X线透视结果综合判断,拟定呼吸肌麻痹分度标准。①Ⅰ度呼吸肌麻痹:声音较小,咳嗽力较弱,无呼吸困难,下部肋间肌或(和)膈肌运动减弱,未见矛盾呼吸。X线透视肋间肌或(和)肌运动减弱。②Ⅱ度呼吸肌麻痹:声音小,咳嗽力弱,有呼吸困难,除膈肌或肋间肌运动减弱外,稍深吸气时上腹部不鼓起,反见下陷,出现腹膈矛盾呼吸。X线透视下膈肌或(和)肋间肌运动明显减弱。③Ⅲ度呼吸肌麻痹:声音小,咳嗽力明显减弱或消失,有重度呼吸困难,除有膈肌或(和)肋间肌运动减弱外,平静呼吸时呈腹膈矛盾呼吸或胸式矛盾呼吸。X线透视膈肌或(和)肋间肌运动明显减弱,深吸气时膈肌下降小于一个肋间,平静呼吸时膈肌下降小于 1/3 个肋间,甚至不动。

(四)自主神经障碍

患者常有出汗过多或过少,肢体发凉,阵发性脸红,心率增快。严重病例可有心律失常,期前收缩,血压升高及不稳,可突然降低或上升,有时上升与下降交替出现,病情好转时,心血管障碍亦减轻。患者还可出现膀胱和肠道功能障碍,表现为一过性尿潴留或失禁,常有便秘或腹泻。

(五)感觉障碍

感觉障碍不如运动障碍明显,而且一般只在发病初期出现。主要为主观感觉障碍,如痛、麻、痒及其他感觉异常等,这些感觉障碍维持时间比较短,常为一过性。对年长儿进行感觉神经检查,可能有手套样、袜套样或根性感觉障碍。不少患者在神经干的部位有明显压痛。多数患者于抬腿时疼痛。

三、实验室检查

(一)脑脊液

脑脊液压力大多正常。多数患者的脑脊液显示蛋白细胞分离现象,即蛋白虽增高而细胞数正常,病程 2~3 周达高峰,为本病特征之一。有时患者脑脊液蛋白含量高达 20 g/dL,此时可引起颅内压增高和视盘水肿。这可能是蛋白含量过高增加了脑脊液的黏稠度,导致再吸收障碍所致。

(二)血液

大多数患者的血液中能够检测出针对髓鞘的正常成分如 GM-1 等神经节苷脂、P_2 蛋白和髓鞘相关糖蛋白等的自身抗体。抗体可出现 IgG、IgM 和 IgA 等不同亚型,亦可出现抗心磷脂抗体。患者的周围血中存在致敏的淋巴细胞,在体外可以破坏髓鞘。

(三)肌电图检查

神经传导速度和肌电图的检查在吉兰-巴雷综合征的诊断中很有价值,可显示神经元受损。一般认为神经传导速度减慢与髓鞘受损有关,复合肌肉动作电位的波幅降低与轴索损害有关。患者肌电图提示神经传导速度减慢为主,而波幅降低相对不太明显,这与本病的病理特征周围神经髓鞘破坏有关。此外,本病肌电图可示 F 波的潜伏期延长或消失,F 波的改变常提示周围神经近端或神经根受损。

四、诊断

典型病例不难做出诊断。由于本病无特异性诊断方法,对于临床表现不典型病例,诊断比较困难,通常是依靠临床症状及实验室检查,排除其他神经系统疾病的可能性后才能确定诊断。以下几点可作为诊断的参考:①急性发病,不发热,可见上行性、对称性、弛缓性麻痹。少数为下行性麻痹,腱反射减低或消失。②四肢有麻木或酸痛等异常感觉或呈手套样、袜套样感觉障碍,但一般远较运动障碍为轻。③可伴有运动性颅神经障碍,常见面神经、舌咽神经、迷走神经受累。病情严重者常有呼吸肌麻痹。④脑脊液可有蛋白、细胞分离现象。肌电图的检查可显示神经元受损或(和)神经传导速度减慢,复合肌肉动作电位的波幅降低。

五、鉴别诊断

(一)脊髓灰质炎

本病麻痹型中以脊髓型最多见,因脊髓前角细胞受损的部位及范围不同,病情轻重不等。本病多见未曾服用脊髓灰质炎疫苗的小儿。多先有发热,2～3天热退后出现肢体和(或)躯干肌张力减低,肢体和(或)腹肌不对称弛缓性麻痹,腱反射减弱或消失,无感觉障碍。重者可伴有呼吸肌麻痹,如治疗不当,可导致死亡。发病早期脑脊液多有细胞数增加,蛋白多正常,称细胞蛋白分离现象。肌电图示神经源损害。脊髓灰质炎的确诊,是依据粪便的脊灰病毒分离阳性。患者脑脊液或血液中查有脊髓灰质炎特异性 IgM 抗体(1 月内未服脊髓灰质炎疫苗),恢复期血清中抗体滴度比急性期增高 4 倍或 4 倍以上,均有助诊断。

(二)急性脊髓炎

起病较神经根炎缓慢,病程持续时间较长。发病早期常见发热,伴背部及腿部疼痛,很快出现脊髓休克期,表现急性弛缓性麻痹。脊髓休克解除后,出现上运动神经元性瘫痪,肌张力增高,腱反射亢进及其他病理反射。常有明显的感觉障碍平面及括约肌功能障碍,脑脊液显示炎症性改变。因脊髓肿胀脊髓磁共振(MRI)检查有助诊断。

(三)脊髓肿瘤

先为一侧间歇性神经根性疼痛,以后逐渐发展为两侧持续性疼痛。由于脊髓压迫,引起运动、感觉障碍,严重者出现脊髓横断综合征。大多数患者病情进展缓慢。腰膨大以上受累时,表现为下肢的上神经源性瘫痪及病变水平以下感觉障碍,常有括约肌障碍如便秘、排尿困难、尿失禁。脑脊液变黄色,蛋白量增高,脊髓 MRI 检查可助诊断。必要时手术探查,依据病理结果方可确诊。

(四)低血钾性周期性麻痹

近年来有些地区散发低血钾性麻痹,表现为软弱无力,肢体可有弛缓性麻痹,以近端为重,严重者累及全身肌肉,甚至影响呼吸肌,发生呼吸困难。腱反射减弱。无感觉障碍。病程短,发作在数小时或 1～4 天即可自行消失。脑脊液正常,血钾＜3.5 mmol/L,心律失常,心音低钝,心电图出现 U 波和 ST-T 的改变。用钾治疗后症状很快恢复。

(五)癔症性瘫痪

情绪因素影响肢体瘫痪,进展快,腱反射存在,无颅神经和呼吸肌的麻痹,无肌萎缩,用暗示疗法即很快恢复。

六、治疗

吉兰-巴雷综合征患者的强化监护、精心护理和并发症的预防是治疗的重点。由于本病的临床和病理过程多属可逆性及自限性,所以在急性期,特别是在呼吸肌麻痹时,应积极进行抢救,采用综合的治疗措施,使患者度过危险期。

(一)一般性治疗

由于患者瘫痪很长时间,容易产生并发症,如坠积性肺炎、脓毒血症、压疮和血栓性静脉炎等。这时耐心细致地护理是降低病死率、减少并发症的关键。特别要保持呼吸道通畅,防止发生窒息。注意室内温度、湿度,可采用雾化气体吸入、拍击患者的背部、体位引流等;勤翻身,防止压疮;注意保持瘫痪肢体的功能位置,防止足下垂等变形;严格执行消毒隔离制度,尤其在气管切开术后要做好无菌操作的处理,防止交叉感染。由于吉兰-巴雷综合征患者发生自主神经系统并发症比较多,可引起心律失常,应给予持续心电监护。发现异常予以纠正,但室性心动过速很常见,通常不需要治疗。

(二)静脉大剂量丙种球蛋白的治疗

用静脉大剂量注射丙种球蛋白治疗本病,目前已被临床广泛使用,已证明其可缩短病程,并可抑制急性期患者病情进展。其用法为 400 mg/kg,连续使用 5 天。一般自慢速开始每小时40 mL,后可增加到 100 mL。

(三)血浆置换

分别接受血浆置换或静脉大剂量丙种球蛋白,结果两者疗效相似,血浆置换越早进行越好,可缩短病程,但并不能降低死亡率。治疗的机制可能是清除患者血浆中的髓鞘毒性抗体、致病的炎性因子、抗原抗体免疫复合物等,减轻神经髓鞘的中毒作用,促进髓鞘的修复和再生。因为这种治疗方法要求的条件较高,难度较大,有创伤,所以在我国没有被广泛地采用。

(四)糖皮质激素治疗

国内外学者对它是否用于吉兰-巴雷综合征患者仍存在两种不同的观点。从理论上讲应用糖皮质激素合理。但因为吉兰-巴雷综合征是一个自限性疾病,常难肯定其确切疗效;治疗剂量是氢化可的松每天 5~10 mg/kg,或地塞米松 0.2~0.4 mg/kg,连续使用 1~2 周,后可改用口服泼尼松 2~3 周内逐步减停;也可采用大剂量甲泼尼龙 20 mg/kg,连续使用 3 天后,可改用泼尼松口服。

(五)呼吸肌麻痹治疗

对有明显呼吸肌麻痹的患者,保持呼吸道通畅,正确掌握气管切开的适应证,及时使用人工呼吸器,是降低病死率的重要措施与关键。首先判断有无呼吸肌麻痹及麻痹的严重程度尤为重要,因呼吸肌麻痹最终可导致呼吸衰竭,易合并肺内感染、肺不张、痰堵窒息而影响预后。对呼吸肌轻度麻痹、尚能满足生理通气量的患者,在吸气末用双手紧压胸部,刺激患儿咳嗽,促进痰液排出。应注意保持病室空气湿润,对于稠痰不易咳出者可给予雾化吸入及体位引流。

呼吸肌麻痹的急救措施如下:①气管切开。②用呼吸机辅助呼吸。

指征包括Ⅲ度呼吸肌麻痹;呼吸肌麻痹Ⅱ度伴舌咽、迷走神经麻痹者;Ⅱ度呼吸肌麻痹以上伴有肺炎、肺不张者;暴发型者(是指发病在 24~48 小时内,呼吸肌麻痹进入Ⅱ度者)都应及时做经鼻气管插管或气管切开术。

(六)其他

(1)抗生素治疗:重症患者常并发呼吸道感染,包括各种细菌感染,更多见于皮质激素使用过程中,应给予抗生素积极控制细菌感染。

(2)维生素 B_1、维生素 B_6、维生素 B_{12} 及 ATP 等药物可促进神经系统的代谢。

(3)恢复期常采用针灸、按摩、体疗以促进神经功能恢复,防止肌肉萎缩。

(刘世会)

第八节　脊髓性肌萎缩症

脊髓性肌萎缩症（SMA）系指一类由于脊髓前角细胞变性导致近端肌无力、肌萎缩的疾病。小儿和成人都可发病。小儿时期起病的 SMA 是常染色体隐性遗传病。其发病率国外文献报道为 1/10 000～1/6 000，携带者频率为 1/60～1/40，是仅次于囊性纤维化的第二位常见的致死性常染色体急性遗传病。近年来分子遗传学的研究有较大突破。

一、发病机制

根据 1992 年国际 SMA 学术会议，按起病年龄和病情进展情况，将小儿 SMA 分为以下三型。

（一）Ⅰ型（重型）或 SMA Ⅰ型

于生后 0～6 个月起病，表现为肌张力低下、四肢肌萎缩无力，吸吮及吞咽功能减弱，不会坐，2 岁内死亡。

（二）Ⅱ型（中间型）或 SMA Ⅱ型

婴儿早期生长尚正常，6 个月以后出现运动发育迟缓，会坐，但不能走，呼吸肌、吞咽肌一般不受累。18 个月内起病，一般 2 岁以后死亡。

（三）Ⅲ型（轻型）或 SMA Ⅲ型

表现为进行性四肢近端肌无力、肌萎缩。患儿能坐以及站立行走，可存活至成年后死亡。

目前认为该病属常染色体隐性遗传性疾病，但发现个别 SMA Ⅲ型有常染色体显性遗传或 X 性连锁隐性遗传方式。近年来已将这三型的基因定位于 5 号染色体长臂，该区域内基因结构复杂，其中有许多的重复基因，假基因和多态标记，致使该区域很不稳定。其中研究得比较清楚的 2 个基因是运动神经元存活基因（SMNG）和神经元凋亡抑制蛋白基因（NAIPG），SMNG 编码的 SMN 蛋白主要存在于剪接体复合物中，在 mRNA 前体的剪接中起重要作用。SMA 患者 SMNG 突变形成异常 SMN 蛋白，干扰 mRNA 的合成，在 SMA 的发病中起决定性作用。NAIPG 不是 SMA 的决定基因，但可能对 SMA 表型起修饰作用，加重 SMA 突变而引起的临床表现。具体发病机制有待进一步研究。

二、临床表现

往往一个家庭内数人发病，男女均可，但男比女多，多数患儿生后活动正常，SMA Ⅰ和Ⅱ型于 6～18 个月间起病。病初表现为四肢无力，肌张力减低，近端重于远端，下肢重于上肢，腱反射减弱或消失；最后全身瘫痪，仅手指和足趾可以活动，常有延髓麻痹，表现吸吮及吞咽困难，咳嗽哭声无力，不能抬头，舌肌萎缩及震颤，肋间肌麻痹，腹式呼吸，胸廓塌陷呈"矛盾呼吸"（呼气时胸廓塌陷，而腹部隆起），眼内外肌不受影响，括约肌功能正常，智力正常，神志一直清醒，最后死于呼吸衰竭和（或）心力衰竭。SMA Ⅰ型起病的另一种形式在宫内或生后 2～3 个月发病，约有1/3病例其母亲在妊娠后期觉察胎动减少，婴儿出生后全身肌张力低下，自主活动少，髋关节外展，膝屈曲如蛙状,上肢垂于两侧,对疼痛刺激有反应但无力躲避,病程很少超过一年。SMA Ⅲ型18个月以后(多在 3～18 岁)起病,首发症状多为双下肢无力,登楼及从蹲位站起困难;其后双上肢无力,举臂困难,肌张力低,肢体近端肌萎缩明显,腱反射减弱或消失,行走时呈鸭步,有翼状肩及 Gowers征。部分病例有脊柱侧凸,弓形足,腓肠肌假性肥大,智力正常,无感觉障碍,呈良性病程,部分患者起病 20 年后仍能行走。

三、辅助检查

(一)肌电图

SMA Ⅰ、Ⅱ型多为失神经性支配,出现肌纤颤或束颤电位,运动神经传递速度一般正常,SMA Ⅲ型表现稍轻。

(二)肌活检

SMA Ⅰ、Ⅱ型表现有横纹肌纤维萎缩,粗细不等,横纹不清,肌肉神经纤维数量减少,而SMA Ⅲ型以肥大纤维和正常纤维镶嵌分布为特征。

(三)血清肌酸磷酸激酶(CPK)

SMA Ⅰ型和 SMA Ⅲ型 CPK 无明显异常,而 SMA Ⅱ型反而轻度或中度升高。

(四)分子遗传学检查

现代研究表明Ⅰ、Ⅱ、Ⅲ型 SMA 患儿均存在 *SMN* 基因缺失,93％患儿有 *SMN* 第 7、8 外显子的纯合缺失,还有 5.6％的患儿仅有 *SMN* 第 7 外显子缺失,无第 8 外显子缺失。目前 *SMN*第 7 外显子的检测已被应用于 SMA 的基因诊断及产前诊断。

四、诊断和鉴别诊断

一般根据病史与家族史、发病年龄及四肢肌无力和下运动神经元损害等临床表现,结合神经源性损害的肌电图和肌活检即可作出诊断,但须与下列疾病鉴别。

(一)先天性肌张力不全

生后即出现肌无力,无肌肉萎缩,肌电图及肌活检正常,随年龄增长肌力渐有改善,病程为良性经过,以后好转而接近正常人。

(二)进行性肌营养不良症

幼儿期或稍长发病,少见 1 岁内发病,多有假性肌肉肥大,肌电图及肌活检呈肌原性损害,血清 CPK 明显升高。

(三)先天性重症肌无力

出生后即有症状,多为重症肌无力患者,胆碱酯酶抑制剂有效,短期可渐恢复。

(四)吉兰-巴雷综合征

病前多有感染史,很快出现进行性、对称性、上升性、弛缓性瘫痪,脑脊液检查出现蛋白-细胞分离现象,多数预后良好。

(五)Ⅱ型糖原累积病、GM$_2$神经节苷脂累积症、Tay-Sachs 病等

均在儿童期前起病,表现类似脊髓性肌萎缩症,但作肌肉活检易鉴别。

五、治疗

目前尚无特殊疗法,以支持疗法与对症处理为主,加强营养与热量供给,细心护理,可予维生

素 B_1、维生素 B_6、维生素 B_{12}、维生素 E、ATP、辅酶 A、胞磷胆碱等神经营养药物治疗。可试用肾上腺皮质激素，并且配合针灸、理疗以减轻肌肉痉挛，促进血液循环，改善肌张力，此外要注意防治各种感染，有吞咽及排痰障碍者，需鼻饲饮食，拍背配合适当的体位以排痰，必要时可应用抗生素治疗。

近年来，美、英、法等国应用一种兴奋性氨基酸拮抗剂——利鲁唑治疗该类疾病取得一定疗效，能改善肌张力、延缓进程、提高存活时间。但价格昂贵，一时尚难推广。

六、预防

目前 SMA 基因功能及发病机制正逐步阐明，可能在不远的将来对 SMA 的基因诊断，产前诊断，遗传咨询产生重要意义。

（刘世会）

第九节　进行性肌营养不良

进行性肌营养不良为原发于肌肉组织的遗传性疾病，是一组进行性对称性的肌肉无力和萎缩。大多有家族史。近年来，特别是自 20 世纪 90 年代以来，分子生物学研究的进展，使以肌营养不良（MD）为代表的一组肌病在认识和诊断水平方面都有极大的发展。

一、发病机制

数十年来，关于肌营养不良的发病机制有多种学说，如血管源性、神经源性、肌纤维再生错乱和肌细胞膜功能障碍学说等，每种学说均有支持点与不支持点，其中以肌纤维胞膜功能学说最具支持点，主要解释了 Duchenne 型肌营养不良（DMD）和 Becker 型肌营养不良（BMD）的发病机制，经研究证实，该两型肌营养不良症是由于位于 $XP^{21.1}$ 上抗肌萎缩蛋白（*Dystrophin*）基因的缺陷所致，该基因是当今已知基因中最大的基因，有 2 500 个碱基，占整个 X 染色体长度的 1%，大部分序列为内含子，主要在骨骼肌、平滑肌、心肌及脑组织中表达，包括 75～79 个外显子，*Dystrophin* 由 3 685 个氨基酸组成，属膜蛋白成分，位于肌细胞膜的内层起细胞骨架的作用，能与肌动蛋白组合，*Dystrophin* 的缺乏或减少能引起不同程度的肌细胞膜功能障碍，使大量的游离 Ca^{2+}、高浓度的细胞外液和补体成分进入肌纤维内，引起肌细胞内的蛋白质释放，补体激活，导致肌原纤维断裂，坏死和巨噬细胞对这些坏死组织的吞噬清除，血清肌酶谱升高，*Dystrophin* 基因突变的形式多种多样，缺乏或缺陷的形式也多种多样，引起不同的临床表型，*Dystrophin* 存在的量与疾病的临床程度密切相关，在 DMD 中，*Dystrophin* 的量不足正常人的 3%，而 BMD 者为正常人的 15% 以上。除量的多寡外，*Dystrophin* 缺乏的部位亦与表型有关，在 DMD 中，基因片段的缺失引起 *Dystrophin* 羧基端不能与相关蛋白（DAP）结合，而 BMD 是一种剪断的形式，剪断的部位多样化，若在 N 端与 C 端之间剪断，中部棒状区的序列缺失则 BMD 更为良性。其他型别的肌营养不良亦有突破，但确切的机制有待进一步研究。

二、临床表现

(一)Duchenne 型肌营养不良症

Duchenne 型肌营养不良症(DMD)又称为假肥大型肌营养不良症,是一种常见的致死性神经骨骼肌系统 X 性连锁隐性遗传病,发病率为活产男婴的 1/3 500,患病率为(13~35)/10 万,分布于世界各地人群中,发病于男孩,女孩极少患病,多为携带者,患儿母亲半数以上可查获血清肌酶异常,病因为骨骼肌、心肌、平滑肌及脑组织中 XP^{21} *Dystrophin* 基因突变,引起其表达物抗肌萎缩蛋白的表达缺如(不足正常人的 3%)。

患儿学行走时就易被察觉,以后陆续就诊。跑、跳动作发育落后于同龄儿童,甚至走路易跌倒,上楼和下蹲之后站立困难,肌无力自躯干和四肢近端开始,下肢重于上肢,由于下肢肌无力,出现"鸭步"(行走时足跟不着地,腹部前凸,头向前冲而胸部后倾,躯干左右晃动),肩胛带的肌无力萎缩,出现"翼状肩"(双臂前撑时两肩胛向后突起,形如双翼),两臂平举困难,有 Gower 现象(从仰卧位起立时按下列顺序完成:由仰卧位转为俯侧卧位,然后以双手支撑双足背、膝部等处顺次攀扶,并同时将躯干重量后移,才能完全起立),以上症状逐渐加重,四肢近端肌肉萎缩明显,但90%左右患者同时伴有双腓肠肌假性肥大,质地坚硬似软橡皮,假性肥大也可见于三角肌、臀肌、股四头肌、肱三头肌、肛下肌等处,80%伴有心肌损害,出现心肌肥厚,各种心律失常和心力衰竭;90%以上患儿有心电图的异常,表现为高 R 波,Q 波加深,右室肥大,右束支传导阻滞等表现,平滑肌一般不受损害,但有恶心、呕吐等急性胃扩张的报道。

早期肌肉受累后,张力低下,腱反射减退或消失,严重时由于肌肉无力,萎缩和挛缩,关节活动少后出现畸形,跟膝部挛缩出现足尖行走的跛行。

Dystrophin 基因的病变还影响脑的 *Dystrophin* 的表达,因此病儿智能低下,学习成绩低劣,此外尚有牙齿排列不齐,门牙宽阔而齿缘呈锯状,犬齿特别明显。

(二)Becker 型肌营养不良

Becker 型肌营养不良与 DMD 一样同属 X-性连隐性遗传疾病,由 XP^{21} *Dystrophin* 基因突变引起骨骼肌中 *Dystrophin* 蛋白表达减少(15%)或分子量的改变(85%),但本病临床罕见,发病率仅及 Duchenne 型的 1/10。

此型肌营养不良症起病比较晚,进展较缓慢,一般在 5~10 岁起病,至 20~75 岁丧失独立行走能力。多在运动后诉腓肠肌痉挛,需轮椅代步的年龄在 25 岁左右,常存活至 40~50 岁,多死于并发症,部分病者可表现为假肥大不明显,反而出现肌肉萎缩。

(三)Emery-Dreifuss 肌营养不良症

Emery-Dreifuss 肌营养不良症也属于 X-性连隐性遗传,基因定位于 Xq^{28},基因调控产物依曼蛋白功能不清,其临床表现很像 DMD 疾病在女性患者中的表现,一般以上臂、肩胛、大腿前群肌肉的萎缩和无力为主要特征。肌无力常早期发生,并与挛缩相伴存,其中以肘后部和跟腱为最突出,前臂在伸直时会感到突然受阻,酷似骨头一样硬,本病缓慢进展,逐步累及其余的肌群,如髋关节等部位,严重时可有心肝并发症而骤死,或者伴严重室性心肌病或室性心力衰竭。

(四)肢带型肌营养不良

肢带型肌营养不良青少年期起病,肩胛带与骨盆带肌萎缩无力,与 Duchenne 型、面肩肱型同属常见类型,一般进展缓慢,男女均可患病,随病程进展,受累肌肉逐渐波及上、下肢带的全部肌肉,而致上楼困难以及举臂不能。预后比 Duchenne 型好。临床上须与肢带综合征鉴别,后者的肌电图与肌活检均为神经源性改变。

(五)面肩肱型肌营养不良

面肩肱型肌营养不良患病率为(0.4～0.5)/10万,为常染色体显性遗传,亦有散发病例,发病年龄跨度大,一般在青春期起病,男女均可患病。其典型的临床表现是面肌受累呈特殊的肌病面容(闭目不全,噘嘴不能,蹙眉,皱额困难,嘴唇增厚等),肩胛带及上臂肌群乃至胸大肌也可受累,严重时可出现翼状肩,衣架肩,游离肩等多种特殊姿势,但下肢受累较轻,虽可有轻度腓肠肌肥大,但可长期坚持步行。

其他型少见,且多于成年后发病。

三、实验室检查

(一)生化检查

存在多种血清肌酶谱增高,以肌酸磷酸激酶(CPK)及其同工酶(CPK-MB)升高最明显,其中假肥大型检出率最高,肢带型次之,面肩肱型相对较低,其他肌酶如乳酸脱氢酶(LDH),肌红蛋白(Mb)都可能不同程度的升高。不同年龄的DMD患者,可因所处病程早晚的不同而酶谱升高的程度不同。一般而言,3～4岁血清CPK、PK、Mb、LDH活性最高,可达正常值的100倍以上,晚期由于肌肉的纤维化,逐渐减少产生肌酶的场所,所以血清肌酶反而不高。

血清醛缩酶(ALD),丙酮酸激酶(PK)的升高几乎只见于进行性肌营养不良患者,且在本病症状尚不明显时业已升高,故对早期诊断和鉴别诊断更有价值。

(二)肌电图

肌电图检查提示肌原性改变,受累肌肉主动收缩时,动作电位的幅度减低,间歇期缩短,多相电位中度增加,单个运动单位的范围和纤维密度减少,但各型略有差异。假肥大型较少强直电活动,肢带型强直样电活动较多。

(三)肌组织活检

可见肌组织呈原发性肌病的病理变化,即肌纤维大小不等,有变性坏死和再生改变,间质中结缔组织和脂肪组织增生。各型肌营养不良病理变化大致相同。

此外患者尚可有心脏损害,表现:①心肌损害以左室后壁为主;②潜在的心功能不全;③杂合子也有心功能不同程度的改变。头部CT检查可发现部分患者有脑萎缩,以假肥大型明显,其智力商数值(IQ)亦有不同程度的降低。

四、诊断和鉴别诊断

典型肌营养不良症者可根据隐袭起病,进行性加重的肢体近端肌无力,性环链或常染色体显性或隐性遗传形式,血清中CPK、LDH、ALD、PK等升高特征以及肌活检而予以诊断,然而不同年龄起病的肌营养不良症者必须与有关疾病相鉴别。

(一)婴儿型脊肌萎缩症

主要与DMD相区别,要点是起病年龄更早,有时可见肌束震颤,其肌肉萎缩在肢体远端亦明显,肌电图及肌活检检查可资鉴别。

(二)良性先天性肌张力不全症

应与先天性或婴儿期肌营养不良症鉴别,特点为无肌萎缩,CPK含量正常,肌活检无特殊发现,预后良好。

(三)重症肌无力

主要是全身骨骼肌或单纯眼肌无力,呈活动后加重,休息后减轻,晨轻暮重等特点,新斯的明试验阳性。肌电图低频电刺激呈波幅递减现象。

(四)多发性肌炎

主要与肢带型区别,多发性肌炎的发展较快,常有肌痛,无家族遗传史,肌活检可提供明确的鉴别依据。

(五)直性肌营养不良症

有肌强直,常伴白内障,脱发和性腺萎缩。血清酶改变不大。

五、治疗

目前尚无特殊疗法,只能作一般的对症支持治疗。

(一)加兰他敏

25 mg,肌内注射,每天 1～2 次,若有疗效,常在第 3～4 周出现,1 个月为 1 个疗程,亦可间断反复应用。

(二)肌生注射液

400～800 mg 肌内注射,每天 1～2 次,1 个月为 1 个疗程,部分病例可以改善临床症状。

(三)别嘌呤醇

50～100 mg,每天 3 次口服,3 个月为 1 个疗程,可能有效,但要注意消化道不良反应,其机制是能防止一种供肌肉收缩和生长的高能化合物"腺苷三磷酸"的分解,从而缓解其病情。

(四)胰岛素-葡萄糖疗法

目的在于促进肌组织中糖原合成。皮下注射胰岛素,第 1 周每天 4 U,第 2 周每天 8 U,第 3～4 周每天 12 U,第 5 周每天 16 U,于每次注射后 15 分钟口服葡萄糖 30～100 g,有效者可于 2～3 个月后重复 1 个疗程,该法对早期肌萎缩不太明显者有一定疗效,对晚期病例无作用。

(五)钙通道阻滞剂

维拉帕米具有抑制转换膜对钙的透入作用,有一定效果。

(六)适当时机的外科矫形手术

改善上肢和足部的功能。严重的足下垂可用矫形鞋。

六、预防

由于无特效疗法,预防就显得特别突出,目前主要有以下两个重要措施。

(一)检出携带者

1.家系分析

DMD 患者的女性亲属可能是携带者,可分为:①肯定携带者,有一名或一名以上患儿的母亲,同时患者的姨表兄弟或舅父也有同病者;②很可能携带者,指散发病例的母亲或患者的同胞姐妹。根据 Buyes 对可能携带者的数理结构推测,一个妇女生过一个患儿和一个正常男孩者,50％为携带者,生过两个正常男孩和一个患儿者,33％为携带者,生三个正常男孩和一个患儿者,20％的可能性为携带者。

2.生化测定

联合检查血清 CPK、MB、LDH,对携带者的检出率和准确率分别为 81.82％和 92.86％,但由于血清酶水平在正常女性与女性携带者之间有一定的重叠,易造成误诊,故该项检测仪作为确定携带者的参考。

3.分子生物学方法

目前已开始应用于检出携带者,因 Dyserophin 的基因突变机制复杂,一种检测技术只限于某一种或几种突变,阴性结果不能排除其他类型突变的可能,所以方法多种,并不断推陈出新。

(1)限制性片段长度多态性(RFLP):为早期的方法,根据 DNA 限制性内切酶片段长度多态性,通过家系连锁分析找出与缺失 DMD 基因相连锁的多态性 DNA 片段,作为遗传标记追踪其在家族成员中的传递,从而检出携带者。

(2)DNA 探针 SouthCern 杂交法:根据 DNA 剂量效应判断缺失型 DMD 基因携带者。

(3)定量 PCR 方法:通过比较正常位点与缺失位点占 PCR 产物量的不同,诊断缺失型 DMD 携带者,方法简便、快速、准确,敏感性高,适于推广。

(4)短串联重复 CA 序列多态性分析法:利用 PCR 方法找出其多态性,对没有缺失的或为重复突变的 DMD 家系中携带者的检出作为首选。

(二)产前诊断

以往主张对携带者孕妇的男胎行胎镜下胎血检查 CPK 或 Mb,异常者终止妊娠,但创伤性大,特异性不高,目前逐渐由分子生物学方法取代,该法不需先行鉴别胎儿性别,可在早期妊娠或中期取绒毛组织或羊水检查。对于缺失型 DMD 选用 RFLP 方法找出与 DMD 基因连锁的片段,或用 CDNA 探针、PCR 方法等直接找出缺失的位点,基因诊断的方法正逐步成熟,当今出现的基因芯片技术为大范围的多种基因病变的进行性肌营养不良的基因诊断提供了可能。

七、预后

病情持续进展,预后不佳,假肥大型的死亡年龄平均为 17～19 岁,41.9%死于呼吸衰竭,40.3%死于心力衰竭,10.5%死于心肺功能不全。

(刘世会)

第十节 重症肌无力

重症肌无力是累及神经肌肉接头处突触后膜上乙酰胆碱受体(Ache)的自身免疫性疾病,临床表现为肌无力,且活动后加重,休息后或给予胆碱酯酶抑制剂后症状减轻或消失。

一、病因及发病机制

重症肌无力发病的基本环节是机体产生对自身乙酰胆碱受体的抗体,使神经肌肉接头处突触后膜上的乙酰胆碱受体破坏,造成神经指令信号不能传给肌肉,使肌肉的随意运转发生障碍,但机体为何产生自身抗体,原因不清楚。临床观察到不少患者胸腺肥大,认为可能与胸腺的慢性病毒感染有关,本病也具有某些遗传学特征,研究发现不同的人群发病率不同,一些人类白细胞抗原(HLA)型别的人群发病率高,女性 HLA-A_1B_8 及 DW_3,男性 HLA-A_2B_3 人群发病率明显高于其他人群。

二、临床表现

根据发病年龄和临床特征,本病可分为以下 3 种常见类型。

(一)新生儿一过性重症肌无力

如果母亲患重症肌无力,其所生新生儿中有 1/7 的概率患本症。原因是抗乙酰胆碱受体抗体通过胎盘,攻击新生儿乙酰胆碱受体。患儿出生后数小时或数天出现症状,表现为哭声细弱、吸吮吞咽无力,重者出现呼吸肌无力而呈现缺氧症状。体征有肌肉松弛、腱反射减弱或消失。很少有眼外肌麻痹眼睑下垂症状。有家族史者易于识别。肌内注射新斯的明或依酚氯铵症状立即减轻有特异性识别价值。本病为一过性,多数于 5 周内恢复。轻症不需治疗,重症则应给予抗胆碱酶药物。血浆交换治疗是近年来出现的治疗办法,疗效较好,至于为何重症肌无力母亲所生的新生儿多数无症状,原因可能是新生儿乙酰胆碱受体与母亲的乙酰胆碱受体抗原性不一样,不能被抗体识别而免受攻击。

(二)新生儿先天性重症肌无力

新生儿先天性重症肌无力又名新生儿持续性肌无力,患儿母亲无重症肌无力,本病多有家族史,为常染色体隐性遗传。患儿出生后主要表现为上睑下垂,眼外肌麻痹。全身性肌无力、哭声低弱及呼吸困难较少见。肌无力症状较轻,但持续存在,血中抗乙酰胆碱受体抗体滴度不高,抗胆碱酶药物治疗无效。

(三)儿童型重症肌无力

儿童型重症肌无力是最多见的类型。2～3 岁为发病高峰,女性多于男性,根据临床特征分为眼肌型,全身型及脑干型。①眼肌型:最多见,单纯眼外肌受累,表现为一侧或双侧眼睑下垂,晨轻暮重,也可表现为眼球活动障碍、复视、斜视等,重者眼球固定。②全身型:有一组以上肌群受累,主要累及四肢,轻者一般活动不受严重影响,仅表现为走路及走动作不能持久,上楼梯易疲劳。常伴眼外肌受累,一般无咀嚼、吞咽、构音困难。重者常需卧床、伴有咀嚼、吞咽、构音困难,并可有呼吸肌无力。腱反射多数减弱或消失,少数可正常。无肌萎缩及感觉异常。③脑干型:主要表现为吞咽困难及声音嘶哑,可伴有限睑下垂及肢体无力。

三、预后

儿童型重症肌无力可自行缓解或缓解与急性发作交替,或缓慢进展。呼吸道感染可诱发本病或使症状加重。据报道眼肌型第 1 次起病后,约 1 年患儿自行缓解。以眼肌症状起病者,若 2 年后不出现其他肌群症状,则一般不再出现全身型症状,预后好。脑干型可致营养不良或误吸,预后较差。呼吸肌严重受累者可至呼吸衰竭而死亡。

四、诊断及鉴别诊断

根据病变主要侵犯骨骼肌及一天内症状的波动性,上午轻、下午重的特点对病的诊断当无困难,可用下列检查进一步确诊。

(一)疲劳试验(Jolly 试验)

使受累肌肉重复活动后症状明显加重,如嚼肌力弱者可使其重复咀嚼动作 30 次以上则加重以至不能咀嚼,此为疲劳试验阳性,可帮助诊断。

(二)抗胆碱酯酶药物试验

1.依酚氯铵试验

依酚氯铵 0.2 mg/kg 或 0.5 mg/kg,1 分钟后再给,以注射用水稀释 1 mL,静脉注射,症状迅速缓缓解则为阳性。持续 10 分钟左右又恢复原状。

2.新斯的明试验

甲基硫酸新斯的明 0.04 mg/kg(新生儿每次 0.10～1.15 mg)肌内注射,20 分钟后症状明显减轻则为阳性,可持续 2 小时左右。为对抗新斯的明的毒蕈碱样反应(瞳孔缩小、心动过缓、流涎、多汗、腹痛、腹泻、呕吐等)应准备好肌内注射阿托品。

(三)神经重复频率刺激检查

必须在停用新斯的明 17 小时后进行,否则可出现假阴性。典型改变为低频(2～3 Hz)和高频(10 Hz 以上)重复刺激均能使肌动作电位波幅递减,递减幅度 10% 以上为阳性。80% 的病例低频刺激时呈现阳性反应,用单纤维肌电图测量同一神经支配的肌纤维电位间的间隔时间延长,神经传导速度正常。

(四)AChR 抗体滴度测定

对 MG 的诊断具有特征性意义。90% 以上全身型 MG 病例的血清中 AChR 抗体滴度明显增高(>10 nmol/L),但眼肌型的病例多正常或仅 AChR 抗体滴度轻度增高。

五、治疗

(一)药物治疗

1.抗胆碱酯酶药物

常用者有下列数种。

(1)溴化新斯的明:口服剂量每天 0.5 mg/kg,分为每 4 小时 1 次(5 岁内);每天 0.25 mg/kg,分为每 4 小时 1 次(5 岁以上)。逐渐加量,一旦出现毒性反应则停止加量。

(2)溴吡斯的明:口服剂量每天 2 mg/kg,分为每 4 小时 1 次(5 岁内);每天 1 mg/kg,分为每 4 小时1 次(5 岁以上)。逐渐加量,一旦出现毒性反应则停止加量。

(3)美贝氯铵:口服剂量(成人)为每次 5～10 mg,每天 3～4 次。

(4)辅助药物如氯化钾、麻黄素等可加强新斯的明药物的作用。

2.皮质类固醇

可选用泼尼松每天 1.5 mg/kg 口服;也有人主张用大剂量冲击疗法,但在大剂量冲击期间有可能出现呼吸肌瘫痪。因此,应做好气管切开、人工呼吸的准备。如症状缓解则可逐渐减量至最小的有效剂量维持治疗,同时应补充钾盐。长期应用者应注意骨质疏松、股骨头坏死等并发症。无论全身型或眼肌型患儿均可一开始即用皮质类固醇治疗治疗后期可加用抗胆碱酯酶药。

3.免疫抑制剂

可选用硫唑嘌呤或环磷酰胺,应随时检查血常规,一旦发现白细胞数下降低于 3×10^9/L 时应停用上述药物,同时注意肝肾功能的变化。

忌用对神经-肌肉传递阻滞的药物,如各种氨基糖苷类抗生素、奎宁、奎尼丁、普鲁卡因胺、普萘洛尔、氯丙嗪以及各种肌肉松弛剂等。

(二)胸腺组织摘除术

胸腺组织摘除术对胸腺增长者效果好。适应证为年轻女性患者,病程短、进展快的病例。对合并胸腺瘤者也有一定疗效。对全身型重症肌无力患儿,目前主张使用。手术后继用泼尼松1年。

(三)放射治疗

如因年龄较大或其他原因不适于做胸腺摘除者可行深部^{60}Co放射治疗。

(四)血浆置换法

如上述治疗均无效者可选用血浆置换疗法,可使症状迅速缓解,但需连续数周,且价格昂贵,目前尚未推广应用。

(五)危象的处理

一旦发生呼吸肌瘫痪,应立即进行气管切开,应用人工呼吸器辅助呼吸。但应首先确定为何种类型的危象,进而对症治疗。

1.肌无力危象

肌无力危象为最常见的危象,往往由于抗胆碱酯酶药量不足引起。可用依酚氯铵试验证实,如注射后症状明显减轻则应加大抗胆碱酯酶药物的剂量。

2.胆碱能危象

由于抗胆碱酯酶药物过量引起。患者肌无力加重,并出现肌束颤动及毒蕈碱样反应。可静脉注入依酚氯铵 2 mg,如症状加重则立即停用抗胆碱酯酶药物,待药物排出后可重新调整剂量,或改用皮质类固醇类药物等其他疗法。

3.反跳危象

出于对抗胆碱酯酶药物不敏感,依酚氯铵试验无反应,此时应停止应用抗胆碱酯酶药物而用输液维持。过一段时间后如对抗胆碱酯酶药物有效时可再重新调整用量,或改用其他疗法。

在危象的处理过程中,保证气管切开护理的无菌操作,雾化吸入,勤吸痰,保持呼吸道通畅,防止肺不张、肺部感染等并发症是抢救成活的关键。

(刘金玉)

第六章

儿童急危重症

第一节 溺 水

一、概述

溺水是指水淹没面部及上呼吸道,继而引起窒息,导致生命处于危险状态。溺水是小儿时期常见的意外死亡因素之一。溺水根据水温可分为冷水溺水(水温≤20 ℃)和热水溺水(水温≥20 ℃),有的还包括水温≤5 ℃的极冷水溺水;根据水的性质还可分为淡水溺水和海水溺水。窒息、缺氧、血流动力学及血液生化改变是其基本病理生理基础。

二、病史要点

(1)询问溺水的原因,溺水持续的时间,溺水的种类,溺水前有无其他疾病,如癫痫发作、心脏疾病,有无服药、酗酒、外伤等。

(2)询问获救时的临床表现,有无面色苍白、胸痛、呕吐、腹胀、皮肤湿冷,有无面色发绀,尤其是唇周发绀、咳粉红色泡沫痰、呼吸表浅或叹气样呼吸甚至呼吸暂停,有无烦躁不安、抽搐、意识混乱甚至意识障碍。

(3)询问溺水后有无骨折,有无其他创伤。

三、体检要点

(一)呼吸系统

注意有无低氧血症、有无呼吸节律及频次变化、肺部有无啰音及肺水肿。

(二)神经系统

注意有无瞳孔改变、肌力及肌张力的变化,有无意识障碍等。

(三)循环系统

注意有无心率或心音变化,有无休克表现,有无心力衰竭体征。

(四)其他

注意有无体温变化,有无尿量减少,有无外伤表现等。

四、辅助检查

(一)生化检查

肝肾功、电解质、心肌酶、血气分析、凝血功能、血常规,必要时查乙醇、抗癫痫药物等血药浓度监测。

(二)物理检查

胸片、心电图、头颅 CT,根据具体情况选择胸部 CT、头颅 MRI 等检查明确相应系统受损程度。

五、诊断要点

有明确淹溺史,结合面色发绀、肢体湿冷、腹胀、意识障碍和心跳呼吸异常甚至骤停的临床表现可做出诊断。

六、治疗

(一)现场急救

溺水后尽早开始基础生命支持,包括清理呼吸道、倒水、人工呼吸及胸外按压等。因不能明确是否合并颈椎或脊柱损伤,搬运溺水患儿时应避免旋转或弯曲患儿的颈部。对适宜病例做气管插管,尽可能保持气管通畅。

(二)入院治疗

(1)恢复呼吸,纠正低氧血症。保持呼吸道通畅,条件允许尽早行气管插管。插管后反复气道吸引清理呼吸道,并放置胃管减少误吸。机械通气方式首选持续气道正压通气(CPAP)或呼气末正压通气(PEEP),限制潮气量为 6～8 mL/kg。

(2)恢复有效循环:根据病情早期使用血管活性药物,维持血流动力学稳定,加强 ECG 监测,及时发现心律失常并予治疗。

(3)维持正常体温水平:溺水者常伴有低体温。体温＞32 ℃者,通过物理升温患儿可自行恢复正常体温;重度低温(＜32 ℃)者应接受一系列积极治疗,包括经股静脉补充加热的液体(36～40 ℃),吸入热的湿化氧气(40～44 ℃)及加热胃、膀胱、腹腔或胸腔内可能存在的液体,直到中心体温能维持在 33～34 ℃为止,并可尝试体外循环。需注意的是,如体温在 29.5～32.0 ℃之间,心血管功能稳定者,升温速度不宜太快;如低于 29.5 ℃,易发生心律失常,严重者可发生室颤,应尽快升温。

(4)保护和减轻脑组织损伤:给予大剂量维生素 C、维生素 E 及复方丹参有助于清除自由基,可以减轻脑细胞损伤。

(5)对症支持疗法:纠正水、电解质及酸碱失衡。预防性使用抗生素治疗溺水后肺炎尚有争议。早期应用激素预防肺水肿和脑水肿。保护脏器功能,供给足够热量。

(战　薇)

第二节 昏 迷

昏迷是意识障碍中最严重的类型，是儿科常见的危重症。昏迷是由于弥散性大脑皮质及皮质下网状结构功能损害或者极度抑制所致，临床表现为意识丧失（包括意识内容和觉醒状态）、运动、感觉及反射功能障碍，各种刺激不能唤醒。

一、病因

小儿昏迷的病因多样，主要分为三大类。

（一）感染或炎症相关性疾病

感染性，如化脓性脑膜炎、重型病毒性脑炎、结核性脑膜炎、寄生虫性脑炎等；炎症相关性，如中毒性脑病、血管炎、脱髓鞘病变、急性播散性脑脊髓膜炎、多发性硬化等。

（二）结构相关性疾病

外伤，如脑震荡、脑挫伤、硬膜外血肿、颅内血肿、弥散性轴索损伤等；肿瘤；脑血管疾病，如脑梗死、脑出血、先天性血管畸形等；脑积水。

（三）代谢性、营养素或毒素相关性疾病

缺血缺氧性脑病，如休克、心肺功能衰竭、窒息、溺水、一氧化碳中毒、氰化物中毒等；代谢性疾病，如低血糖、电解质失衡、酮症酸中毒、有机酸血症、肝性脑病、Reye 综合征、尿毒症、线粒体病等；营养素缺乏，如叶酸和维生素 B_{12} 缺乏、硫胺素缺乏、烟酸缺乏等；外毒素和中毒，比如乙醇、药物、农药、重金属中毒等。

二、发病机制

意识是大脑的高级功能，是大脑皮质活动和觉醒调节系统综合作用的结果。单纯大脑皮质弥散性受损时，意识丧失而觉醒存在。只有当觉醒调节系统受损时，才会觉醒不能，导致昏迷。觉醒调节系统由特异性上行投射系统、非特异性上行投射系统（上行网状激活系统和上行网状抑制系统）、间脑和下丘脑组成。根据不同部位和病因所致昏迷的发病机制特点，可将昏迷的发病机制分为以下四类。

（一）幕上性病损

大脑皮质、皮质边缘网状激活系统、丘脑非特异性投射系统、间脑中央部及中脑上行激活系统等病损，是昏迷主要的原因。当位于额、顶、枕叶及中线部位的病损逐渐扩大，间脑中央部的上行网状激活系统受压或者扭曲，导致觉醒不能而昏迷。

（二）幕下性病损

从上脑桥到中脑中轴两旁的网状结构是幕下维持觉醒功能的重要结构。幕下的病损，即使是很小，只要累及双侧上脑桥和中脑之间的上行网状激活系统，就可导致觉醒不能而昏迷。

（三）弥散性病损

以双侧半球广泛变性萎缩为病理特点的弥散性病损，由于觉醒激活系统未受压迫，不会发生昏迷。但以双侧大脑半球广泛坏死、水肿、血管扩张、炎症浸润、胶质细胞增生为主要病理特点的

病损,由于大脑皮质、皮质边缘网状激活系统、丘脑非特异性投射系统受到压迫和破坏,导致意识内容丧失、觉醒不能而昏迷。

(四)脑代谢中毒性抑制

脑的必须物质供应不足、内源性代谢紊乱或者外源性中毒,均可抑制或者破坏大脑皮质和上行网状激活系统。尤其是脑干网状结构,最易受到生物药物的影响,在代谢产物或者毒性物质的作用下,极易引起上行网状激活系统和抑制系统失衡,导致觉醒不能而昏迷。

三、临床评估和诊断

昏迷是儿科的急症,也是危重症,快速的临床评估、病因鉴别是进行生命支持、特异性治疗及改善预后的关键因素。

(一)明确是否昏迷

根据患儿严重的意识障碍程度,昏迷判断不难,但是需和以下情况进行鉴别。

1.精神抑制状态

精神抑制状态常见于青少年,如癔病或强烈的精神刺激,患儿突然对外界刺激毫无反应,呼吸急促或者屏气,双目紧闭。但体格检查时拨开眼睑可见眼球不停地运动、瞳孔对光反应灵敏、无神经系统阳性体征。

2.去皮质状态

本征仅大脑皮质处于抑制状态,脑干各部位功能正常,因而表现为皮质与脑干功能分离现象。患儿眼睛开闭自如,常呈瞪眼凝视状态,对疼痛刺激、对光反射和角膜反射均为灵敏。

(二)昏迷程度的评估

因小儿的年龄特点,主要参照小儿 Glasgow 昏迷评分量表进行意识障碍程度的评估,其总分为 15 分,最高 15 分,最低 3 分。按得分高低评判意识障碍程度,13～14 分为轻度意识障碍,9～12 分为中度意识障碍,3～8 分为重度意识障碍即昏迷。

(三)昏迷的病因诊断

快速的病因诊断是救治昏迷患儿的关键,需结合患儿的年龄特点、伴随症状、神经系统体格检查、神经影像学、生化检查等进行全面综合地分析。

1.病因和年龄

昏迷的病因与发作年龄之间具有一定的特征性。新生儿期以窒息、颅内出血、败血症、脑膜炎、代谢异常等病多见。婴幼儿期常见中毒性脑病、中枢神经系统感染、药物中毒、低血糖症、癫痫持续状态、代谢异常等。年长儿以中毒性脑病、颅内感染、癫痫、中毒多见。

2.病史

应详细询问有无传染病接触史、特殊药物接触史、出生史、喂养史、智力与体格发育情况,既往史、昏迷现场可疑情况、家人和周围人的表情等。

3.起病方式

患儿起病的缓急和病因有一定的关系。急骤发生的意识障多为意外原因所致,如中毒、先天脑血管畸形引起的急性脑血管意外,Ⅲ度房室传导阻滞引起的阿-斯综合征等;亚急性进行性加重者,见于代谢紊乱及感染性疾病,如酮症酸中毒、肝性脑病、尿毒症等。

4.伴随症状

如伴发热者考虑严重感染性疾病;伴呼吸减慢者见于吗啡、巴比妥类药物、有机磷中毒;伴瞳孔散大者,见于氰化物、酒精中毒、癫痫、低血糖状态;伴心动过缓者,见于颅高压、房室传导阻滞等;伴高血压者,见于高血压脑病、脑血管意外、肾炎;伴低血压者,见于各种原因的休克;伴皮肤黏膜改变者,见于严重感染或出血性疾病;伴脑膜刺激征者,见于脑膜炎、蛛网膜下腔出血;伴偏瘫者,见于脑出血、脑梗死、颅内占位等。

5.季节

昏迷发生具有一定的季节性。冬末春初时易发生 CO 中毒;冬春季应注意流行性脑脊髓膜炎;夏秋季应多考虑乙型脑炎、中毒性痢疾等。

四、治疗

昏迷一旦发生,无论何种原因,均提示病情危重,在快速生命支持的基础上,进行病因治疗。

(一)支持疗法及对症治疗

(1)维持呼吸道通畅,加强吸痰护理,保证氧合;维持有效的循环,维持水电解质及酸碱平衡,保证内环境稳定。

(2)及时进行降温、降颅压、止惊等对症治疗。

(3)密切监护体温、脉搏、呼吸、血压和瞳孔等生命体征的变化,及时发现脑疝。

(二)病因治疗

根据导致昏迷的原发疾病及原因采取有针对性的治疗措施,如感染性疾病给予抗感染治疗,中毒者给予特异性解毒药物治疗,肝性脑病、肾性脑病、酮症酸中毒等积极治疗原发病,肿瘤、占位、出血等及时进行外科手术评估。

(战 薇)

第三节 农 药 中 毒

农药在农业生产中起着很大作用,目前农药的应用越来越广泛,随之它对环境的污染及对人体的接触机会越来越多,造成中毒的情况并不少见,农药中毒的途径可为食入、吸入或经皮肤吸收。小儿中毒原因:①误食农药;②误食被农药污染的食物;③误用沾染农药的食物用具或容器;④家庭不适当使用农药灭蚊、蝇、虱、蚤、臭虫等;⑤母亲接触农药后未认真洗手或未换衣服而给婴儿哺乳;⑥小儿在喷洒过农药的田地附近玩耍因吸入而中毒。

一、有机磷农药中毒

有机磷杀虫剂种类甚多,依其毒性大小分 3 大类。①高毒类:有普特、甲拌磷、硫特普、磷胺、内吸磷、安棉磷、八甲磷、乙拌磷、久效磷、谷硫磷、对硫磷、甲氨磷、甲基对硫磷等。②中毒类:有乙硫磷、敌敌畏、甲基内吸磷、二甲硫吸磷、茂果、乐果、倍硫磷、稻丰散、杀螟松、二溴磷等。③低毒类:有敌百虫、马拉硫磷、灭蚜松等。高毒类少量接触即可中毒,低毒类大量进入体内也可发生危害,人对有机磷的中毒量和致死量差异很大。

(一)毒理

有机磷农药可经胃肠道、呼吸道迅速吸收,经皮肤吸收较慢,有大蒜臭味,在酸性溶液中稳定,遇碱分解失去毒性,但敌百虫易溶于水,在碱性溶液中可分解为毒力更强的敌敌畏;内吸磷、对硫磷、甲拌磷、马拉硫磷、乐果等经氧化后毒力更强。有机磷农药被吸收后经血液和淋巴分布到全身,肝脏最多,肾、肺、骨次之,肌肉及脑最少,其毒性作用主要是抑制胆碱酯酶的活性而产生一系列中毒症状。

(二)临床表现

小儿有机磷中毒的临床表现有时很不典型,可主要表现为神经系统征象,如头痛、呕吐、幻视、抽搐、昏迷等;或主要表现为消化系统征象,如呕吐、腹泻、脱水等;或主要表现为循环系统征象,如心率减慢或增快、血压下降、休克等;可主要表现为呼吸系统征象,如发热、气促、多痰、肺部出现干湿啰音、哮鸣音等。少数病例仅以单项症状或体征为主要表现,如高热、腹痛、惊厥、肢体软瘫、行路不稳、全身水肿伴尿常规改变等。因此,有时临床误诊为脑炎、脑膜炎、急性胃肠炎、肠蛔虫病、中毒型痢疾、肺炎、肾炎、癫痫、急性感染性多发性神经根炎、其他药物(如巴比妥类、阿片类、氯丙嗪、水合氯醛)中毒等。

(三)诊断

1.有机磷农药接触史

对可疑病例应详细询问病史,全面了解有关患儿的接触物及游玩场所。

2.特殊气味

呼出气、呕吐物或体表可有特异的蒜臭味。

3.有胆碱能神经兴奋的表现

如瞳孔缩小(中毒早期可不出现,晚期瞳孔散大,偶有中毒患儿不出现瞳孔缩小,或在瞳孔缩小前有一过性散大)、肌束震颤、分泌物增加如多汗、流涎、肺部啰音等。

4.实验室检查

(1)血液胆碱酯酶活动测定:胆碱酯酶活力降低到正常的90%以下,即有诊断意义。在农村和抢救现场,采用简便适用的溴麝香草酚蓝(BTB)试纸比色法,可在20分钟内测定胆碱酯酶活性的大致结果。操作方法:取耳血1滴(绿豆大)置于1 cm×1.2 cm大小的加有乙酰胆碱和溴麝香草酚蓝指示剂的试纸中央,用两块干净载玻片夹紧,保温(室温在30 ℃以下时,可贴身保温)20分钟,在光线充足处(不宜直接对着光源),以血斑点中央颜色与标准比色图比色。

(2)有机磷鉴定,检验患儿的呕吐物或洗胃时初次抽取的胃内容物,以及呼吸道分泌物、尿液、被污染皮肤的冲洗液、衣服,可证明有机磷化合物的存在,有时可协助早期诊断。

(四)治疗

1.急救处理

(1)接触及吸入中毒者,立即使患儿脱离中毒现场,迅速去除被污染的衣物、鞋袜等,用肥皂水、碱水或2%~5%碳酸氢钠溶液(敌百虫中毒则用清水或生理盐水)彻底清洗皮肤等被污染部位,特别要注意头发、指甲等处潜藏的毒物。如眼睛被污染,用1%碳酸氢钠或生理盐水冲洗,至少10分钟,然后滴入1%阿托品溶液1滴。

(2)口服中毒者,不论神志是否清楚均应尽早洗胃,即使中毒已8~12小时,仍应洗胃,以清除胃内残留毒物。洗胃注意事项:①为争取时间,宜采用插管洗胃,且与药物治疗同时进行。②洗胃溶液的选择,多数有机磷酸酯类在碱性溶液中分解失效,一般可用1%碳酸氢钠溶液或1∶5 000高锰酸钾溶液洗胃,但敌百虫中毒忌用碳酸氢钠等碱性溶液(因在碱性溶液中变成毒性更强的敌敌畏),对硫磷、内吸磷、甲拌磷、马拉硫磷、乐果、杀螟松、亚胺硫磷、倍硫磷、稻瘟净等硫代磷酸酯类忌用高锰酸钾等氧化剂洗胃（因硫代磷酸酯类氧化后毒性更强），故凡农药中毒种类不明者，最好用生理盐水或清水洗胃，洗胃溶液的温度不宜过冷过热，以32～38℃为宜。③插入胃管后，先抽出胃内容物，再注入洗胃液，反复冲洗，直至抽出的胃液颜色与注入液一致，且无有机磷有蒜臭味为止，每次注入洗胃液不可过多，不应超过同年龄胃容量的1/2，以免发生急性胃扩张或使胃内容物大量进入胃肠道。④洗胃完毕后，用硫酸钠导泻，忌用油性泻剂，可给予活性炭，以起到吸附作用。⑤如治疗症状不见好转，可考虑再次洗胃，因毒物吸收后可自胃黏膜分泌，对个别严重患儿可保留胃管，间断洗胃。

2.解毒药物的应用

特效解毒剂的应用原则：早期、足量、反复给药，根据病情变化适量增减及维持。常用特效解毒剂有两类：一类是胆碱能神经抑制剂，即阿托品类；一类是胆碱酯酶复能剂，常用药物为氯解磷定、碘解磷定及双复磷。

（1）阿托品的应用：阿托品能拮抗乙酰胆碱的毒蕈碱样作用，提高机体对乙酰胆碱的耐受性，可解除平滑肌痉挛，减少腺体分泌，使瞳孔散大，制止血压升高及心律失常，同时也能解除一部分中枢神经系统的中毒症状，并能兴奋呼吸中枢，但对烟碱样作用无效，也无复活胆碱酯酶的作用。阿托品本身属剧毒药，过量可发生中毒，有机磷中毒者对其耐受性有所提高，使用可超过一般常用量，但应以达到和维持"阿托品化"为度（瞳孔散大、不再缩小，颜面潮红，皮肤干燥，心率增快，肺部啰音减少或消失，意识障碍减轻，有轻度躁动等），切勿盲目加大剂量。可根据病情轻重、血液胆碱酯酶活性降低的程度决定用量。一般轻度中毒可单用阿托品治疗，中、重度中毒必须与胆碱酯酶复能剂合用。一般剂量及用法如下。①轻度中毒：阿托品每次0.02～0.03 mg/kg，口服或肌内注射，必要时2～4小时重复一次，直至症状消失为止。②中度中毒：阿托品每次0.03～0.05 mg/kg，肌内注射或静脉注射，根据病情30～60分钟重复一次，阿托品化后，逐渐减少药物剂量及延长给药时间。③重度中毒：阿托品每次0.05～0.1 mg/kg，静脉注射，特别危重患儿，首次可用0.1～0.2 mg/kg静脉注射，以后改为每次0.05～0.1 mg/kg，10～20分钟一次，必要时5分钟一次。至瞳孔开始散大、肺水肿消退后，改为每次0.02～0.03 mg/kg，肌内注射，15～30分钟一次，直至意识开始恢复，改为每次0.01～0.02 mg/kg，30～60分钟一次。

（2）胆碱酯酶复能剂的应用：胆碱酯酶复能剂能夺取已与胆碱酯酶结合的有机磷的磷酰基，使胆碱酯酶恢复其活性，也能与进入人体内的有机磷直接结合，对解除烟碱样作用和促使患儿苏醒有明显效果，但对毒蕈碱样症状疗效较差。对已老化的酶无复能作用（如中毒已超过3天，或慢性中毒者体内的乙酰胆碱酯酶已老化，难于使其复活）。对各种不同的有机磷农药中毒的疗效也有所不同，对对硫磷、内吸磷、甲胺磷、甲拌磷等急性中毒疗效良好；对乐果和马拉硫磷中毒疗效可疑；对敌百虫、敌敌畏等中毒疗效较差。对疗效不佳者应以阿托品治疗为主。双复磷对敌敌畏及敌百虫中毒效果较解磷定为好。此类药物在碱性溶液中不稳定，易水解成为有剧毒的氰化物，故不能与碱性药物配伍。复能剂均有毒性，切勿两种以上同时应用，且用量过大、注射过快或未经稀释直接注射均可引起中毒，须特别加以注意，与阿托品合用可取得协同效果。常用胆碱酯酶复能剂剂量及用法：①解磷定是较早使用的复能剂，但因水溶性低而不稳定，使用不方便，已逐步为氯解磷定所代替。轻度中毒：每次10～15 mg/kg，中度中毒：每次15～30 mg/kg，重度中毒：每次30 mg/kg，用5%～25%葡萄糖液稀释成2.5%的溶液，静脉缓慢注射或静脉滴注。严重患儿可于2～4小时重复，病情好转后逐渐减量，停药。不良反应：可有咽痛、恶心、口苦、流泪、流涕等。若注射过快或剂量过大时，可有视力模糊、眩晕、头痛、心动过速，动作不协调，甚至抑制胆碱酯酶的活性和呼吸中枢。若药物漏至血管外,刺激局部组织,可产生疼痛。②氯解磷定:水溶性好,疗效高,不良反应小,使用方便,临床应用较多,剂量及用法同碘解磷定,并可肌内注射,但中、重度中毒静脉给药为好。不良反应:偶有恶心、呕吐、头晕、视物模糊或复视,用量过大可引起癫痫样发作、呼吸抑制,此外,还有抗凝血作用。③双复磷:治疗作用强,但不良反应也较大。剂量;轻、中度中毒每次 5～10 mg/kg;重度中毒每次 10～20 mg/kg,肌内注射或缓慢静脉注射均可,根据病情,可 30 分钟～3 小时重复一次,病情好转后减量或停药。不良反应:可有头胀、面部和唇麻木、灼热感等,剂量过大可引起室性期前收缩和传导阻滞。

3.对症治疗

保持呼吸道通畅,及时清除口腔分泌物,必要时吸氧。发生痉挛时,可用短效镇静剂,如地西泮、水合氯醛,忌用吗啡等呼吸抑制剂。呼吸衰竭者除注射呼吸兴奋剂和行人工呼吸外,必要时作气管插管正压给氧。及时处理脑水肿和肺水肿,保护心、肝、肾功能,维持水、电解质平衡(尤其应注意反复洗胃可导致低张液体进入体内过多),严重病例应用肾上腺皮质激素。在抢救过程中还须注意营养、保暖、预防感染等问题,必要时给予血液净化治疗。

二、有机氯杀虫剂中毒

有机氯杀虫剂种类很多,一般可分为以苯为合成原料的氯化苯类,如六六六、滴滴涕、氯杀螨、一氯杀螨砜等;不以氯为合成原料的氯代甲撑萘制剂类,如氯丹、七氯化茚、狄氏剂、艾氏剂、毒杀芬、碳氯特灵等。此外,尚有不少有机氯的混合农药,如有机氯加有机磷的农药有甲六粉(甲基 1605 加六六六)、敌六粉(敌百虫加六六六)、螟六粉(杀螟松加六六六)、除螟粒(1605 加滴滴涕)等;有机氯加有机氯的农药有 889 和粘虫散(均为六六六加滴滴涕)等;有机氯加氨基甲酸酯的农药如西滴合剂(西维因加滴滴涕)。故发生中毒时,应详细了解所接触农药的具体品种,以便正确处理。最常用的有机氯农药为六六六和滴滴涕。

(一)毒理

有机氯农药可经皮肤、呼吸道及胃肠道吸收而进入人体,对脂肪和类脂质有特殊的亲和力,且可蓄积于脂肪组织中。本类杀虫剂的毒理目前还不十分清楚,在体内的分布很大程度上取决于各器官组织中脂肪和类脂质的含量,其中毒机制一般认为系进入血液循环中的有机氯分子与基质中氧活性原子作用而发生去氯的链式反应,产生不稳定的含氧化合物,后者缓慢分解,形成新的活化中心,强烈地作用于周围组织,引起严重的病理变化。还有认为有机氯可影响三磷酸腺苷酶的功能而使细胞膜的通透性发生改变,主要累及神经系统、肝、肾及心脏,引起大脑运动中枢及小脑兴奋性增高,大脑皮质及自主神经功能紊乱,也可累及脊髓神经,促使肝、肾、心脏等器官发生营养不良性病变。六六六影响糖原代谢,使糖原分解增加。滴滴涕中毒量为 10 mg/kg,六六六中毒量为 30～40 mg/kg。

(二)临床表现

中毒症状出现的时间、严重程度随毒物的种类、剂型、量及进入途径不同而异,一般在 30 分钟至数小时发病。

1.轻度中毒

头痛、头晕、乏力、视物模糊、恶心、呕吐、腹痛、腹泻、易激动、偶有肌肉不自主抽动。

2.中度中毒

剧烈呕吐、出汗、流涎、肌肉震颤、抽搐、腱反射亢进、心动过速、发绀、体温升高等。

3.重度中毒

癫痫样抽搐发作、昏迷、呼吸衰竭或心室纤颤而危及生命。或有肝肾损害。

呼吸道吸入中毒的患儿可有咽喉部不适、喉痉挛、气管炎、支气管炎、肺炎等,重症发生肺水肿,眼部污染者可引起剧痛,畏光、流泪等结膜炎症状。皮肤污染时可出现接触性皮炎或过敏性皮炎,有时可发生支气管哮喘。

(三)诊断

有机氯农药接触史及临床表现即可诊断。对可疑病例应收集呕吐物、接触物、尿液作毒物分析,以协助诊断。

(四)治疗

有机氯中毒尚无特异性解毒剂,以对症治疗为主,采取综合措施急救。

1.迅速消除毒物

吸入或经皮肤中毒者,立即使其离开中毒现场,并用2%碳酸氢钠溶液或清水冲洗被污染的皮肤。口服中毒者,尽快催吐,洗胃(1%~2%碳酸氢钠溶液),用硫酸钠或硫酸镁导泻(勿用油性泻剂)。

2.对症治疗

(1)有烦躁或惊厥时,可用抗惊厥药物,如苯巴比妥类、水合氯醛、地西泮等。血钙降低者,可静脉缓慢注射10%葡萄糖酸钙。有脑水肿症状时,可用甘露醇降颅压。

(2)呼吸困难者立即吸氧,必要时机械通气。

(3)肝损害时保肝治疗,可静点葡萄糖液及维生素C,并有促进排毒作用。此外,应用能量合剂、B族维生素等各种神经细胞营养药。

(4)忌用肾上腺素及其他交感神经兴奋药,因可引起心室纤颤(因有机氯可使心脏β受体对肾上腺素过敏)。

三、有机氮农药中毒

有机氮农药是一类内吸性广谱杀虫、杀螨剂,主要有杀虫脒、蝛蛉畏、巴丹等,应用最多的是杀虫脒(原名氯苯脒、杀螟螨、克死螨)。属高毒类农药,大白鼠经口急性中毒半数致死量不超过500 mg/kg。可通过皮肤、呼吸道和消化道进入人体而引起中毒。

(一)毒理

杀虫脒进入机体后能迅速被吸收,主要分布于肝、肾,其次是脂肪、肌肉、肺、脾和脑组织,在组织内没有明显的蓄积作用。其原形及代谢产物能迅速地从尿、粪排出,尿中以其代谢产物对氯邻甲苯胺为主(约64%)。

(二)临床表现

有机氮农药中毒的临床表现主要是神经系统、泌尿系统、血液系统3方面的症状。

1.神经系统

一般为头晕、头痛、乏力、精神萎靡、反应迟钝、嗜睡、四肢麻木,嗜睡症状较为突出。严重中毒者,可出现昏迷、中毒性脑病、呼吸衰竭。还可以出现类似癔症样的抽搐,外界条件或精神因素可诱发,暗示后也能缓解,一天可发生数次。

2.泌尿系统

泌尿系统表现为出血性膀胱炎,常在中毒后12小时~2天出现尿频、尿急、尿痛,镜下或肉眼血尿,尿中还可出现白细胞和蛋白质。

3.血液系统

中毒 2 小时左右出现发绀,其特点是虽有发绀但并无气促,以口唇、鼻尖、指端明显。严重中毒时可有全身性发绀。

4.其他

皮肤接触处有烧灼感或麻、痒感、粟粒样丘疹,最后可有片状脱屑,尚有报道可出现心音低钝、心电图显示 Q-T 间期明显延长,但为可逆性。

(三)诊断

根据病史、临床表现及尿中 4-氯邻甲苯胺测定可做出诊断。

(四)治疗

目前尚无特殊解毒剂,按一般中毒急救处理。洗胃可用 2% 碳酸氢钠或 1:5 000 高锰酸钾溶液。根据病情给予吸氧、补液、中枢兴奋剂、升压药、利尿剂、能量合剂、维生素 C 等对症和支持疗法。出血性膀胱炎的处理:可给予酚磺乙胺、卡巴克络等止血剂,必要时用少量肾上腺皮质激素,用呋喃妥因防止继发感染。发绀严重者迅速给予亚甲蓝 1~2 mg/kg(每次剂量不超过 200 mg)加入 5%~10% 葡萄糖液 40 mL 中缓慢静脉注射,如发绀不退或再度出现,可根据病情于 2~6 小时后重复给药,24 小时剂量不超过 600 mg,一般小剂量亚甲蓝重复应用 3~4 次后,发绀多可消失。注射亚甲蓝切忌药液外漏,本药不能做皮下或肌内注射,可口服或保留灌肠,每次 5 mg/kg。

四、百草枯中毒

百草枯又名对草快、杀草快、一扫光、克芜踪等,是一种高效能的非选择性除草剂,对人畜具有很强毒性,误服或自服(自杀)引起急性中毒,已成为我国农药中毒致死事件的常见病因。因其毒性大,很多国家已经禁止使用,我国也将逐步停止使用百草枯。百草枯中毒可累及全身多个脏器,肺是主要靶器官,可导致"百草枯肺",早期表现为急性呼吸窘迫综合征(ARDS),后期出现肺泡内和肺间质纤维化,是百草枯中毒致死的主要原因,百草枯中毒总病死率为 25%~75%(包含吸入、误服、皮肤中毒),而口服 20% 原液者则高达 60%~80%,甚至 90% 以上。

(一)中毒机制

百草枯属联吡啶杂环化合物,在酸性环境下性质稳定,遇碱性分解,可经消化道、皮肤和呼吸道吸收,其中口服中毒是主要途径。成人致死量为 20~40 mg/kg。百草枯进入体内后几乎不与血浆蛋白结合,广泛分布于肺、肝、肾、甲状腺、胎盘、各种体液、脑脊液和肌肉中,以肺组织中浓度最高,为血浆浓度的 10~90 倍。因此,百草枯中毒的特征性改变是肺损伤。百草枯对人体的毒性作用机制尚未完全阐明,多数学者认为百草枯是一电子受体,可被肺 I 型和 II 型细胞主动转运而摄取到细胞内,作用于细胞的氧化还原反应,在细胞内活化为氧自由基是毒作用的基础,所形成的过量超氧化阴离子自由基及过氧化氢等可引起肺、肝及其他许多组织器官细胞膜脂质过氧化,从而造成多系统组织器官的损害。另有学者研究显示百草枯中毒可激活炎症细胞产生炎症因子,损伤线粒体,使细胞膜钙通道开放,影响细胞能量代谢,改变细胞内多种蛋白质功能,激活蛋白酶,加速细胞凋亡、改变酶活性等一系列作用,导致全身多脏器功能损害。

百草枯对皮肤黏膜有刺激和腐蚀作用,全身中毒可引起肺充血、出血、水肿、透明膜形成和变性、增生、纤维化等改变,此外尚可致肝、肾损害并累及循环、神经、血液、胃肠道和膀胱等系统和器官。

(二)临床表现

百草枯中毒可引起全身多脏器功能损害,甚至多器官功能衰竭,以肺损害最为突出且严重。

1.局部刺激症状

皮肤污染可致红斑、水疱、溃疡和坏死等,可有指甲脱落;溅入眼内可引起结膜、角膜灼伤,并可形成溃疡;呼吸道吸入后,鼻、喉产生刺激症状、鼻出血等;经口摄入后,口腔、咽喉、食管黏膜有腐蚀和溃烂。

2.肺损害

肺损害表现为胸闷、咳嗽、憋气,出现进行性呼吸困难和发绀,两肺可闻及干、湿啰音,低氧血症难以纠正,符合急性呼吸窘迫综合征(ARDS)的表现。临床可见以下三类征象(有个别病例未见肺损害而治愈)。

(1)大量口服者,可于 24 小时内迅速出现肺水肿和肺出血,严重者甚至死亡。

(2)非大量吸收者通常于 1～2 周内出现肺不张、肺浸润、胸膜渗出和肺功能损害,并发生肺纤维化。

(3)无明显肺不张、肺浸润、胸膜渗出等改变,亦可缓慢发展为肺间质纤维化,最终可发展为呼吸衰竭而死亡。肺病理改变:早期肺泡充血、水肿、炎症细胞浸润、晚期出现肺间质纤维化。

3.消化系统

消化系统症状表现为恶心、呕吐、腹痛、腹泻,甚至出现肠麻痹、消化道出血、胃穿孔等。肝损害(3～7 天)表现为黄疸、转氨酶增高,甚至出现肝坏死。

4.泌尿系统

泌尿系统可有尿频、尿急、尿痛等膀胱刺激症状,还可出现少尿、蛋白尿、血尿、管型尿,甚至急性肾衰竭。多发生于中毒后的 2～3 天。

5.循环系统

循环系统可出现中毒性心肌炎、血压下降甚至休克,心电图可有 S-T 段和 T 波改变、心律失常甚至心包出血等。

6.神经系统

可出现精神异常、头痛、头晕、抽搐、手震颤、面瘫、脑水肿、嗜睡甚至昏迷等。

7.血液系统

有报道发生贫血、血小板减少、弥散性血管内凝血等,个别病例出现高铁血红蛋白血症,甚至发生血管内溶血。

(三)实验室检查

1.胸部 X 线及肺 CT 表现

中毒早期(1 周内),主要表现为肺纹理增多、肺部透亮度减低或呈毛玻璃状;中期(1～2 周),出现肺实变,同时出现部分肺纤维化;后期(2 周后),出现肺纤维化及肺不张。

2.动脉血气分析

动脉血气分析可表现为低氧血症、代谢性酸中毒、呼吸性碱中毒等。

3.心电图检查

心电图表现心动过速或过缓、心律失常、Q-T 间期延长、ST 段下移等。

4.其他检查

白细胞计数升高、发热,也可出现贫血、血小板减少、肝肾功能损害等。

5.血、尿百草枯含量测定

可评估病情的严重程度和预后。

(四)诊断

根据百草枯接触史、肺损害突出,伴多系统损害等临床表现可做出诊断。肺损害严重者预后不良。必要时可取血、尿、洗胃液、剩余毒物进行毒物鉴定。百草枯要与其他农药中毒及其他引起严重肺损害的疾病相鉴别。

(五)治疗

目前仍无特效治疗,治疗原则是减少毒物的吸收、促进体内毒物排泄、加强支持治疗。

1.胃肠道净化洗胃和导泻

胃肠道净化洗胃和导泻要求"早、快、彻底",口服中毒患者,现场可立即服肥皂水,既可催吐,又能促进百草枯失活,尽早用2%碳酸氢钠液或1%皂土溶液洗胃,紧急情况下也可用清水洗胃,洗胃操作要谨慎,避免引起食管、胃穿孔和出血。有报道成人百草枯中毒须用2%碳酸氢钠液10 000 mL洗胃、催吐。洗胃后尽快给予吸附剂及导泻剂,常用吸附剂为漂白土和活性炭,因百草枯接触土壤后迅速分解失活,若无吸附剂也可用普通黏土经纱布滤过后制成泥浆液洗胃或口服。漂白土一般配成15%的溶液,成人1 000 mL,儿童15 mL/kg,直接口服或经胃管注入;活性炭:成人100 g,儿童2 g/kg,配成20%混悬液口服或经胃管注入。同时使用甘露醇、硫酸镁导泻,每隔2~4小时反复进行吸附与导泻,持续进行2~3天。

皮肤、衣物受到污染应尽快脱去污染的衣物,用肥皂清洗和大量清水彻底冲洗皮肤,注意避免皮肤的磨损。百草枯溅入眼睛应立即用清水冲洗眼睛15分钟以上,局部应用抗菌药物,以防继发感染。清洗口腔可用多贝尔氏液或氯己定漱口液。

2.血液净化

百草枯中毒患者要尽早行血液净化治疗。血液灌流(HP)和血液透析(HD)是清除血液循环中毒物的常用方法。HP除百草枯效果较HD更好。近年研究发现HP加持续静脉血液滤过(CVVH)或HP加HD对提高PQ中毒患者的抢救成功率有较大作用。

3.药物治疗

(1)免疫抑制剂及大剂量糖皮质激素:成人早期联合应用甲基泼尼松龙(1 g/d,连续3天)和环磷酰胺[15 mg/(kg·d),连续2天],继用地塞米松20 mg/d直至重度百草枯中毒患者的$PaO_2 > 10.7$ kPa(80 mmHg),如果$PaO_2 < 8.0$ kPa(60 mmHg),可重复应用甲基泼尼松龙联合环磷酰胺冲击疗法。有报道儿童早期给予甲基泼尼松龙冲击治疗,一般为10 mg/kg,然后逐渐减量到停止。

(2)抗氧化剂:抗氧化剂可清除氧自由基,减轻肺损伤。超氧化物歧化酶(SOD)、谷胱甘肽、N-乙酰半胱氨酸(NAC)、金属硫蛋白(MT)、维生素C、维生素E、褪黑素等治疗急性百草枯中毒,在动物实验有一定疗效,临床研究未获得预期结果。

(3)其他药物:竞争性拮抗剂普萘洛尔可与结合于肺的毒物竞争,使其释放出来,然后被清除,丙咪嗪也有类似的作用,但临床使用效果尚难作出积极评价。蛋白酶抑制剂乌司他丁、非甾体抗炎药水杨酸钠及血必净、丹参、银杏叶提取物注射液等中药制剂,对急性百草枯中毒的治疗仍在探索阶段。

4.氧疗及机械通气

高浓度氧吸入能增强百草枯毒性作用,急性百草枯中毒应避免常规给氧。$PaO_2 < 5.3$ kPa(40 mmHg)、出现 ARDS 或肺纤维化时,给予间断低流量吸氧,必要时建立人工气道,进行正压机械通气。

5.对症处理

对呕吐频繁者,可用 5-羟色胺受体拮抗剂或吩噻嗪类止吐剂控制症状,避免用甲氧氯普胺等多巴胺拮抗剂,因为药物有可能减弱多巴胺对肾功能的恢复作用。对腐蚀、疼痛症状明显者,用镇痛剂如吗啡等,同时使用胃黏膜保护剂、抑酸剂等。针对器官损伤给予相应的保护剂,并维持生理功能。

(战 薇)

第四节　胃肠功能衰竭

胃肠道是完成消化吸收功能的重要器官,小儿肠管比成人长而薄,新生儿肠壁肌层较薄,黏膜富于血管和细胞。正常情况下,新生儿和小婴儿肠管可含有气体,呈膨胀状态,稍大儿童及成人仅胃与结肠含气,故小婴儿和新生儿腹部饱满,可见肠型。新生儿出生时肠道无菌,生后细菌迅速从口及肛门侵入,3 天后肠内细菌数量接近高峰,胃内多不含细菌,十二指肠及小肠近端仅含少量细菌,小肠远端含菌量渐增,结肠含菌最多。小儿肠黏膜对不完全的分解产物尤其是微生物通透性比成人高,分泌功能及胃肠蠕动易受肠内外因素的影响而发生胃肠功能紊乱,引起全身感染和变态反应性疾病,在危重病状态时甚至出现胃肠功能障碍或衰竭。

一、胃肠功能衰竭概述

胃肠功能衰竭常发生在危重病的过程中,无论是感染性或非感染性因素,如严重感染、败血症、窒息、创伤、休克等所致的危重症,都可引起胃肠功能衰竭。危重症时所继发的细菌感染,多为来自肠道的细菌如肠球菌、表皮葡萄球菌、白色念珠菌、大肠埃希菌等,证明危重症与胃肠功能衰竭两者关系十分密切,互相影响。危重症患儿一旦出现腹泻、肠鸣音减弱或消失、口吐咖啡色样液体,则示病情加重预后不良,其实这就是胃肠功能衰竭的临床表现。

二、发病机制

胃肠道是脏器中唯一腔道内有大量细菌滋生的器官,生理条件下由于肠黏膜起着屏障的功能,能阻止细菌及毒素不侵入血液及组织中,故不引起疾病。胃肠黏膜又是毛细血管最丰富的部位,有充足的血液灌流,以利营养物质的消化吸收与维持肠黏膜的屏障功能。一旦缺血缺氧,肠黏膜又是最敏感、最先受累的部位。许多危重病的病理生理基础是一致的,都可导致微循环障碍,引起全身血液的重新分配,胃肠是首先遭受缺血缺氧损害的器官。20 世纪 80 年代就有学者提出"胃肠道是 MOF 的始动器官",亦有外科医师称"胃肠道是外科打击后的中心器官",都把胃肠道摆在了发生 MSOF 的重要位置上,故胃肠功能障碍或衰竭,在整个危重症的发展过程中起着关键性的作用。

（一）肠黏膜屏障功能破坏及内毒素血症

肠黏膜上皮细胞、免疫球蛋白 A（IgA）和肠壁细胞紧密结合成具有免疫力的、防止细菌侵入血液的屏障，称为肠黏膜屏障。该屏障具有机械屏障功能、生物屏障功能、免疫屏障功能，共同对机体起着保护的作用，避免肠道菌侵入血液，当肠黏膜屏障功能破坏、机体免疫功能低下及肝脏 Kupffer 细胞清除功能障碍时肠道内细菌及毒素移位侵入血液循环及组织，引起全身内毒素血症，内毒素血症又可加剧肠黏膜屏障功能的破坏，促使更多的肠道菌及毒素侵入血行，加速了危重症的发展过程，从全身炎性反应迅速发展至 MODS，进而导致 MSOF。

（二）菌群失调

正常条件下肠道内细菌保持动态平衡，对机体起着有益的作用，如促进肠蠕动、合成维生素、拮抗致病微生物等。在危重症时，胃酸分泌减少，胃肠蠕动减慢，靠胃酸抑制或杀灭细菌及肠蠕动排除细菌的能力下降，有利细菌在胃肠道内过度生长。滥用抗生素，使肠道内厌氧菌数量减少，而耐药菌、机会致病菌过度增生。以上都是导致菌群失调的重要因素，肠道菌和毒素可直接损伤肠黏膜，也可通过全身炎性反应间接损伤肠黏膜，使肠黏膜屏障功能破坏。

（三）炎性介质异常释放与全身炎性反应综合征（SIRS）

内毒素血症使补体系统过量被激活，产生的活性产物 C_{3a}、C_{3b}、C_{5a} 等，激活单核-巨噬细胞等释放大量炎性递质，如肿瘤坏死因子（TNF-α）、白细胞介素-1（IL-1）、白细胞介素-6（IL-6）、白细胞介素-8（IL-8）、血小板活化因子（PAF）等都失控性的异常释放导致 SIRS，该反应是一种超常的应激反应，是疾病发展过程中的重要环节，对机体造成的损害，往往比原发打击所致的损害还要严重。如未能及时中止其发展，可使病变继续扩散到远离病灶的组织器官，甚至累及到周身脏器，引起 MODS，以至发展成 MSOF，TNF-α、IL-1 水平在炎性反应过程中都起着重要角色的作用，两者水平升降具有一致性，互相影响，故任意阻断其一，均可改善炎性反应的过程。

三、临床表现

（一）腹胀

腹胀即腹部膨隆。由于肠腔胀气、肠道自主神经功能紊乱使消化功能失调等原因所致；全身感染、败血症、休克、呼吸衰竭等病理状态下，微循环障碍及血液再分配，使胃肠道缺血以致扩张无力而发生腹胀；腹膜炎、腹部损伤时产生肠麻痹气体吸收障碍亦可导致。腹胀是一种临床症状，常高出剑突，若持续腹胀不瘪并有张力增加则可认为是病理性，多伴有急性病容和严重中毒症状，麻痹性肠梗阻时有腹痛、呕吐和不排气不排便，肠鸣音减弱或消失。危重病患儿出现腹胀常是病情恶化和不可逆转的征兆。湖南省儿童医院 PICU 病例观察表明，腹胀多发生于婴儿期，占 88.43%，原发病中感染性疾病达 78.51%，伴有营养不良等基础疾病时易发生；腹胀伴吐咖啡样液体占 47.93%，伴肠鸣音减弱或消失者占 38.02%；腹胀发生前器官障碍数量平均为 1.92 个，以呼吸系统障碍和脑水肿较多见，病情恶化出现腹胀后发展至相关几个器官功能障碍，微循环、肾功能障碍及肺出血等明显增多。还观察到 60% 危重患儿在严重腹胀后继之出现循环衰竭，且 71.7% 患儿于 48 小时内死亡。说明肠道作为休克不可逆转的"枢纽"器官，预后较差。腹胀时监测血清电解质，仅 19.83% 存在低血钾，常伴有高血糖和尿素氮升高，部分患儿存在明显酸血症、低氧血症等。患儿一旦发生腹胀，应充分排除机械性肠梗阻、肠穿孔等外科急腹症，立位 X 线片能了解有无肠胀气、液气平面或膈下游离气体等。

(二)应激性溃疡

应激性溃疡是机体严重的应激反应。尤其是在严重创伤、烧伤、休克及全身感染等情况下出现的急性上消化道黏膜病变时。胃肠道缺血、黏膜能量代谢障碍及防御机制破坏是发生应激性溃疡的重要原因。胃酸是一种重要的黏膜损伤因子，黏液-碳酸氢盐屏障防御 H^+ 反向弥散以维持黏膜内 pH 梯度，胆汁反流和自由基作用造成胃黏膜防御功能破坏，加上缺血缺氧等损伤因素而致应激性溃疡。病变主要位于胃底及胃体部，最早出现点状苍白缺血区很快发生充血、水肿及点片状出血，甚至浅表糜烂和并发消化道出血，严重者扩展到十二指肠及整个胃肠道黏膜和造成穿孔。早期临床表现往往不十分明显，少数患儿可出现不同程度的腹胀、上腹痛、恶心等，因原发病危重掩盖了消化系统症状，常以出现黑便（柏油便）、突然发生呕血或吐咖啡样胃内容物为早期表现。纤维胃镜检查是早期确诊的主要方法，选择性血管造影可见造影剂外溢成一团积聚在血管旁而久不消散，X 线平片见腹腔内有游离气体时提示溃疡穿孔，超声图像可有胃壁增厚、黏膜皱襞肥大等。胃管内抽出咖啡样物质和大便隐血试验阳性是早期简易辅助检查指标。

四、辅助检查

(一)胃肠黏膜内 pH(pHi)监测

胃肠黏膜内 pH(pHi)监测于 20 世纪 80 年代正式用于临床，是使用方便、无创、结果可靠的一项新技术。胃肠道灌注和氧代谢的资料难以获得，而测量胃肠黏膜内酸度可作为其替代指标。检测采用间接方法，根据 $pH = 6.1 + lg(HCO_3^- / 0.03\ PaCO_2)$，假定组织间液中 HCO_3^- 浓度与动脉血 HCO_3^- 浓度相等，半透膜囊内生理盐水 $PaCO_2$ 与动脉血 $PaCO_2$ 相同（因 CO_2 具有强大的弥散能力），则 $pHi = 6.1 + lg(HCO_3^- / 0.03\ PaCO_2)$（$PaCO_2$ 为半透膜囊内生理盐水分压，0.03 为溶解度，HCO_3^- 单位为 mmol/L），正常值为 7.35～7.45，选择一根胃内测压导管排空囊内气体后插入胃腔，向囊内注入 4 mL 生理盐水，30～90 分钟后抽出，前 1.5 mL 舍弃，保留后 2.5 mL 做血气检测，同时抽动脉血做血气分析，然后将测定值进行计算。用于病情的早期检测、指导治疗和预测并发症的发生。

(二)动脉乳酸监测

正常值为 1 mmol/L，危重病时达到 2 mmol/L。应激、休克和低灌注导致糖乏氧代谢和高乳酸血症，缺氧时高乳酸血症严重，且常伴有酸中毒。但乳酸半衰期为 30 分钟～10 余小时，动脉乳酸监测难以反映休克和复苏的即时变化。

(三)其他

胃肠道出血时粪便隐血试验阳性，血红蛋白水平降低；细胞因子（如 TNF，IL-1、6、8，PAF 等）监测可了解机体的炎症反应和炎性介质的释放情况；血清电解质、血糖、血气、血浆渗透压反映机体内环境是否平衡；腹胀者肝肾功能、血清心肌酶谱等监测观察全身各脏器功能损伤程度。

五、诊断

(一)诊断要点

在急性危重病状态下突然或逐渐出现严重腹胀、肠鸣音减弱或消失、吐咖啡样物质或便血时，均可考虑胃肠功能障碍。Fry 在 MODS/MSOF 诊断标准中将腹胀及不能耐受经口进食 5 天以上称为胃肠功能障碍，出现应激性溃疡需输血时称胃肠功能衰竭。全国危重病会议在 MODS 病情分期与严重程度评分标准中，将腹部胀气、肠鸣音减弱记 1 分，高度腹部胀气、肠鸣音近于消失者记 2 分,麻痹性肠梗阻或应激性溃疡出血者记 3 分。小儿危重病例评分将胃肠功能障碍作为 10 项评分指标之一,出现应激性溃疡记 6 分,应激性溃疡伴肠麻痹时记 4 分,把应激性溃疡出血需输血者及出现中毒性肠麻痹有高度腹胀者列为小儿胃肠功能障碍的标准。

(二)诊断注意事项

了解原发疾病,多在严重感染、缺血缺氧、休克或创伤、手术等急性危重病基础上发生;及时排除胃肠本身疾病和外科急腹症,如坏死性小肠结肠炎、机械性肠梗阻、肠穿孔、出血、腹水等;密切监测其他器官的功能状态,胃肠功能障碍常是 MODS/MSOF 的一部分;注意全身状态和内环境监测,全面估计病情。

六、治疗

(一)病因治疗

积极控制病因是治疗的基础,纠正各系统器官的功能障碍,保护重要脏器的功能,改善循环。控制感染和清除病灶,合理选择抗生素。做好液体疗法和热量供给。

(二)缓解腹胀

(1)禁食:在腹胀持续存在且进食后腹胀加重或有胃潴留和上消化道出血时宜禁食,至症状好转后及时喂养。

(2)胃肠减压:可减少吞咽气体的存积,吸出消化道内滞留的液体和气体,减低胃肠内压力,还可尽早发现胃内咖啡样液体。

(3)肠管排气或用生理盐水 20～50 mL 灌肠,刺激结肠蠕动。

(4)补充电解质:对缺钾者适量补充氯化钾。

(5)应用新斯的明:每次 0.045～0.06 mg/kg 皮下注射,抑制胆碱酯酶,增加肠管蠕动,促进排气。

(6)酚妥拉明:每次 0.2～0.5 mg/kg,每 2～6 小时 1 次,病情严重时 0.5～1 小时 1 次静脉滴注,能提高肺通气,兴奋肠道平滑肌使肠蠕动增加而减轻腹胀。

(7)穴位针刺(足三里、合谷、中脘等)或脐部敷药(葱白或芥末),能刺激神经末梢,促进肠蠕动。

(三)应激性溃疡

控制原发病是防治的关键,减少胃内氢离子浓度而保护胃黏膜,应用氢氧化铝凝胶(抗酸药)、雷尼替丁或西咪替丁(H_2 受体拮抗剂)、奥美拉唑(抑制 H^+/K^+ 泵)等药物。湖南省儿童医院采用在禁食时先用冷盐水或 1.4% 碳酸氢钠洗胃后,西咪替丁每次 10～20 mg/kg 胃内注入保留有良好的止血作用,有效率达 87%,一般应用 1 或 2 次可充分控制。超氧化物歧化酶(SOD)和别嘌呤醇能拮抗氧自由基而减少应激性溃疡的发生率并阻止肠道细菌移位,非甾体抗炎药具有清除自由基作用,维生素 E 及多种中药(复方丹参、小红参醌等)也有明显拮抗自由基作用。大出血时应立即建立静脉通道和及时输血,酌情选择云南白药、凝血酶等口服,氨甲环酸、酚磺乙胺、立止血等静脉滴注,选择性插管灌注血管升压素、栓塞或经内镜止血。保守治疗无效血压不能维持者考虑手术治疗。

(四)肠道细菌移位与选择性消化道去污染术

肠内细菌向肠外组织迁移称为细菌移位(易位或迁移)。肠黏膜屏障功能障碍,肠道细菌生态紊乱(某些细菌过度繁殖)和机体(包括肠道本身)免疫功能受损,是肠道细菌移位的重要诱发因素。当机体免疫功能持续严重低下时引起脓毒血症即肠源性感染,肠胀和肠梗阻时肠蠕动分泌障碍造成"冲洗"机制失灵、黏膜微结构损伤及长时间滞留的细菌过度生长,是细菌移位的基本原因;腹胀、肠鸣音减弱或消失,提示肠麻痹存在,肠内容物滞留也是细菌过度繁殖的重要原因之一。有学者已把胃肠道作为应激的"中心器官"和 MODS 的"始动器",因此,采取各种措施保持胃肠黏膜屏障功能十分重要。选择性消化道去污染术(SDD)改善肠道微生态环境,属于抗生素的生态疗法,选用对大部分潜在性致病菌敏感、对原籍菌(专性厌氧菌)活性几乎无影响、口服不易吸收、不受食物及粪便中诸多成分影响,且适当组合有一定抑制或杀灭念珠菌等的抗生素,如NAC 方案(诺氟沙星、两性霉素 B、复方新诺明),疗程一般为 1 周。

(五)保护胃肠黏膜的屏障功能和防治内源性感染

肠道被称为多器官功能紊乱的始动器,在肠黏膜屏障结构破坏时通过细菌移位和毒素侵入激发全身性炎症反应,导致脓毒血症和 MODS。

1.避免和纠正持续低灌注

复苏中可使用维生素 C、E 等自由基清除剂,及时纠正隐性代偿性休克,使胃肠尽早摆脱缺氧状态,使动脉乳酸水平接近正常。

2.代谢支持

在循环支持和呼吸支持的基础上保证营养,胃肠外营养不能充分替代肠道营养,尽可能采用经口摄食,提高蛋白质含量及减少糖供给量,使热:氮≤100:1,静脉营养液中宜添加谷氨酰胺,热量维持在 125 kJ/(kg·d),其中碳水化合物 5 g/(kg·d),脂肪小于 1 g/(kg·d),蛋白质0.15~2.00 g/(kg·d)。

3.免疫治疗

全身炎症反应以内毒素为触发剂,可试用人抗血清、免疫球蛋白、抗内毒素的单克隆抗体(E, 和 HA-IA)、抗 TNF-α 抗体、IL-1 受体拮抗剂、γ-干扰素、人脂多糖结合蛋白(LBP)抗体和杀菌/通透性增加蛋白(BPI)等,不滥用皮质激素和免疫抑制剂。

4.微生态制剂

微生态疗法采取"坚固"原则,补充大量生理性细菌以保持原籍菌处于优势菌状态,限制肠道细菌异常繁殖。

5.中药大黄

以中医药"泻下"为原则,使异常增殖的细菌和释放内毒素保持低密度和低水平;还有抗凝止血作用,抑制肠道厌氧菌繁殖和内毒素血症,及抑制蛋白质分解和降低炎性介质作用。

6.合理应用抗生素

不滥用和不长期使用,不常规应用抗厌氧菌药物。

七、监护项目

(一)肠道屏障功能检测

检测肠道屏障功能,可有效判断是否发生了急性肠衰竭。检测项目:尿乳果糖/甘露醇(L/M)排泄比、血浆 D-乳酸水平、血浆二胺氧化酶(DAO)活性和 24 小时尿^{99m}Tc-DTPA 排泄率等。胃肠衰竭时,肠屏障通透性增加和肠黏膜细胞脱落等使这些检测指标相应升高,因此可反映出肠黏膜损害程度和通透性变化。

(二)血内毒素检测

胃肠功能障碍时,黏膜屏障受损,通透性增加,大量内毒素得以入血。血浆内毒素水平与胃肠功能障碍有显著相关性。因此,在严重创伤早期监测血浆内毒素水平变化对预测肠功能障碍具有一定的临床意义。

(三)胃肠黏膜 pH(pHi)监测

胃肠黏膜血流供应障碍时,胃黏膜局部组织中 CO_2 张力提高,表现为 pHi 下降。pHi 是反映胃肠血流灌注和氧合的敏感指标,可早期预报胃肠缺血、缺氧状况。胃 pHi 测定值低于正常,可提示黏膜通透性增加,黏膜损伤并出现细菌、毒素入侵、菌血症和多器官功能障碍或衰竭。因此 pHi 能间接反映胃肠道黏膜血供情况,也是反映危重患者胃肠道黏膜血液供应状况的良好指标,对评判复苏疗效和判断预后都有指导意义。

(四)细菌易位检测

主要依靠血培养、腹水检查和淋巴结活检等方法。如果血培养或者腹水检查细菌阳性而无其他明确的感染病灶,特别是危重病患者出现原发性腹膜炎,应考虑肠道细菌易位。应用 PCR 等分子生物学方法进行血液和腹水细菌学检查,有望成为更为快速高效的诊断方法。

（战　薇）

第五节　心 力 衰 竭

充血性心力衰竭是指心脏工作能力(心脏收缩或舒张功能)下降,即心排血量绝对或相对不足,不能满足全身组织代谢的需要的病理状态。心力衰竭是儿童时期危重症之一。小儿时期心力衰竭以 1 岁以内发病率最高,其中尤以先天性心脏病引起者最多见。

一、诊断

(一)临床诊断依据

(1)患儿安静时心率增快,婴儿>180 次/分,幼儿>160 次/分,不能用发热或缺氧解释者。

(2)患儿呼吸困难,青紫突然加重,安静时呼吸达 60 次/分以上。

(3)患儿肝大达肋下 3 cm 以上,或在密切观察下短时间内较前增大,而不能以横膈下移等原因解释者。

(4)患儿心音明显低钝,或出现奔马律。

(5)患儿突然烦躁不安,面色苍白或发灰,而不能用原有疾病解释者。

(6)患儿尿少、下肢水肿,以除外营养不良、肾炎、维生素 B_1 缺乏等原因所造成者。上述前四项为临床诊断的主要依据。尚可结合其他几项及下列 1~2 项检查进行综合分析。

(二)相关检查

1.胸部 X 线检查

心影多呈普遍性扩大,搏动减弱,肺纹理增多,肺门或肺门附近阴影增加,肺部淤血。

2.心电图检查

不能表明有无心力衰竭,但有助于病因诊断及指导洋地黄的应用。

3.超声心动图检查

可见心室和心房腔扩大,M型超声心动图显示心室收缩时间期延长,喷血分数降低。心脏舒张功能不全时,二维超声心动图对诊断和引起心力衰竭的病因判断有帮助。

(三)鉴别诊断

1.先天性心脏病

流出道狭窄即可导致后负荷即压力负荷增加,某些流入道狭窄引起相同作用。而做向右分流和瓣膜反流则导致前负荷即容量负荷的增加。

2.继发心力衰竭

病毒性心肌炎、川崎病、心肌病、心内膜弹力纤维增生症等较多。儿童时期以风湿性心脏病和急性肾炎所致的心力衰竭最为多见。贫血、营养不良、电解质紊乱、严重感染、心律失常和心脏负荷过重等都是儿童心力衰竭发生的诱因。

二、治疗

(一)一般治疗

充分的休息和睡眠可减轻心脏负担,平卧或取半卧位。供氧是需要的。尽力避免患儿烦躁、哭闹,必要时可适当应用镇静剂,苯巴比妥、吗啡(0.05 mg/kg)皮下注射或肌内注射常能取得满意效果,但需警惕抑制呼吸。心力衰竭时,患儿易发生酸中毒、低血糖和低血钙,新生儿时期更是如此。给予容易消化、钠盐少及富有营养的食物。

(二)洋地黄类药物

小儿时期常用的洋地黄制剂为地高辛,可口服和静脉注射,作用时间较快,排泄亦较迅速,因此剂量容易调节,药物中毒时处理也比较容易。地高辛口服吸收率更高。早产儿对洋地黄比足月儿敏感,足月儿又比婴儿敏感。婴儿的有效浓度为 2~3 ng/mL,大年龄儿童为 0.5~2 ng/mL。洋地黄的剂量要个体化。

1.洋地黄化法

如病情较重或不能口服者,可选用毛花苷 C 或地高辛静脉注射,首次给洋地黄化总量的 1/2,余量分两次,每隔 4~6 小时给予,多数患儿可于 8~12 小时内达到洋地黄化;能口服的患儿开始给予口服地高辛,首次给洋地黄化总量的 1/3 或 1/2,余量分两次,每隔 6~8 小时给予。

2.维持量

洋地黄化后 12 小时可开始给予维持量。维持量的疗程视病情而定:急性肾炎合并心力衰竭者往往不需用维持量或仅需短期应用;短期难以去除病因者如心内膜弹力纤维增生症或风湿性心瓣膜病等,则应注意随患儿体重增长及时调整剂量,以维持小儿血清地高辛的有效浓度。

(三)利尿剂

当使用洋地黄类药物而心力衰竭仍未完全控制,或伴有钠、水潴留和显著水肿者,宜加用利尿剂。可选用快速强效利尿剂如呋塞米或依他尼酸。慢性心力衰竭一般联合使用噻嗪类与保钾利尿剂,并采用间歇疗法维持治疗,防止电解质紊乱。

(四)血管扩张剂

治疗顽固性心力衰竭。小动脉的扩张使心脏后负荷降低,从而可能增加心搏出量,同时静脉的扩张使前负荷降低,心室充盈压下降,肺充血的症状亦可能得到缓解,对左室舒张压增高的患儿更为适用。

1.血管紧张素转换酶抑制剂

减少循环中血管紧张素Ⅱ的浓度发挥效应。改善左室的收缩功能,防止心肌的重构,逆转心室肥厚,降低心力衰竭患儿的死亡率。卡托普利剂量为每天 $0.4\sim0.5$ mg/kg,分 $2\sim4$ 次口服,首剂 0.5 mg/kg,以后根据病情逐渐加量。依那普利(苯脂丙脯酸)剂量为每天 $0.05\sim0.10$ mg/kg,一次口服。

2.硝普钠

硝普钠对急性心力衰竭(尤其是急性左心衰竭、肺水肿)伴周围血管阻力明显增加者效果显著。在治疗体外循环心脏手术后的低心排综合征时联合多巴胺效果更佳。应在动脉压力监护下进行。剂量为每分钟 0.2 μg/kg,以 5% 葡萄糖稀释后点滴,以后每隔 5 分钟,可每分钟增加 $0.1\sim0.2$ μg/kg,直到获得疗效或血压有所降低。最大剂量不超过每分钟 $3\sim5$ μg/kg。

3.酚妥拉明

α 受体阻滞剂,以扩张小动脉为主,兼有扩张静脉的作用。剂量为每分钟 $2\sim6$ μg/kg,以 5% 葡萄糖稀释后静脉滴注。

4.其他

心力衰竭伴有血压下降时可应用多巴胺,每分钟 $5\sim10$ μg/kg。必要时剂量可适当增加,一般不超过每分钟 30 μg/kg。如血压显著下降,给予肾上腺素每分钟 $0.1\sim1.0$ μg/kg 持续静脉滴注,这有助于增加心搏出量、提高血压而心率不一定明显增快。

(五)病因治疗

先天性心脏病患儿内科治疗往往是术前的准备,手术后亦需继续治疗一个时期;心肌病患儿内科治疗可使症状获得暂时的缓解;由甲状腺功能亢进、重度贫血或维生素 B_1 缺乏、病毒性或中毒性心肌炎等引起心力衰竭者需及时治疗原发疾病。

三、监测

(一)心电监测

(1)定时检查患儿 12 导联 ECG。

(2)对患儿进行床旁心电监测。

(二)血流动力学监测

PiCCO 能获得 CO、心功能指数(CFI)、全心射血分数(GEF)、胸腔内血容量(ITBV)、血管外肺水(EVLW)等指标。连续测定 CO、SV、每搏输出量变异度及左心室收缩力指数等。

(三)电解质监测

(1)血钾浓度监测。

(2)血镁浓度监测。

(3)预防低钾或低镁血致心律失常。

(四)血药浓度监测

急性心力衰竭伴肝肾功能障碍时,监测强心苷和抗心律失常药血药浓度。

四、护理

(一)心力衰竭的临床表现与年龄有关

(1)婴幼儿心力衰竭的临床表现有一定特点,应当注意观察。常见症状为呼吸快速、表浅,频率可达 50~100 次/分,喂养困难,体重增长缓慢,烦躁多汗,哭声低弱,肺部可闻及干啰音或哮鸣音。水肿首先见于颜面、眼睑等部位,严重时鼻唇三角区呈现青紫。

(2)年长儿心力衰竭的症状与成人相似,主要表现为乏力、活动后气急、食欲减低、腹痛和咳嗽。安静时心率增快,呼吸浅表、增速,颈静脉怒张,肝增大、有压痛,肝颈反流试验阳性。病情较重者尚有端坐呼吸、肺底部可听到湿啰音,并出现水肿,尿量明显减少。心脏听诊除原有疾病产生的心脏杂音和异常心音外,常可听到心尖区第一音减弱和奔马律。

(二)注意洋地黄毒性反应

(1)心力衰竭越重、心功能越差者,其治疗量和中毒量越接近,故易发生中毒。

(2)肝肾功能障碍、电解质紊乱、低钾、高钙、心肌炎和大剂量利尿之后的患儿均易发生洋地黄中毒。

(3)小儿洋地黄中毒最常见的表现为心律失常,如房室传导阻滞、室性期前收缩和阵发性心动过速等;其次为恶心、呕吐等胃肠道症状;神经系统症状如嗜睡、头昏、色视等较少见。洋地黄中毒时应立即停用洋地黄和利尿剂,同时补充钾盐。小剂量钾盐能控制洋地黄引起的室性期前收缩和阵发性心动过速。轻者每天用氯化钾 0.075~0.100 g/kg,分次口服;严重者每小时0.03~0.04 g/kg静脉滴注,总量不超过 0.15 g/kg,滴注时用 10%葡萄糖稀释成 0.3%浓度。肾功能不全和合并房室传导阻滞时忌用静脉给钾。各种病因引起的心肌炎、未成熟儿和<2周的新生儿易引起中毒,洋地黄化剂量应偏小,可按婴儿剂量减少 1/2~1/3。

(三)注意病情发展

心脏功能从正常发展到心力衰竭,经过一段称为代偿的过程,心脏出现心肌肥厚,心脏扩大和心率增快。心率增快超过一定限度时,舒张期缩短,心排血量反而减少。心力衰竭时心排血量一般均减少到低于正常休息时的心排血量,故称为低输血量心力衰竭,但由甲状腺功能亢进、组织缺氧、严重贫血、动静脉瘘等引起的心力衰竭,体循环量增多,静脉回流量和心排血量高于正常,心力衰竭发生后,心排血量减少,但仍可超过正常休息时的心排血量,故称为高输血量心力衰竭。由于心力衰竭时心室收缩期排血量减少,心室内残余血量增多,舒张期充盈压力增高,可同时出现组织缺氧及心房和静脉淤血。组织缺氧通过交感神经活性增加,引起皮肤内脏血管收缩,血液重新分布,以保证重要器官的血供。肾血管收缩后肾血流量减少,肾小球滤过率降低,肾素分泌增加,继而醛固酮分泌增多,使近端和远端肾曲小管对钠的再吸收增多,体内水钠潴留,引起血容量增多,组织间隙等处体液淤积。近年来,对神经内分泌在心力衰竭发生发展中的调节作用有了新的认识。心力衰竭时心排血量减少,可通过交感神经激活肾素-血管紧张素-醛固酮系统,从而引起 β 受体-腺苷酸环化酶系统调节紊乱,使外周血管收缩,水钠潴留,以致加剧心室重塑,促进心力衰竭恶化。心室负荷过重可分为容量负荷过重和压力负荷过重。前者在轻度或中度时心肌代偿能力较后者好些,例如,房间隔缺损虽然有时分流量很大,但属舒张期负荷过重,在儿童期很少发生心力衰竭。肺动脉瓣狭窄属收缩期负荷过重,心力衰竭出现更早些。主动脉瓣狭窄伴动脉导管未闭则兼有收缩和舒张期负荷过重,故在新生儿时期可致死。

(战 薇)

第六节 急性肝衰竭

急性肝衰竭(acute hepatic failure,ALF)是指原本"健康"的肝脏突然发生大量肝细胞坏死或肝细胞功能严重受损,肝脏的合成、分泌、排泄和解毒等功能严重减弱引起的一种临床综合征,常伴发肝性脑病。主要由肝炎病毒、非肝炎病毒感染,以及药物及肝毒性物质中毒引起,进展快,病死率高,预后差。在小儿,由于肝脏再生能力强,能生存数天至数十天就可能有肝细胞再生,故急性肝衰竭预后较成人略好。

一、病因

儿童肝衰竭病因与年龄关系较大,婴儿主要是由 CMV 感染、遗传代谢病和胆道疾病等引起,年长儿以 HBV 和 HAV 感染为主,注意肝豆状核变性的存在。药物/毒物性肝衰竭越来越得到重视,尤其是对乙酰氨基酚的广泛应用所致的 ALF 逐年上升,在英美国家,药物引起急性肝衰竭占首位。危重患儿因循环衰竭、肝血管闭塞、严重心律失常、休克等造成肝脏的缺血缺氧可发生急性肝衰竭,需常规监测肝功能。

二、发病机制

涉及致病因子与宿主易感性之间的关系,许多问题尚不清楚。肝细胞的大量坏死,可以是病毒、毒素、药物等的直接毒性作用,也可以是免疫损伤。对乙酰氨基酚、异烟肼等药物进入机体内形成肝细胞毒性代谢产物引起肝细胞损伤,这种损伤可能与特异性体质有关;某些因素如肝细胞再生能力减弱、肝血流灌注减少、内毒素血症、严重感染、电解质紊乱、手术、单核-吞噬细胞系统功能受损等可促发肝衰竭。病毒株的毒力、机体的免疫系统参与起重要作用,近年来注意到内毒素血症和细胞因子(如 TNF)在发病中的作用。ALF 时肝清除内毒素功能降低,内毒素血症发生率可高达 70%,能加重肝衰竭及诱发多脏器功能障碍。细胞因子中研究较多的是 TNF,其在 ALF 中的作用主要有介导内毒素的多种生物学作用;诱导肝脏发生非特异性超敏反应,引起局部微循环障碍;可激活磷脂酶 A,诱导血小板活化因子、白三烯、IL-1 和 IL-6 等参与肝脏的炎症反应和组织损伤;诱发细胞内自由基产生,导致细胞膜脂质过氧化和杀细胞效应;引起肝窦内皮细胞损伤而诱发 DIC,与肝衰竭关系密切、互为因果。严重肝脏损伤时,物质代谢障碍和肝脏解毒功能障碍,毒性物质侵入神经系统导致脑细胞的代谢和功能发生障碍,导致肝性脑病。肝性脑病的发生与高血氨、假性神经递质水平升高、氨基酸比例失衡、γ-氨基丁酸受体活性增高等有关。

三、诊断

(一)临床诊断依据

迅速发生的肝细胞功能衰竭,即在短期内出现黄疸或黄疸进行性加深,消化道症状,出血倾向等;伴肝性脑病或肝臭;过去无肝病史;实验室检查提示肝功能异常,如至少在早期发现丙氨酸氨基转移酶值升高和凝血酶原时间明显延长,且后者难以被维生素 K 纠正。如肝病患儿,经治疗症状无改善,而肝脏出现缩小趋势,需特别警惕。

根据中华医学会感染病学分会和肝病学分会 2006 年制订的"肝衰竭诊疗指南",将肝衰竭分为 ALF、亚急性肝衰竭(SALF)、慢加急性(亚急性)肝衰竭(ACLF)和慢性肝衰竭(CLF)。其中 ALF 是指急性起病,以 2 周内出现Ⅱ度以上肝性脑病为特征的肝衰竭,可有以下表现:①极度乏力,并有明显厌食、腹胀、恶心和呕吐等严重消化道症状;②短期内黄疸进行性加深;③出血倾向明显,凝血酶原活动度(PTA)≤40%,且排除其他原因;④肝脏进行性缩小。病理主要表现为肝细胞呈一次性坏死,坏死面积≥肝实质的 2/3,或亚大块坏死,或桥接坏死,伴存活肝细胞严重变性,肝窦网状支架不塌陷或非完全性塌陷。SALF 指起病较急,15 天~26 周出现肝衰竭的临床表现;ACLF 在慢性肝病基础上,短期内发生急性肝功能失代偿;CLF 是指在肝硬化基础上肝功能进行性减退和失代偿。

(二)相关检查

1.肝功能检查

血清总胆红素明显升高,常在 171 μmol/L 以上,与肝衰竭程度成正比,如进行性升高提示预后不佳;丙氨酸氨基转移酶值早期升高,后期肝细胞大量坏死时反而下降,出现酶胆分离。监测丙氨酸氨基转移酶/天门冬氨酸氨基转移酶比值对诊断肝细胞损伤有意义,比值减小预示肝细胞坏死,预后不良。

2.凝血功能检查

凝血酶原时间(PT)延长。如伴血小板减少,应考虑弥散性血管内凝血,应做相关检测,如发现纤维蛋白降解产物(FDP)增高,优球蛋白溶解时间缩短,则考虑纤溶亢进。

3.血浆蛋白检查

血浆清蛋白及前清蛋白降低。检测甲胎蛋白,如为阳性,提示有肝细胞再生。若有肝细胞进行性坏死时为阴性,而浓度逐渐升高,提示有肝细胞新生,预后良好。

4.血清胆固醇与胆固醇脂

胆固醇与胆固醇脂主要在肝细胞内合成,血清胆固醇浓度低于 2.6 mmol/L 提示预后不良。

5.病原检测

检测血清肝炎病毒相关抗原及抗体,对并发感染患儿多次查血培养及真菌培养等。

6.脑电图和影像学检查

脑电图检查有助于肝性脑病的诊断,表现为节律变慢,呈 Q 波、三项波或高波幅δ波;B 型超声检查有助于检测肝、脾、胆囊大小及有无腹水等。

7.肝活体组织检查

对肝炎、遗传代谢性肝病等弥散性肝病变能协助诊断,或有助于判断预后。

8.其他

血常规、血糖、血尿素氮、肌酐、电解质、血气分析等。

四、治疗

ALF 是一病死率高、进展迅速而多变的疾病,故患儿必须处于强化监护之下,尽可能地确定病因,并对 ALF 的严重度作出估价和追踪,随时根据病情的变化调整治疗方案。肝脏的功能极丰富,当其功能衰竭时可产生众多的并发症,特别是多脏器功能衰竭综合征,造成许多的治疗矛盾,故对 ALF 患儿必须全面评估,抓住主要矛盾。目前强调采取综合性治疗措施,早期诊断,强化基础支持,针对病因治疗,预防和治疗各种并发症,阻止肝脏进一步坏死,支持患儿度过数天,以利肝脏得以修复和再生。

（一）一般支持治疗

密切监护生命指征、肝功能变化，注意凝血功能异常和肝性脑病的早期表现；注意肺部、口腔和腹腔等感染的发生；高糖、低脂、适当蛋白饮食，酌情补充清蛋白、新鲜血浆或凝血因子、维生素；维持水电解质及酸碱平衡，纠正低血糖、低钠和低钾等；维持循环稳定，纠正低血压或休克；绝对卧床休息。

（二）抗病毒治疗

对病毒性肝炎所致肝衰竭是否应用抗病毒药物治疗，目前还存在争议。有学者认为如患儿确定或疑似为单纯疱疹病毒或巨细胞病毒引起的用阿昔洛韦治疗有一定的作用。对于甲型、丙型、丁型和戊型肝炎所致肝衰竭目前多不推荐抗病毒治疗。对于 HBV 复制活跃的病毒性肝炎肝衰竭患儿及时采用有效的抗病毒治疗，如拉米夫定、阿德福韦酯、恩替卡韦和替必夫定等，可阻止肝炎病毒的复制，继而阻止免疫病理损伤，但是在选择抗病毒药物种类时应谨慎，仔细权衡四个药物的起效速度、抑制 HBV 复制的强度、费用、耐药发生率及潜在不良反应如肾毒性等。干扰素在肝衰竭时一般不使用。

（三）药物性肝衰竭治疗

对于药物性肝衰竭，应首先停用可能导致肝损害的药物。对乙酰氨基酚中毒所致者，可给予 N 乙酰半胱氨酸（NAC）治疗，口服给药首剂 140 mg/kg，以后 4 小时 70 mg/kg 维持；静脉给药首剂 150 mg/kg 快速输注，以后 4 小时 50 mg/kg 维持，或 16 小时 100 mg/kg 维持。为快速降低血药浓度，改善肝功能，对过量摄入 3～4 小时以内的患儿给予口服活性炭减少胃肠道吸收，有条件可尽快进行血液净化和血浆置换。

（四）抗内毒素治疗

肝衰竭除免疫病理损伤外，内毒素血症继发肝内微循环障碍也是一个重要环节，肠源性内毒素的释放激活肝内外单核-巨噬细胞释放大量的炎性介质，如肿瘤坏死因子 α（TNF-α）、白细胞介素-1、白三烯、转化生长因子 β、血小板活化因子（APF）等，导致肝内皮细胞损伤，血栓形成，肝内微循环障碍，造成肝细胞缺血缺氧，肝细胞大量坏死。因此，抗内毒素治疗也是肝衰竭治疗的重要环节。但目前尚缺乏疗效满意的药物。间歇应用广谱抗生素以抑制肠道菌内毒素释放，口服乳果糖或拉克替醇以促进肠道内毒素排泄。还可以用生大黄 10～20 g 泡饮，达到缓泻排毒作用。抗内毒素单克隆抗体和抗 TNF-α 单克隆抗体理论上可有效阻断内毒素和 TNF-α 的有害作用，有开发前景。此外，细胞因子在机体的炎症防御反应中起着一定的保护作用，但细胞因子也可能对某些患儿不利。由于 CD14 是 LPS 的膜受体，因此阻断两者的结合是抗内毒素治疗的重要手段，细胞外的可溶性 CD14 和内毒素的结合蛋白是内源性 LPS 清除剂，针对可溶性 CD14 和 LPS 结合位点的单克隆抗体目前已在研究中。

（五）保肝护肝及促进肝细胞再生

目前已知能够促进肝细胞生长的因子多达二十余种，如表皮生长因子、血小板生长因子，其中主要的是促肝细胞生长因子（HGF），是由胎肝、再生肝和乳幼动物肝脏中提取的混合物，它能改变其细胞膜离子转运机制调节细胞内 cAMP 的水平，促进肝细胞 DNA 合成，抑制 TNF 活性。HGF 还能使肝摄取氨基酸的量增加，为修复肝细胞提供能源和原料，保护肝细胞。应强调 HGF 在肝衰竭治疗时越早使用效果越好。前列腺素 E_1（PGE_1）作为一种改善肝脏血流的药物，对肝细胞膜具有"稳定"和"加固"作用，国内外文献报道在综合治疗的基础上，加用 PGE1，可以降低病死率,但该药不良反应大,易出现高热、头痛及消化道症状,限制了它在临床上的应用。其他如甘草甜素等可保肝、降酶和缓解炎症,还原型谷胱甘肽、必需磷脂(易复善)具有抗氧化作用,有报道 NAC 能稳定 ALF 患儿的循环功能,输注氨基酸、肌苷、水飞蓟素、维生素和门冬氨酸钾镁等保肝退黄。

(六)防治并发症

1.预防感染和抗感染

继发感染是肝衰竭仅次于脑水肿的死亡原因之一。肠道内毒素吸收和细菌移位促进内源性感染、自发性腹膜炎、肺炎、脓毒症和尿路感染的发生,常见金黄色葡萄球菌、大肠埃希菌、肠球菌、厌氧菌和白色念珠菌等感染。口服乳果糖、生大黄和庆大霉素/新霉素等以清理肠道,加服微生态调节剂调节肠道菌群,并促进神经毒性代谢物质排出。一旦存在感染,应根据细菌培养和药物敏感试验选用抗生素。而抗生素预防感染的疗效和抗内毒素治疗尚未得到证实。加强无菌操作,无菌管理各类管道,减少院内感染。

2.肝性脑病

肝性脑病的治疗包括积极去除诱因,限制蛋白摄入,调节肠道菌群,促进肠道氨类物质等排出,酌情使用精氨酸、谷氨酸、鸟氨酸-门冬氨酸等降氨药物,补充支链氨基酸以调节血浆支链/芳香族氨基酸比例。脑水肿是肝衰竭最严重的并发症,在控制液体摄入量,应用甘露醇、襻利尿剂等降颅压的同时,要注意维持足够的血容量,重症病例可用亚低温辅助治疗。如有惊厥发生,可应用小剂量止惊剂。

3.出血

由于凝血因子及其抑制物合成不足(如维生素 K 依赖性因子)、消耗增加,血小板异常,几乎所有病例都有凝血功能障碍,应定期补充新鲜血浆、凝血酶原复合物及维生素 K。对门脉高压性出血患儿,首选生长抑素及其类似物,亦可使用垂体后叶素,可用三腔管压迫止血,或行内镜下硬化剂注射或套扎治疗止血,内科保守治疗无效时,可急诊手术治疗。如发生 DIC,可补充新鲜血浆、凝血酶原复合物和肝素,血小板显著减少者可输注血小板,对有纤溶亢进证据者可应用氨甲环酸或氨甲苯酸等抗纤溶药物。

4.肝肾综合征(HRS)

ALF 的患儿常合并肾衰竭,表现为急性肾小管坏死。肝肾综合征治疗的关键在于预防。原则为合理补液,少尿者适当应用利尿剂,肾灌注压不足者可用清蛋白扩容或加用多巴胺等血管活性药物,一旦发生尿毒症、容量超负荷和其他代谢紊乱(酸中毒、高钾血症)的肾衰竭,血管活性药物的疗效并不理想,使用人工肾疗法,如连续血液透析,可能效果更好。

(七)其他治疗

人工肝支持治疗及肝移植是目前 ALF 的重要治疗措施,肝干细胞移植技术处于研究阶段。

1.人工肝支持治疗

ALF 需要肝移植时需要等待肝源,人工肝可暂时替代衰竭肝脏部分功能,辅助肝功能的恢复,甚至可能会部分取代肝脏整体器官移植。连续性血液滤过透析与分子吸附再循环系统是近年先后用于 ALF 治疗的新型血液净化技术,均能全面清除蛋白结合毒素及水溶性毒素,降低颅内压、改善肾功能。成人已经提供了不少经验,但人工肝技术在儿科应用的经验不多,疗效也尚不确定。

2.肝移植

肝脏移植是目前唯一对各种暴发性肝衰竭均有效的治疗手段,特别对患儿效果佳,其总体生存率高于其他疗法。需要紧急肝移植的指征:① 凝血酶原时间＞50 秒;② 血清胆红素＞300 $\mu mol/L$;③年龄＜10 或＞40 岁;④出现黄疸与肝性脑病间隔时间＞7 天;⑤动脉血酮体比(乙酰乙酸盐/β-羟丁酸盐)＜0.4;⑥血清 hHGF 水平＞10 ng/L。肝移植的绝对禁忌证包括不能控制的颅内高压、难治性低血压、脓毒症和成人呼吸窘迫综合征。目前国内外肝移植已成为治疗ALF 切实有效的措施。

3.其他药物

毒蕈中毒所致者可应用解毒剂青霉素 G 和水飞蓟素;免疫调节药物胸腺素 α_1($T\alpha_1$)可应用于 ALF 早期;肾上腺糖皮质激素在肝衰竭治疗中的应用尚存在争议,对于非病毒感染的 ALF,如自身免疫性肝病、药物导致的胆汁瘀积性肝炎、严重酒精性肝炎等,可酌情应用肾上腺糖皮质激素,但应个体化,根据具体情况对其疗效和可能的不良后果做出评估,一般以短期应用为宜;IVIG 可预防和控制各类感染发生及减少炎症反应,推荐使用。

五、急性肝衰竭监测项目

(一)肝功能监测

1.血清胆红素测定

血清胆红素测定用于黄疸性疾病的诊断由来已久。胆红素分为间接胆红素、直接胆红素两种。间接胆红素不溶于水,而溶于脂类或有机溶剂中,并与血浆蛋白结合,因此不能被肾脏排出。直接胆红素是间接胆红素经肝细胞处理后,与葡萄糖醛酸结合而成的水溶性胆红素,可通过肾脏自尿中排出,故正常血清中绝大部分为间接胆红素,直接胆红素含量极微。

2.酶学检查

酶蛋白含量占肝脏总蛋白含量的 2/3。在肝脏受到实质性损害时,某些酶从受损的肝细胞内溢出到血液中,使其在血清中的活性增高;有些酶在肝细胞病变时产生减少或病理性生成亢进。

3.蛋白代谢异常的检验

(1)血清蛋白:体内大部分蛋白质的合成与分解代谢主要在肝脏内进行,因此通过检测血清蛋白,可以了解肝细胞损害的程度。但血清蛋白变化在肝病时表现不敏感,难以鉴别肝病的类型,而且除肝病外,其他疾病亦可引起血清蛋白变化。

(2)还常监测血清球蛋白。

4.血清总胆汁酸

血清总胆汁酸是在肝脏内合成,与甘氨酸或牛磺酸结合成为结合型胆汁酸,然后被肝细胞分泌入胆汁,随胆汁至肠道后,在肠道内细菌作用下被水解成游离型胆汁酸,有 97％被肠道重新吸收后回到肝脏。如此循环不息。这样能使总胆汁酸发挥最大生理效应。更可防止总胆汁酸大量进入循环中对其他组织细胞的毒害。健康人的周围血液中血清胆汁酸含量极微,当肝细胞损害或肝内、外阻塞时,胆汁酸代谢就会出现异常,总胆汁酸就会升高。因此,总胆汁酸测定是一项比较敏感和有效的肝功能试验之一。

(二)凝血功能监测

肝脏在凝血机制中占有极其重要的地位。急性肝衰竭时,肝细胞严重损害和坏死,导致凝血障碍和出血。肝功能不全引起的脂肪泻,可发生脂溶性维生素吸收不良,导致维生素 K 依赖因子(Ⅱ、Ⅶ、Ⅸ、Ⅹ)减少或缺乏。肝脏严重损害引起的 DIC 和纤溶亢进,使凝血因子进一步被消耗,加重了凝血障碍。血小板量及质的异常,异常凝血因子产生等原因都可能是凝血障碍发生的原因。肝脏疾病,可发生复杂的、变化不定的止血机制异常,这除了由于肝合成的凝血因子减少或其异常外,还可能与肝病时并发的 DIC、原发性纤溶有关。因此,肝脏疾病进行有关凝血实验测定,不仅可判断肝功能,还能明确出血原因,指导治疗。

(三)血氨监测

在生理情况下,体内氨主要在肝内经鸟氨酸循环合成尿素,再由尿液排出体外。肝功能不全时,鸟氨酸-瓜氨酸-精氨酸循环障碍,尿素形成减少,氨被清除减少;或由于门脉高压,门-体静脉短路存在,门静脉内氨逃脱肝的解毒,直接进入体循环,从而引起血氨增高。

六、护理

(一)一般护理

(1)患儿绝对卧床休息。

(2)注意安全,防止意外,谵妄、烦躁不安者应加床栏,适当约束,剪短指甲,以防外伤。

(3)禁食高蛋白饮食,鼻饲流质。

(4)保持大便通畅:服用乳果糖或乳酸菌冲剂,每晚保留灌肠,可用乳果糖或 1% 米醋灌肠,以减少肠道氨的吸收。

(5)保持呼吸道通畅:平卧,头偏向一侧,定时翻身、叩背、吸痰。

(6)有腹水者取半卧位休息。

(二)临床观察内容

(1)记录和观察 24 小时液体出入量,保持肠道通畅,及时准确地留取标本送检,维持水电解质及酸碱平衡。

(2)严密观察患儿病情变化:注意意识、瞳孔、呼吸、脉搏、血压、体温及精神神经症状。有无人格、行为改变,抽搐,扑翼样震颤的发生及昏迷的程度。

(3)观察黄疸的程度,有无逐渐加深。

(三)预见性观察

1.出血

(1)严密监测凝血时间、凝血酶原时间。

(2)输液输血完毕后需长时间压迫穿刺点,以防瘀斑形成。

2.感染

有条件的患儿住单人房间,注意保暖和病室的清洁消毒,严格无菌操作,密切观察患儿的体温变化,减少探视。选用合适的抗生素,加强呼吸道管理。

3.肝性脑病

注意患儿的精神神经变化,如记忆力或定向力失调、睡眠节律倒置、谵妄、狂躁不安、嗜睡加深、昏迷。

(战　薇)

第七节 急性肾衰竭

肾脏的主要功能是排泄代谢废物,调节体液、电解质及酸碱平衡。急性肾衰竭是多种原因引起的双侧肾功能在短时间内急剧减退或丧失,导致机体内环境严重紊乱,以水潴留、氮质血症、电解质紊乱及酸碱失衡为特征的临床综合征,多伴少尿。临床上依病因作用部位不同分为肾前性、肾性和肾后性肾衰竭。儿科危重症中以肾前性和肾性较多见。小儿急性肾前性肾衰竭最常见的原因是持续低血压、低血容量、低氧血症及严重应激。肾性肾衰竭是由于肾实质损伤和肾血管病变等肾内因素所致,常见病因有溶血尿毒综合征、肾小球肾炎、内源性和外源性肾毒物质造成的肾损害等。肾后性肾衰竭是任何原因造成不同部位尿路梗阻所致。

一、临床表现

少尿型肾衰竭临床上可分为三期,即少尿期、多尿期及恢复期。

(一)少尿期

因少尿或无尿,导致代谢废物堆积、水潴留、水电解质和酸碱平衡紊乱,从而引起一系列临床症状。

(1)氮质血症:血肌酐、尿素氮增高,临床上可出现多系统症状。消化系统常表现为食欲减退、恶心、呕吐、腹泻。神经系统表现为嗜睡、烦躁,重症惊厥、意识障碍。血液系统可出现贫血及各种出血现象。

(2)水潴留:表现为水肿,血容量急剧增加导致高血压,严重者发生肺水肿、脑水肿。

(3)电解质紊乱:表现为"三高""三低",即高钾、高磷、高镁血症,低钠、低钙、低氯血症。其中高钾血症是最危险的电解质紊乱。

(4)代谢性酸中毒。

(5)感染:以呼吸道、泌尿道、手术部位继发感染多见。

少尿期平均持续 7～14 天,长者可达 4～6 周。少尿持续超过 15 天,或无尿超过 1 天,预后差。

(二)多尿期

患儿可表现为尿量逐渐增多或突然增多,氮质血症开始缓解,但不能很快降至正常。此期易出现低钾、低钠、低钙血症及继发感染。

(三)恢复期

视原发病不同,患儿可完全恢复或发展为慢性肾衰竭。

二、诊断

(1)存在导致急性肾衰竭的病因。

(2)少尿[尿量少于 250 mL/(m^2·d)],或学龄儿童<400 mL/d、学龄前儿童<300 mL/d、婴幼儿<200 mL/d 或无尿(尿量少于 50 mL/d)。

(3)氮质血症:血清肌酐(Scr)≥176 μmol/L,血尿素氮(BUN)≥15 mmol/L,或每天 Scr 增

加≥44 μmol/L 或 BUN 增加≥3.57 mmol/L。有条件时测肾小球滤过率、内生肌酐清除率，常≤30 mL/(1.72 m² · min)。

(4)患儿常有水电解质紊乱(水潴留、高血压、高血钾、低血钠等)及代谢性酸中毒表现。尿量无减少，但其他条件符合者为非少尿型急性肾衰竭。

(5)新生儿急性肾衰竭可参考下列指标。①出生后 48 小时无排尿或出生后少尿 <1 mL/(kg · h) 或 无 尿 <0.5 mL/(kg · h)；②氮质血症：Scr≥88 μmol/L，BUN ≥7.5 mmol/L，或每天 Scr 增加≥44 μmol/L 或 BUN 增加≥3.57 mmol/L；③常伴酸中毒、水及电解质紊乱、心力衰竭、惊厥、拒奶、吐奶等表现。

(6)诊断肾衰竭同时，还应区别肾前性与肾后性肾衰竭，可参考以下几点进行区别：①肾前性肾衰常有失水、缺氧或休克等病史，体格检查可见脱水貌、血压、血容量不足之体征。②补液试验：当患儿存在低血容量可能时，可给予生理盐水或 2：1 液(2 份生理盐水，1 份等张碱性液，如 1.4%碳酸氢钠液)15～20 mL/kg 于 30～60 分钟内静脉滴注，如 2 小时内尿量升至 6～10 mL/kg，提示肾前性肾衰竭。无脱水表现时补液应慎重，以免加重循环负荷。③利尿试验：呋塞米 1～2 mg/kg 或 20%甘露醇加呋塞米，用药后 2 小时尿量升至 6～10 mL/kg，提示肾前性肾衰竭。但应注意：急性肾衰竭时，应用甘露醇可导致循环充血，最多试用一次。血容量不足时慎用呋塞米。

三、治疗

(一)治疗原则

1.肾前性肾衰竭

及时纠正血容量不足，改善和恢复肾灌注。

2.肾性肾衰竭

去除病因，维持水、电解质及酸碱平衡，减轻肾脏负担，防治并发症。

3.肾后性肾衰竭

尽早解除梗阻。

(二)少尿的治疗

1.控制液体入量

每天总入量=不显性失水-内生水+显性失水+前一天尿量。一般不显性失水按 750 mL/m² 计算，内生水在非高分解代谢患儿按 250～350 mL/m² 计算，故每天基本液量为 400 mL/m²。另外，体温每升高 1 ℃，增加 75 mL/m²。液体入量以体重每天减少 1%为宜。

2.利尿

可用呋塞米 1～2 mg/kg，30 分钟无效可将剂量增至 10 mg/kg，仍无效不再使用，以避免耳毒性。还可静脉滴注利尿合剂，包括以下药物：①25%～50%葡萄糖 40～100 mL；②氨茶碱 3～4 mg/kg；③苯甲酸钠咖啡因(CNB)25～50 mg；④普鲁卡因 0.2～0.4 g；⑤维生素 C 100 mg/kg。

3.改善肾循环

可用多巴胺 1～3 μg/(kg · min)持续静脉滴注。

(三)纠正高钾血症

(1)避免食用含钾高的食物及输注含钾液体及药物。

(2)药物治疗：血钾达 7 mmol/L 时应紧急处理。①10%葡萄糖酸钙 0.5 mL/kg，稀释后于

10分钟缓慢静脉注射。②5％碳酸氢钠 5 mL/kg，稀释成 1.4％静脉滴注。易致高渗血症，需慎重。③20％葡萄糖 2 mL/kg，每 5 g 糖加胰岛素 1 U，于 1 小时内静脉滴注。④上述方法无效行透析治疗。

(四)纠正低钠血症

低钠血症多数为稀释性，一般仅需限制液体入量。当血钠低于 120 mmol/L 时，给予 3％盐水，12 mL/kg 可提高血钠 10 mmol/L，将血钠提高至 125 mmol/L 即可。

(五)纠正高磷及低钙血症

口服肠道磷结合剂氢氧化铝 60 mg/kg 或凝胶剂 1 g/kg，可控制高磷。也可用碳酸钙 300～400 mg/kg。除非低钙导致手足搐搦，否则不必补钙剂，以免发生组织钙盐沉积。

(六)纠正代谢性酸中毒

严重酸中毒时用碳酸氢钠，使动脉血 pH 达 7.2，或碳酸氢根达 12 mmol/L 即可。所需碳酸氢钠量(mmol 数)＝(碳酸氢根欲达值－碳酸氢根实测值)×体重(kg)×0.6。

(七)控制氮质血症

(1)给予适当营养避免组织分解加重氮质血症，一般每天需供给热量 30～50 kcal/kg，其中优质蛋白 0.5～1.0 g/kg。

(2)严重氮质血症者需透析治疗。

(八)其他对症治疗

1.控制高血压

可用钙通道阻滞剂，如硝苯地平 0.25～0.50 mg/kg，舌下含服。亦可用血管紧张素转换酶抑制剂，如卡托普利，0.5～1.0 mg/(kg·d)，分 2～3 次口服，最大量可达 6 mg/(kg·d)。严重高血压可用硝普钠 0.5～8.0 μg/(kg·min)，静脉输注，输注过程中注意避光，5～10 分钟测血压一次，并根据血压调整剂量，直至血压达稳定满意数值。

2.止惊

首先应根据原发病针对病因治疗。止惊药宜选用地西泮，应用过程中注意药物代谢产物易蓄积体内。

3.纠正贫血

血色素低于 70 g/L 时考虑输血。

4.防治感染

选择抗生素时注意有无肾毒性、排泄途径及对透析的影响。

(九)透析治疗

严重水潴留、高钾血症、氮质血症及酸中毒需透析治疗，指征如下。

(1)少尿或无尿＞24 小时。

(2)严重氮质血症：血 BUN＞35.7 mmol/L(100 mg/dL)，有尿毒症症状体征(如心包炎)主张及早开始，即血 BUN＞21.4 mmol/L，或血肌酐＞442 μmmol/L 即可行透析。

(3)不能控制的高钾血症：血钾＞6.5 mmol/L。

(4)严重且不易纠正的代谢性酸中毒：动脉血碳酸氢根持续低于 13 mmol/L。

(5)水潴留至严重循环充血、高血压、低钠血症、肺水肿。

(6)药物或其他毒物中毒导致的急性肾衰竭，特别是该药物可透析出体外者，腹透时分子量＜$6.5×10^4$，血透时分子量＜$4×10^4$ 的物质可透出。

(7)透析方法:危重患儿应使用床旁持续肾替代(CRRT),无条件的单位也可采用腹膜透析。

(十)多尿期的治疗

注意水、电解质紊乱,尤其脱水和低钾血症,应补以丢失量的 1/3~1/2。此期抵抗力仍低要注意防治感染。避免使用肾毒性药物防止病情复发。

四、监护

(1)严格记录每天出入液量,不能准确记录尿量时需留置导尿管。

(2)患儿每天晨测量体重。

(3)每 4~6 小时测量一次血压,如血压>20.0/13.3 kPa(150/100 mmHg),需用无创血压监测仪 24 小时持续监测。

(4)每天检测血气分析、血电解质,必要时进行中心静脉压监测,以指导输液。

(5)定期同步复查血尿素氮、血肌酐、尿尿素氮、尿肌酐、血渗透压、尿渗透压、血钠、尿钠。

(6)每天查尿常规,定期作尿培养。每周至少查 2~3 次血常规及大便常规。

(7)进行胃肠外营养的患儿需监测血糖和尿糖。

(8)监护体温、呼吸、脉搏。心电监护尤为重要,注意心电波形变化。高血钾时可出现一系列心电活动变化,如 P-R 间期延长、P 波低平、T 波高尖、QRS 波群增宽、S-T 段抬高。其他电解质紊乱,如低钙、低钠也可影响心电活动。

(9)肺水肿患儿需定期复查胸部 X 线片。

(10)合并弥散性血管内凝血的患儿,应监测血小板、血色素及凝血三项。

(11)进行 CRRT 治疗过程中除上述监测外,还需特别注意定时监测凝血功能、血钙、血常规。

(12)进行腹膜透析的患儿,应记录每次透入及透出的液量,透析前后临床表现及主要体征(血压、呼吸、心率),每天出入量差及总透析次数。每天透出液送常规化验检查、每 3 天送培养。

五、措施

(1)每天进行口腔、皮肤护理。

(2)每天对各种留置管道局部及管道连接处,如导尿管、腹膜透析管、中心静脉导管,进行清洁消毒处理。并观察留置管固定情况,防止脱出。

(3)保留导尿时每天用 0.02%呋喃西林冲洗膀胱 1~2 次,存在尿道感染时应用抗生素如庆大霉素冲洗膀胱。

(4)计划全天输注液体速度,保证匀速输入。

(5)尿量进一步减少或明显增多时,及时报告医师,调整输液量及速度。

(6)密切观察各种监护指标变化,及时通知医师,分析原因和处理。

(7)病室及患儿所用物品定期消毒,预防感染。

(8)对腹膜透析的患儿,应注意无菌操作,封闭式无菌引流装置应每天更换。

(战 薇)

第八节　多器官功能障碍综合征

20 世纪 60 年代以前,危重病单器官衰竭(single organ failure,SOF)作为主要致死原因,促进了各器官支持治疗的研究。20 世纪 70 年代初,人们注意到全身或某一器官遭受严重损伤应激打击后能导致其他器官功能的相继序贯性损害,于 1973 年 Tilney 首先提出了多器官功能衰竭(multipleorgan failure,MOF)的新综合征。由于器官衰竭本身不是一个独立的事件,只是一连串病理过程的终末阶段,没有反映病情变化发展的动态过程,因此于 1991 年芝加哥会议倡议并确定为多器官功能障碍综合征(multiple organ dysfunction syndrom,MODS),更加准确地反映了此综合征的进行性和可逆性特点,从而有效地指导早期诊断和防治。

一、危险因素

MODS 是多因素诱发的临床综合征,基本诱因为严重感染与创伤,在此过程中出现的低血容量性休克、再灌注损伤、脓毒症、过度炎症、蛋白-热量缺乏等成为 MODS 更直接的诱发因素,与 MODS 的发病具有更高的相关性。

主要高危因素:复苏不充分或延迟复苏、持续存在的感染和炎症病灶、基础脏器功能失常(如肾衰)、肠道失血性损伤、严重创伤(创伤严重程度评分≥25 分)、慢性疾病(如糖尿病、恶性肿瘤、营养不良)、医源因素(如应用糖皮质激素、抑制胃酸药物、滥用抗生素、大量输血、外科手术意外事故、有创监测)及高乳酸血症等。

其发生率呈不断上升趋势,还可能与下列因素有关:①各种生命支持措施延长了危重患儿的存活时间,有更多机会暴露在更复杂的致病因素下(如感染);②由于抗生素滥用不断造成新耐药菌株并损害了人类自身免疫功能,使人类抵御感染的能力衰弱;③疾病谱的变化,肿瘤患儿增加并普遍接受放疗与化疗使其免疫力降低;④早产儿、低出生体重儿增加及人口老龄化,而这类患儿器官储备和代偿功能均较差;⑤侵入性操作日益增多,加大了患儿感染的风险。

二、发病机制

许多 MODS 发病过程中经历了较长时间的低血容量性休克和恢复灌流的过程,不充分的延迟复苏是导致 MODS 发生的重要因素,各种损伤导致休克和复苏引起的生命器官微循环缺血和再灌流过程是 MODS 发生的基本环节。持续低灌流导致微循环障碍和内皮细胞损伤造成细胞缺氧和代谢障碍,细胞的氧自由基损伤,局部屏障和全身防御功能削弱诱发感染而发展成为脓毒症,改变免疫神经内分泌功能造成应激反应和炎症递质释放,提高组织细胞对细菌和毒素再次打击的敏感性。

(一)组织氧代谢障碍

休克时心排血量减少、血红蛋白降低,导致全身组织的氧输送减少,临床上出现低血压、少尿、高乳酸血症、血流动力学异常等典型表现者称为显性失代偿性休克,而不具备典型表现而在休克早期或复苏后期确实存在内脏器官缺血和缺氧的状态,称为隐性代偿性休克。正常情况下,细胞所需的氧等于实际氧耗量(VO$_2$,动脉、混合静脉血氧含量之差与心排血量的乘积),当氧运送进行性下降超出细胞自身摄取氧的代偿能力时，VO_2降低使细胞处于缺氧状态；左心向全身输送氧的总量[DO_2，心排血量与动脉氧含量的乘积，$DO_2(mL/min)=1.34 \times Hb \times SaO_2 \times CO \times 10$]，低于一定值时，不能满足组织细胞的需求，使$VO_2$也随之下降呈$DO_2$依赖性，一般心源性休克和低血容量性休克有$DO_2$降低，感染性休克则正常或增高。临床研究表明，仅靠改善循环氧供并不能纠正所有患儿的休克和缺氧，表现出循环恢复后血乳酸增高，胃肠pH降低，提示存在氧摄取和氧利用障碍，可能与血流分布异常、动静脉短路开放和线粒体功能不全等因素有关。

（二）氧自由基损伤

恢复组织灌流是救治休克和改善存活必不可少的过程，也是氧自由基大量产生和释放的过程，故缺血再灌流后氧自由基损伤在MODS发病过程中起重要作用。在缺血再灌注条件下，黄嘌呤氧化酶途径和白细胞呼吸暴发是氧自由基产生的两个主要途径。黄嘌呤脱氢酶转化成黄嘌呤氧化酶在肠道组织中仅需10秒，在心肌需8分钟，在肝肾肺脾中则需30分钟，说明各器官对缺血再灌流损伤的敏感程度不同，氧自由基反应具有连锁性，使缺血再灌流损伤成为持续不断的过程，破坏生物膜的通透性，酶系统受损，改变细胞的遗传信息，导致细胞结构、代谢和功能全面紊乱或死亡。通过清除氧自由基防治缺血一再灌注损伤，在动物试验和临床取得了一定效果，对于MODS患儿其有效性还待进一步证明。

（三）白细胞和内皮细胞相互作用

内皮细胞具有主动调节微循环血流，调节血管张力和血管通透性，促凝血及抗凝血的平衡，通过多种凝血因子和炎症递质，在原发损伤因素（如细菌、内毒素、细胞因子和缺血等）的作用下与多形核白细胞（PMN）相互作用导致细胞损伤，是MODS的共同通路。同时，内皮细胞具有抗PMN在内皮细胞的黏附作用，使PMN在血管中自由流动，近年来研究发现黏附的基础是黏附分子在各种因素刺激时被激活，造成间质和实质细胞水肿、出血和炎症反应，称之为黏附连锁反应。白细胞和内皮细胞的黏附分子包括整合素超家族、选择素超家族、免疫球蛋白、钙依赖黏附分子超家族和H-细胞黏附分子超家族。在黏附分子的调节中，肿瘤坏死因子，白介素-1、6、8，γ-干扰素、克隆刺激因子等细胞因子、血小板活化因子、白三烯、凝血酶、C_5、中性粒细胞激活因子等脂质介质，内毒素、化学趋向因子、乙醇、内源性阿片等均可增强白细胞与内皮细胞的黏附；而抗炎素、糖皮质激素、己酮可可碱、血浆铜蓝蛋白等则抑制黏附；细胞黏附和黏附因子通过白细胞与血管内皮细胞的相互作用，白细胞通过内皮细胞间跨膜游出，趋向炎症灶，黏附因子单抗的临床应用也显示出治疗前景，可以减轻炎症和水肿，降低缺血再灌注损伤。

（四）炎症递质失控性释放

机体受到创伤和感染刺激而产生的炎症反应过于强烈以至失控，从而损伤自身细胞导致MODS，这种炎症失控反应过程的基本因素分为刺激物、炎症细胞、递质、靶细胞和效应等几部分。从MODS的发病过程可分为三个阶段，即局部炎症反应、有限的全身炎症反应（应激反应和炎症反应对机体有害刺激作出的防御反应）和失控的全身炎症反应。再次打击和双相预激学说是机体炎症递质陷入失控状态的合理解释。

三、临床特点

原发性MODS是由某种明确的生理损伤直接作用造成，早期即出现，发展过程中全身炎症反应较轻。继发性MODS并非由原始损伤本身直接引起，而由机体异常反应产生过度全身性炎症反应，造成远距离多个器官功能障碍，容易并发感染。MODS的主要临床特点：①发病前大多器官功能良好,休克和感染是其主要病因,大多经历严重应激反应或伴有 SIRS 或免疫功能低下;②从最初打击到远隔器官功能障碍需有数天或数周间隔;③病理变化缺乏特异性,主要为广泛的炎性细胞浸润、组织水肿等炎症反应,而慢性器官功能衰竭失代偿时则以组织细胞的坏死增生伴器官的萎缩和纤维化为主;④病情发展迅速,一般抗休克、抗感染及支持治疗难以奏效,病死率高;⑤除终末期以外,一般是可以逆转的,一旦治愈不留后遗症和不会复发,也不转入慢性病程。

四、治疗

(一)快速和充分复苏

不但要纠正显性型失代偿性休克,而且要纠正隐性代偿性休克。目前指导隐性代偿性休克复苏的唯一监测方法是使用黏膜张力计推算 pHi(宜>7.32)。对于休克复苏应把握两点(一早二足),早期最大限度地减轻总损伤(特别是缺血性损伤),避免持续性低灌注,最大限度缩短缺血再灌流损伤时相。

(二)控制脓毒症

(1)清除坏死组织:需及早彻底清除。

(2)寻找感染灶:ICU 患儿应注意并发鼻窦炎、肛周感染,皮肤、肺、尿路等部位隐匿性感染、肠源性感染、导管相关性感染等。应尽量减少侵入性诊疗操作,加强 ICU 病房管理,改善患儿免疫功能,选择性消化道去污染(SDD),必要时进行清创、引流等外科处理。

(3)合理应用抗生素:经验治疗的原则是应能有效覆盖常见的感染病原菌,宜用杀菌剂,剂量要足够,尽量选用不良反应少的药物。一旦选定一种或一组药物,应于 72 小时后判定疗效避免频繁更换抗生素,待病原明确后进行调整。用药时应对肠道厌氧菌注意保护,除非有明确指征,一般不宜随便使用抗厌氧菌抗生素,尤其是经胆道排泄者。超高浓度并不能明显提高杀菌效力,宜延长最小抑菌浓度的时间,就需增加给药次数,对重症感染每 6 小时给药一次是必要的,每次给药为达到较高峰浓度,应在 30 分钟内静脉滴注(红霉素、万古霉素等除外)。用药 4~5 天病情恶化时应加大抗菌治疗力度,用药后始终未能证实感染,体温正常 3 天以上者可以停药,已证实细菌感染抗菌治疗不应少于 7~10 天,伴粒细胞减少者应使粒细胞$>0.5×10^9$几天后停药才较安全。严重感染抗生素治疗一周以上症状不减轻时,应考虑是否合并真菌感染,尤其在免疫功能低下、使用皮质激素或免疫抑制剂者,长时间静脉营养和进展性肝肾肺功能不全不好用其他原因解释者。

(三)器官功能支持

1.循环支持

维持有效血容量,保持心脏有效泵血功能和调整血管紧张度是支持的重点,需要使用升压药维持可接受的最低血压(平均压>8.0 kPa)和维持足够的氧供以满足高代谢和外周氧需求,尽可能使氧耗脱离对氧输送的依赖,使动脉血乳酸接近正常,故需大力纠正心功能不全、低血容量性休克、贫血和呼吸功能不全等。

2.呼吸支持

保持气道通畅,氧疗和机械通气是呼吸支持的重点,但机械通气对循环产生负性影响和气压伤,故通气时不追求最高氧分压($PaO_2>8$ kPa)而是最满意的氧输送(以取得最高 DO_2 时的最佳 PEEP),吸氧浓度尽可能控制在 0.5 以内,常规通气模式不好时可尝试特殊方法。

3.其他支持

肾功能支持重点是针对病因进行治疗,保证内环境稳定,必要时连续动-静脉血液滤过。肝衰竭支持的目的在于赢得时间,使受损肝细胞恢复和再生。应激性溃疡的治疗在于控制脓毒血症、矫正酸碱平衡、补充营养和胃肠减压,不一定需要抗酸治疗。中枢神经系统支持以降低颅内压、去病因和复苏治疗为重点。

(四)代谢支持

SIRS/MODS 和脓毒症患儿独特的高代谢模式,决定了其对营养有特殊要求,即代谢支持和代谢干预。总的原则是增加能量总供给(达普通患儿的 1.5 倍),提高氮与非氮能量的摄入比(由通常的 1:150 提高到 1:200),降低非氮能量中糖的比例,增加脂肪摄入,使蛋白、脂肪和糖的比例大致为 3:3:4,最好使用中长链脂肪酸混合制剂,尽可能通过胃肠道摄入营养,尤其是经口摄食,添加胃肠特殊的营养物质谷氨酰胺可使胃肠黏膜受损减轻,细菌和内毒素移位率降低。代谢干预时可试用降低蛋白分解和促进合成的生长激素,以改善负氮平衡;另外,纤维素、谷氨酰胺、乳酸杆菌、亚油酸等有助于提高黏膜屏障和全身免疫功能。

(五)免疫调理和抗炎症递质治疗

尽管 MODS 采取的早期复苏、抗生素、代谢与重要器官支持治疗取得了显著进展,但近20 年死亡率并未明显改变,MODS 的病死率仍高达 70%,因此免疫调理治疗也赋予了极大的热情和希望,虽然近年来对各种炎性介质的释放采取了多种治疗对策,但临床应用尚不成熟,可能与炎症反应的防御与损伤、炎症递质的数量与效应、靶细胞状态、SIRS/CARS 失衡等多方面因素有关。

五、护理要点

(一)密切观察病情变化

1.呼吸、心率加快

SIRS 早期因炎症反应、高代谢与高动力循环、代谢率与耗氧增加,呼吸与心率均加快。护理时应:①随时吸出口腔、鼻咽及上呼吸道的分泌物与痰液,保持呼吸道通畅减少呼吸功;②根据呼吸功能状况,可经鼻导管、氧气头罩吸氧,严重者经口气管插管或经鼻插管,予机械通气正压给氧提高血氧浓度;③因心功能不全引起的心率加快,应遵医嘱给予强心剂。

2.体温与白细胞异常

(1)体温>38 ℃的患儿应注意防止体温继续增高,引起代谢率和耗氧增加,有的患儿可因体温增高引起高热惊厥,故应采取物理降温或药物降温。

(2)体温<36 ℃的患儿,尤其小婴儿为防止低体温与冻伤的发生,应提高室内温度,注意保温,增加衣被,有条件者应置于温箱内,调节好箱内温度。

(3)白细胞数异常增高者常表明细菌感染,应按医嘱经静脉定时给予敏感的抗生素;白细胞降低者可能为病情危重,机体免疫功能低下,病毒感染等,应分析具体原因,医护密切配合,给予免疫增强剂或抗病毒药物。

3.定时记录无创监测结果

定时记录无创监测结果包括血压、心率、心电图、氧饱和度、呼吸频率、体温等,在观察表上做好 24 小时出入液量记录。并结合血气分析,判定有无脏器低灌注,其标准为低氧血症、急性神志改变(兴奋、烦躁、嗜睡)、尿少<1 mL/(kg·h)、高乳酸血症>2 mmol/L。

(二)静脉通道的建立与管理

(1)MODS/MSOF 均为急重症患儿,应及时补充液体,改善循环,纠正脏器的低氧血症与低灌注,因此迅速建立静脉通道至关重要。可根据患儿年龄大小、病程长短、病情严重程度、头皮与四肢浅表静脉充盈度及穿刺难易程度采取:①皮肤浅表静脉穿刺-静脉头皮针输液;②静脉留置套管针,可保留 3～5 天,输液结束后应用 0.01％肝素 3～5 mL 注入肝素帽内,以防血凝堵塞针管;③留置导管,可经中心静脉(锁骨下静脉、股静脉、颈外静脉)或外周静脉(肘正中静脉、贵要静脉)。保留时间可长达 1～3 周。适于静脉穿刺困难,经静脉供给营养及长期抢救者。无论选择哪一种静脉途径都要做好穿刺部位的清洁与消毒,并注意观察局部有无红肿、渗出等静脉炎症,并给予防治。

(2)应用输液泵做好输液速度调节与控制:SIRS 患儿常需用输液泵调节输液速度,护理人员应熟悉并掌握其应用,以随时根据需要调节与控制。如常用多巴胺改善循环,应按以下公式决定 mL/h。计算 mL/h=[患儿体重 kg×所需 μg/(kg·min)×60]÷所含 μg/mL(药浓度)。当血压下降且扩容后反应不佳时,有条件单位应监测中心静脉压(CVP),以决定输液量及输液速度。

(三)重要脏器功能的监测

要注意皮肤、口腔黏膜、注射针眼部位是否有出血、瘀斑或穿刺抽血时针尖部位、注射器内有立即凝血现象时,应做 DIC 筛查以监测是否有凝血功能障碍,及早发现 DIC。同时观察并记录每次尿量,每天观察球结膜有无水肿。根据病情变化,采血监测尿素氮与肌酐,肝脏功能,心肌酶谱改变,早期发现各脏器功能损害。

(战 薇)

第九节　急性贫血危象

急性贫血危象指的是入院时或住院期间化验血红蛋白<50 g/L,常见原因有急性外伤出血、先天性或继发性凝血机制障碍引起的出血、急性溶血和骨髓造血功能障碍或无效应红细胞生成所致。由于血红蛋白迅速下降,导致机体缺氧,出现多器官功能障碍,如心功能不全、肾功能不全、休克等,严重者可致死亡,因此临床上必须予以重视。

一、临床表现

除原发病的表现外,急性贫血危象主要临床表现为进行性面色及皮肤黏膜苍白、肢体乏力、食欲减退、恶心、呕吐、活动性气促、心悸、头晕、烦躁不安或嗜睡、出冷汗、脉搏快而细、四肢末端凉。病情严重者可并发有休克、充血性心力衰竭及急性肾衰竭。

实验室检查最重要的是发现红细胞及血红蛋白值降低至正常值的一半或一半以下。

二、诊断

对于临床上怀疑贫血的患儿,应首先明确是否有贫血,然后考虑是否发生急性贫血危象,此为急诊中的常见症,需紧急处理,最后再进一步明确贫血病因。

（一）是否存在贫血

贫血是指单位容积内血红蛋白和/或红细胞数低于正常的病理状态。由于婴儿和儿童的红细胞数和血红蛋白随年龄不同而有差异，因此诊断贫血时必须参照不同年龄的正常值。根据世界卫生组织的资料，血红蛋白的低限值在 6 个月～6 岁者为 110 g/L，6～14 岁为 120 g/L，海拔每升高 1 000 m，血红蛋白上升 4%，低于此值为贫血。6 个月以下的婴儿由于生理性贫血等因素，血红蛋白值变化较大，目前尚无统一标准。我国小儿血液会议暂定：血红蛋白在新生儿期＜145 g/L，1～4 个月时＜90 g/L，4～6 个月时＜100 g/L 者为贫血。但需注意贫血诊断要排除血容量改变（如脱水或水潴留）的因素。

（二）是否为贫血危象

根据外周血血红蛋白含量或红细胞数贫血可分为四度：①轻度，血红蛋白从正常下限～90 g/L；②中度，血红蛋白为 60～90 g/L；③重度，血红蛋白为 30～60 g/L；④极重度，＜30 g/L。新生儿血红蛋白 144～120 g/L 为轻度，90～120 g/L 者为中度，60～90 g/L 为重度，＜60 g/L 为极重度。

急性贫血危象指的是患儿入院时或住院期间化验血红蛋白＜50 g/L。

（三）明确贫血病因

对于任何贫血患儿，必须寻找出其贫血的原因，才能进行合理和有效的治疗。因此详细询问病史、全面体格检查和必要的实验室检查是作出贫血诊断的重要依据。实验室为贫血病因诊断的主要手段，但与贫血有关的实验检查项目繁多，应由简到繁，有步骤有针对性进行检查。

三、急救处理

贫血危象的急救处理最基本原则是去除或纠正贫血的病因，并进行积极的对症处理，并应输血以改善其缺氧状态。

（一）一般治疗

吸氧应首当其冲，以纠正因贫血造成全身组织器官缺血缺氧，阻止病情发展。患儿应卧床休息，限制活动，以减少氧耗。密切监护，注意脉搏、呼吸、血压及尿量变化。加强护理，增强营养，给予富含蛋白质、多种维生素及无机盐的饮食，消化道大出血者应暂禁食。

急性贫血危象患儿由于血红蛋白急剧下降，机体抵抗力低，易发感染，感染又可加重贫血，增加氧耗，因此应注意防治感染。

应避免应用影响血液系统的药物，切忌在未弄清诊断前滥用抗贫血药物，对疑有巨幼细胞性贫血的患儿，骨髓检查应在使用叶酸或维生素 B_{12} 前进行，怀疑白血病或淋巴瘤患儿在骨髓检查和/或组织活检前应避免使用肾上腺皮质激素类药物，以免延误诊断及治疗。

（二）病因治疗

对病因明确的贫血，如能去除引起贫血的病因，则贫血可从根本上得以纠正。如外伤性出血应及时清创止血；维生素 K 缺乏引起者给予补充维生素 K_1，每天 10～20 mg，分 2 次静脉注射，连用 3～5 天；由血浆凝血因子缺乏引起者应及时输入血液凝血因子，如因血小板减少引起者必要时输浓缩血小板；由蚕豆病引起者应立即停吃蚕豆及豆制品。由于感染导致的溶血性贫血或患儿抵抗力下降合并肺部和肠道感染，应用抗生素治疗。

（三）输血治疗

急性贫血危象是输血的绝对指征，总的原则是一般可先输等张含钠或胶体溶液以补充血容量,改善组织灌注,然后给予输注浓缩红细胞或洗涤红细胞(强调凡有条件均应输红细胞),每次5 mL/kg。注意贫血愈严重,一次输血量宜愈少,且速度宜慢。

对于贫血危象患儿,应根据不同病因给予输血治疗,溶血性贫血患儿致贫血危象,如是6-磷酸葡萄糖脱氢酶(G-6-PD)缺陷症所致,应避免输入 G-6-PD 缺陷症者的血液,自身免疫性溶血应输入洗涤红细胞,并在输血同时应用大剂量皮质激素,血型不合者应给予换血治疗。由于贫血危象可导致心功能不全,因此首先应判断有无心力衰竭,如有则应抗心力衰竭治疗,应用洋地黄药物,注意剂量不宜太大,然后再输浓缩红细胞。对于外伤后出血所致的贫血危象,应快速大量输血。而慢性贫血基础上出现贫血危象,输血、输液速度不宜过快,过多,以防加重心脏负荷。血红蛋白上升至 70 g/L 以上者可不输血。

(四)保护重要器官功能

1.抗休克

并发失血性休克者,应迅速止血,并补充血容量,常首先使用低分子右旋糖酐或 2：1 等张含钠液或其他等张含钠液 10～20 mL/kg 快速扩容,然后输注同型全血或浓缩红细胞。并应根据患儿的血压、心率、尿量、周围循环情况、中心静脉压及出血速度和量决定输液和输血量。

2.防治心功能不全

并发心力衰竭者,首选快速类洋地黄制剂,于 24 小时内达到饱和量,并限制液体摄入、在短时间内纠正心力衰竭,必要时应用利尿剂。对并发休克但尚未发生心力衰竭者快速扩容纠酸后给予半量速效洋地黄制剂支持心功能,然后再输血,同时密切观察心率、血压变化。并应护心治疗。

3.肾功能不全的处理

贫血危象所致肾功能损害多为一过性肾前性肾衰,主要通过液体疗法来纠正细胞外液量和成分,改善肾血流量,增加肾小球滤过率,对已补足血容量仍少尿者,常规使用呋塞米 1～2 mg/(kg·次)。治疗中不用收缩肾血管药物。禁用对肾脏有毒性药物。

(战　薇)

第十节　再生障碍危象

在慢性溶血过程中,突然发生短暂的骨髓红细胞系统生血抑制,而引起一过性的严重贫血称再生障碍危象,与再生障碍性贫血不同。本病为自限性、病程短、预后良好。在缺铁性贫血及恶性营养不良等疾病中亦可见到。

一、病因

慢性溶血性疾病发生再生障碍危象的病因,过去一直不为人所知,直到 1981 年 Pattison 等在 6 例呈现再生障碍危象的镰状细胞贫血患儿的血清中发现了人类微小病毒(human parvovirus,HPV)B19,才证明了人类微小病毒与慢性溶血性贫血再生障碍危象的联系。HPVB19 为体积微小、无包膜的单链 DNA 病毒,衣壳呈 20 面体立体对称,直径 20～25 nm,基因组全长为 516 kb,相对分子质量约 $1.55×10^6$～$1.97×10^6$ Da(道尔顿),DNA 占病毒体全重的

1/2。X射线晶体衍射分析重组B19样颗粒分辨率为3.5 A,是第一个接近原子状态的红病毒结构。主要衣壳蛋白多肽折叠呈"果冻卷"样,上有类似于其他20面体的β桶式模序,与β桶相连的Loop区形成的结构特性可以区别B19和其他微小病毒。在8 A分辨率时,B19不像犬和猫微小病毒,在三维20面体的轴线上缺乏针状突起物,这种针状区所含的氨基酸残基可能与宿主识别和抗原性有关,亦表明在自主微小病毒的亚群间存在明显差异。HPVB19衣壳由58 kD主要结构蛋白(VP2)和83 kD次要结构蛋白(VP1)构成。VP2占整个衣壳的95%,VP1则占5%。VP1和VP2来源于重叠的ORF,其蛋白序列为共线性,即在羧基端完全一样;但VP1还包含一个区别于氨基端的、由227个氨基酸组成的亚基。VP1和VP2由基因组右侧ORF编码,而基因组左侧ORF则编码77 kD的非结构蛋白NSl。NSl是一种磷蛋白,具有重要的调节功能,包括解螺旋酶和位点特异性内切酶的活性,以及核定位信号。研究表明,NSl能影响红系细胞UT7/Epo-S1的G1阻抑,而非G2。B19通过p6启动子分别表达结构基因和非结构基因。已有证据表明,NSl可直接与p6启动子和细胞转录因子Sp1/Sp3相互作用,以影响转录调控。由于NSl的细胞毒作用,目前尚无能在体外持续培养B19的细胞系。此外,在被感染细胞中还发现两种多肽的拼接转录。这两种小分子多肽,一个由基因组中段的区域编码,相对分子质量为7.5 kD,另一个由基因组最右边的区域编码,相对分子质量为11 kD,但功能不清楚。在B19基因组的两末端各由338个核苷酸组成反向重复序列,折叠成发夹状结构,此保守序列与病毒的复制有关。HPVB19是一种红病毒。近年来至少发现3种红病毒株(B19、A6/K71和V9)及B19的新基因型。Servant等建议将B19株归类于基因型-1红病毒,而新发现的A6和K71分离株归于基因型-2,红病毒V9株则归于基因型-3的原型。V9株的核苷酸序列与B19相比有12%的变异。大多数的变异位于5'端VP1区;但序列变异点并不局限于这一区域,而是散布于整个基因组中。K71株分离自感染者皮肤,与B19和V9相比,分别有10.8%和8.6%的变异。最新的系统发生和进化动力学分析发现微小病毒更类似于RNA病毒,存在高变异率,如B19红病毒株大约每年每个位点有10(-4)个核苷酸被置换。HPVB19与其他病毒不同,对热敏感,56 ℃ 30分钟时,其生物活性明显降低。HPV的传播方式仍不清楚,最有可能是粪-口、口-口或呼吸道传播,血液及血浆制品亦被认为是一种传播途径,但不是一个主要的途径。HPV感染往往在家庭内暴发,除慢性溶血性贫血发生再生障碍危象外,家庭中的其他正常成员亦可同时受到感染。

二、发病机制

人是HPVB19的唯一宿主。B19感染有严格的组织特异性或亲嗜性,其亲嗜性决定簇和氨基酸残基(317和321)位于20面体表面的结构域中,决定着病毒-宿主的相互作用。B19病毒仅在人骨髓和血中原始红细胞(晚期红系前体细胞和红系祖细胞)中复制增殖。在这些细胞表面存在B19的受体——P血群抗原,为红细胞糖苷酯(Gb4),即红细胞膜上的一种中性糖鞘脂类(glycosphingolipids,GSLs),在人体内呈限制性分布,主要存在于红系细胞,也见于血小板及来自心、肝、肺、肾和内皮的组织,以及滑膜上。中性GSLs表达及与病毒衣壳结合的组织趋向性,与机体B19相关疾病发生部位一致。P抗原的表达始于胚胎时期,在胎盘的绒毛膜滋养母细胞上能检测到P抗原。妊娠前3个月,P抗原呈高表达,4～6个月开始下降,约第8个月时几乎检测不到。B19通过妊娠早期高水平表达的P抗原通路从母体传给胎儿,感染原始红细胞并得以增殖。有学者用125I标记VP2蛋白证明了B19和绒毛膜滋养母细胞的相互作用是通过P抗原介导的。人群中红细胞P抗原缺乏者无B19感染,但这类人非常少见,大约每20万人中有1人缺乏

P抗原。有研究发现细胞P抗原表达水平并不与病毒结合效率直接相关。尽管观察到有P抗原表达及与病毒结合,但有些细胞系仍不能被B19所转染,这表明细胞表面还存在一种协同受体,对于该病毒进入人体细胞是必需的,研究发现多种β整合素可能是B19感染的协同受体。B19病毒进入细胞后,在宿主细胞核内复制,形成核内包涵体的大细胞。由于病毒的直接作用或病毒蛋白介导的细胞毒作用,引起感染细胞溶解。NSl蛋白可能与肿瘤坏死因子和凋亡因子的产生有关,并可通过激活促凋亡蛋白的过度表达和/或抑制凋亡蛋白(bcl-2)的表达,从而加速感染的组织细胞凋亡。研究表明缺氧[1%(V/V)O_2]能引起B19表达的上调,同时伴有病毒复制和感染性病毒体产生的增加。慢性溶血性贫血患儿感染B19病毒后,其血清中用电镜可发现病毒颗粒,随后可检出特异性HPV-IgM,HPV特异性抗体的检出,除能确诊本病外,并能证实为新近感染。再生障碍危象已见于椭圆形细胞增多症、遗传性球形红细胞增多症、镰状细胞贫血及其他血红蛋白病、丙酮酸激酶缺乏症及自身免疫性溶血性贫血等先天性慢性溶血性疾病。

三、临床表现

95%以上的再生障碍危象是由B19感染引起的,大多发生在15岁以下慢性溶血性疾病的儿童,如镰状细胞贫血和遗传性球形红细胞增多症。正常人B19感染后血红蛋白虽暂时下降至100 g/L左右,但一般不出现临床症状。约70%的慢性溶血性贫血患者,由于血红蛋白减少,红细胞生存期缩短,B19感染能导致再生障碍危象的发生,表现为虚弱、嗜睡和皮肤苍白等,亦偶见皮疹。血红蛋白降至40 g/L以下时,网织红细胞缺乏,骨髓细胞学检查显示细胞系的再生不良或再生障碍,此时可出现发热、寒战、嗜睡及干咳、咽痛、恶心、呕吐、腹痛、腹泻等急性呼吸道和胃肠道症状。因血红蛋白急剧下降,患儿面色苍白、乏力,但无溶血、黄疸或黄疸加重等表现。本症预后良好,多在7～10天内恢复,常需输血治疗,不然会有生命危险。经治疗症状消退,血液学改变恢复正常。再生障碍危象快速恢复的原因,可能是恢复期产生中和抗体,使HPV失去活性的结果。

四、实验室检查

(1)血红蛋白急剧下降或原有贫血突然加重。血红蛋白常降至20～60 g/L。

(2)白细胞、血小板正常,少数病例两者均减少。

(3)网织红细胞较发病前明显减少,可降至1%以下,甚至为0。

(4)骨髓象:红细胞系统增生受抑制,有核红细胞很少,粒红比例约为8:1,可见巨大的原红细胞,绝大多数的患儿可发现,是再生障碍危象的特征之一。粒细胞系统可减少或相对增高,巨核细胞在有血小板减少的病例常减少,淋巴细胞往往相对增多。

(5)胆红素不增加甚或减少。

(6)血清铁、血清铁饱和度增加,血中促红细胞生成素增高,当骨髓造血功能恢复时,三者可突然下降。

(7)有关先天性慢性溶血性贫血的实验室检查,以确定原发病的诊断。

(8)细胞免疫的检测:一直以来体液免疫反应被认为是抗B19感染的最重要方式,因此B19的细胞免疫研究相对滞后。1996年首次观察到针对大肠埃希菌表达的VP1、VP2和NSl抗原的B19特异CD4[+]T细胞反应。分析16例无B19急性感染的献血者(10例血清学阳性,6例为阴性)T细胞反应,经体外VP2抗原刺激后,90%血清学阳性的献血者出现特异性T细胞反应;

VP1 抗原刺激后有 80% 出现 VP1 介导的特异反应。血清学阳性和阴性的献血者针对 NSl 的 T 细胞增生没有显著性差异。另外发现 HLAII 类特异性单克隆抗体能抑制 T 细胞增殖，表明 B19 的效应 T 细胞群是 $CD4^+$ T 细胞。在外周血单个核细胞（PBMC）中去除 $CD4^+$ 或 $CD8^+$ T 细胞及刺激残余细胞群亦证实了这一结果。有人采用 B19 候选疫苗、B19 重组蛋白以及 VP1 和 VP2，在近期和既往 B19 感染者 PBMC 中观察到显著的体外 T 细胞反应。近期感染者中针对 B19 衣壳的 T 细胞反应非常显著，平均 T 细胞刺激指数（SI）为 36；既往感染者的 T 细胞刺激率也与之相似，血清学阴性者的 SI 值大约为 3.3，而所有 T 细胞反应群均为 $CD4^+$ T 细胞。采用 MHC 四倍体复合物结合法，检测 21 例健康志愿者、HIV 感染者的成人和儿童针对 NSl 表位的 $CD8^+$ T 细胞特异性识别的免疫反应，其中 16 例志愿者为 HLA 相匹配（HLAB35），6 例不匹配。63% 相匹配者中出现特异性 $CD8^+$ T 细胞反应。采用干扰素-1（IFN-1）ELI 斑点法也在上述人群中观察到 72% 相匹配者的 T 细胞反应；还发现健康人群和 HIV 感染者的 B19 特异性 $CD8^+$ T 细胞水平相似。上述结果表明细胞毒性 T 细胞在对抗 B19 感染中起到重要的作用，而 B19 特异性的 T 细胞反应可提供诊断 B19 既往感染的新方法。评估 T 细胞反应对认识 B19 感染的机制非常重要。有人发现 1 例持续性 B19 感染的 AIDS 患者，在 B19 感染恢复中没有出现特异性抗体反应。用 IFN-γELI SPOT 和四倍体结合法，在 2 例健康成人和 2 例 B19 阴性的 HIV 感染者中进一步观察到 B19 特异的 $CD8^+$ T 细胞反应。提示在没有体液免疫反应的情况下存在细胞免疫反应，更表明细胞免疫在抗 B19 病毒感染中的重要作用。

（9）细胞因子的检测：细胞因子的遗传多态性可能影响 B19 感染者的临床症状，如转化生长因子 β（TGF2β）等位基因与 B19 急性感染时皮疹的发生有关；而 IFN-γ 等位基因则与 B19NS1 抗体的产生有关。有报道在急性 B19 感染者体内观察到明显的 T 细胞转录激活现象，引起白细胞介素（IL)-1β、IL-6 和 IFN-γ 的 mRNA 水平增高。研究急性 B19 感染者血清发现，急性期 IL-1β、IL-6、IFN-γ 和肿瘤坏死因子-α（TNF-α）分泌，且 IFN-γ 和 TN-Fα 维持高水平，并在 2 个月至 3 年后仍可检测到。NS1 蛋白的表达可引起许多培养细胞（包括造血细胞系和人脐静脉内皮细胞）中炎性细胞因子 IL-6 水平的增高，IL-6 与滑膜细胞增生和关节炎有关。在风湿性关节炎患者的关节中发现高水平的 IL-6 和其他炎性细胞因子，抗 IL-6 抗体能抑制风湿性关节炎的临床症状。近期 B19 感染的儿童与恢复期成人相比，体内 T 辅助细胞（Th_1）产生 IFN-γ 减少，IL-2 则无影响。在 B19 相关性急性心肌炎的婴儿体内可检测到高水平的 IL-6、IFN-γ、TNF-α 和 IL-8。在 B19 抗体阴性的孕妇中观察到 IFN-γ 和 IL-2 的体外生成较健康非孕者低，说明孕妇的免疫反应可能出现双抑制，因而增加了胎儿感染 B19 的危险。此外，在 B19 血清学阳性的孕妇，母体和胎儿体内 IL-2 的水平可以决定妊娠结果，胎儿高水平的 IL-2 预示妊娠结局不良。

五、并发症

PVB19 能引起传染性红斑（erythema infectiosum，EI）又称第五病、自发性流产和急性关节炎等多种临床疾病综合征。

（一）宫内感染

妊娠期 B19 感染会导致严重并发症，包括胎儿贫血、自发性流产、非免疫性胎儿水肿（NIHF）和宫内死亡（IUFD）。30%～40% 女性血清抗体阴性，为易感者。胎儿垂直感染率为 33%，甚至可高达 51%。欧洲每年新生婴儿约 400 万，而 30% 孕妇 B19 抗体阴性，所以每年超过 120 万孕妇为易感者。假定总感染率和胎儿流产率为 0.2%，保守估计每年有将近 3 000 例胎儿流产。疾病暴发时,学校里感染率为 25%,家中感染率为 50%。孕妇感染 B19 的 2~4 周后可出现 NIHF,10%~20% 的 NIHF 病例与 B19 感染有关。而与胎儿水肿相关的 IUFD 病例常发生于妊娠第 4~6 个月。B19 感染关键时期在怀孕前 16 周内,多数胎儿死亡病例发生在妊娠第 4~6 个月。此时胎儿免疫系统发育不成熟,且 B19 只感染原始红系细胞,胎儿体内红细胞寿命短,红细胞大量生成造成容积迅速扩大 3~4 倍。B19 可诱导细胞凋亡,最终抑制红细胞生成,导致严重的胎儿贫血。妊娠期 PCR 筛查是诊断 B19 宫内感染最敏感的方法。

(二)关节病

B19 感染常引起关节炎和关节痛,主要侵犯手、腕和膝部小关节,女性(60%)多于男性。平均 50% 的传染性红斑患者有长达 1 个月以上的持续关节症状,多数症状在 3 周内消退,对关节无任何损害。但约 20% 的女性会出现持续性或复发性关节病。大约有 75% 合并皮疹。发病者多数都有近期 B19 感染史和血中高水平抗 B19 抗体。研究发现 B19 相关性关节炎与患者人类白细胞抗原(HLA)单倍体有关,HLA DR4 或 B27 的个体最易患。关节炎的发病机制尚不清楚,其症状通常出现在 B19 特异性抗体产生之后,可能是由于免疫复合物所致。B19 可侵入具有 B19 受体、但分裂不活跃的细胞,导致细胞毒性 NS1 蛋白过量表达,引起炎性细胞因子前体的分泌增加,最终会引起炎症和细胞损伤。这些改变常见于 B19 相关性关节炎和 B19 引起的自身免疫紊乱患者。B19 亦可能由抗磷脂抗体介导参与诱导自身免疫反应,在 B19 持续感染者体内发现有这种抗体。

六、诊断

(一)B19 抗体的检测

B19 抗体的检测是目前诊断 B19 感染和流行病学调查的主要方法。病毒血症出现在感染 1 周后,通常持续 5 天。在病毒血症后期(感染第 10 或 12 天)可检测到 B19 特异性 IgM 抗体,持续约 5 个月以上,大约在感染 15 天后能检测到特异性 IgG 抗体,并维持高滴度数月,或长期存在体内。临床症状出现后的短时期内可检测到 IgA 抗体。抗体的产生与病毒的清除有关,对大多数免疫功能正常的个体,B19 感染所产生的抗体可以预防 B19 相关疾病的发生。

(二)抗原的选择

近期或既往 B19 感染的准确诊断有赖于采用真核表达(杆状病毒表达系统)的衣壳蛋白进行特异性抗体检测,或采用 PCR 筛查血浆标本。而以大肠埃希菌表达的 B19 蛋白为靶抗原的抗体检测会出现假阴性,因为原核表达蛋白在操作过程中易发生变性,从而失去构象性表位。杆状病毒真核表达系统的优点在于能直接进行翻译后的蛋白折叠,对产生可溶性的、构象完整的 VP2 衣壳蛋白非常关键。VP1 与 VP2 蛋白不同,不产生可溶性衣壳结构,但可表达"构象完整"的衣壳,能维持天然病毒的构象性表位。现已完成真核表达系统 VP1 和 VP2 的共表达,产生无病毒核酸的空衣壳,其抗原性与天然病毒颗粒相似。这种具有共同衣壳蛋白的构象性表位,对于准确检测 B19 感染非常重要。

(三)B19 IgM 的检测

急性 B19 感染可检出特异性 IgM 抗体。针对 VP1 和 VP2 线性表位及构象性表位的 IgM 抗体,通常在感染后第 7~10 天出现;而针对 VP1 和 VP2 构象性表位和针对 VP1 线性表位的 IgM 抗体在感染后以相同的频度同时出现。同时还发现,针对次要衣壳蛋白(VP1)的 IgM 抗体可在感染后维持较长时间。检钡 4 构象性 VP1 抗体可能不是诊断急性 B19 感染的合适指标。

诊断 B19 感染时,衣壳蛋白构象性表位的 IgM 反应性没有差别,且 VP1 和 VP2 天然抗原和线性抗原的 IgM 反应性也无差别。目前还没有 B19 IgM 抗体制备的国际标准。利用 B19 重组 VP2 蛋白检测人血清或血浆中的特异性 IgM 抗体,其敏感度为 89.1%,特异性为 99.4%,广泛用于近期 B19 感染诊断,特别是检测免疫缺损者和儿童低滴度 B19 特异性 IgM 抗体。检测 B19 病毒 NSl 蛋白 IgM 抗体可作为近期 B19 感染的标志。用 ELISA 检测发现27.5%(11/40)的 VP2 IgM 抗体阳性的标本也含有 B19 NSl IgM 抗体;但采用 Westernblot 分析时,没有出现 NSl IgM 抗体反应,表明构象性表位对于检测非常关键。检测 B19 病毒 NSl IgG 和 IgM 抗体对诊断急性感染也非常有意义,是对常规以 B19 衣壳蛋白作为诊断抗原的补充。

(四)B19 IgG 的检测

既往感染可检查 B19 IgG 抗体,主要是 VP1 和 VP2 构象性表位的 IgG 抗体。IgG 抗体的产生伴随着 IgM 抗体的下降。感染后针对 VP1 和 VP2 构象性表位的 IgG 抗体持续存在;但针对 VP1 和 VP2 线性表位的抗体却在感染后下降(VP2 抗体下降突然,而 VP1 抗体则下降缓慢)。针对 VP2 线性表位的抗体通常在感染后 6 个月内消失,其初始反应直接针对一种急性期血清中的七肽(第 344/350 位氨基酸)。过去认为 VP1 蛋白,尤其是 VP1 独特区域是抗原决定簇,因此对血清学检测非常关键。现已经证实,即使在没有 VP1 独特区 IgG 抗体时,VP2 的抗体亦一直存在。尽管针对 B19 衣壳蛋白线性表位的抗体反应会消失,但针对两种衣壳蛋白构象陆表位的抗体会持续存在。经 FDA 批准的 B19 IgG 抗体(作为既往感染的标志)检测试剂盒采用微孔板免疫分析法,以杆状病毒系统表达的 VP2 来检测 B19 病毒和红病毒 V9 IgG 抗体,要比大肠埃希菌表达的 VP1 免疫试验盒检测准确、可靠。研究发现检测 B19 NSl 抗体有助于 B19 感染的诊断。既往感染的对照组和慢性感染患者 NSl IgG 抗体水平没有显著差异。采用大肠埃希菌表达系统调查近期感染的孕妇血清,其 NSl IgG 抗体检出率最高(61%)。近期感染的标本几乎都有 NSl IgG 抗体反应。当病毒被清除时,NSl 特异性 IgG 抗体反应开始下降。因此,在检测抗 VP2 线性表位抗体 IgG 的同时,检测 NSl IgG 抗体,可作为近期感染的标志。目前采用 B19 衣壳蛋白 VP2 检测 IgM 和 IgG 抗体是免疫学检测方法中最可靠的。当联合应用 VP2 和 NSl 蛋白进行检测时,IgG 和 IgM 抗体的检出可能有助于诊断 B19 近期感染。同样采用 VP2 检测红病毒 V9 抗体也是可行的。

(五)PCR 检测 B19 DNA

PCR 可作为临床 B19 抗体筛查的补充,并能提高 B19 诊断的敏感性,但应用时必须特别慎重,因为:①B19 感染常出现高浓度的病毒血症,形成大量复制拷贝,可能会引起其他组织 PCR 假阳性,尤其是采用巢式 PCR 检测时;②B19 DNA 的检出并不一定表示急性感染;③许多 PCR 采用敏感性不明确的内部引物对;④因序列间的差异微小,可能会出现非 B19 病毒株的假阳性(如红病毒 V9、K71 或者 A6);⑤许多抽提技术只适合从血清或仅从血浆中而不适合从固体组织(如胎盘或胎儿组织)纯化 DNA。急性 B19 感染时,病毒滴度能达到相当于每毫升血约 1 012 基因组当量。免疫力正常的个体,在感染至少一个月后可以检测到病毒 DNA。慢性 B19 感染时,在体内无 B19 IgM 或 IgG 抗体情况下,病毒可持续存在。免疫力正常机体 B19 DNA 可长时间维持在低水平。因此,采用定性 PCR 检测 B19 DNA 并不总能表示近期感染。采用实时定量 PCR 追踪从急性感染到恢复期的 B19 DNA,急性期病毒载量可达 8.8×10^9 基因组当量或毫升血,而特异性抗体 IgM 阳性,IgG 则为阴性。恢复期病毒载量下降至 95 基因组当量/毫升血,IgM 抗体消失,构象性 IgG 抗体反应增强,此后的标本则查不到 B19 DNA。免疫力正常的宿主清除 B19 DNA 非常缓慢,这使定性 PCR 很难鉴别近期感染或慢性感染。世界卫生组织(WHO)建立了微小病毒 B19 检测的国际标准(NIBSC 99/800)。采用 WHO 标准,联合应用 PCR-ELISA 可以检出低至 1.6×10^3 U/mL 的 B19 DNA;而用实时定量 PCR 可以达到 15.4 U/mL 的灵敏度(10Baxter 单位/mL)。这些标准化的方法不仅可以用于实验室诊断,也可以用于血浆和血制品的快速筛查,还可以用于确定 B19 DNA 含量和提高产品的安全性。PCR 还可以在 B19 DNA 阴性但有 B19 感染临床症状的患者中筛查红病毒 V9。巢式 PCR 法同时可以精确扩增 V9 和 B19 DNA,该法先用一对通用引物进行第一轮扩增,然后用不同引物对 B19 和 V9 进行随后的扩增。而 TaqMan 系统则能检测 3 种基因型的 B19 病毒。

(六)病毒颗粒

电镜可以直接在患儿血清中看到。

七、治疗

(1)对贫血严重者给予输血,更昔洛韦治疗,激素治疗等。

(2)治疗原有的慢性溶血性贫血。

(战 薇)

第十一节 急性白血病

白血病是造血系统的恶性增生性疾病;其特点为造血组织中某一血细胞系统过度地增生、进入血流并浸润到各组织和器官,从而引起一系列临床表现。在中国,小儿的恶性肿瘤中以白血病的发病率最高。据调查,中国小于 10 岁小儿的白血病发生率为 3/100 000~4/100 000,男性发病率高于女性;任何年龄均可发病,新生儿亦不例外,但以学龄前期和学龄期小儿多见。小儿白血病中 90% 以上为急性白血病,慢性白血病仅占 3%~5%。

一、病因和发病机制

尚未完全明了,可能与下列因素有关。

(一)病毒因素

人类白血病的病毒病因研究已益受到重视。1986 年以来,发现属于 RNA 病毒的逆转录病毒(称人类 T 细胞白血病病毒,HTLV)可引起人类 T 淋巴细胞白血病。这种白血病曾见于日本南方的岛屿、美国和以色列,在这种白血病高发地区的正常人血清测得 HTLV 抗体,证明病毒确可引起人类白血病。

病毒引起白血病的发病机制未明,近年来实验研究提示可能与癌基因有关;人类和许多哺乳动物,以及禽类的染色体基因组中存在着癌基因,在正常情况时,其主要功能为控制细胞的生长和分化,而在某些致癌物质和病毒感染的作用下,癌基因可发生畸变,导致功能异常而引起细胞癌变,逆转录病毒的 RNA 中存在着病毒癌基因,它的结构与人类和许多哺乳动物的癌基因类似,这种病毒感染宿主的细胞后,病毒癌基因通过转染突变癌基因或使其畸变,激活了癌基因的癌变潜力,从而导致白血病的发生。癌基因学说为白血病的病因学研究开创了新的途径,但尚存在不少问题有待解决。

(二)物理和化学因素

电离辐射能引起白血病。小儿对电离辐射较为敏感,在曾经放射治疗胸腺肥大的小儿,白血病发生率较正常小儿高 10 倍;妊娠妇女照射腹部后,其新生儿的白血病发病率比未经照射者高 17.4 倍、电离辐射引起白血病的机制未明,可能因放射线激活隐藏体内的白血病病毒使癌基因畸变,或因抑制机体免疫功能而致发病。

苯及其衍生物、氯霉素、保泰松和细胞毒药物均可诱发急性白血病。化学物质与药物诱发白血病的机制未明,有可能是这些物质破坏了机体免疫功能,使免疫监视功能降低,从而导致白细胞发生癌变。

(三)体质因素

白血病不属遗传性疾病,但在家族中却可有多发性恶性肿瘤的情况。少数患儿可能患有其他遗传性疾病,如 21-三体综合征、先天性睾丸发育不全症、先天性再生障碍性贫血伴有多发畸形(Fanconi 贫血)、先天性远端毛细血管扩张性红斑症(Bloom 综合征)及严重联合免疫缺陷病等,这些疾病患儿的白血病发病率比一般小儿明显增高。此外,同卵孪小儿中一个患急性白血病,另一个患白血病的概率为 20%,比双卵孪生儿的发病数高 12 倍。以上现象均提示白血病的发生与遗传素质有关。

二、分类和分型

急性白血病的分类或分型对于诊断、治疗和提示预后都有一定意义。根据增生的白细胞种类的不同,可分为急性淋巴细胞白血病(急淋)和急性非淋巴细胞白血病(急非淋)两大类,急淋在小儿中的发病率较高。目前,常采用形态学(M)、免疫学(I)及细胞遗传学(C),即 MIC 综合分型,更有利于指导治疗和提示预后。

(一)急性淋巴细胞白血病(ALL)

1.FAB 分型

根据原淋巴细胞形态学的不同,分为 3 种类型。

(1)L_1 型:以小细胞为主,其平均直径为 6.6 μm,核染色质均匀,核形规则,核仁很小,一个或无,胞浆少,胞浆空泡不明显。

(2)L_2 型:以大细胞为主,大小不一,其平均直径为 8.7 μm,核染色质不均匀,核形不规则,核仁一个或数个,较大,胞浆量中等,胞浆空泡不定。

(3)L_3 型:以大细胞为主,细胞大小一致,核染色质细点状,均匀,核形规则,核仁一个或多个,胞浆量中等,胞浆空泡明显。上述 3 型中以 L_1 型多见,占 80%以上,L_3 则最少,占 4%以下。

2.临床分型

分型标准尚无统一意见,根据全国小儿血液病会议提出的标准可分为 2 型。

(1)高危型急性淋巴细胞白血病(HR-ALL):凡具备下述 1 项或多项与小儿急淋预后密切相关的危险因素者为 HR-ALL。①不足 12 个月的婴儿白血病。②诊断时已发生中枢神经系统白血病(CNSL)和/或睾丸白血病(TL)者。③染色体核型为 t(4;11)或 t(9;22)异常者。④少于 45 条染色体的低二倍体者。⑤诊断时外周血白细胞计数大于 $50\times10^9/L$ 者。⑥泼尼松试验不良效应者(泼尼松每天 60 mg/m^2 诱导7天,第 8 天外周血白血病细胞数大于 $1\times10^9/L$)。⑦标危型急淋经诱导化疗6周不能完全缓解者。

(2)标危型急性淋巴细胞C血病(SH-ALL):不具备上述任何一项危险因素,或B系ALL有t(12;21)染色体核型者。

(二)急性非淋巴细胞白血病(ANLL)

FAB分型分为以下几类。

1.原粒细胞白血病未分化型(M_1)

骨髓中原粒细胞不低于90%,早幼粒细胞很少,中幼粒以下各阶段细胞极少见,可见Auer小体。

2.原粒细胞白血病部分分化型(M_2)

骨髓中原粒和早幼粒细胞共占50%以上,可见多少不一的中幼粒、晚幼粒和成熟粒细胞,可见Auer小体;M_2b型即以往命名的亚急性粒细胞白血病,骨髓中有较多的核、浆发育不平衡的中幼粒细胞。

3.颗粒增多的早幼粒细胞白血病(M_3)

骨髓中颗粒增多的异常早幼粒细胞占30%以上,胞浆多少不一,胞浆中的颗粒形态分为粗大密集和细小密集两类,据此又可分为两型,即粗颗粒型(M_3a)和细颗粒型(M_3b)。

4.粒-单核细胞白血病(M_4)

骨髓中幼稚的粒细胞和单核细胞同时增生,原始及幼稚粒细胞大于20%;原始、幼稚单核和单核细胞不低于20%;或原始、幼稚和成熟单核细胞大于30%,原粒和早幼粒细胞大于10%。除以上特点外,骨髓中异常嗜酸粒细胞增多。

5.单核细胞白血病(M_5)

骨髓中以原始、幼稚单核细胞为主,可分为两型。

(1)未分化型,原始单核细胞为主,大于80%。

(2)部分分化型,骨髓中原始及幼稚单核细胞大于30%,原始单核细胞小于80%。

6.红白血病(M_6)

骨髓中有核红细胞大于50%,以原始及早幼红细胞为主,且常有巨幼样变;原粒及早幼粒细胞大于30%。外周血可见幼红及幼粒细胞,粒细胞中可见Auer小体。

7.急性巨核细胞白血病(M_7)

骨髓中原始巨核细胞大于30%,外周血有原始巨核细胞。

(三)特殊类型白血病

如多毛细胞白血病、浆细胞白血病、嗜酸性粒细胞白血病等,在儿科均罕见。

三、临床表现

各型急性白血病的临床表现基本相同,主要表现如下。

(一)起病

大多较急。少数缓慢,早期症状有面色苍白、精神不振、乏力、食欲低下,鼻出血或齿龈出血等;少数患儿以发热和类似风湿热的骨关节痛为首发症状。

(二)发热

多数患儿起病时有发热,热型不定,可低热、不规则发热、持续高热或弛张热,一般不伴寒战。发热原因之一是白血病发热,多为低热且抗生素治疗无效;另一原因是感染,常见者为呼吸道炎症、齿龈炎、皮肤疖肿、肾盂肾炎、败血症等。

（三）贫血

出现较早，并随病情发展而加重，表现为苍白、虚弱无力、活动后气促等。贫血主要是由于骨髓造血干细胞受到抑制所致。

（四）出血

以皮肤和黏膜出血多见，表现为紫癜、瘀斑、齿龈出血，消化道出血和血尿。偶有颅内出血，为引起死亡的重要原因之一；出血的主要原因是由于骨髓被白血病细胞浸润，巨核细胞受抑制使血小板的生成减少。血小板还可有质的改变而致功能不足，从而加剧出血倾向。白血病细胞浸润肝脏，使肝功能受损，纤维蛋白原、凝血酶原和第 V 因子等生成不足，亦与出血的发生有关；感染和白血病细胞浸润使毛细血管受损，血管通透性增加，也可导致出血倾向。此外，当并发弥散性血管内凝血时，出血症状更加明显。在各类型白血病中，以 M_3 型白血病的出血最为显著。

（五）白血病细胞浸润引起的症状和体征

1.肝、脾、淋巴结肿大

肿大的肝、脾质软，表面光滑，可有压痛。全身浅表淋巴结轻度肿大，但多局限于颈部、颌下、腋下和腹股沟等处，有时因纵隔淋巴结肿大引起压迫症状而发生呛咳、呼吸困难和静脉回流受阻。

2.骨和关节浸润

约 25％患儿以四肢长骨、肩、膝、腕、踝等关节疼痛为首发症状，其中部分患儿呈游走性关节痛，局部红肿现象多不明显，并常伴有胸骨压痛。骨骼 X 射线检查可见骨质疏松、溶解，骨骺端出现密度减低横带和骨膜下新骨形成等征象。

3.中枢神经系统浸润

白血病细胞侵犯脑实质和/或脑膜时即引起中枢神经系统白血病（CNSL）。由于近年联合化疗的进展，使患儿的寿命得以延长，但因多数化疗药物不能透过血脑屏障，故中枢神经系统便成为白血病细胞的"庇护所"，造成 CNSL 的发生率增高。浸润可发生于病程中任何时候，但多见于化疗后缓解期。它是导致急性白血病复发的主要原因。常见症状为颅内压增高，出现头痛、呕吐、嗜睡、视盘水肿等。浸润脑膜时，可出现脑膜刺激征。

4.睾丸浸润

白血病细胞侵犯睾丸时即引起睾丸白血病（testicleukemia，TL），表现为局部肿大、触痛，阴囊皮肤可呈现红黑色。由于化疗药物不易进入睾丸，在病情完全缓解时，该处白血病细胞仍存在，常成为导致白血病复发的另一重要原因。

5.绿色瘤

绿色瘤是急性粒细胞白血病的一种特殊类型，白血病细胞浸润眶骨、颅骨、胸骨、肋骨或肝、肾、肌肉等，在局部呈块状隆起而形成绿色瘤；此瘤切面呈绿色，暴露于空气中绿色迅速消退，这种绿色素的性质尚未明确，可能是光紫质或胆绿蛋白的衍生物。

6.其他器官浸润

少数患儿有皮肤浸润，表现为丘疹、斑疹、结节或肿块；心脏浸润可引起心肌扩大，传导阻滞、心包积液和心力衰竭等；消化系统浸润可引起食欲缺乏、腹痛、腹泻，出血等；肾脏浸润可引起肾肿大、蛋白尿、血尿、管型尿等；齿龈和口腔黏膜浸润可引起局部肿胀和口腔溃疡，这在急性单核细胞白血病较为常见。

四、实验室检查

实验室检查为确诊白血病和观察疗效的重要方法。

(一)血常规

红细胞及血红蛋白均减少,大多为正细胞正血色素性贫血。网织红细胞数大多较低,少数正常,偶在外周血中见到有核红细胞,白细胞数增高者约占 50% 以上,其余正常或减少,但在整个病程中白细胞数可有增、减变化。白细胞分类示原始细胞和幼稚细胞占多数。血小板减少。

(二)骨髓象

骨髓检查是确立诊断和评定疗效的重要依据;典型的骨髓象为该类型白血病的原始及幼稚细胞极度增生;幼红细胞和巨核细胞减少。但有少数患儿的骨髓表现为增生低下,其预后和治疗均有特殊之处。

(三)组织化学染色

1.过氧化酶

在早幼阶段以后的粒细胞为阳性,幼稚及成熟单核细胞为弱阳性,淋巴细胞和浆细胞均为阴性。各类型分化较低的原始细胞均为阴性。

2.酸性磷酸酶

原始粒细胞大多为阴性,早幼粒以后各阶段粒细胞为阳性;原始淋巴细胞弱阳性,T 细胞强阳性,B 细胞阴性;原始和幼稚单核细胞强阳性。

3.碱性磷酸酶

成熟粒细胞中此酶的活性在急性粒细胞白血病时明显降低,积分极低或为 0;在急性淋巴细胞白血病时积分增加;在急性单核细胞白血病时积分大多正常。

4.苏丹黑

此染色结果与过氧化酶染色的结果相似,原始及早幼粒细胞阳性;原淋巴细胞阴性;原单核细胞弱阳性。

5.糖原

原始粒细胞为阴性,早幼粒细胞以后各阶段粒细胞为阳性;原始及幼稚淋巴细胞约半数为强阳性,余为阳性;原始及幼稚单核细胞多为阳性。

6.非特异性酯酶(萘酚酯 NASDA)

这是单核细胞的标记酶,幼稚单核细胞强阳性,原始粒细胞和早幼粒细胞以下各阶段细胞均为阳性或弱阳性,原始淋巴细胞为阴性或弱阳性。

(四)溶菌酶检查

血清中的溶菌酶主要来源于破碎的单核细胞和中性粒细胞,测定血清与尿液中溶菌酶的含量可以协助鉴别白血病细胞类型。正常人血清含量为 4~20 mg/L;尿液中不含此酶。在急性单核细胞白血病时,其血清及尿液的溶菌酶浓度明显增高;急性粒细胞白血病时中度增高;急性淋巴细胞白血病时则减少或正常。

五、诊断和鉴别诊断

典型病例根据临床表现、血常规和骨髓细胞学检查的改变即可做出诊断。发病早期症状不典型,特别是白细胞数正常或减少者,其血涂片不易找到幼稚白细胞时,可使诊断发生困难。须与以下疾病鉴别。

(一)再生障碍性贫血

本病血常规呈全血细胞减少;肝、脾、淋巴结肿大;骨髓有核细胞增生低下,无幼稚白细胞增生。

(二)传染性单核细胞增多症

本病肝、脾、淋巴结常肿大;白细胞数增高并出现异型淋巴细胞,易与急性淋巴细胞白血病混淆,但本病病程经过一般良好,血象多于1个月左右恢复正常;血清嗜异性凝集反血阳性;骨体无白血病改变。

(三)类白血病反应

类白血病反应为造血系统对感染,中毒和溶血等刺激因素的一种异常反应,以外周血出现幼稚白细胞或白细胞数增高为特征。当原发疾病被控制后,血常规即恢复正常。此外,血小板数多正常,白细胞有中毒性改变,如中毒颗粒和空泡形成;中性粒细胞碱性磷酸酶积分显著增高等,可与白血病区别。

六、治疗

急性白血病的治疗主要是以化疗为主的综合疗法,原则:①早期诊断、早期治疗。②应严格区分患儿的白血病类型,按照类型选用不同的化疗药物联合治疗。③药物剂量要足,治疗过程要间歇。④要长期治疗,交替使用多种药物,同时要早期防治中枢神经系统白血病和睾丸白血病,注意支持疗法。持续完全缓解 2.5～3.5 年者方可停止治疗。

(一)支持疗法

1.防治感染

在化疗阶段,保护性环境隔离对防止外源性感染具有较好效果。用抗生素预防细菌性感染,可减少感染性并发症。并发细菌性感染时,应根据不同致病菌和药敏试验结果选用有效的抗生素治疗。长期化疗常并发真菌感染,可选用抗真菌药物如制霉菌素,两性霉素 B 或氟康唑等治疗;并发疱疹病毒感染者可用阿昔洛韦治疗;怀疑并发卡氏囊虫肺炎者,应及早采用复方新诺明治疗。

2.输血和成分输血

明显贫血者可输给红细胞;因血小板减少而致出血者,可输浓缩血小板。有条件时可酌情静脉输注丙种球蛋白。

3.集落刺激因子

化疗期间如骨髓抑制明显者,可给予 G-CSF、GM-CSF 等集落刺激因子。

4.高尿酸血症的防治

在化疗早期,由于大量白血病细胞破坏分解而引起高尿酸血症,导致尿酸结石梗阻、少尿或急性肾衰竭,故应注意多喝水以利尿。为预防高尿酸血症,可口服别嘌呤醇。

5.其他

在治疗过程中,要增加营养。有发热、出血时应卧床休息。要注意口腔卫生,防止感染和黏膜糜烂。并发弥散性血管内凝血时,可用肝素治疗。

(二)化学药物治疗

目的是杀灭白血病细胞,解除白血病细胞浸润引起的症状,使病情缓解以至治愈。急性白血病的化疗通常按下述次序分阶段进行。

1.诱导治疗

诱导缓解治疗是患儿能否长期无病生存的关键,需联合数种化疗药物,最大程度地杀灭白血病细胞。从而尽快达到完全缓解、柔红霉素(DNR)和L-门冬酰胺酶(L-ASP)是提高急性淋巴细胞白血病(ALL)完全缓解率和长期生存率的两个重要药物,故大多数 ALL 诱导缓解方案均为包含这两种药物的联合化疗,如 VDLP 等。而阿糖胞苷(Ara-c)则对治疗急性非淋细胞白血病重要。

2.巩固治疗

强力的巩固治疗是在缓解状态下最大限度地杀灭微小残留白血病细胞(MRLC)的有力措施,可有效地防止早期复发,并使在尽可能少的 MRLC 状况下进行维持治疗。

3.预防髓外白血病

由于大多数药物不能到达中枢神经系统、睾丸等部位,如果不积极预防髓外白血病,则 CNSL 在 3 年化疗期间的发生率可高达 50%。TL 的发生率在男孩可有 5%～30%。CNSL 和 TL 会导致骨髓复发、治疗失败,因此有效的髓外白血病的预防是白血病特别是急性淋巴细胞白血病患儿获得长期生存的关键之一。通常首选大剂量甲氨蝶呤＋四氢叶酸钙(HDMTX＋CF)方案,配合甲氨蝶呤(MTX)、Ara-c 和地塞米松三联药物鞘内注射治疗。ANLL 选用三联药物鞘内注射。

4.维持治疗和加强治疗

为了巩固疗效,达到长期缓解或治愈的目的,必须在上述疗程后进行维持治疗和加强治疗。

(三)造血干细胞移植

这是将正常的造血干细胞移植到患儿骨髓内使增殖和分化,以取代患儿原来的有缺陷的造血细胞,重建其造血和免疫功能,从而达到治疗的目的。造血干细胞取自骨髓者称骨髓移植,取自外周血或脐带血者分别称外周血造血干细胞移植和脐带血造血干细胞移植;造血干细胞移植法不仅提高患儿的长期生存率,而且还可能根治白血病。随着化疗效果的不断提高,目前造血干细胞移植多用于急性非淋巴细胞白血病和部分高危型急性淋巴细胞白血病患儿,一般在第 1 次化疗完全缓解后进行,其 5 年无病生存率为50%～70%;标危型急性淋巴细胞白血病一般不采用此方法。

(四)常用化疗方法举例

1.高危急性淋巴细胞白血病的化疗

(1)诱导治疗。如 VDLP 方案 4 周;长春新碱(VCR)1.5 mg/m²(每次最大量不超过 2 mg)静脉注射,每周 1 次,共 4 次;柔红霉素(DNR)30 mg/m²,快速静脉滴注,第 8 至第 10 天使用,共 3 次,L-门冬酰胺酶(L-Asp)5 000～10 000 U/m²,静脉滴注或肌内注射,从第 9 天开始隔天 1 次,共 8 次;泼尼松(Pred)第 1～28 天使用,每天 60 mg/m²,分 3 次口服,第 29 天开始每 2 天减半量,1 周内减停。

(2)巩固治疗:在诱导治疗 28 天达完全缓解时,宜在第 29～32 天开始巩固治疗。例如 CAM 方案:环磷酰胺(CTX)800～1 000 mg/m²,于第 1 天快速静脉滴注(注意水化和保持尿碱性);阿糖胞苷(Ara-c)1 g/m²,第 2～4 天使用,每 12 小时静脉滴注 1 次,共 6 次;6-MP 每天 50 mg/m²,第 1～7 天使用,晚间 1 次口服。

(3)早期强化治疗。如 VDL Dex 方案:VCR、DNR 均于第 1 天,第 8 天各 1 次,剂量同前;

L-Asp 5 000～10 000 U/m²,于第 2 天、第 4 天、第 6 天、第 8 天使用,共 4 次;DEX 每天 8 mg/m²,第 1～14 天使用,第 3 周减停。休息 1～2 周,接依托泊苷(鬼臼乙叉甙,VP,16)＋Ara-c 方案:VP16 100 mg/m² 静脉滴注,然后继续滴注 Ara-c 300 mg/m²,于第 1 天、第 4 天、第 7 天使用,共 3 次。

(4)维持治疗:6-MP＋MTX,6-MP 每天 75 mg/m²,夜间睡前顿服,共 21 次;MTX 每次 20～30 mg/m²,肌内注射或口服,每周 1 次,连用 3 周;接着 VDex 1 周(剂量同前);如此重复序贯用药,遇强化治疗暂停。

(5)加强治疗:自维持治疗期起,每年第 3、第 9 个月各用 COADex 方案 1 个疗程(CTX 为 600 mg/m²,其余剂量和用法同前,其中 O 即 VCR);每年第 6 个月用 VDLDex 方案(用法同早期强化治疗);每年第 12 个用替尼泊苷(Vm²6)或 VP16＋Ara-c 1 个疗程(同早期强化治疗)。

(6)HDMTX＋CF 治疗和鞘内注射:未做颅脑放射治疗者,从维持治疗第 2 个月开始,每 3 个月 1 次 HDMTX＋CF,共 8 次,然后每 3 个月三联鞘内注射 1 次。已做颅脑放射治疗者,只能采用三联鞘注,每 12 周 1 次直至终止治疗。

总疗程自维持治疗算起,女孩为 3 年,男孩为 3.5 年。

2.标危型急性淋巴细胞白血病化疗

基本同高危急性淋巴细胞白血病,但 DNR 在诱导治疗时减为 2 次;在髓外白血病预防中,一般不用放疗;加强治疗为每年强化 1 次,第 1、第 3 年末选用 VDLDex,第 2 年末选用 VP16＋Ara-c;维持期 HDMTX＋CF 共用 6 次,总疗程自维持治疗算起,女孩 2 年半,男孩 3 年。

3.急性非淋巴细胞白血病的治疗

(1)诱导治疗。①DA 方案:DNR 每天 30～40 mg/m²,静脉滴注,每天 1 次,第 1～3 天使用;Ara-c 每天 150～200 mg/m² 静脉滴注或肌内注射,分 2 次(2 小时一次),第 1～7 天使用。②DEA 方案:DNR 和 Ara-c 同上;VP16(或 VM-26)每天 100～150 mg/m²,静脉滴注,每天 1 次,第 5～7 天使用。

(2)缓解后治疗。①巩固治疗采用原有效的诱导方案 1～2 个疗程。②维持治疗常选用 DA、DAE、COAP、CAM 中 3 个有效方案作序贯治疗,第 1 年每月 1 个疗程,第 2 年每 6～8 周 1 个疗程,第 3 年每 8～12 周 1 个疗程,维持 3 年左右终止治疗。或选用 HDAra-c＋DNR(或) VP16 方案:Ara-c 每 12 小时静脉滴注 1 次,每次 2 mg/m²,第 4～6 天使用;DNR 每天 30 mg/m²,每天静脉滴注 1 次,第 1～2 天使用;当 DNR 累积量大于 360 mg/m²,改为 VP16 每天 100 mg/m² 静脉滴注,第 1、第 3 天各用一次。疗程间歇 3～5 周,共 4～6 个疗程后终止治疗。

(战 薇)

第七章

儿 科 护 理

第一节　房间隔缺损

房间隔缺损是最常见的成人先天性心脏病,女性多于男性,且有家族遗传倾向。房间隔缺损一般分为原发孔缺损和继发孔缺损,前者实际上属于部分心内膜垫缺损,常同时合并二尖瓣和三尖瓣发育不良。后者为单纯房间隔缺损。

一、临床表现

(一)症状

取决于缺损的大小、部位、年龄、分流量及是否合并其他畸形等。分流量小,极少患儿有不适表现,学龄前儿童体检时可闻及一柔和杂音。分流量大者,由于左向右分流使肺循环血流增加出现活动后心慌气短,并表现乏力、气急,反复发作严重的肺部感染、心律失常及心力衰竭。随年龄增长肺循环阻力增加,右心负荷过重,出现右向左分流,临床上出现发绀,应禁忌手术。

(二)体征

主要体征为胸骨左缘第 2、3 肋间可闻及Ⅱ～Ⅲ级柔和的收缩期杂音,肺动脉瓣第二音亢进及固定性分裂。

二、辅助检查

(一)胸部 X 线检查

可显示肺充血、肺动脉段突出、右房右室增大等表现。透视下可见肺动脉段及肺门动脉搏动增强,称为肺门舞蹈症。

(二)心电图检查

多见电轴右偏,右心室肥大和不完全右束支传导阻滞。

(三)超声心动图

检查右心房内径增大,主肺动脉增宽,房间隔部分回声脱失,并能直接测量缺损直径大小,彩色多普勒成像提示心房水平左向右分流信号。多普勒超声心动图、超声心动声学造影二者相结合几乎能检测出所有缺损的分流并对肺动脉压力有较高的测量价值。

(四)心导管检查

对疑难病例或出现肺高压,行右心导管或左房造影检查,可明确诊断及合并畸形,又可测量肺动脉压力,估计病程和预后。

三、治疗原则

(一)介入治疗

可以对大部分患者,结合超声心动图检查结果,在超声心动图和 X 线血管造影机器的引导下进行封堵治疗。

(二)外科治疗

在开展非手术介入治疗以前,对所有单纯房间隔缺损已引起血流动力学改变,即已有肺血增多征象、房室增大及心电图相应表现者均应手术治疗。患者年龄太大已有严重肺动脉高压者手术治疗应慎重。

四、护理诊断

(1)活动无耐力:与心脏畸形导致的心排血量下降有关。

(2)营养失调(低于机体需要量):与疾病导致的生长发育迟缓有关。

(3)潜在并发症:心力衰竭、肺部感染、感染性心内膜炎。

(4)焦虑:与自幼患病,症状长期反复存在有关。

(5)知识缺乏:缺乏疾病相关知识。

五、护理目标

(1)患者活动耐力有所增加。

(2)患者营养状况得到改善或维持。

(3)未发生相关并发症,或并发症发生后能得到及时治疗与处理。

(4)患者焦虑减轻或消除,情绪良好。

(5)患者或家属能说出有关疾病的自我保健方面的知识。

六、护理措施

(一)术前护理

1.心理护理

患者及家属均对心脏手术有恐惧感,担心预后,针对患者的心态,护士应详细了解疾病治疗的有关知识,说明治疗目的、方法及其效果,对封堵患者讲解微创手术创伤小,成功率高,消除其恐惧焦虑心理,增强信心,使其能配合治疗。

2.术前准备

入院后及时完成心外科各项常规检查,并在超声心动图下测量 ASD 的横径和长径、上残边、下残边等数值,以确定手术方式。

(二)术后护理

1.观察术后是否有空气栓塞的并发症存在

因修补房间隔缺损时,左心房排气不好,术中易出现空气栓塞,多见于冠状动脉和脑动脉空气栓塞。因而应保持患者术后平卧 4 小时,严密观察患者的反应,并记录血压、脉搏、呼吸、瞳孔及意识状态等。当冠状血管栓塞则出现心室纤颤,脑动脉栓塞则出现瞳孔不等大、头痛、烦躁等症状,此时应立即对症处理。

2.严密观察心率、心律的变化

少数上腔型 ASD 右房切口太靠近窦房结或上腔静脉阻断带太靠近根部而损伤窦房结,都将产生窦性或交界性心动过缓,这种心律失常需要安置心脏起搏器治疗。密切观察心律变化,维护好起搏器的功能。术后如出现心房颤动、房性或室性期前收缩,注意观察并保护好输入抗心律失常药物的静脉通路。

3.观察有无残余漏

常有闭合不严密或组织缝线撕脱而引起。听诊有无残余分流的心脏杂音,一经确诊房缺再通,如无手术禁忌证,应尽早再次手术。

4.预防并发症

对封堵患者术后早期在不限制正常肢体功能锻炼的前提下指导患者掌握正确有效的咳嗽方法,咳嗽频繁者适当应用镇咳药物,避免患者剧烈咳嗽,打喷嚏及用力过猛等危险动作,防止闭合伞脱落和移位,同时监测体温变化,应用抗生素,预防感染。

5.抗凝指导

ASD 封堵术后为防止血栓形成,均予以抗凝治疗,术后 24 小时内静脉注射肝素 0.2 mg/(kg·d)或皮下注射低分子肝素 0.2 mg/(kg·d),24 小时后改口服阿司匹林 5 mg/(kg·d),连服3 个月。

(三)出院指导

(1)术后 3～4 天复查超声心动图,无残余分流,血常规、凝血机制正常即可出院。

(2)出院后患者避免劳累,防止受凉,预防感染,注意自我保健。

(3)必要时服用吲哚美辛 3～5 天,术后 1、3、6 个月复查超声心动图,以确保长期疗效。

(4)封堵患者术后口服阿司匹林 5 mg/(kg·d),连服 3 个月。

(王　倩)

第二节　室间隔缺损

室间隔缺损是胚胎间隔发育不全而形成的单个或多个缺损,由此产生左右两心室的异常交通,在心室水平产生异常血流分流的先天性心脏病。室间隔缺损可以单独存在或是构成多种复杂心脏畸形,如法洛四联症、矫正性大动脉转位、主动脉弓离断,完全性心内膜垫缺损、三尖瓣闭锁等畸形中的一个组成部分。室间隔缺损可以称得上是临床最常见的先天性心脏病之一。

一、临床表现

(一)症状

缺损小,一般并无症状。大室间隔缺损及大量分流者,婴儿期易反复发生呼吸道感染,喂养困难,发育不良,甚至左心衰竭。较大分流量的儿童或青少年患者,劳累后常有气促和心悸,发育不良。随着肺动脉高压的发展，左向右分流量逐渐减少，造成双向分流或右向左分流，患者将出现明显的发绀、杵状指、活动耐力下降、咯血等症状及腹胀、下肢水肿等右心衰竭表现。

(二)体征

心前区常有轻度隆起，胸骨左缘第三、四肋间能扪及收缩期震颤，并听到 3～4 级全收缩期杂音，高位漏斗部缺损杂音则位于第 2 肋间。肺动脉瓣区第二音亢进。分流量大者，心尖部尚可听到柔和的功能性舒张中期杂音。肺动脉高压导致分流量减少的病例，收缩期杂音逐步减轻，甚至消失，而肺动脉瓣区第二音则明显亢进、分裂，并可伴有肺动脉瓣关闭不全的舒张期杂音。

二、辅助检查

(一)心电图检查

缺损小，心电图正常或电轴左偏。缺损较大，随分流量和肺动脉压力增大而示左心室高电压、肥大或左右心室肥大。严重肺动脉高压者，则提示右心大或伴劳损。

(二)X 线检查

中度以上缺损心影轻度到中度扩大，左心缘向左向下延长，肺动脉圆锥隆出，主动脉结变小，肺门充血。重度阻塞性肺动脉高压心影扩大反而不显著，右肺动脉粗大，远端突变小，分支呈鼠尾状，肺野外周纹理稀疏。

(三)超声心动图

检查左心房、左心室内径增大。二维切面可示缺损的部位和大小。彩色多普勒可显示左心室向右心室分流。

三、治疗原则

(一)介入治疗

部分肌部室间隔缺损和膜周部室间隔缺损可以行介入封堵治疗。

(二)外科手术治疗

在开展非手术介入治疗以前，成人小室间隔缺损 Qp/Qs<1.3 者一般不考虑手术，但应随访观察；中度室间隔缺损者应考虑手术，此类患者在成人中少见；Qp/Qs 为 1.3～1.5 者可根据患者总体情况决定是否手术，除非年龄过大有其他疾病不能耐受手术者仍应考虑手术治疗；大室间隔缺损伴重度肺动脉压增高，肺血管阻力>7 Wood 单位者不宜手术治疗。

四、护理诊断

(1)活动无耐力：与心脏畸形导致的心排血量下降有关。

(2)营养失调(低于机体需要量)：与疾病导致的生长发育迟缓有关。

(3)潜在并发症：心力衰竭、肺部感染、感染性心内膜炎。

(4)焦虑：与自幼患病，症状长期反复存在有关。

(5)知识缺乏：缺乏疾病相关知识。

五、护理目标

(1)患者活动耐力有所增加。

(2)患者营养状况得到改善或维持。

(3)未发生相关并发症,或并发症发生后能得到及时治疗与处理。

(4)患者焦虑减轻或消除,情绪良好。

(5)患者或家属能说出有关疾病的自我保健方面的知识。

六、护理措施

(一)术前护理

(1)婴幼儿有大室间隔缺损,大量分流及肺功能高压发展迅速者,按医嘱积极纠正心力衰竭、缺氧、积极补充营养,增强体质,尽早实施手术治疗。

(2)术前患儿多汗,常感冒及患肺炎,故予以多饮水、勤换洗衣服,减少人员流动。预防感冒,有心力衰竭者应定期服用地高辛,并注意观察不良反应。

(二)术后护理

1.保持呼吸道通畅,预防发生肺高压危象

中小型室间隔缺损手术后一般恢复较顺利。对大型缺损伴有肺动脉高压患者,由于术前大量血液涌向肺部,患儿有反复发作肺炎史,并且由于肺毛细血管床的病理性改变,使气体交换发生困难,在此基础上又加上体外循环对肺部的损害,使手术后呼吸道分泌物多,不易咳出,影响气体交换,重者可造成术后严重呼吸衰竭,慢性缺氧加重心功能损害。尤其是婴幼儿,术后多出现呼吸系统并发症,往往手术尚满意,却常因呼吸道并发症而死亡,因此术后呼吸道的管理更为重要。

(1)术后常规使用呼吸机辅助呼吸,对于肺动脉高压患者,术后必须较长时间辅助通气及充分供氧。

(2)肺动脉高压者,在辅助通气期间,提供适当的过度通气,使 pH 为 7.50～7.55、$PaCO_2$ 为 0.7～4.7 kPa(5～35 mmHg)、PaO_2＞13.3 kPa(100 mmHg),有利于降低肺动脉压。辅助通气要设置 PEEP,小儿常规应用 0.39 kPa(4 cmH_2O),增加功能残气量,防止肺泡萎陷。

(3)随时注意呼吸机同步情况、潮气量、呼吸频率等是否适宜,定期做血气分析,根据结果及时调整呼吸机参数。

(4)肺动脉高压患者吸痰的时间间隔应相对延长,尽可能减少刺激,以防躁动加重缺氧,使肺动脉压力进一步升高,加重心脏负担及引起肺高压危象。

(5)气管插管拔除后应加强体疗,协助排痰,保证充分给氧。密切观察患者呼吸情况并连续监测血氧饱和度。

2.维持良好的循环功能

及时补充血容量密切观察血压、脉搏、静脉充盈度、末梢温度及尿量。心源性低血压应给升压药,如多巴胺、间羟胺等维持收缩压在 12.0 kPa(90 mmHg)以上。术后早期应控制静脉输入晶体液,以 1 mL/(kg·h)为宜,并注意观察及保持左房压不高于中心静脉压。

3.保持引流通畅

保持胸腔引流管通畅,观察有无术后大出血密切观察引流量,若每小时每千克体重超过 4 mL表示有活动性出血的征象,连续观察3～4小时,用止血药无效,应立即开胸止血。

(三)出院指导

(1)逐步增加活动量,在术后 3 个月内不可过度劳累,以免发生心力衰竭。

(2)儿童术后应加强营养供给,多进高蛋白、高热量、高维生素饮食,以利生长发育。

（3）注意气候变化，尽量避免到公共场所，避免呼吸道感染。

（4）定期门诊随访。

（王　倩）

第三节　肺动脉狭窄

肺动脉狭窄是指由于右室先天发育不良而与肺动脉之间的血流通道产生狭窄。狭窄发生于从三尖瓣至肺动脉的任何水平，其可各自独立存在，也可合并存在。该病占先天性心脏病的 $25\%\sim30\%$。

一、临床表现

（一）症状

肺动脉狭窄严重的新生儿，出生后即有发绀。重症病儿表现气急、躁动及进行性低氧血症。轻症或无症状的患儿可随着年龄的增长出现劳累后心悸、气促、胸痛或晕厥，严重者可有发绀和右心衰竭。

（二）体征

胸骨左缘第二肋间闻及粗糙收缩期喷射样杂音，向左颈根部传导，可触及震颤，肺动脉瓣第二心音减弱或消失。严重或病程长的患儿有发绀及杵状指（趾）及面颊潮红等缺氧表现。

二、辅助检查

（一）心电图

电轴右偏，P 波高尖，右心室肥厚。

（二）X 线检查

右心室扩大，肺动脉圆锥隆出，肺门血管阴影减少及纤细。

（三）彩色多普勒超声心动图检查

右心室增大，确定狭窄的解剖学位置及程度。

（四）心导管检查

可测定右心室压力是否显著高于肺动脉压力，并连续描记肺动脉至右心室压力曲线；鉴别狭窄的类型（瓣膜型或漏斗型）；测定心腔和大血管血氧含量；注意有无其他先天性异常。疑为漏斗部狭窄或法洛三联症者，可行右心导管造影。

（五）选择性右心室造影

可确定病变的类型及范围，瓣膜型狭窄，可显示瓣膜交界融合的圆顶状征象。若为肺动脉瓣发育不良，在心动周期中可显示瓣膜活动度不良，瓣环窄小及瓣窦发育不良，则无瓣膜交界融合的圆顶状征象。

三、治疗原则

(一)介入治疗

绝大多数这类患者可以进行介入治疗,包括肺动脉瓣球囊扩张、经皮肺动脉瓣置入及肺动脉分支狭窄的支架置入。

(二)外科手术治疗

球囊扩张不成功或不宜行球囊扩张者,如狭窄上下压力阶差>5.3 kPa(40 mmHg)应采取手术治疗。

四、护理诊断

(1)活动无耐力:与心脏畸形导致的心排血量下降有关。

(2)营养失调(低于机体需要量):与疾病导致的生长发育迟缓有关。

(3)潜在并发症:心力衰竭、肺部感染、感染性心内膜炎。

(4)焦虑:与自幼患病,症状长期反复存在有关。

(5)知识缺乏:缺乏疾病相关知识。

五、护理目标

(1)患者活动耐力有所增加。

(2)患者营养状况得到改善或维持。

(3)未发生相关并发症,或并发症发生后能得到及时治疗与处理。

(4)患者焦虑减轻或消除,情绪良好。

(5)患者或家属能说出有关疾病的自我保健方面的知识。

六、护理措施

(一)手术前护理

(1)重症肺动脉瓣狭窄伴有重度发绀的新生儿,术前应静脉给予前列腺素 E,以延缓动脉导管闭合。

(2)休息:由于肺动脉瓣狭窄,右心室排血受阻,致右心室压力增高,负荷加重,患者可出现发绀和右心衰竭情况,故应卧床休息,减轻心脏负担。

(3)氧气吸入:发绀明显者或有心力衰竭的患者,术前均应给予氧气吸入,每天 2 次,每次半小时,改善心脏功能,必要时给予强心、利尿药物。

(二)手术后护理

1.循环系统

(1)建立有创血压监测,持续观察血压变化。对于较重患者,用微量泵泵入升压药物,并根据血压的变化随时进行调整,使血压保持稳定,切勿忽高忽低。

(2)注意中心静脉压的变化,以便了解右心有无衰竭和调节补液速度,必要时应用强心药物。此类患者由于狭窄解除后,短时间内心排血量增多,如心脏不能代偿容易造成心力衰竭。

(3)注意末梢循环的变化,如周身皮肤、口唇、指甲颜色、温度及表浅动脉搏动情况。

(4)维持成人尿量>0.5 mL/(kg·h),儿童尿量>1 mL/(kg·h)以上。

2.呼吸系统

(1)术后使用呼吸机辅助呼吸,保持呼吸道通畅,以及时吸痰。用脉搏血氧监测仪观察氧饱和度的变化并监测 PaO_2,如稳定在 10.7 kPa(80 mmHg),可在术后早期停用呼吸机。如发生低氧血症[PaO_2<10.7 kPa(80 mmHg)]应及时向医师报告,如明确存在残余狭窄,以及时做好再次手术的准备。

(2)协助患者排痰和翻身,听诊双肺呼吸音,必要时雾化吸入。

3.婴幼儿及较大的肺动脉狭窄患儿术后

婴幼儿及较大的肺动脉狭窄患儿,术后早期右心室压力及肺血管阻力可能仍较高,术后注意观察高压是否继续下降,如有异常表现,以及时报告医师,必要时作进一步检查及处理。

(三)出院指导

(1)患儿出院后需要较长期的随诊,如发现残余狭窄导致右室压力逐渐增加,或肺动脉瓣环更加变窄,均应再入院检查,可能需要再次手术,进一步切开狭窄或用补片加宽。

(2)逐步增加活动量,在术后 3 个月内不可过度劳累,以免发生心力衰竭。

(3)儿童术后应加强营养供给,多进高蛋白、高热量、高维生素饮食,以利生长发育。

(4)注意气候变化,尽量避免到公共场所,避免呼吸道感染。

(王 倩)

第四节 法洛四联症

法洛四联症是一种最为常见的发绀型复杂先天性心脏病,占整个先天性心脏病的 12%～14%。法洛四联症包括室间隔缺损、肺动脉狭窄、主动脉骑跨、右心室肥厚四种畸形或病变。

一、临床表现

主要是自幼出现的进行性发绀和呼吸困难,易疲乏,劳累后常取蹲踞位休息。严重缺氧时可引起晕厥,常伴有杵状指(趾),心脏听诊肺动脉瓣第二心音减弱以致消失,胸骨左缘常可闻及收缩期喷射性杂音。脑血管意外(如脑梗死)、感染性心内膜炎、肺部感染为本病常见并发症。

二、辅助检查

(一)血常规检查

可显示红细胞、血红蛋白及红细胞比容均显著增高。

(二)心电图检查

可见电轴右偏、右室肥厚。

(三)X 线检查

主要为右室肥厚表现,肺动脉段凹陷,形成木靴状外形,肺血管纹理减少。

(四)超声心动图

可显示右室肥厚、室间隔缺损及主动脉骑跨。右室流出道狭窄及肺动脉瓣的情况也可以显示。

(五)磁共振检查

对于各种解剖结构异常可进一步清晰显示。

(六)心导管检查

对拟行手术治疗的患者应行心导管和心血管造影检查,根据血流动力学改变,血氧饱和度变化及分流情况进一步确定畸形的性质和程度,以及有无其他合并畸形,为制定手术方案提供依据。

三、治疗原则

未经姑息手术而存活至成年的本症患者,唯一可选择的治疗方法为手术纠正畸形,手术危险性较儿童期手术为大,但仍应争取手术治疗。

四、护理诊断

(1)活动无耐力:与心脏畸形导致的心排血量下降有关。

(2)营养失调(低于机体需要量):与疾病导致的生长发育迟缓有关。

(3)潜在并发症:心力衰竭、肺部感染、感染性心内膜炎。

(4)焦虑:与自幼患病,症状长期反复存在有关。

(5)知识缺乏:缺乏疾病相关知识。

五、护理目标

(1)患者活动耐力有所增加。

(2)患者营养状况得到改善或维持。

(3)未发生相关并发症,或并发症发生后能得到及时治疗与处理。

(4)患者焦虑减轻或消除,情绪良好。

(5)患者或家属能说出有关疾病的自我保健方面的知识。

六、护理措施

(一)术前护理

(1)贫血的处理:大多数法洛四联症患者的血红蛋白、红细胞计数和红细胞比积都升高,升高程度与发绀程度成正比。发绀明显的患儿,如血红蛋白、红细胞计数和红细胞比积都正常,应视为贫血,术前应给予铁剂治疗。

(2)进一步明确诊断:术前对患者做全面复查,确认诊断无误,且对疾病的特点搞清楚如肺动脉、肺动脉瓣、右室流出道狭窄的部位及程度;主动脉右移骑跨的程度;左室发育情况,是否合并动脉导管未闭、左上腔静脉、房间隔缺损等。

(3)入院后每天吸氧两次,每次 30 分钟;发绀严重者鼓励患者多饮水,预防缺氧发作;缺氧性昏厥发作时,给予充分供氧的同时,屈膝屈胯,可增加外周阻力,减少左向右的分流,增加回心血量,增加氧合;肌肉或皮下注射吗啡(0.2 mg/kg);幼儿静脉注射 β 受体阻滞剂有缓解效应;静脉滴注碳酸氢钠或输液扩容;使用增加体循环阻力的药物如去氧肾上腺素等。

(4)预防感染性心内膜炎:术前应注意扁桃体炎、牙龈炎、气管炎等感染病灶的治疗。

(5)完成术前一般准备。

(二)术后护理

(1)术后应输血或血浆使胶体渗透压达正常值 2.3～2.7 kPa(17～20 mmHg),血红蛋白达 120 g/L 以上。一般四联症术后中心静脉压仍偏高,稍高的静脉压有利于右心排血到肺动脉。

(2)术后当天应用洋地黄类药物,力争达到洋地黄化,儿童心率维持在 100 次/分,成人 80 次/分左右。

(3)术后当天开始加强利尿,呋塞米效果较好,尿量维持＞1 mL/(kg·h),利尿不充分时肝脏肿大,每天触诊肝脏两次,记录液体出入量,出量应略多于入量。

(4)术后收缩压维持 12.0 kPa(90 mmHg)左右,舒张压维持 8.0～9.3 kPa(60～70 mmHg),必要时用微泵输入多巴胺或多巴酚丁胺,以增强心肌收缩力,增加心脏的兴奋性。

(5)术后左房压与右房压大致相等,维持在 1.2～1.5 kPa(12～15 cmH$_2$O)。若左房压比右房高 0.5～1.0 kPa(5～10 cmH$_2$O),左室发育不良、左室收缩及舒张功能的严重损害,或有左向右残余分流,预后不良;若右房压比左房压高 0.5～1.0 kPa(5～10 cmH$_2$O),表明血容量过多或右室流出道或肺动脉仍有狭窄,负荷过重,远端肺血管发育不良,或右室功能严重受损。

(6)呼吸机辅助通气,当患者出现灌注肺时,延长机械通气时间,采用小潮气量通气,避免肺损伤。用呼气末正压促进肺间质及肺泡水肿的消退,从而改善肺的顺应性和肺泡通气,提高血氧分压。

(7)术后加强呼吸功能监测,检查有无气胸,肺不张。肺不张左侧较易出现,往往因气管插管过深至右支气管所致,摄胸片可协助诊断。如不能及时摄片,必要时可根据气管插管的深度拔出 1～2 cm。再听呼吸音以判断效果。术中损伤肺组织或放锁骨下静脉穿刺管时刺破肺组织,可致术后张力性气胸。

(8)拔出气管插管后雾化吸氧,注意呼吸道护理,以防肺不张及肺炎的发生。

(9)每天摄床头片一张,注意有无灌注肺、肺不张或胸腔积液征象。

(三)出院指导

(1)遵医嘱服用强心利尿剂,并注意观察尿量。

(2)逐步增加活动量,在术后 3 个月内不可过度劳累,以免发生心力衰竭。

(3)儿童术后应加强营养供给,多进高蛋白、高热量、高维生素饮食,以利生长发育。

(4)注意气候变化,尽量避免到公共场所,避免呼吸道感染。

(5)三个月门诊复查。

(王　倩)

第五节　动脉导管未闭

动脉导管是胎儿时期连接肺动脉与主动脉的生理性血流通道。多于生后 24 小时内导管功能丧失,出生后 4 周内形成组织学闭塞,成为动脉韧带。各种原因造成婴儿时期的动脉导管未能正常闭塞,称为动脉导管未闭(PDA)。未闭的动脉导管位于左锁骨下动脉远侧的降主动脉与左肺动脉根部之间。动脉导管未闭是最常见的先天心脏病之一,占先天性心脏病的 12%～15%,女性多见,男女之比为 1.0：(1.4～3.0)。

一、临床表现

(一)症状

导管细、分流量少者,平时可无症状或仅有轻微症状。导管粗、分流量大者,临床常见反复上呼吸道感染,剧烈活动后心悸、气急、乏力。小儿则有发育不良、消瘦,活动受限等。重症患者,有肺动脉高压和逆向分流者,可以出现发绀和心力衰竭的表现。

(二)体征

胸骨左缘第 2 肋间有连续性机械样杂音,收缩期增强,舒张期减弱,并向左锁骨下传导,局部可触及震颤,肺动脉第二音增强。分流量大的患者,因二尖瓣相对狭窄,常在心尖部听到柔和的舒张期杂音。分流量大者,收缩压往往升高,舒张压下降,因而出现周围血管征象,主要表现为脉压增大、颈动脉搏动增强、脉搏宏大、水冲脉,指甲床或皮肤内有毛细血管搏动现象,并可听到枪击音。

二、辅助检查

(一)心电图检查

一般心电图正常或电轴左偏。分流量较大者。肺动脉压明显增高者,则显示左右心室肥大或右心室肥大。

(二)X 线检查

导管较细,血液分流量小者,可无明显表现。典型的为肺充血,心脏中度扩大。左心缘向下向外延长,主动脉突出,呈漏斗征,肺动脉圆锥隆出。

(三)超声心动图检查

二维超声心动图可在主、肺动脉之间探及异常通道,彩色多普勒血流成像显示血流通过导管的方向,并可测出流速与压差。

(四)心导管检查

绝大多数患者根据超声心动图即可确诊,合并重度肺动脉高压者,右心导管可评估肺血管病变程度,作为选择手术适应证的重要参考。

三、治疗原则

因本病易并发感染性心内膜炎,故即使分流量不大亦应及早争取介入或手术治疗。手术安全成功率高,任何年龄均可进行手术治疗,但对已有明显重度肺动脉高压,出现右向左分流者则禁忌手术。

四、护理诊断

(1)活动无耐力:与心脏畸形导致的心排血量下降有关。

(2)营养失调(低于机体需要量):与疾病导致的生长发育迟缓有关。

(3)潜在并发症:心力衰竭、肺部感染、感染性心内膜炎。

(4)焦虑:与自幼患病、症状长期反复存在有关。

(5)知识缺乏:缺乏疾病相关知识。

五、护理目标

(1)患者活动耐力有所增加。

(2)患者营养状况得到改善或维持。

(3)未发生相关并发症,或并发症发生后能得到及时治疗与处理。

(4)患者焦虑减轻或消除,情绪良好。

(5)患者或家属能说出有关疾病的自我保健方面的知识。

六、护理措施

(一)术前护理

(1)主动和患者交谈,尽快消除陌生感,生活上给予关怀和帮助,介绍恢复期的病例,增强患者战胜疾病的信心。

(2)做好生活护理,避免受凉,患感冒、发热要及时用药或用抗生素,控制感染。

(3)术前准确测量心率,血压,以供术后对比。

(4)测量患者体重,为术中、术后确定用药剂量提供依据。

(5)观察心脏杂音的性质。

(二)术后护理

(1)注意血压和出血情况:因导管结扎后阻断了分流到肺循环的血液,使体循环血容量较术前增加,导致术后患者血压较术前增高。术后严密监测血压变化,维持成人收缩压在 18.7 kPa(140 mmHg)以下,儿童收缩压维持在 16.0 kPa(120 mmHg)以下。若血压持续增高不降者,应用降压药物如硝普钠、硝酸甘油等,防止因血压过高引起导管缝合处渗血或导管再通,故术后要观察血压及有无出血征象。

(2)保持呼吸道通畅:有的患者术前肺动脉内压力增高,肺内血流量过多,肺脏长期处于充血状态,肺小血管纤维化使患者的呼吸功能受限,虽手术后能减轻一些肺血管的负担,但在短时间内,肺功能仍不健全;其次是由于麻醉的影响,气管内分泌物较多且不易咳出,易并发肺炎、肺不张。因此术后必须保持呼吸道通畅,轻症患者机械辅助通气 1~2 小时,但合并肺动脉高压者要适当延长辅助通气,协助咳嗽、排痰、雾化吸入,使痰排出。

(3)观察有无喉返神经损伤:因术中喉返神经牵拉,水肿或手术损伤,可出现声音嘶哑,以及进流质时引起呛咳。全麻清醒后同患者对话,观察有无声音嘶哑、进水呛咳现象。如发现声音嘶哑、进水呛咳应根据医嘱给予营养神经的药物,并防止患者饮水时误吸,诱发肺内感染。若出现上述症状,应给予普食或半流质。

(4)观察有无导管再通:注意心脏听诊,如再次闻及杂音,应考虑为导管再通,确诊后应尽快再次手术。

(5)观察有无假性动脉瘤形成:按医嘱合理应用抗生素,注意体温变化。如术后发热持续不退,伴咳嗽、声音嘶哑、咯血,有收缩期杂音出现,胸片示上纵隔增宽,肺动脉端突出呈现块状影,应考虑是否为假性动脉瘤,嘱患者卧床休息,避免活动,并给予祛痰药、缓泻药,以免因剧烈咳嗽或排便用力而使胸膜腔内压剧烈升高,导致假性动脉瘤的破裂。一旦确诊,尽早行手术治疗。

(6)胸腔引流液的观察:留置胸腔引流管的患者,注意观察胸腔引流液的性质和量,若引流速度过快,管壁发热,持续两小时引流量都超过 4 mL/(kg·h),应考虑胸腔内有活动性出血,积极准备二次开胸止血。

（7）术前有细菌性心内膜炎的患者,术后应观察体温和脉搏的变化,注意皮肤有无出血点,有无腹痛等,必要时做血培养。

（8）避免废用综合征:积极进行左上肢功能锻炼。

（三）出院指导

（1）进行左上肢的功能锻炼,避免废用综合征。

（2）逐步增加活动量,在术后 3 个月内不可过度劳累,以免发生心力衰竭。

（3）儿童术后应加强营养供给,多进高蛋白、高热量、高维生素饮食,以利生长发育。

（4）注意气候变化,尽量避免到公共场所,避免呼吸道感染。

（王　倩）

第六节　完全性大动脉错位

完全性大动脉错位（D-transposition of great arteries,D-TGA）是常见的发绀型先天性心脏病,其发病率占先天性心脏病的 7％～9％,本病是指主动脉与肺动脉干位置互换,主动脉接受体循环的静脉血,而肺动脉干接受肺静脉的动脉血即氧合血,大多伴 VSD、ASD、PDA 或其他复杂畸形,使体循环血液在心脏内相互混合,否则患儿难以存活。如不接受手术治疗 80％～90％的患儿将于 1 岁内死亡。

一、临床特点

（一）缺氧及酸中毒

多属单纯性 D-TGA,两个循环系统之间缺乏足够的交通。无 VSD 或仅有小的 VSD 存在,两个循环间血液混合不充分,出生后不久即出现发绀和呼吸困难,吸氧后并无改善。

（二）充血性心力衰竭

多为 D-TGA 伴有较大的 VSD。由于循环间有较大的交通,血液混合较充分,发绀及酸中毒不明显,症状出现较晚,出生后数周或数月内可有心力衰竭表现,易发生肺部感染。

（三）肺血减少

多为 D-TGA 伴有 VSD 及肺动脉瓣狭窄或解剖左心室（功能右心室）流出道狭窄的病例,症状出现迟,发绀较轻,出现心力衰竭及肺充血的症状较少,自然生存时间最长。

（四）辅助检查

1.超声心动图检查

大动脉短轴可见主动脉瓣口移至右前方与右心室相连,肺动脉瓣口在左后方与左心室相连。四腔切面可显示房间隔或室间隔连续性中断,胸骨上主动脉长轴和胸骨旁主动脉长轴可发现未闭动脉导管。

2.右心导管及造影

右心导管检查显示右心室压力增高,收缩压与主动脉收缩压相似,右心室血氧含量增高,心导管可自右心室进入主动脉,导管也可从右心室经室间隔缺损进入左心室而进入肺动脉,肺动脉压力和血氧含量显著增高。心室造影可显示主动脉起源于右心室,肺动脉起源于左心室。主动脉瓣位置高于肺动脉,与正常相反,主动脉位于正常时的肺动脉处,而肺动脉位于右后侧接近脊柱。

二、护理评估

(一)健康史

了解母亲妊娠史,询问患儿发绀出现的时间及进展情况,有无气促及气促程度,询问家族中有无类似疾病发生。

(二)症状、体征

评估发绀、呼吸困难的程度,有无心力衰竭。

(三)心理-社会评估

了解家长对疾病知识的认识程度和经济支持能力,了解家长对患儿的关爱程度和对手术效果的认知水平。评估较大患儿是否有自卑心理,有无因住院和手术而感到恐惧。

(四)辅助检查

了解 X 线检查及心电图、超声心动图、心导管及造影结果,了解血气分析及电解质测定结果。

三、常见护理问题

(一)气体交换功能受损

与大血管起源的异常,使肺循环的氧合血不能有效地进入体循环有关。

(二)有发生心力衰竭的危险

与心脏长期负荷过重有关。

(三)有低心排血量的危险

与手术致心肌损害使心肌收缩力减弱,术后严重心律失常有关。

(四)有出血的危险

与大血管吻合口渗血、术中止血不彻底、肝素中和不良有关。

(五)有感染的危险

与手术切口、各种引流管及深静脉置管、机体抵抗力下降有关。

(六)合作性问题

切口感染。

四、护理措施

(一)术前

(1)密切观察生命体征、面色、口唇的发绀情况及 SpO_2。

(2)对伴有 PDA 的患儿,为了防止导管关闭,遵医嘱微泵内泵入前列腺素 E,以保持动脉导管的通畅。

(3)吸氧的观察:对伴有 PDA 的患儿,术前仅靠 PDA 分流含氧量高的血到体循环以维持生命,因此应予低流量吸氧,流速为 $0.5 \sim 1.0$ L/min,用呼吸机辅助呼吸时选择 21% 氧浓度,使 SpO_2 维持在 $60\% \sim 70\%$ 即可。

(4)根据血气分析的结果,遵医嘱及时纠正酸中毒。

(5)做好术前禁食、备皮、皮试等各项术前准备。

(二)术后

(1)患儿回监护室后,取平卧位,接人工呼吸机辅助呼吸,按呼吸机护理常规进行。

(2)持续心肺监护:密切监测心率、心律、血压、各种心内压。收缩压和左心房压应维持在正常低限水平,并观察是否有良好的末梢循环。术后常规做床边全导联心电图,注意 ST 段、T 波、Q 波的改变,并与术前心电图比较。

(3)严格控制出入液量:手术当天,严格控制输液速度,以 5 mL/(kg·h)泵入,密切注意各心内压力、血压、心率的情况,以及时调整。同时密切注意早期的出血量,如术后连续 3 小时 >3 mL/(kg·h)或任何 1 小时 >5 mL/kg,应及时报告医师。维持尿量 1 mL/(kg·h)。每小时总结一次出入液量,保持其平衡。

(4)正确应用血管活性药物:术后常规静脉泵入血管活性药物,根据心率、血压和心内压调节输入量。在更换药物时动作要快,同时具备两条升压药物静脉通路,并密切观察血压、心率的变化。药物必须从中心静脉内输入,以防外渗。

(5)加强呼吸道管理:每 2 小时翻身、拍背(未关胸者除外)及气管内吸痰,动作轻,保持无菌,加强对通气回路的消毒,每 48 小时更换呼吸机管道。

(6)观察切口有无渗血、渗液和红肿,保持切口敷料清洁、干燥,以防切口感染。

(7)饮食:呼吸机使用期间,禁食 24~48 小时,待肠蠕动恢复、无腹胀情况时予鼻饲牛奶。呼吸机撤离后 12~24 小时无腹胀者予鼻饲牛奶,从少到多,从稀到浓,并密切观察有无腹胀、呕吐及大便的性状。指导家长合理喂养,喂奶时注意患儿体位以防窒息。

(三)健康教育

(1)护理人员应热情、耐心介绍疾病的发生、发展过程及主要的治疗方法、手术目的及必要性,排除家长顾虑,给予心理支持,使其积极配合治疗。

(2)认真做好各项术前准备,向患儿及其家长讲解备皮、禁食、皮试、术前用药的目的及注意事项,取得家长的理解和配合。

(3)在术后康复过程中,指导家长加强饮食管理,掌握正确的喂养方法。

五、出院指导

(1)合理喂养:少量多餐,不宜过饱。多吃含蛋白质和维生素丰富的食物。

(2)适当活动:避免上下举逗孩子,术后 3 个月内要限制剧烈活动,小学生 6 个月内不宜参加剧烈的体育活动。

(3)切口护理:保持切口清洁,1 周内保持干燥,2 周后方可淋浴,避免用力摩擦。

(4)防止交叉感染:因手术后体质较弱,抵抗力差,故不宜去公共场所。

(5)出院时如有药物带回,应按医嘱定时服用,不得擅自停服或加服。

(6)按医嘱定期复查。

(王 倩)

第七节 病毒性心肌炎

一、概述

病毒性心肌炎是由病毒感染引起的心肌间质炎症细胞浸润和邻近的心肌细胞坏死、变形,有时病变也可累及心包或心内膜。该病可导致心肌损伤、心功能障碍、心律失常和周身症状。该病可发生于任何年龄,是儿科常见的心脏疾病之一,近年来发生率有增大的趋势。

(一)病因

近年来病毒学及免疫病理学迅速发展,通过大量动物实验及临床观察,证明多种病毒可引起心肌炎。其中柯萨奇病毒 B6(1~6 型)常见,其他病毒(如柯萨奇病毒 A、埃可病毒、脊髓灰质炎病毒、流感病毒、副流感病毒、腮腺炎病毒、水痘病毒、单纯疱疹病毒、带状疱疹病毒及肝炎病毒)也可能致病。柯萨奇病毒具有高度亲心肌性和流行性,据报道很多原因不明的心肌炎和心包炎由柯萨奇病毒 B 所致。

病毒性心肌炎在一定条件下才发病。例如,当机体继发细菌感染(特别是链球菌感染)、发热、缺氧、营养不良、接受类固醇或放射治疗而抵抗力低下时,可发病。

医师对病毒性心肌炎的发病原理至今未完全了解,目前提出病毒学说、免疫学说等几种学说。

(二)病理

病毒性心肌炎病理改变轻重不等。轻者常以局灶性病变为主,而重者则多呈弥漫性病变。局灶性病变者的心肌外观正常,而弥漫性病变者的心肌苍白、松软,心脏呈不同程度的扩大、增重。镜检可见病变部位的心肌纤维变性或断裂,心肌细胞溶解、水肿、坏死。心肌间质有不同程度的水肿,淋巴细胞、单核细胞和少数多核细胞浸润。左室及室间隔的病变显著。病变可波及心包、心内膜及心脏传导系统。

慢性病例的心脏扩大,心肌间质炎症浸润,心肌纤维化,有瘢痕组织形成,心内膜呈弥漫性或局限性增厚,血管内皮肿胀。

二、临床表现

病情轻重悬殊。轻者可无明显自觉症状,仅有心电图改变。重者可出现严重的心律失常、充血性心力衰竭、心源性休克,甚至死亡。大约 1/3 以上的病例在发病前 1~3 周或发病的同时有呼吸道或消化道病毒感染,伴有发热、咳嗽、咽痛、周身不适、腹泻、皮疹等症状,继而出现心脏症状,如年长儿常诉心悸、气短、胸部及心前区不适或疼痛、有疲乏感。发病初期患儿常有腹痛、食欲缺乏、恶心、呕吐、头晕、头痛等表现。3 个月以内婴儿有拒乳、苍白、发绀、四肢凉、两眼凝视等症状。心力衰竭者呼吸急促,突然腹痛,发绀,水肿。心源性休克者烦躁不安,面色苍白、皮肤发花、四肢厥冷或末梢发绀。发生窦性停搏或心室纤颤时患儿可突然死亡。如病情拖延至慢性期,常表现为进行性充血心力衰竭、全心扩大,可伴有各种心律失常。

体格检查:多数心尖区第一音低钝。一般无器质性杂音,仅在胸前或心尖区闻及Ⅰ~Ⅱ级吹风样收缩期杂音。有时可闻及奔马律或心包摩擦音。该病严重者心脏扩大,脉细数,颈静脉怒张,肝大并有压痛,有肺部啰音,面色苍白,四肢厥冷,皮肤发花,指(趾)发绀,血压下降。

三、辅助检查

(一)实验室检查

(1)白细胞总数为$(10.0～20.0)\times10^9/L$,中性粒细胞数偏高。血沉、抗链"O"大多正常。

(2)血清肌酸磷酸激酶、乳酸脱氢酶及其同工酶、谷草转氨酶的含量在病程早期可升高。超氧化歧化酶在急性期降低。

(3)若从心包、心肌或心内膜中分离到病毒,或用免疫荧光抗体检查找到心肌中特异的病毒抗原,电镜检查心肌发现有病毒颗粒,可以确定诊断。

(4)测定补体结合抗体及用分子杂交法或聚合酶链式反应检测心肌细胞内的病毒核酸也有助于病原诊断。部分病毒性心肌炎患儿有抗心肌抗体,一般于短期内恢复,如抗体量持续提高,表示心肌炎病变处于活动期。

(二)心电图检查

心电图在急性期有多变与易变的特点,对可疑病例应反复检查,以助于诊断。其主要变化为ST-T改变,有各种心律失常和传导阻滞。恢复期多见各种类型的期前收缩。少数慢性期患儿可有房室肥厚的改变。

(三)X线检查

心影正常或不同程度地增大,多数为轻度增大。若该病迁延不愈或合并心力衰竭,则心脏扩大明显。该病合并心力衰竭可见心搏动减弱,伴肺淤血、肺水肿或胸腔少量积液。有心包炎时,有积液征。

(四)心内膜心肌活检

心内膜心肌活检在成人患者中早已开展,该检查用于小儿患者是近年才有报道的,这为心肌炎的诊断提供了病理学依据。据报道,心内膜心肌活检证明约40%原因不明的心律失常、充血性心力衰竭患者患有心肌炎。该检查的临床表现和组织学相关性较差,原因是取材很小且局限,取材时不一定是最佳机会;心内膜心肌活检本身可导致心肌细胞收缩,而出现一些病理性伪迹。因此,心内膜心肌活检无心肌炎表现者不一定无心肌炎,临床医师不能忽视临床诊断。此项检查在一般医院尚难开展,不作为常规检查项目。

四、诊断与鉴别诊断

(一)诊断要点

1.病原学诊断依据

(1)确诊指标:检查患儿的心内膜、心肌、心包或心包穿刺液,发现以下之一者可确诊心肌炎由病毒引起。①分离到病毒。②用病毒核酸探针查到病毒核酸。③特异性病毒抗体呈阳性。

(2)参考依据:有以下之一者结合临床表现可考虑心肌炎由病毒引起。①从患儿的粪便、咽拭子或血液中分离到病毒,并且恢复期血清同型抗体滴度是患儿入院检测的第一份血清的5倍或比患儿入院检测的第一份血清同型抗体滴度降低25%以上。②病程早期患儿血中特异性IgM抗体呈阳性。③用病毒核酸探针从患儿的血中查到病毒核酸。

2.临床诊断依据

(1)患儿有心功能不全、心源性休克或心脑综合征。

(2)心脏扩大。

(3)心电图改变,以 R 波为主的 2 个或 2 个以上主要导联(Ⅰ、Ⅱ、aVF、V₅)的 ST-T 改变持续 4 天以上伴动态变化,窦房传导阻滞,房室传导阻滞,完全性右束支或左束支阻滞,成联律、多型、多源、成对或并行性期前收缩,非房室结及房室折返引起异位性心动过速,有低电压(新生儿除外)及异常 Q 波。

(4)CK-MB(肌酸肌酶同工酶)含量升高或心肌肌钙蛋白(cTnI 或 cTnT)呈阳性。

3.确诊依据

(1)具备 2 项临床诊断依据,可临床诊断为心肌炎。发病的同时或发病前 1～3 周有病毒感染的证据支持诊断。

(2)同时具备病原学诊断依据之一,可确诊为病毒性心肌炎,具备病原学参考依据之一,可临床诊断为病毒性心肌炎。

(3)不具备确诊依据,应给予必要的治疗或随诊,根据病情变化,确诊或排除心肌炎。

(4)应排除风湿性心肌炎、中毒性心肌炎、先天性心脏病、结缔组织病、代谢性疾病的心肌损害、甲状腺功能亢进症、原发性心肌病、原发性心内膜弹力纤维增生症、先天性房室传导阻滞、心脏自主神经功能异常、β受体功能亢进及药物引起的心电图改变。

4.临床分期

(1)急性期:新发病,症状及检查的阳性发现明显且多变,一般病程为半年以内。

(2)迁延期:临床症状反复出现,客观检查指标迁延不愈,病程多为半年以上。

(3)慢性期:进行性心脏增大,反复心力衰竭或心律失常,病情时轻时重,病程为 1 年以上。

(二)鉴别诊断

在考虑九省市心肌炎协作组制定的心肌炎诊断标准时,应首先排除其他疾病,包括风湿性心肌炎、中毒性心肌炎、结核性心包炎、先天性心脏病、结缔组织病、代谢性疾病、代谢性疾病的心肌损害、原发性心肌病、先天性房室传导阻滞、高原性心脏病、克山病、川崎病、良性期前收缩、神经功能紊乱、电解质紊乱及药物等引起的心电图改变。

五、治疗、预防、预后

该病尚无特殊治疗方法。应结合患儿的病情采取有效的综合措施。

(一)一般治疗

1.休息

急性期患儿应至少卧床休息至热退 3～4 周;心功能不全或心脏扩大的患儿,更应绝对卧床休息,以减轻心脏负荷及减少心肌耗氧量。

2.抗生素

抗生素虽对引起心肌炎的病毒无直接作用,但因细菌感染是病毒性心肌炎的重要条件,故在开始治疗时,应适当使用抗生素。一般肌内注射青霉素 1～2 周,以清除链球菌和其他敏感细菌。

3.保护心肌

大剂量维生素 C 具有增加冠状血管血流量、心肌糖原、心肌收缩力,改善心功能,清除自由基,修复心肌损伤的作用。剂量为 100～200 mg/(kg·d),溶于 10～30 mL10%～25% 的葡萄糖注射液,静脉注射,每天 1 次,15~30 天为 1 个疗程;抢救心源性休克患儿时,第 1 天可用 3~4 次。

极化液、能量合剂及 ATP 因难进入心肌细胞内,故疗效差。近年来多推荐以下几种药物:①辅酶 Q_{10},1 mg/(kg·d),口服,可连用 1~3 个月。②1,6-二磷酸果糖,0.7~1.6 mL/kg,静脉注射,最大量不超过 2.5 mL/kg,静脉注射速度为 10 mL/min,每天 1 次,10~15 天为 1 个疗程。

(二)激素治疗

肾上腺皮质激素可用于抢救危重病例及其他治疗无效的病例。口服泼尼松 1~1.5 mg/(kg·d),用 3~4 周,症状缓解后逐渐减量停药。对反复发作或病情迁延者,可考虑较长期的激素治疗,疗程不少于半年。对于急重抢救病例可采用大剂量,如地塞米松 0.3~0.6 mg/(kg·d),或氢化可的松 15~20 mg/(kg·d),静脉滴注。

(三)免疫治疗

动物实验及临床研究均发现丙种球蛋白对心肌有保护作用。从 1990 年开始,在美国波士顿及洛杉矶的儿童医院已将丙种球蛋白作为病毒性心肌炎治疗的常规用药。

(四)抗病毒治疗

动物实验中联合应用利巴韦林和干扰素可提高生存率,目前欧洲正在进行干扰素治疗心肌炎的临床试验,其疗效尚待确定。环孢霉素 A、环磷酰胺目前尚无肯定疗效。

(五)控制心力衰竭

心肌炎患儿对洋地黄类药物耐受性差,易出现中毒而发生心律失常,故应选用快速作用的洋地黄类药物,如毛花苷 C(西地兰)或地高辛。病重者静脉滴注地高辛,一般病例口服地高辛,饱和量为常规量的 1/2~2/3,心力衰竭不重、发展不快者可每天口服维持量。应早用和少用利尿剂,同时注意补钾,否则易导致心律失常。注意供氧,保持安静。若患儿烦躁不安,可给镇静剂。患儿发生急性左心功能不全时,除短期内并用毛花苷 C(西地兰)、利尿剂、镇静剂、吸入氧气外,应给予血管扩张剂(如酚妥拉明 0.5~1.0 mg/kg 加入 50~100 mL10%的葡萄糖注射液内),快速静脉滴注。紧急情况下,可先用半量,以 10%的葡萄糖注射液稀释,静脉缓慢注射,然后静脉滴注其余半量。

(六)抢救心源性休克

抢救心源性休克需要吸氧、扩容,使用大剂量维生素 C、激素、升压药,改善心功能及心肌代谢等。

近年来,应用血管扩张剂——硝普钠取得良好疗效,常用剂量为 5~10 mg,溶于 100 mL 5%的葡萄糖注射液中,开始时以 0.2 μg/(kg·min)滴注,以后每隔 5 分钟增加 0.1 μg/kg,直到获得疗效或血压降低,最大剂量不超过 4~5 μg/(kg·min)。

(七)纠正严重心律失常

对轻度心律失常(如期前收缩、一度房室传导阻滞),多不用药物纠正,而主要是针对心肌炎本身进行综合治疗。若发生严重心律失常(如快速心律失常、严重传导阻滞),应迅速、及时地纠正,否则威胁生命。

六、护理

(一)护理诊断

(1)活动无耐力与心肌功能受损、组织器官供血不足有关。

(2)胸闷与心肌炎症有关。

(3)潜在并发症包括心力衰竭、心律失常、心源性休克。

(二)护理目标

(1)患儿的活动量得到适当控制,休息得到保证。

(2)患儿的胸闷缓解或消失。

(3)患儿无并发症或有并发症,但能被及时发现和适当处理。

(三)护理措施

1.休息

(1)急性期患儿要卧床休息至热退后 3～4 周,以后根据心功能恢复情况逐渐增加活动量。

(2)心功能不全的患儿或心脏扩大的患儿应绝对卧床休息。

(3)总的休息时间为 3～6 个月。

(4)护理人员应创造良好的休息环境,合理安排患儿的休息时间,保证患儿的睡眠时间。

(5)护理人员应主动提供服务,满足患儿的生活需要。

2.胸闷的观察与护理

(1)护理人员应观察患儿的胸闷情况,注意诱发和缓解因素,必要时给予吸氧。

(2)护理人员应遵医嘱给予心肌营养药,促进患儿的心肌恢复正常。

(3)患儿要保证休息,减少活动。

(4)护理人员应控制输液的速度和输液总量,减轻患儿的心肌负担。

3.并发症的观察与护理

(1)护理人员应密切注意患儿的心率、心律、呼吸、血压和面色改变,有心力衰竭时给予吸氧、镇静、强心等处理,应用洋地黄类药物时要密切观察患儿有无洋地黄中毒表现,如出现新的心律失常、心动过缓。

(2)护理人员应注意有无心律失常,一旦心律失常发生,需及时通知医师并给予相应处理。例如,对高度房室传导阻滞者给异丙肾上腺素和阿托品来提升心率。

(3)护理人员应警惕心源性休克,注意血压、脉搏、尿量、面色等的变化,一旦出现心源性休克,立即给患儿取平卧位,配合医师给予大剂量维生素 C 或肾上腺皮质激素来治疗。

(四)康复与健康指导

(1)护理人员应给患儿家长讲解病毒性心肌炎的病因、病理、发病机制、临床特点及诊断、治疗措施。

(2)护理人员应强调休息的重要性,指导患儿控制活动量,建立合理的休息制度。

(3)护理人员应讲解该病的预防知识,如预防上呼吸道感染和肠道感染。

(4)护理人员应对有高度房室传导阻滞者讲解安装心脏起搏器的必要性。

七、展望

近年来,心肌炎已成为常见心脏病之一,对人类健康构成了威胁,因而对该病的诊治研究也日益受到重视。心脏扩大、心律失常或心力衰竭为心脏明显受损的表现,心电图 ST-T 改变与异位心律或传导阻滞反映心肌病变的存在。但对于怀疑为病毒性心肌炎的患者,提倡进行心脏活检,行病理学检查。

但分离病毒检查或特异性荧光抗体检查存在以下几个问题。

(1)患儿不易接受。

(2)炎性组织在心肌中呈灶状分布,活检标本小而致病灶标本不一定取得到。

(3)提取 RNA 的质量和检测方法的敏感性不同。

(4)心脏中有病毒,而从血液中不一定检出抗原或抗体;心脏中无病毒,而从心脏中检出抗原或抗体;即使抗原或抗体呈阳性反应,也不足以证实有病毒性心肌炎;只有当感染某种病毒并引起相应的心脏损害时,心脏和血液检查呈阳性反应才有意义。在检查血液中抗原或抗体时,因检测试剂、检查方法、操作技术不同而结果迥异。

因此,病毒性心肌炎的确诊相当困难。由于抗病毒药物的疗效不显著,目前建议采用中西医结合疗法。有人用以黄芪、牛磺酸及一般抗心律失常药物为主的中西医结合方法治疗病毒性心肌炎,取得了比较满意的效果。中药黄芪除具有抗病毒、免疫调节、保护心肌的作用,还可以抑制内向钠-钙交换电流,改善部分心电活动,清除氧自由基,而广泛应用于临床。牛磺酸是心肌游离氨基酸的重要成分,也可通过抑制病毒复制,抑制病毒感染心肌细胞引起的钙电流增大,使受感染而降低的最大钙电流膜电压及外向钾电流趋于正常,使心肌细胞钙内流减少,在病毒性心肌炎动物模型及临床病毒性心肌炎患者中,具有保护心肌、改善临床症状等作用。

（王　倩）

第八节　心　律　失　常

正常心律起源于窦房结,心激动按一定的频率、速度及顺序传导到结间束、房室束、左右束支及普肯耶纤维网而达心室肌。心激动的频率、起搏点或传导不正常都可造成心律失常。

一、期前收缩

期前收缩是由心脏异位兴奋灶发放的冲动所引起的,为小儿时期最常见的心律失常。异位起搏点可位于心房、房室交界或心室组织,分别引起房性、交界性及室性期前收缩,其中室性期前收缩多见。

(一)病因

期前收缩常见于无器质性心脏病的小儿,可由疲劳、精神紧张、自主神经功能不稳定引起,但也可发生于病毒性心肌炎、先天性心脏病或风湿性心脏病。另外,洋地黄、奎尼丁、锑剂中毒,缺氧,酸碱平衡失调,电解质紊乱,心导管检查,心脏手术等均可引起期前收缩。1%～2%的健康学龄儿童的有期前收缩。

(二)症状

年长儿可诉述心悸、胸闷、不适。听诊可发现心律不齐,心搏提前,其后常有一定时间的代偿间歇,心音强弱也不一致。期前收缩常使脉律不齐,若期前收缩发生得过早,可使脉搏短绌。期前收缩的次数因人而异,且同一患儿在不同时期亦可有较大出入。某些患儿于运动后心率加快时期前收缩减少,但也有些患儿运动后期前收缩反而增多,前者常提示无器质性心脏病,后者可能有器质性心脏病。为了明确诊断,了解期前收缩的性质,必须做心电图检查。根据心电图上有无 P 波、P 波形态、P-R 间期的长短及 QRS 波的形态,来判断期前收缩属于何种类型。

1.房性期前收缩的心电图特征

(1)P波提前,可与前一心动周期的T波重叠,形态与窦性P波稍有差异,但方向一致。

(2)P-R间期大于0.10秒。

(3)期前收缩后的代偿间歇往往不完全。

(4)一般P波、QRS-T波正常,若不继以QRS-T波,称为阻滞性期前收缩;若继以畸形的QRS-T波,此为心室差异传导所致。

2.交界性期前收缩的心电图特征

(1)QRS-T波提前,形态、时限与正常窦性QRS波基本相同。

(2)期前收缩所产生的QRS波前或后有逆行P波,P-R间期小于0.10秒,如果P波在QRS波之后,则R-P间期小于0.20秒,有时P波可与QRS波重叠,辨认不清。

(3)代偿间歇往往不完全。

3.室性期前收缩的心电图特征

(1)QRS波提前,形态异常、宽大,QRS波时间>0.10秒,T波的方向与主波的方向相反。

(2)QRS波前多无P波。

(3)代偿间歇完全。

(4)有时在同一导联上出现形态不一、配对时间不等的室性期前收缩,称为多源性期前收缩。

(三)治疗

必须针对基该病因治疗原发病。一般认为期前收缩次数不多、无自觉症状者可不必用药。若患儿期前收缩次数多于每分钟10次,有自觉症状,或在心电图上呈多源性,则应治疗。可选用普罗帕酮(心律平),口服,每次5~7 mg/kg,每6~8小时1次。亦可服用β受体阻滞剂——普萘洛尔(心得安),每天1 mg/kg,分2~3次服;房性期前收缩患儿若用之无效可改用洋地黄类药物。室性期前收缩患儿必要时可每天应用苯妥英钠5~10 mg/kg,分3次口服;胺腆酮5~10 mg/kg,分3次口服;普鲁卡因胺50 mg/kg,分4次口服;奎尼丁30 mg/kg,分4~5次口服。后者可引起心室内传导阻滞,需心电图随访,在住院观察下应用为妥。对洋地黄过量或引起低血钾者,除停用洋地黄外,应给予氯化钾,口服或静脉滴注。

(四)预后

其预后取决于原发病。有些无器质性心脏病的患儿期前收缩可持续多年,不少患儿的期前收缩最后终于消失;个别患儿可发展为更严重的心律失常,如室性心动过速。

二、阵发性心动过速

阵发性心动过速是异位心动过速的一种,按其发源部位分室上性(房性或房室结性)和室性两种,绝大多数病例属于室上性心动过速。

(一)室上性阵发性心动过速

室上性阵发性心动过速是由心房或房室交界处异位兴奋灶快速释放冲动所产生的一种心律失常。该病虽非常见,但属于对药物反应良好、可以完全治愈的儿科急症之一,若不及时治疗易致心力衰竭。该病可发生于任何年龄,容易反复发作,但初次发病多发生于婴儿时期,个别可发生于胎儿末期(由胎儿心电图证实)。

1.病因

其可在先天性心脏病、预激综合征、心肌炎、心内膜弹力纤维增生症等疾病基础上发生,但多数患儿无器质性心脏病。感染为常见的诱因。该病也可由疲劳、精神紧张、过度换气、心脏手术、心导管检查等诱发。

2.临床表现

临床表现小儿常突然烦躁不安,面色青灰或灰白,皮肤湿冷,呼吸加快,脉搏细弱,常伴有干咳,有时呕吐,年长儿还可自诉心悸、心前区不适、头晕等。发作时心率突然加快,为每分钟160~300次,多数患儿的心率大于每分钟200次,一次发作可持续数秒钟至数天。发作停止时心率突然减慢,恢复正常。此外,听诊时第一心音强度完全一致,发作时心率较固定而规则等为该病的特征。发作持续超过24小时者容易发生心力衰竭。若同时有感染,则可有发热、外周血白细胞数升高等表现。

3.X线检查

X线检查取决于原来有无心脏器质性病变和心力衰竭,透视下见心脏搏动减弱。

4.心电图检查

心电图检查中P波形态异常,往往较正常时小,常与前一心动周期的T波重叠,以致无法辨认。如能见到P波,则P-R间期常为0.08~0.13秒。虽然根据P波和P-R间期长短可以区分房性或交界性期前收缩,但临床上常有困难。QRS波的形态与窦性QRS波的形态相同,发作时间持久者,可有暂时ST段及T波改变。部分患儿在发作间歇期可有预激综合征。

5.诊断

发作的突然起止提示这是心律失常,以往的发作史对诊断很有帮助。通过体格检查发现,心律绝对规律,心音强度一致,心率往往超出一般窦性心律范围,再结合上述心电图特征,诊断不太困难,但需与窦性心动过速及室性心动过速区别。

6.治疗

可先采用物理方法以提高迷走神经张力,如无效或当时有效但很快复发,需用药物治疗。

(1)物理方法:①用浸透冰水的毛巾敷面对新生儿和小婴儿效果较好。用毛巾在4~5℃水中浸湿后,敷在患儿面部,可强烈兴奋迷走神经,每次10~15秒。如1次无效,可隔3~5分钟再用,一般不超过3次。②可使用压迫颈动脉窦法,在甲状软骨水平扪得右侧颈动脉搏动后,用大拇指向颈椎方向压迫,以按摩为主,每次时间不超过5~10秒,一旦转律,便停止压迫。如无效,可用同法再试压左侧,但禁止两侧同时压迫。③以压舌板或手指刺激患儿咽部使之产生恶心、呕吐。

(2)药物治疗:①对病情较重,发作持续24小时以上,有心力衰竭表现者,宜首选洋地黄类药物。此类药物能增强迷走神经张力,减慢房室交界处传导,使室上性阵发性心动过速转为窦性心律,并能增强心肌收缩力,控制心力衰竭。发生室性心动过速或洋地黄引起室上性心动过速,则禁用此药。低钾、有心肌炎、室上性阵发性心动过速伴房室传导阻滞或肾功能减退者慎用此类药物。常用制剂有地高辛(口服、静脉注射)或毛花苷C(静脉注射),一般采用快速饱和法。②β受体阻滞剂:可试用普萘洛尔,小儿静脉注射剂量为每次0.05~0.15 mg/kg,以5%的葡萄糖溶液稀释后缓慢推注,推注5~10分钟,必要时每6~8小时重复1次。重度房室传导阻滞,伴有哮喘症及心力衰竭者禁用此类药物。③维拉帕米(异搏定):此药为选择性钙离子拮抗剂,抑制Ca^{2+}进入细胞内,疗效显著。不良反应为血压下降,并能加重房室传导阻滞。剂量:每次0.1 mg/kg,静脉滴注或缓注,每分钟不超过1 mg。④普罗帕酮:有明显延长传导作用,能抑制旁路传导。剂量为每次1~3 mg/kg,溶于10 mL葡萄糖注射液中,静脉缓注10~15分钟;无效者可于20分钟后重复 1～2 次；有效时可改为口服维持，剂量与治疗期前收缩的剂量相同。⑤奎尼丁或普鲁卡因胺：这两种药能延长心房肌的不应期和降低异位起搏点的自律性，恢复窦性节律。奎尼丁口服剂量开始为每天 30 mg/kg，分 4～5 次服，每 2～3 小时口服 1 次，转律后改用维持量；普鲁卡因胺口服剂量为每天 50 mg/kg，分 4～6 次服；肌内注射用量为每次 6 mg/kg，每 6 小时 1 次，至心动过速为止或出现中毒反应为止。

（3）其他：对个别药物疗效不佳者可考虑用直流电同步电击转复心律，或经静脉将起搏导管插入右心房行超速抑制治疗。近年来对发作频繁、药物难以满意控制的室上性阵发性心动过速采用射频消融治疗取得成功。

7.预防

发作终止后可以维持量口服地高辛 1 个月，如有复发，则于发作控制后再服 1 个月。奎尼丁对预激综合征患儿预防复发的效果较好，可持续用半年至 1 年，也可口服普萘洛尔。

（二）室性心动过速

发生连续 3 次或 3 次以上的室性期前收缩，临床上称为室性心动过速。它在小儿时期较少见。

1.病因

室性心动过速可由心脏手术、心导管检查、严重心肌炎、先天性心脏病、感染、缺氧、电解质紊乱等原因引起，但不少病例的病因不易确定。

2.临床表现

临床表现与室上性阵发性心动过速相似，唯症状较严重。小儿烦躁不安、苍白、呼吸急促，年长儿可诉心悸、心前区痛，严重病例可有晕厥、休克、充血性心力衰竭等。发作短暂者血流动力学的改变较轻，发作持续 24 小时以上者则可发生显著的血流动力学改变，且很少有自动恢复的可能。体检发现心率加快，常高于每分钟 150 次，节律整齐，心音可有强弱不等现象。

3.心电图检查

心电图中心室率常为每分钟 150～250 次。R-R 间期可略有变异，QRS 波畸形，时限增宽（0.10 秒），P 波与 QRS 波之间无固定关系，心房率较心室率缓慢，有时可见到室性融合波或心室夺获现象。

4.诊断

心电图是诊断室性心动过速的重要手段。有时区别室性心动过速与室上性心动过速伴心室差异传导比较困难，必须结合病史、体检、心电图特点、对治疗的反应等仔细加以区别。

5.治疗

药物治疗可应用利多卡因 0.5～1.0 mg/kg，静脉滴注或缓慢推注，必要时可每 10～30 分钟重复，总量不超过 5 mg/kg。此药能控制心动过速，但作用时间很短，剂量过大能引起惊厥、传导阻滞等毒性反应，少数患儿对此药有过敏现象。静脉滴注普鲁卡因胺也有效，剂量为 1.4 mg/kg，以 5% 的葡萄糖注射液将其稀释成 1% 的溶液，在心电图监测下以每分钟 0.5～1.0 mg/kg 的速度滴入，如出现心率明显改变或 QRS 波增宽，应停药。此药的不良反应较利多卡因大，可引起低血压，抑制心肌收缩力。口服美西律，每次 100～150 mg，每 8 小时 1 次，对某些利多卡因无效者可能有效；若无心力衰竭，禁用洋地黄类药物。对病情危重、药物治疗无效者，可应用直流电同步电击转复心律。个别患儿采用射频消融治疗后痊愈。

6.预后

该病的预后比室上性阵发性心动过速严重。同时有心脏病存在者病死率可达 50％以上,原无心脏病者也可发展为心室颤动,甚至死亡,所以必须及时诊断,适当处理。

三、房室传导阻滞

心脏的传导系统包括窦房结、结间束、房室结、房室束、左右束支及浦肯野纤维。心脏的传导阻滞可发生在传导系统的任何部位,当阻滞发生于窦房结与房室结之间,便称为房室传导阻滞。阻滞可以是部分性的(一度或二度),也可能为完全性的(三度)。

(一)一度房室传导阻滞

其在小儿中比较常见,大都由急性风湿性心肌炎引起,但也可发生于个别正常小儿。由希氏束心电图证实阻滞可发生于心房、房室交界或希氏束,房室交界阻滞最常见。一度房室传导阻滞本身对血流动力学并无不良影响。临床听诊除第一心音较低钝外,无其他特殊体征。诊断主要通过心电图检查,心电图表现为 P-R 间期延长,但小儿 P-R 间期的正常值随年龄、心率不同而不同。部分正常小儿静卧后,P-R 间期延长,直立或运动后,P-R 间期缩短至正常,此种情况说明 P-R间期延长与迷走神经的张力过高有关。对一度房室传导阻滞应着重病因治疗。其本身无须治疗,预后较好。部分一度房室传导阻滞可发展为更严重的房室传导阻滞。

(二)二度房室传导阻滞

发生二度房室传导阻滞时窦房结的冲动不能全部传到心室,因而造成不同程度的漏搏。

1.病因

产生原因有风湿性心脏病,各种原因引起的心肌炎、严重缺氧、心脏手术及先天性心脏病(尤其是大动脉错位)等。

2.临床表现及分型

临床表现取决于基本心脏病变及由传导阻滞引起的血流动力学改变。心室率过缓可引起胸闷、心悸,甚至产生眩晕和昏厥。听诊时除原有心脏疾病所产生的改变外,尚可发现心律不齐、脱漏搏动。心电图改变可分为两种类型:①Ⅰ型(文氏型),R-R 间期逐步延长,终于 P 波后不出现 QRS 波;在 P-R 间期延长的同时,R-R 间期往往逐步缩短,而且脱落的前、后两个 P 波的时间小于最短的 P-R 间期的两倍。②Ⅱ型(莫氏Ⅱ型),此型 P-R 间期固定不变,但心室搏动呈规律地脱漏,而且常伴有 QRS 波增宽。近年来,对希氏束心电图的研究发现Ⅰ型比Ⅱ型常见,但Ⅱ型的预后比较严重,容易发展为完全性房室传导阻滞,导致阿-斯综合征。

3.治疗

二度房室传导阻滞的治疗应针对原发病。当心室率过缓,心脏搏出量减少时可用阿托品、异丙肾上腺素治疗。病情轻者可以口服阿托品,舌下含用异丙肾上腺素,情况严重时则以静脉输药为宜,有时甚至需要安装起搏器。

4.预后

预后与心脏的基该病变有关。由心肌炎引起者最后多完全恢复;当阻滞位于房室束远端,有 QRS 波增宽者预后较严重,可能发展为完全性房室传导阻滞。

(三)三度房室传导阻滞

其又称完全性房室传导阻滞,在小儿中较少见。发生完全性房室传导阻滞时心房与心室各自独立活动,彼此无关,此时心室率比心房率慢。

1.病因

病因可分为获得性和先天性两种。心脏手术引起的获得性三度房室传导阻滞最为常见。心肌炎引起的获得性三度房室传导阻滞也常见。新生儿低血钙与酸中毒也可引起暂时性三度房室传导阻滞。约有50%的先天性房室传导阻滞患儿的心脏无形态学改变,部分患儿合并先天性心脏病或心内膜弹力纤维增生症等。

2.临床表现

临床表现不一,部分小儿并无主诉,获得性三度房室传导阻滞者和伴有先天性心脏病者病情较重。患儿因心搏出量减少而自觉乏力、眩晕、活动时气短。最严重的表现为阿-斯综合征。小儿检查时脉率缓慢而规则,婴儿脉率小于每分钟80次,儿童脉率小于每分钟60次,运动后仅有轻度或中度增加;脉搏多有力,颈静脉可有显著搏动,此搏动与心室收缩无关;第一心音强弱不一,有时可闻及第三心音或第四心音;绝大多数患儿心底部可听到Ⅰ~Ⅱ级喷射性杂音,为心脏每次搏出量增加引起的半月瓣相对狭窄所致。因为经过房室瓣的血量也增加,所以可闻及舒张中期杂音。可有心力衰竭及其他先天性、获得性心脏病的体征。在不伴有其他心脏疾病的第三度房室传导阻滞患儿中,X线检查可发现60%的患儿有心脏增大。

3.诊断

心电图是重要的诊断方法。因为心房与心室都以其本身的节律活动,所以P波与QRS波无关。心房率较心室率快,R-R间期基本规则。心室波形有两种形式:①QRS波的形态、时限正常,表示阻滞在房室束之上。②QRS波有切迹,时限延长,说明起搏点在心室内或者伴有束支传导阻滞,常为外科手术所引起。

4.治疗

凡有低心排血量症状或阿-斯综合征表现者需进行治疗。少数患儿无症状,心室率又不太缓慢,可以不必治疗,但需随访观察。纠正缺氧与酸中毒可改善传导功能。由心肌炎或手术暂时性损伤引起者,肾上腺皮质激素可消除局部水肿,恢复传导功能。起搏点位于希氏束近端者,应用阿托品可使心率加快。人工心脏起搏器是一种有效的治疗方法,可分为临时性与永久性两种。对急性获得性三度房室传导阻滞者临时性起搏效果很好;对三度房室传导阻滞持续存在,并有阿-斯综合征者需应用埋藏式永久性心脏起搏器。有心力衰竭者,尤其是应用人工心脏起搏器后尚有心力衰竭者,需继续应用洋地黄制剂。

5.预后

非手术引起的获得性三度房室传导阻滞可能完全恢复,手术引起的获得性三度房室传导阻滞预后较差。先天性三度房室传导阻滞,尤其是不伴有其他先天性心脏病者,则预后较好。

四、心律失常的护理

(一)护理评估

1.健康史

(1)了解既往史,对患儿情绪、心慌、气急、头晕等表现进行评估。

(2)应注意评估可能存在的诱发心律失常的因素,如情绪激动、紧张、疲劳、消化不良、饱餐、用力过猛、普鲁卡因胺等的毒性作用、低血钾、心脏手术或心导管检查。

2.身体状况

(1)主要表现:①窦性心律失常。窦性心动过速患儿可无症状或有心悸感。窦性心动过缓,心率过慢可引起头晕、乏力、胸痛等;②期前收缩。患儿可无症状,亦可有心悸或心跳暂停感,频发室性期前收缩可致心悸、胸闷、乏力、头晕,甚至晕厥。室性期前收缩持续时间过长,可诱发或加重心绞痛、心力衰竭;③异位性心动过速。室上性阵发性心动过速发作时,患儿大多有心悸、胸闷、乏力。室性阵发性心动过速发作时,患儿多有晕厥、呼吸困难、低血压,甚至抽搐、心绞痛等;④心房颤动。患儿多有心悸、胸闷、乏力,严重者发生心力衰竭、休克、晕厥及心绞痛发作;⑤心室颤动。心室颤动一旦发生,患儿立即出现阿-斯综合征,表现为意识丧失、抽搐、心跳和呼吸停止。

(2)症状、体征。护理人员应重点检查脉搏频率及节律是否正常,结合心脏听诊可发现:①期前收缩时心律不规则,期前收缩后有较长的代偿间歇,第一心音增强,第二心音减弱,桡动脉触诊有脉搏缺如。②室上性阵发性心动过速心律规则,第一心音强度一致;室性阵发性心动过速心律略不规则,第一心音强度不一致。③心房颤动时心音强弱不等,心律绝对不规则,脉搏短绌,脉率小于心率。④心室颤动患儿神志丧失,摸不到大动脉搏动,继而呼吸停止、瞳孔散大、发绀。⑤第一度房室传导阻滞,听诊时第一心音减弱;第二度Ⅰ型者听诊有心搏脱漏,第二度Ⅱ型者听诊时,心律可慢而整齐或不齐;第三度房室传导阻滞,听诊心律慢而不规则,第一心音强弱不等,收缩压升高,脉压增大。

3.社会、心理评估

患儿可因心律失常引起的胸闷、乏力、心悸等而紧张、不安。期前收缩患儿易过于注意自己的脉搏,思虑过度。心房颤动患儿可能因栓塞致残而忧伤、焦虑。心动过速发作时病情重,患儿有恐惧感。严重房室传导阻滞患儿不能自理生活。需使用人工起搏器的患儿对手术及自我护理缺乏认识,因而情绪低落、信心不足。

(二)护理诊断

1.心排血量减少

患儿心排血量减少与严重心律失常有关。

2.焦虑

患儿因发生心绞痛、晕厥、抽搐而焦虑。

3.活动无耐力

活动无耐力与心律失常导致心排血量减少有关。

4.并发症

并发症有晕厥、心绞痛,与严重心律失常导致心排血量降低,脑和心肌血供减少有关。

5.潜在并发症

其包括心搏骤停,与心室颤动、缓慢心律失常、心室停搏、持续性室性心动过速使心脏射血功能突然中止有关。

(三)预期目标

(1)血压稳定,呼吸平稳,心慌、乏力减轻或消失。

(2)忧虑、恐惧情绪减轻或消除。

(3)保健意识增强,病情稳定。

(四)护理措施

1.减轻心脏负荷,缓解不适

(1)对功能性心律失常患儿,护理人员应鼓励其正常生活,注意劳逸结合。频发期前收缩、室性阵发性心动过速或二度Ⅱ型及三度房室传导阻滞患儿,应绝对卧床休息。护理人员应为患儿创造良好的安静休息环境,协助做好生活护理,关心患儿,减少和避免任何不良刺激。

（2）护理人员应遵医嘱给予患儿抗心律失常药物。

（3）患儿心悸、呼吸困难、血压下降、晕厥时，护理人员应及时做好对症护理。

（4）终止室上性阵发性心动过速发作，可试用兴奋迷走神经的方法：①护理人员用压舌板刺激患儿的腭垂，诱发恶心、呕吐。②患儿深吸气后屏气，再用力做呼气动作。③颈动脉窦按摩：患儿取仰卧位，护理人员先给患儿按摩右侧颈动脉窦 5～10 秒，如无效再按摩左侧颈动脉窦，不可同时按摩两侧。按摩的同时听诊心率，当心率减慢时，立即停止按摩。④患儿平卧，闭眼并使眼球向下，护理人员用拇指按摩在患儿一侧眼眶下压迫眼球，每次 10 秒。对有青光眼或高度近视者禁用此法。

（5）护理人员应嘱患儿当心律失常发作导致胸闷、心悸、头晕等不适时采取高枕卧位、半卧位或其他舒适体位，尽量避免左侧卧位，因左侧卧位时患儿常能感受到心脏的搏动而使不适感加重。

（6）患儿伴有气促、发绀等缺氧指征时，护理人员应给予氧气持续吸入。

（7）护理人员应评估患儿活动受限的原因和体力活动类型，与患儿及其家长共同制定活动计划，告诉他们限制最大活动量的指征。对无器质性心脏病的心律失常患儿，鼓励其正常学习和生活，建立健康的生活方式，避免过度劳累。

（8）保持环境安静，保证患儿充分的休息。患儿应进食高蛋白、高维生素、低钠的食物，多吃新鲜蔬菜和水果，少食多餐，避免刺激性食物。

（9）护理人员应监测生命体征、皮肤颜色及温度、尿量；监测心律、心率、心电图，判断心律失常的类型；评估患儿有无头晕、晕厥、气急、疲劳、胸痛、烦躁不安等表现；严密心电监护，发现频发、多源性、二度Ⅱ型房室传导阻滞，尤其是室性阵发性心动过速、三度房室传导阻滞等，应立即报告医师，协助采取积极的处理措施；监测血气分析结果、电解质及酸碱平衡情况；密切观察患儿的意识状态、脉率、心率、血压等。一旦患儿发生意识突然丧失、抽搐、大动脉搏动消失、呼吸停止等猝死表现，立即进行抢救，如心脏按压、人工呼吸、非同步直流电复律或配合临时起搏等。

2.调整情绪

患儿焦虑、烦躁和恐惧，不仅加重心脏负荷，还易诱发心律失常。护理人员应向患儿及其家长说明心律失常的可治性，稳定的情绪和平静的心态对心律失常的治疗是必不可少的，以消除患儿的思想顾虑和悲观情绪，使其乐于接受和配合各种治疗。

3.协助完成各项检查及治疗

（1）心电监护：对严重心律失常患儿必须进行心电监护。护理人员应熟悉监护仪的性能、使用方法，特别要密切注意有无引起猝死的危险征兆。

（2）特殊检查护理：心律失常的心脏电学检查除常规心电图、动态心电图记录外，还有经食管心脏调搏术等。护理人员应了解这些检查具有无创性、安全、可靠、易操作、有实用性。护理人员应向患儿解释其作用、目的和注意事项，鼓励患儿配合检查。

（3）特殊治疗的护理配合：电复律为利用适当强度的高压直流电刺激，使全部心肌纤维瞬间同时除极，消除异位心律，转变为窦性心律，与抗心律失常药物联合应用，效果更佳。人工心脏起搏器已广泛应用于临床，它能按一定的频率发放脉冲电流，引起心脏兴奋和收缩；安置起搏器后可能发生感染、出血、皮肤压迫坏死等不良反应，护理人员应熟悉起搏器的性能并做好相应护理。介入性导管消融术是使用高频电磁波的射频电流直接作用于病灶区，治疗快速心律失常，不需开胸及全身麻醉。护理人员可告知患儿及其家长大致过程、需要配合的事项及疗效。术前准备除一般基本要求外,需注意检查患儿足背动脉搏动情况,以便与术中、术后的搏动情况相对照;术中、术后加强心电监护,仔细观察患儿有无心慌、气急、恶心、胸痛等症状,以及时发现心脏穿孔和心包填塞等严重并发症的早期征象;术后注意预防股动脉穿刺处出血,局部压迫止血 20 分钟,再以压力绷带包扎,观察 15 分钟,然后用沙袋压迫 12 小时,将患儿术侧肢体伸直制动,并观察足背动脉和足温情况,利于早期发现栓塞症状并及时做溶栓处理,常规应用抗生素和清洁伤口,预防感染。患儿卧床 24 小时后如无并发症可下地活动。

五、健康教育

(1)患儿应积极防治原发病,避免各种诱发因素,如发热、疼痛、寒冷、饮食不当、睡眠不足。患儿应用某些药物后产生不良反应及时就医。

(2)患儿应适当休息与活动。无器质性心脏病患儿应积极参加体育锻炼,调整自主神经功能;器质性心脏病患儿可根据心功能情况适当活动,注意劳逸结合。

(3)护理人员应教会患儿或患儿家长检查脉搏和听心律的方法(每天至少检查 1 次);向患儿或患儿家长讲解心律失常的常见病因、诱因及防治知识。

(4)护理人员应指导患儿或患儿家长正确选择食谱。饱食、刺激性饮料均可诱发心律失常,应选择低脂、易消化、清淡、富含营养的饮食。合并心力衰竭及使用利尿剂时应限制钠盐摄入及多进含钾的食物。应多食纤维素丰富的食物,保持大便通畅,心动过缓患儿避免排便时屏气,以免兴奋迷走神经而加重心动过缓,以减轻心脏负荷和防止低钾血症诱发心律失常。

(5)护理人员应让患儿或患儿家长认识服药的重要性,患儿要按医嘱继续服用抗心律失常药物,不可自行减量或撤换药物,如有不良反应及时就医。

(6)护理人员应教给患儿或患儿家长自测脉搏的方法,以利于监测病情;教会家长心肺复苏术以备急用;定期随访,经常复查心电图,以及早发现病情变化。

(王 倩)

第九节 心源性休克

心源性休克是心排血量减少所致的全身微循环障碍,是某些原因使心排血量过少、血压下降,导致各重要器官和外周组织灌注不足而产生的休克综合征。小儿心源性休克多见于急性重症病毒性心肌炎,严重的心律失常如室上性心动过速或室性心动过速和急性克山病。

一、临床特点

(一)原发病症状

症状因原发病不同而异。病毒性心肌炎往往在感染的急性期发病,重症者可突然发生心源性休克,表现为烦躁不安、面色灰白、四肢湿冷和末梢发绀。如该病因室上性阵发性心动过速而产生,可有阵发性发作病史并诉心前区不适,表现胸闷、心悸、头晕、乏力,听诊时心律绝对规则,心音低钝,有奔马律,并有典型的心电图改变。

（二）休克症状

症状因病期早晚而不同。

1.休克早期（代偿期）

患儿的血压及重要器官的血液灌注尚能维持，患儿的神志清楚，但烦躁不安，面色苍白，四肢湿冷，脉搏细弱，心动过速，血压正常或出现直立性低血压，脉压缩小，尿量正常或稍减少。

2.休克期（失代偿期）

出现间断平卧位低血压，收缩压降至 10.7 kPa（80 mmHg）以下，脉压在 2.7 kPa（20 mmHg）以下，患儿的神志尚清楚，但反应迟钝，意识模糊，皮肤湿冷，出现花纹，心率更快，脉搏细速，呼吸稍快，尿量减少或无尿，婴儿的尿量少于 2 mL/（kg·h），儿童的尿量少于 1 mL/（kg·h）。

3.休克晚期

重要器官严重受累，血液灌注不足，血压降低且固定不变或测不到。患儿昏迷，肢冷发绀，脉搏弱或触不到，呼吸急促或缓慢，尿量明显减少[<1 mL/（kg·h）]，甚至无尿，出现弥散性血管内凝血和多脏器功能损伤。

二、护理评估

（一）健康史

了解患儿发病前有无病毒或细菌感染史，有无心律失常、先天性心脏病等基础疾病。

（二）症状、体征

测量心率、心律、呼吸、血压，评估患儿的神志、周围循环情况及尿量。评估疾病的严重程度。

（三）社会、心理状况

了解患儿及其家长对疾病的严重性、预后的认识程度和家庭、社会支持系统的状况。

（四）辅助检查

了解患儿的心功能、肺功能各参数的动态变化。

三、常见护理问题

（一）组织灌注改变

组织灌注改变与肾、脑、心肺、胃肠及外周血管灌注减少有关。

（二）恐惧

恐惧与休克所致的濒死感及对疾病预后的担心有关。

四、护理措施

（一）卧床休息

患儿采取平卧位或中凹位，头偏向一侧，保持安静，注意保暖，避免受凉而加重病情。一切治疗、护理集中进行，避免过多地搬动患儿。对烦躁不安的患儿，护理人员要遵医嘱给镇静剂。

（二）吸氧

护理人员应根据病情选择适当的吸氧方式，保持患儿的呼吸道通畅，使氧分压维持在 9.3 kPa（70 mmHg）以上。

（三）建立静脉通路

护理人员应建立两条以上静脉通路，保证扩容有效地进行；遵医嘱补生理盐水、平衡盐溶液等晶体溶液和血浆、右旋糖酐等胶体溶液。

(四)详细记录出入液量

护理人员应注意保持患儿的液体出入量平衡,如果发现患儿少尿或无尿,应立即报告医师。

(五)皮肤护理

护理人员应根据病情适时为患儿翻身,对骨骼突出部位可采用气圈。患儿翻身活动后护理人员应观察患儿的血压、心率及中心静脉压的变化。

(六)病情观察

(1)护理人员应监测生命体征变化,注意患儿的神志状态、皮肤色泽及末梢循环状况。

(2)护理人员应观察输液反应,因输液过快、过量可加重心脏负担,一般输液速度要小于 $5\ mL/(kg \cdot h)$。

(3)护理人员应观察药物的疗效及不良反应,应用血管活性药物时避免药液外渗,引起组织坏死。

(4)护理人员应观察周围血管灌注,由于血管收缩,首先表现在皮肤和皮下组织,良好的周围灌注表示周围血管阻力正常。皮肤红润且温暖表示小动脉阻力降低;皮肤湿冷、苍白表示血管收缩,小动脉阻力升高。

(七)维持正常的体温

护理人员应注意为患儿保暖,但不宜体外加温,因为加温可使末梢血管扩张而影响休克最初的代偿机制——末梢血管收缩,影响重要器官的血流灌注,还会加速新陈代谢,增加氧耗,加重心脏负担。

(八)保护患儿的安全

休克时患儿往往烦躁不安、意识模糊,护理人员应给予适当的约束,以防患儿坠床或牵拉、拔脱仪器和各治疗管道。

(九)心理护理

(1)医务人员在抢救过程中做到有条不紊,让患儿信任,从而减少恐惧。

(2)护理人员应经常巡视病房,给予患儿关心、鼓励,让患儿最亲近的人陪伴患儿,增加患儿的安全感。

(3)护理人员应及时跟患儿及其家长进行沟通,使他们对疾病有正确的认识,增强患儿战胜疾病的信心。

(4)护理人员应适时给患儿听音乐、讲故事,以分散患儿的注意力。

(十)健康教育

(1)护理人员应向家长说明疾病的严重性,并要求配合抢救,不要在床旁大声哭泣和喧哗。

(2)护理人员应要求家长协助做好保暖和安全护理,在患儿神志模糊时适当做好肢体约束和各种管道的固定。

(3)护理人员应嘱家长不要随意给患儿喂水、喂食,以免窒息。

(4)护理人员应教会家长给患儿的肢体做些被动按摩,以保证肢体功能。

五、出院指导

(1)患儿应注意休息。例如,重症病毒性心肌炎患儿的总休息时间为 3~6 个月。

(2)护理人员应嘱家长为患儿加强营养,提高患儿的免疫力。

（3）护理人员应告知预防呼吸道疾病的方法，冬、春季节及时增、减衣服，少去人多的公共场所。

（4）对带药回家的患儿护理人员应让其家长了解药物的名称、剂量、用药方法和不良反应。

（5）定期门诊随访。

（王　倩）

第十节　心　包　炎

心包炎可分感染性和非感染性两类，且多为其他疾病（婴儿常见于败血症、肺炎、脓胸，学龄儿童多见于结核病、风湿病）的一种表现。

一、临床特点

（一）症状

较大儿童常有心前区刺痛，平卧时加重，取坐位或前倾位时可减轻，疼痛可向肩背及腹部放射。婴儿表现为烦躁不安。患儿同时有原发病的症状表现，常有呼吸困难、咳嗽、发热等。

（二）体征

早期可听到心包摩擦音，多在胸骨左缘第 3～4 肋间最清晰，但多为一过性。有心包积液时心音遥远、低钝，出现奇脉。当心包积液达一定量时，心包舒张受限，出现颈静脉怒张、肝脏增大、肝颈反流征阳性、下肢水肿、心动过速、脉压变小。

（三）辅助检查

1.X 线检查

心影呈烧瓶样增大，肺血大多正常。

2.心电图

心电图显示窦性心动过速，低电压，广泛 ST 段、T 波改变。

3.超声心动图

超声心动图能提示心包积液的部位、量。

4.实验室检查

血沉加快。CRP(C 反应蛋白)含量升高。血常规结果显示白细胞、中性粒细胞含量升高。

二、护理评估

（一）病史

了解患儿近期有无感染性疾病及有无结核、风湿热病史。

（二）症状、体征

评估患儿有无发热、胸痛，胸痛与体位的关系。评估有无心包填塞症状，如呼吸困难、心率加快、颈静脉怒张、肝大、水肿、心音遥远及奇脉。听诊心脏，注意有无心包摩擦音。

（三）社会、心理状况

评估家长对疾病的了解程度和态度。

（四）辅助检查

了解并分析胸片、心电图、超声心动图等检查结果。

三、常见护理问题

（一）疼痛

疼痛与心包炎性渗出有关。

（二）体温异常

体温异常与炎症有关。

（三）气体交换受损

气体交换受损与心包积液、心脏受压有关。

（四）合作性问题

合作性问题是急性心脏压塞。

四、护理措施

（一）休息与卧位

患儿应卧床休息，宜取半卧位。

（二）饮食

护理人员应给予患儿高热量、高蛋白、高维生素、易消化的半流质或软食，限制患儿的钠盐摄入，嘱其少食易产气的食物（如薯类），多食芹菜、海带等富含纤维素的食物，以防止肠内产气过多而引起腹胀及便秘，导致膈肌上抬。

（三）高热护理

护理人员应及时做好降温处理，测定体温并及时记录体温。

（四）吸氧

护理人员应对胸闷、气急严重者给予氧气吸入。

（五）对症护理

对有心包积液的患儿，护理人员应做好解释工作，协助医师进行心包穿刺。在操作过程中护理人员应仔细观察生命体征的变化，记录抽出液体的性质和量，穿刺完毕，局部加压数分钟后无菌包扎。把患儿送回病床后，护理人员应继续观察有无渗液、渗血，必要时给局部用沙袋加压。

（六）病情观察

(1)呼吸困难为急性心包炎和慢性缩窄性心包炎主要的突出症状，护理人员应密切观察患儿的呼吸频率和节律。

(2)当患儿静脉压升高，面色苍白、发绀，烦躁不安，肝脏在短期内增大时，护理人员应及时报告医师并做好心包穿刺准备。

（七）心理护理

护理人员应肯定患儿对疼痛的描述，并设法分散其注意力，减轻其不适感觉。

（八）健康教育

(1)护理人员应向家长讲解舒适的体位、休息和充足的营养供给是治疗该病的良好措施。

(2)若需要进行心包穿刺时，护理人员应向家长说明必须配合和注意的事宜。

五、出院指导

(1)护理人员应遵医嘱及时、准确地使用药物并定期随访。

(2)由于心包炎患儿的抵抗力减弱,出院后患儿应坚持休息半年左右,并加强营养,以利于心功能的恢复。

(王　倩)

第十一节　腹股沟斜疝

小儿腹股沟疝均是斜疝,几乎没有直疝,在腹股沟或阴囊有一可复性肿块,它与腹膜鞘状突未完全闭合或腹股沟解剖结构薄弱有关,而腹内压增高是其诱发因素,如剧烈哭闹、长期咳嗽、便秘和排尿困难。可发生在任何年龄,右侧多于左侧。

一、临床特点

(1)腹股沟部有弹性的可复性不痛肿物,哭闹或用力排便时明显,安静平卧或轻轻挤压肿块能消失,随着腹压的增大,肿块逐渐增大并渐坠入阴囊。

(2)斜疝嵌顿时,肿块变硬、疼痛,伴呕吐、哭闹不安,无肛门排气排便。晚期则有发热、肿块表皮红肿、便血及触痛加剧。

(3)局部无肿块时指检可感皮下环宽松,可触到增粗的精索,咳嗽时手指可在内环感到冲动感。

(4)辅助检查。①B超:可鉴别腹股沟肿块为肠管或液体。②骨盆部立位X线片:阴囊部肿块有气体或液平面可诊断为斜疝,在鉴别嵌顿疝时有诊断价值。

二、护理评估

(1)健康史:了解腹股沟部第一次出现肿块的时间、肿块的性状及和腹内压增高的关系,询问出现肿块的频率,有无疝嵌顿史。

(2)症状、体征:评估腹股沟部有无肿块,肿块的大小及导致肿块改变的相关因素。观察肿块表皮有无红肿、触痛。评估有否疝嵌顿的表现。

(3)社会-心理评估:评估较大患儿是否因手术而感到情绪紧张,评估家长对此疾病知识和治疗的了解程度和心理反应。

(4)辅助检查:了解B超和骨盆部X线立位片的检查结果。

三、常见护理问题

(1)焦虑:与环境改变、害怕手术有关。

(2)疼痛:与疝嵌顿、腹部切口有关。

(3)合作性问题:阴囊血肿或水肿。

(4)知识缺乏:缺乏本病相关知识。

四、护理措施

(一)术前

(1)避免哭闹和剧烈咳嗽,哭闹或剧烈咳嗽时可抬高臀部。保持大便通畅,防止斜疝嵌顿。

(2)注意冷暖及饮食卫生,防止感冒及腹泻。

(3)做好禁食、备皮、皮试等术前准备。

(二)术后

(1)术后去枕平卧4~6小时,头侧向一边,防止呕吐引起窒息。

(2)监测生命体征,保持呼吸道通畅。

(3)给予高蛋白、高热量、高维生素、适当纤维素、易消化饮食,保持大便通畅。

(4)观察切口有无渗血、渗液、红肿、保持切口敷料清洁干燥,防止婴儿大小便污染。注意观察腹股沟、阴囊有无血肿、水肿及其消退情况。

(5)指导家长多安抚小患儿,分散其注意力,避免哭闹。

(三)健康教育

(1)对陌生的环境,疾病相关知识的缺乏及担心,患儿及家长易产生恐惧、焦虑心理,护理人员应耐心介绍疾病的发展过程、治疗方法和手术的目的及重要性,以排除顾虑,给予心理支持,使其积极配合。

(2)认真做好各项术前准备,向患儿及家长讲解备皮、禁食、皮试、术前用药的目的及注意事项,以取得理解和配合。

(3)避免哭闹和剧烈咳嗽,保持大便通畅,避免增加腹压,防止术侧斜疝复发嵌顿。单侧斜疝术后需注意另一侧腹股沟有无斜疝发生。

五、出院指导

(1)饮食:适当增加营养,给易消化的饮食,多吃新鲜水果蔬菜。

(2)伤口护理:保持伤口的清洁、干燥,小婴儿的双手用干净的手套套住或予以约束,伤口痒时切忌用手抓伤口,以防伤口发炎,伤口未愈合前忌过早浸水洗浴。

(3)注意观察腹股沟、阴囊红肿消退情况,观察腹股沟有无肿物突出。

（王　倩）

第十二节　急性肾小球肾炎

一、概述

急性肾小球肾炎(acute glomerulonephritis, AGN)简称急性肾炎,是一组不同病因所致的感染后免疫反应引起的急性弥漫性肾小球炎性病变。其特点为急性起病,患儿出现血尿、蛋白尿、水肿和高血压,并可伴有一过性氮质血症,多发生于5~10岁儿童,小于2岁者少见(原因是其免疫系统未发育完全)。男孩发病率是女孩的2倍。本病为自限性疾病,发病率为10%~12%。

绝大多数为 A 组 β 溶血性链球菌感染后所致,称为急性链球菌感染后肾炎(APSGN);较少见的病原体有肺炎链球菌、支原体和腮腺炎病毒等,称为急性非链球菌感染后肾炎。

(一)病因

最常见的病因是 A 组 β-溶血性链球菌感染后引起的,冬季常继发于呼吸道感染(尤其是咽扁桃体炎),夏季继发于皮肤感染。

(二)发病机制

发病机制详见图 7-1。

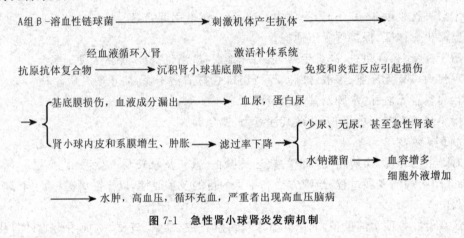

图 7-1 急性肾小球肾炎发病机制

(三)原发性肾小球肾炎的主要类型

(1)肾小球轻微病变。

(2)局灶性序段性肾小球硬化。

(3)局灶性序段性肾小球肾炎

(4)弥漫性肾小球肾炎:①膜性肾小球肾炎(膜性肾病);②系膜增生性肾小球肾炎;③毛细血管内增生性肾小球肾炎;④膜性增生性肾小球肾炎(系膜毛细血管性肾小球肾炎)Ⅰ型及Ⅲ型;⑤致密沉积物性肾小球肾炎(致密沉积物病;膜性增生性肾小球肾炎Ⅱ型);⑥新月体性(毛细血管外增生性)肾小球肾炎。

(5)未分类肾小球肾炎。

二、治疗

本病治疗以休息及对症为主,少数急性肾衰竭病例应予透析,待其自然恢复。不宜用激素及细胞毒素药物。

(一)一般治疗

急性肾炎卧床休息十分重要。卧床能增加肾血流量,可改善尿异常改变。预防和减轻并发症,防止再感染。当肉眼血尿消失、水肿消退,血压下降可作适量散步,逐渐增加轻度活动,防止骤然增加活动量。予低盐(<3 g/d)饮食,尤其有水肿及高血压时。肾功能正常者蛋白质入量应保持正常(每天每公斤体重1 g),但氮质血症时应限制蛋白质摄入,并予高质量蛋白(富含必需氨基酸的动物蛋白)。仅明显少尿的急性肾衰竭病例才限制液体入量。

(二)感染灶治疗

肾炎急性期在有感染灶的情况下要给以足够抗感染治疗,无感染灶时,一般以不用为妥。使用抗生素来预防本病的再发往往无效。首选青霉素。

(三)对症治疗

利尿、消肿、降血压。

1.利尿

利尿是治疗本病的关键。经控制水盐入量后仍有水肿少尿或高血压者给予利尿剂,一般用氢氯噻嗪每天 1~2 mg/kg,口服;重症者用呋塞米(速尿)每次 1~2 mg/kg,每天 1~2 次,肌内注射或静脉注射。应用利尿剂前后注意观察体重、尿量、水肿变化并做好记录,氢氯噻嗪饭后服,减轻胃肠道反应,利尿酸深部肌内注射或静脉滴注,尤其是静脉注射呋塞米后要注意有无大量利尿、脱水和电解质紊乱等现象,常见的有低血容量、低钾血症、低钠血症等。

2.降压

经上述处理血压仍持续升高,舒张压>12.0 kPa(90 mmHg)时应给予降压药,首选硝苯地平(心痛定)每天 0.25~0.50 mg/kg,分 3 次口服;卡托普利,初始剂量每天 0.3~0.5 mg/kg,最大剂量每天 5~6 mg/kg,分 3 次口服,与硝苯地平交替使用效果好。

3.高血压脑病

首选硝普钠,5~20 mg 加入 5%葡萄糖注射液 100 mL 中,以 1 μg/(kg·min)速度静脉滴注,最快不得超过 8 μg/(kg·min),同时,给予地西泮止痉及呋塞米利尿脱水等。应用硝普钠应新鲜配制,放置 4 小时后即不能再用,整个输液系统须用黑纸或铝箔包裹遮光。快速降压时必须严密监测血压、心率和药物不良反应(恶心、呕吐、情绪不安定、头痛和肌痉挛)。

4.严重循环充血

应严格限制水、钠入量和应用强利尿剂(如呋塞米)促进液体排出,表现有发生肺水肿者可用硝普钠扩张血管降压;对难治病例可采用腹膜透析或血液滤过治疗。

5.急性肾衰竭

维持水电解质平衡,以及时观察和处理水过多、低钠血症、高钾血症(乏力、心率减慢、心律失常)、氮质血症(恶心、呕吐、疲乏、意识障碍)、酸中毒(呼吸深快、樱桃嘴)。

(四)中医治疗

本病多属实证。根据辨证可分为风寒、风热、湿热,分别予以宣肺利尿,凉血解毒等疗法。

(五)抗凝疗法

根据发病机制,肾小球内凝血是个重要病理改变,主要为纤维素沉积及血小板聚集。因此,在治疗时,可采用抗凝疗法,将有助于肾炎缓解。具体方法:①肝素按 0.8~1.0 mg/kg 体重加入 5%葡萄糖注射液250 mL,静脉滴注,每天 1 次,10~14 次为 1 个疗程,间隔 3~5 天再行下 1 个疗程,共 2~3 个疗程;②双嘧达莫 50~100 mg 每天 3 次;③丹参 20~30 g 静脉滴注,亦可用尿激酶 2~6 万 U 加入 5%葡萄糖注射液250 mL静脉滴注,每天 1 次,10 天为 1 个疗程,根据病情进行 2~3 个疗程。但宜注意肝素与尿激酶不可同时应用。

(六)抗氧化剂应用

可应用超氧歧化酶(SOD)、含硒谷胱甘肽过氧化酶及维生素 E。①超氧歧化酶可使 O_2 转变成 H_2O_2。②含硒谷胱甘肽过氧化物酶(SeGsHPx),使 H_2O_2 还原为 H_2O。③维生素 E 是体内血浆及红细胞膜上脂溶性清除剂,维生素 E 及辅酶 Q_{10}可清除自由基,阻断由自由基触发的脂质过氧化的连锁反应,保护肾细胞,减轻肾内炎症过程。

三、护理评估

(一)健康史

询问患儿病前1~3周有无上呼吸道或皮肤感染史,目前有无发热、乏力、头痛、呕吐及食欲下降等全身症状;若主要症状为水肿或血尿,应了解水肿开始时间、持续时间、发生部位、发展顺序及程度。了解患儿24小时排尿次数及尿量、尿色。询问目前药物治疗情况,用药的种类、剂量、疗效及不良反应等。

(二)身体状况

重点评估患儿目前的症状、体征,包括一般状态,如神志、体位、呼吸、脉搏、血压及体重等。

1.一般病例

均有以下四项表现。①水肿:水肿的出现率约为70%~90%初始于眼睑和颜面,渐下行至四肢及全身,多为轻度或中度水肿,合并浆膜腔积液者少见。水肿一般为非凹陷性,与肾病性水肿明显不同。②尿少:尿量减少,可有少尿或无尿。尿量越少则水肿越重。③血尿:100%患儿有血尿,多为镜下血尿,约1/3病例可有肉眼血尿,此时尿呈鲜红色或洗肉水样(中性或弱碱性尿者),也可呈浓茶色、茶褐色或烟灰样(酸性尿者)。④高血压:70%病例有高血压,患儿可有头晕、头痛、恶心、呕吐和食欲缺乏等,此因水钠潴留,血容量扩大所致。

2.严重病例

多在病程1~2周内发生,除上述一般病例的表现外,有以下一项或多项表现:①严重循环充血:表现有尿少加剧、心慌气促、频咳、烦躁、不能平卧、呼吸深大、发绀、两肺湿音、心率增快,可有奔马律和肝脏进行性增大。②高血压脑病:表现有剧烈头痛、频繁呕吐、视力模糊、一过性失明、嗜睡、惊厥和昏迷。此时血压可高达21.3~26.7/14.7~18.7 kPa(160~200/110~140 mmHg)。③急性肾功能不全:表现有少尿或无尿、水肿加剧、氮质血症、代谢性酸中毒和电解质紊乱。

3.非典型病例

(1)无症状性APSGN:无急性肾炎的临床表现,但有相应的实验室检查异常,但较轻微,故又称为亚临床型急性肾炎。

(2)肾外症状性APSGN:患儿有水肿和/或高血压,但尿改变轻微,多呈一过性尿异常或尿检始终正常,故又称为尿轻微异常或无异常的急性肾炎。

(3)具肾病表现的APSGN:以急性肾炎起病,但水肿和蛋白尿似肾病,可有低蛋白血症,以至于误诊为肾炎性肾病综合征,故又称为肾病综合征性急性肾炎。

(三)社会、心理状况

了解患儿及家长的心态及对本病的认识程度。患儿多为年长儿,心理压力来源较多,除因疾病和治疗对活动及饮食严格限制的压力外,还有来自家庭和社会的压力,如中断了日常与同伴的玩耍或不能上学而担心学习成绩下降等,会产生紧张、忧虑、抱怨等心理,表现为情绪低落、烦躁易怒等。家长因缺乏本病的有关知识,担心转为慢性肾炎影响患儿将来的健康,可产生焦虑、失望等心理,渴望寻求治疗方法,愿意接受健康指导并与医务人员合作。学龄期患儿的老师及同学因缺乏本病的有关知识,会表现出过度关心和怜悯,会忽略对患儿的心理支持,使患儿产生自卑心理。

(四)辅助检查指标

(1)尿液检查:血尿为急性肾炎重要所见,或肉眼血尿或镜下血尿,尿中红细胞多为严重变形红细胞,此外还可见红细胞管型,提示肾小球有出血渗出性炎症,是急性肾炎的重要特点。尿沉渣还常见肾小管上皮细胞、白细胞、大量透明和颗粒管型。尿蛋白通常为(＋)~(＋＋),尿蛋白多属非选择性,尿中纤维蛋白降解产物(FDP)增多。尿常规一般在 4~8 周内大致恢复正常。残余镜下血尿(或爱迪计数异常)或少量蛋白尿(可表现为起立性蛋白尿)可持续半年或更长。

红细胞计数及血红蛋白可稍低,系因血容量扩大,血液稀释所致。白细胞计数可正常或增高,此与原发感染灶是否继续存在有关。血沉增快,2~3 个月内恢复正常。

(2)血常规:肾小球滤过率(GFR)呈不同程度下降,但肾血浆流量仍可正常,因而滤过分数常减少。与肾小球功能受累相较,肾小管功能相对良好,肾浓缩功能多能保持。临床常见一过性氮质血症,血中尿素氮、肌酐增高。不限水量的患儿,可有一轻度稀释性低钠血症。此外病儿还可有高血钾及代谢性酸中毒。血浆蛋白可因血液稀释而轻度下降,在蛋白尿达肾病水平者,血清蛋白下降明显,并可伴一定程度的高脂血症。

(3)血化学及肾功能检查。

(4)细胞学和血清学检查:急性肾炎发病后自咽部或皮肤感染灶培养出 β 溶血性链球菌的阳性率约 30% 左右,抗链球菌溶血素 O 抗体(ASO),其阳性率达 50%~80%,通常于链球菌感染后 2~3 周出现,3~5 周滴度达高峰,半年内恢复正常。判断其临床意义时应注意,其滴度升高仅表示近期有过链球菌感染,与急性肾炎的严重性无直接相关性;尚可检测抗脱氧核糖核酸酶 B 及抗透明质酸酶,并应注意应于2~3 周后复查,如滴度升高,则更具诊断价值。

(5)血补体测定:除个别病例外,肾炎病程早期血总补体及 C_3 均明显下降,6~8 周后恢复正常。此规律性变化为本症的典型表现。血补体下降程度与急性肾炎病情轻重无明显相关,但低补体血症持续 8 周以上,应考虑有其他类型肾炎之可能,如膜增生性肾炎、冷球蛋白血症或狼疮肾炎等。

(6)肾活检:肾活检将展示急性间质性肾炎或肾小球肾炎的特征性病理变化。肾小球囊内可见广泛的新月体形成。

(7)其他检查:部分病例急性期可测得循环免疫复合物及冷球蛋白。通常典型病例不需肾活检,但如与急进性肾炎鉴别困难;或病后 3 个月仍有高血压、持续低补体血症或肾功能损害者可行肾活检检查。

四、护理措施

(1)急性期应绝对卧床休息 2 周,待水肿和肉眼血尿消失,血压正常,可逐渐恢复活动。

(2)严格执行饮食管理,急性期高度水肿、少尿时给予低蛋白、低盐、高糖饮食,适当限制水分,待尿量增加,水肿消退,可改为普通饮食,鼓励患儿多吃水果及糖类食物。

(3)详细记录尿液颜色、性质、次数,每周送检尿常规 2 次。

(4)急性期每天测血压 2 次,有条件给予血压监测,以及时记录。

(5)每周测体重 2 次,并积极应用抗生素控制感染灶,勿选用对肾有损害的抗生素。

(6)严密观察并发症的发生,发现问题及时报告医师处理。①心力衰竭:患儿烦躁不安、发绀、端坐呼吸、胸闷、心率增快、尿少、肝急骤增大、呼吸急促、咳泡沫样痰,应立即安置患儿半坐卧位、吸氧,报告医师并做好抢救准备。②高血压脑病:患儿出现血压增高、头痛、呕吐、烦躁、惊厥等,应立即报告医师并保持患儿安静,给产吸氧,神志不清按昏迷常规护理。③急性肾功能不全:患儿出现少尿或无尿、头痛、呕吐、呼吸深长,立即报告医师,按急性肾功能不全护理。

(林锡芹)

第十三节 肾盂肾炎

一、概述

肾盂肾炎是尿路感染中的一种重要临床类型,是由细菌(极少数为真菌、病毒、原虫等)直接引起的肾盂肾盏和肾实质的感染性炎症。本病好发于女性,女:男约为 10:1,临床上将本病分为急性或慢性两期。

(一)病因

本病为细菌直接引起的感染性肾脏病变,近年也有认为细菌抗原激起的免疫反应可能参与慢性肾盂肾炎的发生和发展过程。致病菌以肠道细菌为最多,大肠埃希菌占 60%~80%,其次依次是副大肠埃希菌、变形杆菌、葡萄球菌、粪链球菌、产碱杆菌、铜绿假单胞菌等,偶见厌氧菌、真菌、病毒和原虫感染。感染途径以上行感染最常见。

(二)发病机制

细菌侵入肾脏后,血液循环与肾脏感染局部均可产生抗体,与细菌结合,引起免疫反应。另外,细菌毒力在发病机制中起重要作用,某些大肠埃希菌对尿路上皮细胞有特殊亲和力,可黏附在尿路上皮细胞的相应受体上引起感染。

二、治疗

治疗原则:控制症状,消除病原体,去除诱发因素,预防复发。

(一)急性肾盂肾炎

1.轻型急性肾盂肾炎

经单剂或 3 天疗法治疗失败的尿路感染或轻度发热和/或肋脊角叩痛的肾盂肾炎,应口服有效抗菌药物 14 天,一般用药 72 小时显效,如无效,则应根据药物敏感试验结果更改药物。

2.较严重急性肾盂肾炎

发热体温>38.5 ℃,血白细胞升高等全身感染中毒症状明显者,静脉输注抗菌药物。无药敏结果前,暂用环丙沙星 0.25 g,每 12 小时 1 次,或氧氟沙星 0.2 g,每 12 小时 1 次,或庆大霉素 1 mg/kg,每 8 小时1 次,必要时改用头孢噻肟 2 g,每 8 小时 1 次。获得药敏报告后,酌情使用肾毒性小而便宜的抗菌药。静脉用药至退热 72 小时后,改用口服有效抗菌药,完成 2 周疗程。

3.重型急性肾盂肾炎

寒战、高热、血白细胞显著增高、核左移等严重感染中毒症状,甚至低血压、呼吸性碱中毒,疑为革兰阴性败血症者,多是复杂性肾盂肾炎,无药敏结果前,可选用下述抗菌药联合治疗:①半合成的广谱青霉素(如哌拉西林 3 g,每 6 小时静脉滴注 1 次),毒性低,价格较第 3 代头孢菌素便宜;②氨基糖苷类抗生素(如妥布霉素或庆大霉素 1 mg/kg,每 8 小时静脉滴注 1 次);③第 3 代头孢菌素类(如头孢曲松钠 1 g,每 12 小时静脉滴注 1 次,或头孢哌酮钠 2 g,每 8 小时静脉滴注 1 次)。通常使用一种氨基糖苷类抗生素加上一种广谱青霉素或头孢菌素类联用起协同作用。退热72 小时后,改用口服有效抗菌药,完成 2 周疗程。肾盂肾炎患儿在病情允许时,应尽快做影像学检查。以确定有无尿路梗阻(尤其是结石),如尿液引流不畅未能纠正,炎症很难彻底治好;④碱化尿液:口服碳酸氢钠片,每次1 g,每天3次,增强上述抗生素的疗效,减轻尿路刺激症状及减少磺胺结晶所致结石等。

(二)慢性肾盂肾炎

1.一般治疗

寻找并去除导致发病的易感因素,尤其是解除尿流不畅、尿路梗阻,纠正肾和尿路畸形,提高机体免疫力等。多饮水、勤排尿,增加营养。

2.抗菌药物治疗

药物与急性肾盂肾炎相似,但治疗较困难。抗菌治疗原则:①常需两类药物联合应用,必要时中西医结合治疗;②疗程宜适当延长,选用敏感药物;③抗菌治疗同时,寻找并去除易感因素;④急性发作期用药同急性肾盂肾炎。

三、护理评估

(一)健康史

询问患儿有无寒战、高热、全身不适、疲乏无力等全身症状及尿液外观有无浑浊、脓尿或血尿等。

(二)身体状况

评估患儿有无尿频、尿急、尿痛、耻骨弓上不适等尿路刺激征,是否伴腰痛或肾区不适、肋脊角有压痛和/或叩击痛或腹部上、中输尿管点和耻骨上膀胱区有压痛。

1.急性肾盂肾炎

临床表现为患儿起病急,常有寒战、高热(体温可达40 ℃以上)、全身不适、疲乏无力、食欲减退、恶心呕吐等,泌尿系症状患儿有腰痛,多为钝痛或酸痛,程度不一,少数有腹部绞痛,沿输尿管向膀胱方向放射,体检时在上输尿管点(腹直肌外缘与脐平线交叉点)或肋腰点(腰大肌外缘与十二肋交叉点)有压痛,肾叩痛阳性。患儿常有尿频、尿急、尿痛等膀胱刺激症状。

2.慢性肾盂肾炎

症状较急性期轻,有时可表现为无症状性尿。半数以上患儿有急性肾盂肾炎既往史,其后有乏力、低热、厌食及腰酸腰痛等症状,并伴有尿频、尿急、尿痛等下尿路刺激症状。急性发作表现也时有出现。肾盂肾炎病程超过半年,同时伴有以下情况之一者,可诊断为慢性肾盂肾炎:①在静脉肾盂造影片上可见肾盂肾盏变形、狭窄;②肾外形凹凸不平(有局灶粗糙的肾皮质瘢痕),且两肾大小不等;③肾功能有持续性损害。

(三)社会、心理状况

了解患儿及家长的生活环境,以及对本病的认识程度。

(四)辅助检查指标

1.尿常规和细胞计数

镜检尿白细胞数明显增多,见白细胞管型。红细胞增多,可有肉眼血尿。白细胞最常见>5个/HP。尿蛋白常为阴性或微量,一般<2.0 g/d。

2.血常规

急性肾盂肾炎血白细胞和中性粒细胞增高,并有中性粒细胞核左移。血沉可增快。慢性期红细胞计数和血红蛋白可轻度降低。

3.尿细菌学检查

临床意义为尿含菌量≥10^5/mL,即为有意义的细菌尿。$10^4 \sim 10^5$/mL 为可疑阳性,<10^4/mL 则可能是污染。膀胱穿刺尿定性培养有细菌生长也提示菌尿。

4.尿沉渣镜检细菌

清洁中段尿的未染色的沉渣用高倍镜找细菌,如平均每视野≥20 个细菌,即为有意义的细菌尿。

5.肾功能检查

尿渗透浓度下降,肌酐清除率降低,血尿素氮、肌酐增高。

6.影像学检查

肾盂造影、B 超等。

四、护理措施

(1)密切观察患儿的生命体征,尤其是体温的变化,对高热患儿可采用冰敷等物理降温措施,并注意观察和记录降温的效果。

(2)进食清淡而富于营养的饮食,指导患儿尽量多摄入水分,以使尿量增加达到冲洗膀胱、尿道的目的,减轻尿路刺激征。

(3)急性发作期患儿应注意卧床休息,各项护理操作最好集中进行,避免过多打扰患儿,加重患儿的不适,应做好生活护理。

(4)按医嘱使用抗生素药物,让患儿及家属了解药物的作用、用法、疗程的长短。尤其是慢性肾盂肾炎患儿治疗较复杂。

(5)向患儿及家属解释各种检查的意义和方法,正确采集化验标本,以指导临床选用抗生素药物。

(6)认真观察病情变化,如腰痛的性质、部位、程度变化及有无伴随症状、急性肾盂肾炎患者若高热等全身症状加重或持续不缓解,且出现腰痛加剧等时,应考虑是否出现肾周脓肿、肾乳头坏死等并发症,应及时通知医师处理。

(7)肾疼痛明显应卧床休息,嘱其尽量不要弯腰,应站立或坐直,以减少对肾包膜的牵拉力,利于疼痛减轻。

(8)加强卫生宣教,注意个人清洁,尤其是注意会阴部及肛周皮肤的清洁。避免过度劳累,多饮水、勤排尿是最简单而有效的预防尿路感染的措施。

(林锡芹)

第十四节　肾病综合征

一、概述

肾病综合征(nephrotic syndrome,NS)是由于多种病因造成肾小球基底膜通透性增高,大量血浆蛋白从尿中丢失引起的一组临床综合征。

NS 在小儿肾脏疾病中发病率仅次于急性肾炎。1982 年我国的调查结果 NS 占同期住院泌尿系疾病患儿的 21%。男女比例为 3.7：1。发病年龄多为学龄前儿童,3～5 岁为发病高峰,按病因分为原发性、继发性和先天性 3 种类型。小儿时期绝大多数>90% 以上为原发性肾病综合征,本节主要叙述原发性肾病综合征。

原发性肾病综合征分为单纯性肾病和肾炎性肾病,单纯性肾病多见 2～7 岁,临床上具有四大特征,水肿非常重,可伴有胸腔积液、腹水及阴囊水肿,重者有少尿。病理多见微小病变。肾炎性肾病多见 7 岁以上儿童,水肿不如单纯性肾病重,但伴有持续性高血压或血尿或血补体下降,肾功能不全。病理多见微小病变。

(一)病因

目前病因尚未明确,多认为与机体的免疫功能异常有关(如急性肾炎引起肾小球滤过膜损伤等)患儿起病或复发前常有前驱期的感染症状,尤其是呼吸道感染,McDonald 曾做前瞻性研究发现近 70% 复发前有上呼吸道感染。

(二)发病机制

发病机制详见图 7-2。

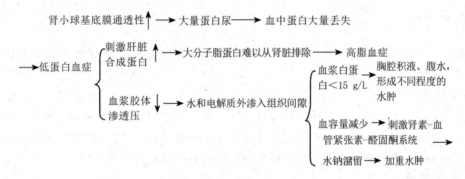

图 7-2 肾病综合征发病机制

二、治疗

治疗原则:利尿、激素治疗、免疫抑制剂治疗、抗凝治疗、中药治疗。

(一)利尿药物

一般不用利尿剂治疗,只有高度水肿、严重胸腔积液、腹水等时使用,以改善全身症状,如呋塞米和氢氯噻嗪等,以及右旋糖酐-40(提高血浆胶体渗透压)。必要时按医嘱用清蛋白。

(二)激素治疗

应用激素尽管有某些不良反应、且尚未解决复发问题,临床实践证明仍是目前能诱导蛋白消失的有效药物,并作为肾病治疗的首选药。故肾上腺皮质激素为治疗肾病综合征较有效的首选药物。常用泼尼松,口服给药。在尿蛋白消失以前每天 2 mg/kg,分 3～4 次服用;尿蛋白转阴后改为隔天给药一次,早餐后一次顿服、不能擅自停药。

1.泼尼松中长程疗法

国内较多采用。

2.泼尼松短程治疗

欧美等国多采用此法。

3.疗效判断

用药后8周进行评价,评价的要点是水肿情况,尿蛋白2项指标。激素分泌有晨高夜低昼夜波动规律,护理要点是正确准时执行药疗,并注意观察激素的不良反应。

4.复发

尿蛋白转阴,停用激素4周以上,尿蛋白≥(＋＋)。①反复:治疗过程中尿蛋白转阴后出现同复发蛋白尿变化。②频繁复发:初次反应后6月内2次,1年内>3次。③激素依赖:皮质激素停用或减量2周内复发或反复且重复>3次。④激素耐药:治疗满8周尿蛋白(＋＋)以上。⑤激素敏感:正规治疗8周内尿蛋白转阴,水肿消退。⑥激素部分敏感:治疗8周内水肿消退,尿蛋白(＋)～(＋＋)。

(三)免疫抑制剂治疗

适应证:难治性肾病和/或激素不良反应严重者,可加用或换用免疫抑制剂,用药有环磷酰胺、雷公藤多苷等。

(四)抗凝治疗

如肝素、双嘧达莫、活血化瘀中药丹参等。

三、护理评估

询问感染病史、水肿血尿情况、尿量情况,观察患儿有无严重并发症,了解患儿及家长对本病的认识程度。

(一)健康史

询问患儿病前1～3周有无上呼吸道或皮肤感染史;若主要症状为水肿或蛋白尿,应了解水肿开始时间、持续时间、发生部位、发展顺序及程度。了解患儿24小时排尿次数及尿量、尿色,有无泡沫。询问目前药物治疗情况,用药的种类、剂量、疗效及不良反应等。

(二)身体状况

重点评估患儿目前的体征及有无并发症发生,检查水肿的部位、程度及指压迹,是否为凹陷性水肿,有无凝状态和血栓形成(如最常见的肾静脉血栓形成发生突然腰痛或腹痛)、感染、电解质紊乱、生长延迟等并发症。

临床四大特点:水肿(常为主诉,最常见)、大量蛋白尿[尿蛋白定性>(＋＋＋),24小时定量>50 mg/kg,最根本的病理生理改变,是引起其他三大症的基本原因]、低清蛋白血症和高胆固醇血症。

1.全身水肿

几乎所有肾病综合征患儿均出现程度不同的凹陷性水肿,水肿可持续数周或数月,或于整个病程中时肿时消。检查水肿的部位、程度及指压迹,是否为凹陷性水肿。在肾病综合征患儿感染(特别是链球菌感染)后,常使水肿复发或加重,甚至可出现氮质血症。

2.消化道症状

因胃肠道水肿,肾病综合征患儿常有不思饮食、恶心、呕吐、腹胀等消化道功能紊乱症状。当肾病综合征患儿出现有氮质血症时,上述症状加重。

3.高血压

非肾病综合征的重要症状,但有水、钠潴留及血容量增多,可出现一时性高血压,而Ⅱ型原发性肾病综合征可伴有高血压症状。

4.蛋白尿

大量蛋白尿是诊断肾病综合征最主要症状。

5.低蛋白血症

主要是肾病综合征患儿血浆蛋白下降,其程度与蛋白尿的程度有明显关系。

6.高脂血症

肾病综合征患儿血中三酰甘油明显增高。

(三)社会、心理状况

了解患儿及家长的心态及对本病的认识程度。年长儿因来自医院、家庭、社会多方面的压力而产生抑郁、焦虑、烦躁、隐瞒、否认等情绪,再加之患儿应用激素关系引起的体型改变产生自卑心理;而年龄小患儿会因医院检查治疗及医疗性限制等造成患儿情绪异常。

(四)辅助检查指标

1.尿

尿常规镜下可见大量的红细胞,白细胞和多种细胞或颗粒管型。在过敏性间质性肾炎患儿尿中可见嗜酸性粒细胞。尿钠浓度 $10\sim40$ meq/L。尿蛋白明显增多,定性(＋＋＋)～(＋＋＋＋),24 小时尿蛋白定量≥$0.05\sim0.10$ g/kg。

2.血常规

血浆总蛋白和清蛋白明显减少,血清胆固醇明显增高。在免疫复合物沉积期间,血清补体成分减少。在某些条件下,可检出循环免疫复合物。其他测定可发现红斑狼疮和血栓性血小板减少性紫癜等全身性疾病。

3.X 线检查

静脉尿路造影或同位素肾扫描可以表现为显影不良。因为造影剂有肾毒性作用,因此应避免进行常规的静脉尿路造影。超声检查是排除尿路梗阻的最佳手段。

四、护理措施

(1)执行儿科一般护理常规。

(2)适当休息,无高度水肿、低血容量及感染的患儿无须卧床,即使卧床也应在床上经常变换体位,以防血管栓塞等并发症,但不要过劳,以防复发,严重水肿或高血压须卧床休息,并遵医嘱使用利尿剂及降压药,一般无须严格限制活动。

(3)饮食治疗目的是保证营养供应,减轻肾的工作负担,减少钠、水潴留及代谢产物的积聚。严格按照医嘱给予必要的饮食治疗,有高血压、水肿时应限制盐的摄入。肾功能减退、明显少尿时,严格限水;氮质血症时应限制患儿蛋白质的入量,并给予含有必需氨基酸的优质蛋白;激素治疗阶段,适当增加蛋白质、钙剂和维生素 D。

(4)与感染性疾病患儿分室居住,防止交叉感染。病室温度适宜,注意随气候变化增减衣服,防止受凉感冒使病情加重或复发。

(5)准确记录出入量,观察尿色、性质、尿量等。

(6)及时收集尿标本,收集早晨第 1 次尿做尿常规,每周送检 2 次。留取尿培养标本时遵守无菌操作,争取于治疗前送检。留 24 小时或 12 小时尿标本,在尿盆内加入 0.8％硼酸 10 mL。尿标本内不要混入大便,准确测量尿量并做记录。

(7)每周测体重 2 次(每周二、周六早餐前),水肿严重、少尿患儿每天测体重 1 次。

(8)加强皮肤护理,保持皮肤清洁、干燥,预防皮肤感染及褥疮。阴囊肿大时,可用阴囊托带托起。

(9)密切观察生命体征及病情变化,如发现烦躁、头痛、心律失常等及时报告医师。①肾衰竭:少尿或无尿、恶心、呕吐、食欲缺乏、头痛、呼吸深长等。②高血压脑病:血压增高、头痛眼花、呕吐、呼吸急促、烦躁、神志不清、惊厥等。③心力衰竭:患儿烦躁不安、胸闷、气促、咳嗽、脉快、尿少、肝大等。

(10)注意观察水、电解质平衡紊乱症状,以及时报告医师处置。①低钾血症:心律减慢、心音低钝、无力。②低钠血症:面色苍白、无力、食欲低下、水肿加重。③低钙血症:出现手足抽搐。

(11)血压高者,根据病情每天测量血压1~3次。

(12)肾病患儿用激素治疗时,易有骨质疏松,要避免剧烈活动,防止发生骨折。

(林锡芹)

第十五节 尿 道 下 裂

尿道下裂是一种外生殖器畸形,因胚胎发育过程障碍,尿道沟不能完全融合到龟头的远端,尿道口位于冠状沟至会阴之间的任何部位,可同时伴有阴茎下曲畸形。

一、临床特点

(一)临床类型

(1)阴茎头、冠状沟型:尿道外口位于冠状沟腹侧,系带缺如,包皮位于龟头的背侧呈帽状,阴茎发育正常,龟头轻度下曲。

(2)阴茎体型:尿道外口位于阴茎体腹侧,阴茎可向腹侧弯曲。

(3)阴茎、阴囊型:尿道外口位于阴茎、阴囊交界处,阴茎严重向腹侧弯曲,不能站立排尿。

(4)会阴型:尿道外口位于会阴,阴茎海绵体发育不良,严重下曲,阴囊对裂,伴阴茎阴囊转位,外生殖器酷似女性。

(二)辅助检查

染色体检查核型为(46,XY);影像学、腹腔镜检查可见男性性器官。

二、护理评估

(一)健康史

询问有无尿道下裂的家族史。母亲孕期有无外源性雌激素接触和应用史。了解患儿对排尿方式改变的适应能力。

(二)症状、体征

评估患儿尿道开口的位置高低,阴茎发育情况及有无阴茎下弯存在。是否合并单、双侧隐睾。

(三)社会、心理状况

评估患儿及家长对手术的心理反应,有无担心阴茎外观及成年后的性生活和生育能力。

三、常见护理问题

(1)焦虑:与患儿年幼、幻想阴茎被切除,双亲因患儿性别不明或担心成年后无法婚育有关。

(2)有阴茎血循环障碍的危险:与手术后阴茎肿胀、伤口出血、弹力绷带包扎过紧有关。

(3)感染的危险:与手术切口及引流管有关。

(4)疼痛:与手术损伤、术后局部水肿有关。

(5)合作性问题:伤口出血、尿瘘、尿道狭窄。

四、护理措施

(一)术前护理

(1)心理护理了解患儿及家长焦虑的程度,主动听取患儿及家长对有关疾病的述说,了解其对疾病认识程度,保护患儿及家长的隐私。利用图片、玩偶,简单地告知患儿手术后尿道开口会移向前面,避免用"切""割开"等字眼。

(2)强调术前阴茎包皮清洗的重要性,皮肤皱褶处展开清洗,防止术后感染。

(3)术前训练在床上排便。

(二)术后护理

1.卧位

麻醉清醒前去枕头侧位,防止呕吐物吸入引起窒息。密切观察生命体征变化。清醒后取平卧位或平侧卧位,四肢适当约束,尽量少翻动,避免伤口出血,使用护架,避免盖被直接压迫阴茎。

2.导尿管护理

(1)妥善固定导尿管并保持引流通畅,避免折叠、扭曲、过度牵拉,适当约束患儿四肢,防止因烦躁、哭闹而拔管。

(2)由于导尿管的放置容易刺激膀胱引起尿意,嘱患儿不要用力排尿,以免引起尿液自尿道口外溢及导尿管滑出。

(3)定时更换引流袋并观察记录引流液的性质及量。

(4)如发现尿袋内尿量较长时间未见增加,膀胱区膨隆,且孩子有哭叫、疼痛、想排尿等症状,则提示引流不畅,须及时处理,必要时给予膀胱冲洗。

(5)留置导尿管放置7～12天,拔管后第一次排尿可能会有疼痛,应鼓励患儿多饮水、增加排尿次数,保持排尿通畅。拔管后注意观察尿线粗细及有无尿瘘发生。

3.伤口护理

评估局部切口敷料渗出情况及是否被尿液污染,观察龟头色泽、阴茎血液循环,如有发紫、肿胀等情况,应立即报告医师处理。术后伤口有渗血时可用消毒干棉签轻轻擦去。阴茎外露部分涂上抗生素软膏。

4.饮食护理

鼓励多饮水,限制各种饮料的摄入,防止尿酸结晶形成阻塞导尿管。多食粗纤维及高蛋白、高维生素的食物,保持大便通畅,如有排便困难,可用开塞露通便,避免因用力排便引起伤口出血及尿液自尿道口外溢。

5.疼痛的护理

观察疼痛发生的时间、性质,倾听其对疼痛的描述,根据疼痛脸谱分级图评估患儿疼痛的程度,如疼痛较轻时鼓励家长给孩子讲故事、听音乐、用有吸引力的玩具分散其注意力,必要时给予药物止痛并观察效果,如夜间阴茎勃起引起疼痛,可每晚睡前口服乙酚。

6.皮肤护理

加强背部皮肤清洁,每天用温水清洗,臀、背部可垫柔软毛巾。如术后肛周皮肤瘙痒,可用PVP-I棉签擦拭。

(三)健康教育

(1)向家长讲解疾病的相关知识及手术后可能发生的并发症,如尿瘘、尿道狭窄等。

(2)向家长解释约束患儿四肢的重要性,防止意外拔管。

五、出院指导

(1)伤口:保持阴茎伤口清洁干燥,避免搔抓。局部用PVP-I、红霉素软膏涂抹至完全愈合。

(2)饮食:加强营养,给予易消化、刺激性小的食物,多喝开水,多吃蔬菜和水果,避免吃含激素类补品。

(3)活动:避免剧烈活动及骑跨动作。

(4)复查:观察尿线粗细,有无排尿困难,如有排尿困难及时来院就诊。出院后 2 周可回院检查一次,如有尿道狭窄应定期扩张至术后 3 个月,以后可间隔 1 年、3 年、6 年分别随访检查一次。有尿瘘患儿应定期复查,如半年后仍未愈合需手术修补。

(5)阴茎发育差的患儿可遵医嘱在手术后一年酌情使用绒毛膜促性腺激素注射治疗,以刺激阴茎发育。

(林锡芹)

第十六节　尿路结石

小儿尿路结石的病因:①代谢性疾病;②感染因素;③先天性畸形;④生活环境因素等。小儿泌尿系统结石的发生率远较成年人低,在小儿尿石症中,遗传及解剖原因引起的居重要地位。

一、临床特点

(一)血尿

多为镜下血尿,有时为肉眼血尿。多于剧烈活动后出现。

(二)疼痛

腰部钝痛,也可绞痛,小儿可表现为哭闹、呕吐、面色苍白、出冷汗。

(三)体检

肾区叩痛。如肾积水可触及包块。

(四)急性尿闭

一侧肾结石导致梗阻时,可反射性引起对侧上段输尿管水肿,出现尿闭。

(五)尿路感染

可出现发热、脓尿及膀胱刺激症状。

（六）辅助检查

（1）B超检查：可判断结石大小和部位。

（2）X线平片检查：可发现大多数肾结石。

（3）静脉肾盂造影可有肾积水。

（4）尿常规可有血尿。

二、护理评估

（一）健康史

了解患儿的生活环境、饮食习惯（有无喜甜食、肉食及少饮水等）。有无遗传、代谢、局部解剖异常及感染因素，有无某些药物服用史（如磺胺类药物），患儿血尿、疼痛的发生时间，既往有无肾绞痛发作及泌尿系统感染史，有无经过治疗及治疗效果。

（二）症状、体征

评估血尿的量及疼痛的严重程度，疼痛是否与活动有关，有无尿路感染症状。

（三）社会、心理状况

了解患儿及家长对疾病的认知程度，评估家长对患儿手术的支持能力。

（四）辅助检查

了解患儿实验室检查结果及重要脏器功能，尤其是肾功能。

三、常见护理问题

（1）疼痛：与结石梗阻有关。

（2）血尿：与结石摩擦损伤黏膜及手术有关。

（3）感染：与结石梗阻，手术后引流管放置及机体抵抗力下降有关。

（4）知识缺乏：家长缺乏疾病预防知识。

（5）合作性问题：出血。

四、护理措施

（一）非手术治疗护理

1.疼痛的护理

向患儿及家长解释疼痛与活动的关系，要求尽可能避免大运动量的活动。根据疼痛脸谱分级评估患儿疼痛的程度，倾听其对疼痛的描述。鼓励家长给孩子讲故事，听音乐，分散其注意力。有剧烈疼痛者，遵医嘱应用解痉止痛药并注意观察止痛效果。

2.鼓励患儿多饮水，增加尿量

观察尿量、尿色，注意有无结石排出。口服中药排石冲剂有促进排石作用，服药过程中更需加强观察。尿闭患儿要控制液体入量。

3.尿路感染的护理

观察患儿有无发热、呕吐、腹痛、尿频、尿急、尿痛，正确留取尿标本检验。保持会阴部清洁，可予1：5 000 PP溶液坐浴，每天2次，同时也应鼓励患儿增加饮水量。遵医嘱及时应用抗生素。

4.监测血气、电解质及肾功能

监测血气、电解质及肾功能如肌酐、尿素氮持续升高，少尿或无尿，血钾升高等，应警惕肾衰竭,以及时向医师报告,以决定治疗方案,必要时行腹膜或血液透析治疗。

5.密切观察

密切观察患儿有无剧烈腹痛、严重血尿、少尿或无尿等急性梗阻症状,如有变化需及时告知医师。

(二)手术治疗护理

1.术前

(1)按医嘱给抗生素控制感染,鼓励患儿多饮水,起到内冲洗作用。

(2)做好术前准备工作,手术前晚及术晨分别给予开塞露灌肠,以利手术前 X 线摄片或 B 超对结石的准确定位。

(3)心理护理给予疾病相关知识的宣教及心理支持。

2.术后

(1)体位肾实质切开取石后应取平卧位,少翻动,绝对卧床 1~2 周,防止出血。

(2)保持呼吸道通畅,做好麻醉清醒前护理。

(3)饮食术后禁食,待肠功能恢复后进流质、半流质,逐渐向普食过渡,避免刺激性食物,保持大便通畅,鼓励多饮水。

(4)严密观察生命体征变化,观察肾功能各项(如肌酐、尿素氮)指标,观察切口有无渗血及尿色的变化,以及时发现继发性出血。

(5)引流管护理将各引流管明确标记并妥善固定,保持引流通畅,避免折叠、扭曲、过度牵拉。适当约束患儿四肢,防止因烦躁、哭闹而拔管。定时更换引流袋并记录引流液的色、量及性质。

肾周引流管一般放置 3 天左右,保持周围敷料清洁干燥,注意有无尿漏。如有尿漏,适当延长引流管放置时间。

肾盂引流管内如发现可凝固的血性液时及时报告医师,术后 10~12 天试夹闭引流管,如无梗阻可拔管。小儿一般不作肾盂冲洗。

(三)健康教育

(1)向患儿及家长宣教术前准备的内容及注意事项,使之能够密切配合。

(2)向患儿及家长讲解术后引流管放置及保持通畅的重要性,告之家长妥善固定引流管的方法,防止过早脱管。

(3)给予家长有关肾结石原因及预防复发的健康知识指导。

五、出院指导

(一)活动

适当活动,肾实质切开取石术后 3 个月不参加体力活动及剧烈运动。

(二)饮水

告诉家长给患儿多饮水,增加尿量,是预防结石形成和增大最有效的方法。

(三)饮食

动物性蛋白摄入过多会增加钙、草酸、尿酸 3 种成石危险,平时多吃含纤维素丰富的食物,少吃糖、饮料及菠菜,高尿酸者限制动物内脏和豆制品等含嘌呤较多的食物,高钙尿者忌高钙饮食。

(四)复查

发现有下列情况应及时就诊:剧烈肾绞痛,伴有恶心呕吐、寒战、发热、尿液性质和气味改变。

代谢性和感染性结石要积极治疗原发病。还可根据体内代谢异常的情况适当口服一些药物来预防结石复发。告诉家长要定期随访和复查,了解肾脏功能及肾结石有否复发。

(林锡芹)

第十七节　膀胱输尿管反流

膀胱输尿管反流可分为原发性和继发性,前者是由于膀胱输尿管连接部活瓣作用不全,后者是继发于尿路梗阻及神经性膀胱功能障碍。反流本身并不引起临床症状,常因并发尿路感染在进行 X 线检查时而被发现。本病最严重的后果是因反复的肾内反流和感染引起的肾盂肾炎性瘢痕,导致继发性高血压及慢性肾功能不全。

一、临床特点

(1)反复发作的急性尿路感染。
(2)双侧反流损害肾实质,有肾瘢痕时可出现高血压和尿毒症。
(3)严重反流和反复尿路感染可导致肾功能受损和生长发育障碍。
(4)反流分度如下。
Ⅰ度:反流仅达下段输尿管。
Ⅱ度:反流至肾盂、肾盏,但无肾盂、输尿管扩张。
Ⅲ度:输尿管轻度扩张和/或弯曲,肾盂、肾盏轻度扩张和轻度穹隆变钝。
Ⅳ度:输尿管中度扩张和/或弯曲,肾盂、肾盏中度扩张,但多数肾盏仍维持乳头形状。
Ⅴ度:输尿管严重扩张和弯曲,肾盂、肾盏严重扩张,多数肾盏失去乳头形状。
(5)辅助检查如下。①排尿性膀胱尿道造影:可见造影剂反流至输尿管和肾盂内。②膀胱镜检查:了解膀胱内双侧输尿管开口的形态和位置,有反流的输尿管口呈马蹄形、高尔夫球洞形或运动场形,部分可有输尿管口旁憩室、异位输尿管开口等。③IVU:可显示肾盂、肾盏和输尿管的扩张情况。④肾核素扫描:可显示肾瘢痕情况。

二、护理评估

(一)健康史
了解有无家族遗传史,反复尿路感染史及治疗经过,有无高血压等。
(二)症状、体征
评估生长发育情况,有无发热、恶心呕吐、腰痛、尿频、尿急、尿痛等情况。
(三)社会、心理状况
了解家长的心理状态,对治疗、服药的依从性等。
(四)辅助检查
了解 B 超、膀胱镜检查结果,反流分度和肾功能情况。

三、常见护理问题

(1)感染:与尿液反流及插管、手术等有关。

（2）有脱管的危险：与患儿自控能力差，多根引流管放置时间长有关。

（3）合作性问题：出血、感染。

四、护理措施

（一）术前

（1）心理护理：由于反复尿路感染，家长多有焦躁心理，担心疾病能否治愈。护士应向家长讲解疾病有关常识，使其正确对待，配合治疗。

（2）尿路感染护理：观察患儿有无发热、腰痛、尿频、尿急、尿痛，保持会阴部清洁，遵医嘱给1：5 000高锰酸钾溶液坐浴，每天2次，同时鼓励患儿增加饮水量，应用有效抗生素治疗。训练"三次排尿"法：排尿后行走或活动2～3分钟，待反流至肾内的尿液回至膀胱后第二次排尿，再过2～3分钟后第三次排尿，使反流至上尿路的尿液尽量排空，减少感染机会。

（3）正确留取尿标本检验，了解尿常规、尿培养和药物敏感试验结果。

（二）术后

1.卧位

麻醉清醒前去枕头侧平卧位，防止呕吐物吸入呼吸道引起窒息。清醒后取平卧位或平侧卧位。带管期间绝对卧床休息，四肢适当约束，尽量少翻动，避免伤口疼痛和出血。使用护架，避免盖被直接压迫伤口及引流管。

2.病情观察

密切观察生命体征变化，定时测量T、P、R、BP。评估局部伤口敷料渗出情况。监测输尿管支撑管、膀胱造瘘管、留置导尿管等引流管内的总引流液量，发现出血较多或尿量减少时，报告医师及时处理。

3.饮食

鼓励多饮水，限制各种饮料的摄入，防止尿酸结晶形成阻塞引流管。多食粗纤维食物，保持大便通畅。

4.引流管护理

（1）妥善固定每根引流管并保持引流通畅，避免折叠、扭曲、过度牵拉，防止因烦躁、哭闹而拔管。

（2）输尿管支撑管保留10天左右予以拔管。留置导尿管放置10～14天，如术后放置膀胱造瘘管则保留2周左右。

（3）定时更换引流袋，并观察引流液的性质及量。

（4）拔管后观察排尿情况，有无排尿困难及尿痛。

5.经输尿管引流管留取标本

进行细菌培养及药物敏感试验时应严格无菌操作。

6.皮肤护理

保持床单位清洁干燥，臀背部可垫光滑草席或柔软毛巾，加强背部皮肤护理，每天温水擦洗，每班检查皮肤完整性。

（三）健康教育

（1）加强卫生意识，指导家长给婴儿勤换尿布，幼儿不穿开裆裤，勤换内裤，教会家长正确清洗孩子会阴部的方法。

（2）指导家长给患儿多喂开水,坚持按医嘱服药。

（3）向家长讲解疾病的相关知识及手术后可能发生的并发症。

（4）告知家长引流袋不能高于体位,解释约束患儿四肢的重要性,防止意外拔管。

五、出院指导

（一）伤口

保持伤口清洁干燥,伤口发痒时避免用手抓挠,可用干净手套约束双手。发现红肿及时就诊。

（二）休息

注意休息,避免剧烈活动,保持会阴部清洁,防止尿路感染。

（三）饮食

加强营养,给予易消化、刺激性小的食物,多喝开水,多吃蔬菜和水果。

（四）复查

术后进行各项随访检查,特别是尿常规和 B 超检查,以及时了解泌尿系统感染情况及肾盂、输尿管恢复程度。术后应用抗生素 4～6 周,尿培养转阴后改为小剂量维持。出现发热、腹痛、尿频、尿急、尿痛等情况及时来院就诊。对有肾瘢痕的反流患儿,需长期监测血压、肾功能。

（林锡芹）

第十八节　癫　痫

癫痫是由于多种原因引起的一种脑部慢性疾病,其特征是脑内神经元群反复发作性过度放电引起突然的发作性的、暂时性的脑功能失常,临床上可出现意识、运动、感觉、精神或自主神经功能障碍。癫痫的患病率为 3‰～6‰,如得到正规治疗,约 80% 的患儿可获得完全控制,其中大部分能正常生活和学习。

一、临床类型

（一）根据病因分类

（1）特发性（原发性）癫痫:是指与遗传因素有较密切关系的癫痫。

（2）症状性（继发性）癫痫:即具有明确脑部病损或代谢障碍引起的癫痫。

（3）隐源性癫痫:虽未证实有肯定的脑部病变,但很可能为症状性的癫痫。

（二）根据发作类型分类

（1）部分性（局灶性、限局性）发作:发作期的脑电图可见某一脑区的局灶性痫性放电,临床上多不伴有意识障碍。①简单部分性发作:表现为身体某一部分动作、感觉等发生异常,包括限局性运动性发作、限局性感觉性发作、限局性自主神经性发作和限局性精神症状性发作。②复杂部分性发作:发作时有精神、意识、运动、感觉及自主神经等方面的症状。

（2）全身性发作:指发作开始时即有两侧大脑半球同步放电,均伴有程度不等的意识丧失。包括失神发作、强直-阵挛性发作、强直性发作、肌阵挛发作、失张力发作及婴儿痉挛。

(三)几种常见发作类型的临床特点

1.强直-阵挛性发作

强直-阵挛性发作又称大发作。表现为患儿突发意识丧失和全身抽搐。部分患儿发作前数小时或数天可有前驱症状,如幻觉、躯体某部分异常感觉等。发作主要分两期:一开始为全身骨骼肌强直性收缩伴意识丧失、呼吸暂停与发绀,即强直期,持续数秒至数十秒,而后进入阵挛期抽搐,呈反复有节律的剧烈屈曲性抽动,频率由快至慢,幅度由小至大,渐趋停止,伴口吐泡沫,尿失禁。发作后可有嗜睡、乏力、头痛等现象。

2.失神发作

发作时突然停止正在进行的活动,意识丧失,两眼凝视,持续数秒钟恢复,发作后可继续原来的活动,对发作不能记忆。每天发作可达数十次。过度换气往往可以诱发其发生。

3.局限性发作

其特点为局限于某一局部的运动或感觉症状,意识多数无障碍。异常放电沿着大脑皮质运动区扩展,其所支配的肌肉按顺序抽动,如发作先从一侧口角开始,依次波及手、臂、肩、躯干、下肢等,称为杰克逊发作。部分运动性发作后,抽动部位可有持续数分钟至数小时瘫痪,称为 Todd 麻痹。

4.婴儿痉挛症

婴儿痉挛症又称 West 综合征,其特点为肌阵挛(多为鞠躬样或点头样),如突然颈、躯干及上肢屈曲而下肢伸直。每次抽搐仅 1～2 秒,成串发作,每天发作几次至百余次。80%～90% 的病例伴有明显的智力障碍,脑电图呈"高峰节律紊乱"三联症,为婴儿期所特有。大多在 1 岁内发病,4～8 月最多。预后较差,大多数将有智力发育障碍。

5.Lennox Gastaut 综合征

大多在学龄前发病,智力落后。常见发作形式为肌阵挛性发作、失张力发作、强直发作和不典型失神,患儿可同时具有 2 种或 2 种以上发作形式。本病预后不佳。

6.癫痫持续状态

凡一次癫痫发作持续 30 分钟以上,或反复发作连续 30 分钟以上,发作间歇期意识不恢复者。多由于感染、中毒或代谢障碍、慢性脑部疾病及突然停用抗癫痫药物等原因引起。

7.脑电图(EEG、VEEG、AEEG)

典型的改变为棘波、尖波、棘-慢综合波等。失神发作呈阵发性弥漫性双侧同步 3 次/秒的棘-慢波;婴儿痉挛呈"高峰节律紊乱";Lennox Gastaut 综合征呈双侧不对称 2～2.5 次/秒的棘-慢波或多棘慢波。各种诱发试验可提高脑电图的阳性率,常用的有深呼吸诱发试验、睡眠诱发试验、剥夺睡眠诱发试验、闪光诱发试验。

二、常见护理问题

(1)有窒息的危险:与喉痉挛、呼吸道分泌物增多有关。

(2)有受伤的危险:与突然意识丧失、抽搐有关。

(3)知识缺乏:缺乏本病相关知识。

(4)自卑:与对癫痫缺乏正确认识有关。

(5)合作性问题:脑水肿、酸中毒、呼吸及循环衰竭。

三、护理措施

(一)保持呼吸道通畅

发作时应取平卧位,头偏向一侧,使分泌物易从口角流出,分泌物多时用吸引器清除;松解衣服领扣;如有舌后坠,用舌钳将舌拉出,防止呼吸道堵塞。给予鼻导管吸氧。

(二)注意安全

发作时让患儿躺下,顺其自然,需专人守护,移开一切可导致患儿受伤的物品;保护抽动的肢体,切勿抓紧患儿或制止抽搐,防止骨折或脱臼;牙关紧闭者,用牙垫或纱布包裹的压舌板置于上、下臼齿间,以防咬伤舌头。

(三)病情观察

监测生命体征、瞳孔大小和对光反射、动脉血气结果等。密切注意患儿意识、抽搐的性质、持续时间、发作频率。

(四)用药护理

立即遵医嘱给予有效的抗癫痫药。在静脉注射地西泮时,速度要慢,不超过 1 mg/min,以免抑制呼吸和心率;在使用抗癫痫药物前后均要注意肝肾功能、血小板、白细胞、凝血功能等变化。

(五)脑电图检查护理

为避免影响脑电图的准确性,在脑电图检查前要清洁头发,避免空腹(新生儿喂奶后 30 分钟内检查,小婴儿进食 3 小时内进行检查),体温在正常范围内,不用中枢神经系统兴奋剂或镇静剂,但正在服药的癫痫患儿不需要停服抗癫痫药。

(六)心理护理

由于长期以来缺乏癫痫知识的普及,大多数人对癫痫没有正确的认识。一旦被确诊癫痫,家长流露出的焦虑情绪、过分保护不敢告诉他人(老师、同学)的做法,使患儿感到羞辱;加上癫痫发作、长期服药所致的不良反应及社会对癫痫患儿的歧视、偏见,患儿表现:①焦虑、恐惧、自卑、孤独甚至悲观厌世等心理;②行为异常如性格改变、固执、多动、冲动、社交退缩、强迫行为、攻击行为甚至自我伤害;③认知损害如注意力、记忆力、机敏性及自信性均较差。其实,早期合理的治疗,80%以上患儿的癫痫发作能得到完全或大部分控制。护理人员应将有意义的信息告诉家长和患儿,以增强治疗信心。同时也应讲清癫痫的性质、治疗的目的,强调规律服药和复发的特点,使患儿和家长正视疾病,从心理和行为上接受长期治疗。鼓励老师、家长和医师之间进行交流。在癫痫患儿的社会环境中,老师起着关键作用,老师的理解和关怀不仅能帮助患儿,还对其他儿童产生良好影响。

(七)健康教育

(1)用药知识的宣教:服药要有规律,不间断;抗癫痫药不能自行减量或停药,以免诱发癫痫持续状态;抗癫痫药间有相互作用,服用两种药最好间隔 1 小时以上。

(2)安全护理:教育患儿及家长一旦有先兆症状如幻听、心悸、出汗、唾液多等症状时应立即平卧或靠墙坐,防止摔伤;发作时让患儿躺下,顺其自然;只有在发生危险的情况下(如接近燃烧物品、电器等),才需要移动患儿至安全处,以免发生意外。发作停止后切勿马上给患儿饮料或食物,以免诱发恶心、呕吐。

(林锡芹)

第十九节 麻 疹

麻疹是由麻疹病毒引起的急性呼吸道传染病，以发热、咳嗽、流涕、结膜炎、口腔麻疹黏膜斑及全身皮肤斑丘疹为主要表现。麻疹具有高度的传染性，每年全球有数百万人发病。近年来，在全国范围内出现了麻疹流行，8个月之前的婴儿患病和大年龄麻疹的出现，是我国麻疹流行的新特点。

一、病因

麻疹病毒属副黏液病毒科，为 RNA 病毒，直径在 $100\sim250$ nm，呈球形颗粒，有 6 种结构蛋白。仅有一个血清型，近年来发现该病毒有变异，其抗原性稳定。麻疹病毒在体外生活能力不强，对阳光和一般消毒剂均敏感，55 ℃ 15 分钟即被破坏，含病毒的飞沫在室内空气中保持传染性一般不超过 2 小时，在流通空气中或日光下 30 分钟失去活力，对寒冷及干燥耐受力较强。麻疹疫苗需低温保存。

二、发病机制

麻疹病毒侵入易感儿后出现两次病毒血症。麻疹病毒随飞沫侵入上呼吸道、眼结膜上皮细胞，在其内复制繁殖并通过淋巴组织进入血流，形成第一次病毒血症。此后，病毒被单核巨噬细胞系统（肝、脾、骨髓）吞噬，并在其内大量繁殖后再次侵入血流，形成第二次病毒血症。引起全身广泛性损害而出现高热、皮疹等一系列临床表现。

三、病理

麻疹是全身性疾病，皮肤、眼结合膜、鼻咽部、支气管、肠道黏膜及阑尾等处可见单核细胞增生及围绕在毛细血管周围的多核巨细胞，淋巴样组织肥大。皮疹是由麻疹病毒致敏了的 T 淋巴细胞与麻疹病毒感染的血管内皮细胞及其他组织细胞作用时，产生迟发性的变态反应，使受染细胞坏死、单核细胞浸润和血管炎样病变。由于表皮细胞坏死、变性引起脱屑。崩解的红细胞及血浆渗出血管外，使皮疹消退后留有色素沉着。麻疹黏膜斑与皮疹病变相同。麻疹的病理特征是受病毒感染的细胞增大并融合形成多核巨细胞。其细胞大小不一，内含数十至百余个核，核内外有病毒集落（嗜酸性包涵体）。

四、流行病学

(一)传染源

患者是唯一的传染源。出疹前 5 天至出疹后 5 天均有传染性，如合并肺炎传染性可延长至出疹后 10 天。

(二)传播途径

患者口、鼻、咽、气管及眼部的分泌物中均含有麻疹病毒，主要通过喷嚏、咳嗽和说话等空气飞沫传播。密切接触者可经污染病毒的手传播，通过衣物、玩具等间接传播者少见。

（三）易感人群和免疫力

普遍易感,易感者接触患者后,90％以上发病,病后能获持久免疫。由于母体抗体能经胎盘传给胎儿,因而麻疹多见于 6 个月以上的小儿,6 个月～5 岁小儿发病率最高。

（四）流行特点

全年均可发病,以冬、春两季为主,高峰在 2～5 月份。自麻疹疫苗普遍接种以来,发病的周期性消失,发病年龄明显后移,青少年及成人发病率相对上升,育龄妇女患麻疹增多,并将可能导致先天麻疹和新生儿麻疹发病率上升。

五、临床表现

（一）潜伏期

平均 10 天（6～18 天）,接受过免疫者可延长至 3～4 周。潜伏期末可有低热、全身不适。

（二）前驱期（发疹前期）

从发热至出疹,常持续 3～4 天,以发热、上呼吸道感染和麻疹黏膜斑为主要特征。此期患儿体温逐渐增高达 39～40 ℃。同时伴有流涕、咳嗽、流泪等类似感冒症状,但结膜充血、畏光流泪、眼睑水肿是本病特点。90％以上的患者于病程的第 2～3 天,在第一白齿相对应的颊黏膜处,可出现 0.5～1.0 mm 大小的白色麻疹黏膜斑（柯氏斑）,周围有红晕,常在 2～3 天内消退,具有早期诊断价值。

（三）出疹期

多在发热后 3～4 天出现皮疹,体温可突然升高到 40.0～40.5 ℃。皮疹初见于耳后发际,渐延及面、颈、躯干、四肢及手心足底,2～5 天出齐。皮疹为淡红色充血性斑丘疹,大小不等,压之褪色,直径 2～4 mm,散在分布,皮疹痒,疹间皮肤正常。病情严重时皮疹常可融合呈暗红色,皮肤水肿,面部水肿变形。此期全身中毒症状及咳嗽加剧,可因高热引起谵妄、嗜睡,可发生腹痛、腹泻和呕吐,可伴有全身淋巴结及肝脏、脾脏大,肺部可闻少量湿啰音。

（四）恢复期

出疹 3～5 天后,体温下降,全身症状明显减轻。皮疹按出疹的先后顺序消退,可有麦麸样脱屑及浅褐色素斑,7～10 天消退。麻疹无并发症者病程为 10～14 天。少数患者,病程呈非典型经过。体内尚有一定免疫力者呈轻型麻疹,症状轻,常无黏膜斑,皮疹稀而色淡,疹退后无脱屑和色素沉着,无并发症,此种情况多见于潜伏期内接受过丙种球蛋白或成人血注射的患儿。体弱、有严重继发感染者呈重型麻疹,持续高热,中毒症状重,皮疹密集融合,常有并发症或皮疹骤退、四肢冰冷、血压下降等循环衰竭表现,死亡率极高。此外,注射过减毒活疫苗的患儿还可出现无典型黏膜斑和皮疹的无疹型麻疹。

麻疹的临床表现需与其他小儿出疹性疾病鉴别见表 7-1。

（五）并发症

（1）支气管肺炎:出疹 1 周内常见,占麻疹患儿死因的 90％以上。

（2）喉炎:出现频咳、声嘶,甚至哮吼样咳嗽,极易出现喉梗阻,如不及时抢救可窒息而死。

（3）心肌炎:是少见的严重并发症,多见于 2 岁以下、患重症麻疹或并发肺炎者和营养不良患者。

（4）麻疹脑炎:多发生于疹后 2～6 天,也可发生于疹后 3 周内。与麻疹的轻重无关。临床表现与其他病毒性脑炎相似,多经 1～5 周恢复,部分患者留有后遗症。

表 7-1　小儿出疹性疾病鉴别

疾病	病原	发热与皮疹关系	皮疹特点	全身症状及其他特征
麻疹	麻疹病毒	发热 3～4 天,出疹期热更高	红色斑丘疹,自头部→颈→躯干→四肢,退疹后有色素沉着及细小脱屑	呼吸道卡他性炎症、结膜炎、发热第 2～3 天口腔黏膜斑
风疹	风疹病毒	发热后半天至 1 天出疹	面部→躯干→四肢,斑丘疹,疹间有正常皮肤,退疹后无色素沉着及脱屑	全身症状轻,耳后,枕部淋巴结肿大并触痛
幼儿急疹	人疱疹病毒 6 型	高热 3～5 天热退疹出	红色斑丘疹,颈及躯干部多见,1 天出齐,次日消退	一般情况好,高热时可有惊厥,耳后,枕部淋巴结亦可肿大
猩红热	乙型溶血性链球菌	发热 1～2 天出疹,伴高热	皮肤弥漫充血,上有密集针尖大小丘疹,持续 3～5 天退疹,1 周后全身大片脱皮	高热,中毒症状重,咽峡炎,杨梅舌,环口苍白圈,扁桃体炎
肠道病毒感染	埃可病毒柯萨奇病毒	发热时或退热后出疹	散在斑疹或斑丘疹,很少融合,1～3 天消退,不脱屑,有时可呈紫癜样或水泡样皮疹	发热、咽痛、流涕、结膜炎、腹泻、全身或颈、枕淋巴结肿大
药物疹		发热、服药史	皮疹痒感,摩擦及受压部位多,与用药有关,斑丘疹、疱疹、猩红热样皮疹、荨麻疹	原发病症状

(5)结核病恶化。

六、辅助检查

(一)一般检查

血白细胞总数减少,淋巴细胞相对增多。

(二)病原学检查

从呼吸道分泌物中分离出麻疹病毒,或检测到麻疹病毒均可做出特异性诊断。

(三)血清学检查

在出疹前 1～2 天时用 ELSIA 法可检测出麻疹特异性 IgM 抗体,有早期诊断价值。

七、治疗原则

目前尚无特异性药物,宜采取对症治疗、中药透疹治疗及并发症治疗等综合性治疗措施。麻疹患儿对维生素 A 的需求量加大,WHO 推荐。在维生素 A 缺乏地区的麻疹患儿应补充维生素 A,<1 岁的患儿每天给 10 万单位,年长儿 20 万单位,共两日,有维生素 A 缺乏眼症者,1～4 周后应重复。

八、护理评估

(一)健康史询问

患儿有无麻疹的接触史及接触方式,出疹前有无发热、咳嗽、喷嚏、畏光、流泪及口腔黏膜改变等;询问出疹顺序及皮疹的性状,发热与皮疹的关系;询问患儿的营养状况及既往史,有无接种麻疹减毒活疫苗及接种时间。

(二)身体状况

评估患儿的生命体征,如体温、脉搏、呼吸、神志等;观察皮疹的性质、分布、颜色及疹间皮肤是否正常;有无肺炎、喉炎、脑炎等并发症。分析辅助检查结果,注意有无血白细胞总数减少、淋巴细胞相对增多;有无检测到麻疹病毒特异性 IgM 抗体,或分离出麻疹病毒等。

(三)社会、心理状况

评估患儿及家长的心理状况、对疾病的应对方式;了解家庭及社区对疾病的认知程度、防治态度。

九、护理诊断

(1)体温过高:与病毒血症、继发感染有关。

(2)皮肤完整性受损:与麻疹病毒感染有关。

(3)营养失调:低于机体需要量,与病毒感染引起消化吸收功能下降、高热消耗增多有关。

(4)有感染的危险:与免疫功能下降有关。

(5)潜在并发症:肺炎、喉炎、脑炎。

十、预期目标

(1)患儿体温降至正常。

(2)患儿皮疹消退,皮肤完整、无感染。

(3)患儿住院期间能得到充足的营养。

(4)患儿不发生并发症或发生时得到及时发现和处理。

十一、护理措施

(一)维持正常体温

1.卧床休息

绝对卧床休息至皮疹消退、体温正常为止。室内空气新鲜,每天通风 2 次(避免患儿直接吹风以防受凉),保持室温于 18~22 ℃,湿度 50%~60%。衣被穿盖适宜,忌捂汗,出汗后及时擦干更换衣被。

2.高热的护理

出疹期不宜用药物或物理方法强行降温,尤其是乙醇擦浴、冷敷等物理降温,以免影响透疹。体温＞40 ℃时可用小量的退热剂,以免发生惊厥。

(二)保持皮肤黏膜的完整性

1.加强皮肤的护理

保持床单整洁干燥和皮肤清洁,在保温情况下,每天用温水擦浴更衣一次(忌用肥皂),腹泻患儿注意臀部清洁,勤剪指甲防抓伤皮肤继发感染。及时评估透疹情况,如透疹不畅,可用鲜芫荽煎水服用并擦身(须防烫伤),以促进血循环,使皮疹出齐、出透,平稳度过出疹期。

2.加强五官的护理

室内光线宜柔和,常用生理盐水清洗双眼,再滴入抗生素眼液或眼膏(动作应轻柔,防眼损伤),可加服维生素 A 预防眼干燥症。防止呕吐物或泪水流入外耳道发生中耳炎。及时清除鼻痂、翻身拍背助痰排出,保持呼吸道通畅。加强口腔护理,多喂白开水,可用生理盐水或朵贝液含漱。

(三)保证营养的供给

发热期间给予清淡易消化的流质饮食,如牛奶、豆浆、蒸蛋等,常更换食物品种,少量多餐,以增加食欲利于消化。多喂开水及热汤,利于排毒、退热、透疹。恢复期应添加高蛋白、高维生素的食物。指导家长作好饮食护理,无需忌口。

(四)注意病情的观察

麻疹并发症多且重,为及早发现,应密切观察病情。出疹期如透疹不畅、疹色暗紫、持续高烧、咳嗽加剧、鼻扇喘憋、发绀、肺部啰音增多,为并发肺炎的表现,重症肺炎尚可致心力衰竭;患儿出现频咳、声嘶、甚至哮吼样咳嗽、吸气性呼吸困难、三凹征,为并发喉炎表现;患儿出现嗜睡、惊厥、昏迷为脑炎表现。病期还可导致原有结核病的恶化。如出现上述表现应予以相应护理。

(五)预防感染的传播

麻疹是可以预防的。为控制其流行,应加强社区人群的健康宣教。

1.管理好传染源

对患儿宜采取呼吸道隔离至出疹后 5 天,有并发症者延至疹后 10 天。接触的易感儿隔离观察 21 天。

2.切断传播途径

病室要注意通风换气。进行空气消毒,患儿衣被及玩具暴晒 2 小时,减少不必要的探视,预防继发感染。因麻疹可通过中间媒界传播,如被患者分泌物污染的玩具、书本、衣物,经接触可导致感染,所以医务人员接触患儿后,必须在日光下或流动空气中停留 30 分钟以上,才能再接触其他患儿或健康易感者。流行期间不带易感儿童去公共场所,托幼机构暂不接纳新生。

3.保护易感儿童

(1)被动免疫:对年幼、体弱的易感儿肌内注射人血丙种球蛋白或胎盘球蛋白,接触后 5 天内注射可免于发病,6 天后注射可减轻症状,有效免疫期 3~8 周。

(2)主动免疫:为提高易感者免疫力,对 8 个月以上未患过麻疹的小儿可接种麻疹疫苗。接种后 12 天血中出现抗体,一月达高峰,故易感儿接触患者后 2 天内接种有预防效果。急性结核感染者如需注射麻疹疫苗应同时进行结核治疗。

(林锡芹)

第二十节 水 痘

水痘是由水痘-带状疱疹病毒(varicella-zoster virus,VZV)所引起的传染性较强的儿童常见急性传染病。临床以轻度发热、全身性分批出现的皮肤黏膜斑疹、丘疹、疱疹和结痂并存为特点,全身中毒症状轻。水痘的传染性极强,易感儿接触水痘患儿后,几乎均可患病。原发感染表现为水痘,一般预后良好,病后可获持久免疫。成年以后再次发病时表现为带状疱疹。

一、病因

水痘-带状疱疹病毒属 α 疱疹病毒亚科,病毒核心为双股 DNA,只有一个血清型。该病毒在儿童时期,原发感染表现为水痘,恢复后病毒可长期潜伏在脊髓后根神经节或颅神经的感觉神经节内,少数人在青春期或成年后,当机体免疫力下降或受冷、热、药物、创伤、恶性病或放射线等因素作用,病毒被激活,再次发病,表现为带状疱疹。水痘-带状疱疹病毒在外界抵抗力弱,不耐热和酸、对乙醚敏感,在痂皮中不能存活,但在疱疹液中可长期存活。

二、发病机制

水痘-带状疱疹病毒主要由飞沫传播,也可经接触感染者疱液或输入病毒血症期血液而感染,病毒侵入机体后在呼吸道黏膜细胞中复制,而后进入血流,形成病毒血症。在单核巨噬细胞系统内再次增殖后释放入血,形成第二次病毒血症。由于病毒入血往往是间歇性的,导致患儿皮疹分批出现,且不同性状皮疹同时存在。皮肤病变仅限于表皮棘细胞层,故脱屑后不留瘢痕。

三、病理

水痘的皮损为表皮棘细胞气球样变性、肿胀,胞核内嗜酸性包涵体形成,临近细胞相互融合形成多核巨细胞,继而有组织液渗出形成单房性水泡。泡液内含大量病毒。由于病变浅表,愈后不留疤痕。黏膜病变与皮疹类似。

四、流行病学

(一)传染源

水痘患者是唯一传染源,病毒存在于患儿上呼吸道鼻咽分泌物、皮肤黏膜斑疹及疱疹液中。出疹前1天至疱疹全部结痂时均有传染性,且传染性极强,接触者90%发病。

(二)传播途径

主要通过空气飞沫传播,也可通过直接接触疱液、污染的用具而感染。孕妇分娩前患水痘可感染胎儿,在出生后2周左右发病。

(三)易感人群

普遍易感,以1～6岁儿童多见,6个月以内的婴儿由于有母亲抗体的保护,很少患病。但如孕期发生水痘,则可从胎盘传给新生儿。水痘感染后一般可获得持久免疫,但可以发生带状疱疹。

(四)流行特点

本病一年四季均可发病,以冬、春季高发。

五、临床表现

(一)典型水痘

1.潜伏期

潜伏期12～21天,平均14天。

2.前驱期

前驱期可无症状或仅有轻微症状,全身不适、乏力、咽痛、咳嗽,年长儿前驱期症状明显,体温可达38.5℃,持续1～2天迅速进入出疹期。

3.出疹期

发热第1天就可出疹,其皮疹特点如下。

(1)皮疹按斑疹、丘疹、疱疹、结痂的顺序演变。连续分批出现,一般2～3批,每批历时1～

6天,同一部位可见不同性状的皮疹。

(2)疱疹形态呈椭圆形,3～5 mm 大小,周围有红晕,无脐眼,经 24 小时。水痘内容物由清亮变为混浊,疱疹出现脐凹现象,泡壁薄易破,瘙痒感重,疱疹 3～4 天在中心开始干缩,迅速结痂,愈后多不留疤痕。

(3)皮疹为向心性分布,躯干部皮疹最多,四肢皮疹少,手掌和足底更少。皮疹的数目多少不一,皮疹愈多,全身症状愈重。

(4)水痘病变浅表,愈后多不留瘢痕。部分患儿疱疹可发于口腔、咽喉、结膜和阴道黏膜,破溃后形成溃疡。

水痘为自限性疾病,一般 10 天左右自愈。

(二)重型水痘

少数体质很弱或正在应用肾上腺皮质激素的小儿,如果感染水痘,可发生出血性和播散性皮疹,病儿高热,疱疹密布全身,疱疹内液呈血性,皮肤黏膜可出现淤点和淤斑,病死率高。

(三)先天性水痘

妊娠早期发生水痘,偶可引起胎儿畸形,致新生儿患先天性水痘综合征。接近产期感染水痘,新生儿病情多严重,病死率高达 30%。

(四)并发症

水痘患儿可继发皮肤细菌感染、肺炎和脑炎等,水痘脑炎一般于出生后 1 周左右发生。水痘应注意与天花、丘疹样荨麻疹鉴别。

六、辅助检查

(一)血常规检查

外围血白细胞数正常或稍低。

(二)疱疹刮片检查

可发现多核巨细胞及核内包涵体。

(三)血清学检查

作血清特异性抗体 IgM 检查,抗体在出疹 1～4 天后即出现,2～3 周后滴度增高 4 倍以上即可确诊。

七、治疗原则

(一)对症治疗

可用维生素 B_{12} 肌内注射,如有高热可给予退热剂但避免使用阿司匹林,以免增加 Reye 综合征的危险。可给予人血丙种球蛋白免疫治疗及血浆支持,以减轻症状和缩短病程。对免疫功能受损或正在应用免疫抑制剂的患儿,应尽快将糖皮质激素减至生理量并尽快停药。

(二)抗病毒治疗

阿昔洛韦(无环鸟苷,ACV)为目前首选抗水痘病毒的药物,但只有在水痘发病后 24 小时内用药才有效。

八、护理诊断

(1)皮肤完整性受损:与病毒感染及细菌继发感染有关。

(2)有传播感染的危险：与呼吸道及疱疹液排出病毒有关。

(3)潜在并发症：脑炎、肺炎、血小板减少、心肌炎。

九、护理措施

(一)恢复皮肤的完整性

(1)室温适宜,衣被不宜过厚,以免造成患儿不适,增加痒感。勤换内衣,保持皮肤清洁。防止继发感染。剪短指甲,婴幼儿可戴并指手套,以免抓伤皮肤,继发感染或留下疤痕。

(2)皮肤瘙痒吵闹时,设法分散其注意力,或用温水洗浴、局部涂 0.25%冰片炉甘石洗剂或5%碳酸氢钠溶液,亦可遵医嘱口服抗组织胺药物。疱疹破溃时涂 1%甲紫,继发感染者局部用抗生素软膏,或遵医嘱给抗生素口服控制感染。有报道用麻疹减毒活疫苗 0.3～1.0 mL 一次皮下注射,可加速结痂,不再出现新皮疹,疗效明显。

(二)病情观察

注意观察精神、体温、食欲及有无呕吐等,如有口腔疱疹溃疡影响进食,应给予补液。如有高热,可用物理降温或适量退热剂,忌用阿司匹林,以免增加 Reye 综合征的危险。水痘临床过程一般顺利,偶可发生播散性水痘、并发肺炎或脑炎,应注意观察,以及早发现,并予以相应的治疗及护理。

(三)避免使用肾上腺皮质激素类药物(包括激素类软膏)

应用激素治疗其他疾病的患儿一旦接触了水痘患者,应立即肌内注射较大剂量的丙种球蛋白 0.4～0.6 mL/kg,或带状疱疹免疫球蛋白 0.1 mL/kg,以期减轻病情。如已发生水痘,肾上腺皮质激素类药物应争取在短期内递减,逐渐停药。

(四)预防感染的传播

(1)管理传染源：大多数无并发症的水痘患儿多在家隔离治疗,应隔离患儿至疱疹全部结痂或出疹后 7 天止。

(2)保护易感者：保持室内空气新鲜,托幼机构宜采用紫外线消毒。避免易感者接触,尤其是体弱、免疫缺陷者更应加以保护。如已接触,应在接触水痘后 72 小时内给予水痘-带状疱疹免疫球蛋白(VZIG)125～625 U/kg 肌内注射,或恢复期血清肌内注射,可起到预防或减轻症状的作用。孕妇如患水痘,则终止妊娠是最好的选择,母亲在分娩前 5 天或新生儿生后 2 天患水痘,也应使用 VZIG。近年来国外试用水痘-带状疱疹病毒减毒活疫苗效果满意,不良反应少,接触水痘后立即给予即可预防发病,即使患病症状也很轻微。所以凡使用免疫抑制剂或恶性病患儿在接触水痘后均应立即给予注射。

(五)健康教育

水痘传染性强,对社区人群除进行疾病病因、表现特点、治疗护理要点知识宣教外,为控制疾病的流行,重点应加强预防知识教育。如流行期间避免易感儿去公共场所。介绍水痘患儿隔离时间,使家长有充分思想准备,以免引起焦虑。告之卧床休息时间及至热退及症状减轻。保证患儿足够营养,饮食宜清淡、富含营养,多饮水。为家长示范皮肤护理方法,注意检查,防止继发感染。

(林锡芹)

参 考 文 献

[1] 程佩萱.儿科疾病诊疗指南[M].北京:科学出版社,2023.

[2] 朱燕.儿科疾病护理与健康指导[M].成都:四川科学技术出版社,2022.

[3] 胡荣.现代儿科护理学精粹[M].西安:陕西科学技术出版社,2021.

[4] 石应珊,黎海芪.儿科临床技能培训初级教程[M].北京:人民卫生出版社,2023.

[5] 邹国涛.儿科常见疾病临床诊疗实践[M].北京:中国纺织出版社,2022.

[6] 赵小然,代冰,陈继昌.儿科常见疾病临床处置[M].北京:中国纺织出版社,2021.

[7] 苏娟.临床儿科疾病与儿童保健[M].哈尔滨:黑龙江科学技术出版社,2021.

[8] 聂梅兰,肖佩,张瑞品,等.儿科疾病诊治理论与治疗方案[M].北京/西安:世界图书出版公司,2023.

[9] 薛艳,时爱芹,孙秀红,等.现代儿科基础与临床[M].哈尔滨:黑龙江科学技术出版社,2022.

[10] 冯仕品.儿科常见病诊断与治疗[M].济南:山东大学出版社,2021.

[11] 夏正坤,黄松明,甘卫华.儿科医师诊疗手册[M].北京:科学技术文献出版社,2021.

[12] 付仲霞,张新梅,白静.新编儿科护理理论与实务[M].兰州:兰州大学出版社,2022.

[13] 陈莹,齐雪娇,李霞,等.儿科常见疾病预防与诊治[M].哈尔滨:黑龙江科学技术出版社,2021.

[14] 杨建美,曹慧芳,郎晓剑.儿科常见病诊疗技术[M].长春:吉林科学技术出版社,2021.

[15] 郭勇,张守燕,郑馨茹,等.儿科疾病治疗与急救处理[M].哈尔滨:黑龙江科学技术出版社,2022.

[16] 王春林,梁黎.实用儿科门急诊手册[M].杭州:浙江大学出版社,2021.

[17] 吕伟刚.现代儿科疾病临床诊治与进展[M].郑州:河南大学出版社,2021.

[18] 李静.儿科临床护理与健康指导[M].长春:吉林科学技术出版社,2022.

[19] 李矿.新编儿科疾病治疗精要[M].南昌:江西科学技术出版社,2021.

[20] 刘瀚旻.基层儿科常见症状与疾病[M].北京:人民卫生出版社,2022.

[21] 温杨.儿科常见感染性疾病循证释疑[M].成都:四川大学出版社,2021.

[22] 乔淑敏,卓翠云,张瑞,等.儿科疾病诊疗与护理[M].北京/西安:世界图书出版公司,2022.

[23] 韩旭,张阳辉,武艳华.常见儿科疾病诊断与实践[M].沈阳:辽宁科学技术出版社,2021.

[24] 林银花.临床儿科疾病监护常规[M].长春:吉林科学技术出版社,2021.

［25］孙洪霞,马中元,刘宁,等.儿科常见病综合治疗精要［M］.上海:上海科学普及出版社,2022.

［26］王妍炜,林志红.儿科护理常规［M］.郑州:河南大学出版社,2021.

［27］潘鲁.实用儿科疾病临床处置［M］.北京:科学技术文献出版社,2021.

［28］陈佳,李小玉,侯怡,等.儿科常见疾病健康教育手册［M］.成都:四川大学出版社,2022.

［29］崔清波,邵庆亮.儿科疾病诊疗与康复［M］.北京:科学出版社,2021.

［30］李云峰.实用儿科护理技术操作［M］.济南:山东科学技术出版社,2021.

［31］盖壮健.儿科常见疾病诊疗学［M］.沈阳:辽宁科学技术出版社,2022.

［32］于萍,刘宗静,李金玲,等.儿科常见疾病临床护理规范［M］.北京:科学技术文献出版社,2021.

［33］王永清.儿科基本诊疗备要［M］.苏州:苏州大学出版社,2022.

［34］朱萍.实用儿科疾病诊断学［M］.沈阳:沈阳出版社,2021.

［35］马晓花.实用临床儿科疾病诊疗学［M］.长春:吉林科学技术出版社,2022.

［36］杨帆,刘玉琳,王倩,等.呼吸康复训练对支气管哮喘儿童肺功能及运动耐力的影响［J］.现代医药卫生,2023,39(1):16-20,25.

［37］王成侠,董建华.血清 CRP、PCT、ESR、VA 与儿童肺炎病原体类型及病情严重程度的相关性［J］.川北医学院学报,2022,37(5):646-649.

［38］韩彩云,马娇.胃肠安丸治疗儿童幽门螺杆菌感染相关性胃炎消化道症状的效果分析［J］.贵州医药,2023,47(4):547-549.

［39］季如如,吕洪海,朱冬梅.艾司氯氨酮复合丙泊酚在小儿肠套叠复位术中的应用研究［J］.中国现代医学杂志,2022,32(15):32-35.

［40］王诗涵,朱惠娟,段炼,等.尿崩症患者血尿酸水平及影响因素分析［J］.中国医学科学院学报,2023,45(1):44-49.